Kareen Dannhauer, Sissi Rasche

Willkommen im Hebammensalon

Kareen Dannhauer, Sissi Rasche

WILLKOMMEN IM

HEBAMMEN SALON

Der charmanteste Ort für alle Fragen rund um Schwangerschaft und Geburt

Kösel

Wichtiger Hinweis

Alle Hinweise, Maßnahmen und Behandlungsansätze in diesem Buch sind von den Autorinnen sorgfältig geprüft worden. Sie ersetzen jedoch nicht die persönliche Begleitung und Abklärung durch Hebammen, behandelnde Ärzt*innen oder andere Fachpersonen, die zur Ausübung der Heilkunde berechtigt sind. Im Zweifelsfall, bei akuten Ereignissen oder deutlichen Symptomen, die Sie beunruhigen und die Sie nicht einordnen können, bei Vorerkrankungen oder bestehender Schwangerschaft muss für eine konkrete Diagnose und fachkundige Behandlung stets ein Arzt oder eine Ärztin aufgesucht werden. Eine Haftung vonseiten der Autorinnen oder des Verlags wird ausdrücklich ausgeschlossen.

FSC www.fsc.org MIX Papier | Fördert gute Waldnutzung FSC® C083411

Klimaneutral* Druckprodukt ClimatePartner.com/14044-1912-1001

Penguin Random House Verlagsgruppe FSC® N001967

Neumarkter Str. 28, 81673 München
Umschlag und Layout: Maus Grafikdesign, Kisdorf
Umschlagmotiv: © EYECANDY Berlin
Erfassung und Bearbeitung der Podcastfolgen: Melanie Hartmann, Fürstenfeldbruck
Druck und Bindung: CPI Books GmbH, Leck
Printed in Germany
ISBN 978-3-466-31180-4
www.koesel.de

INHALT

Vorwort

Herzlich willkommen im Hebammensalon. Das Buch zum Podcast

Wir beide, Sissi und Kareen, haben vor insgesamt 40 Jahren unsere Berufung zum Beruf gemacht. Wir haben so viele Frauen und ihre Partner*innen in den spannendsten Monaten, Wochen und Tagen ihres Lebens begleitet, etwa 3000 Kindern auf ihrem Weg in die große neue Welt geholfen und dabei eine Menge über das Leben gelernt.

Unser großartiger Beruf verbindet uns fachlich und seit einigen Jahren auch privat. Wir unterstützen uns gegenseitig, vertreten einander und tauschen uns über die vielen Themen rund um Schwangerschaft, Geburt und Wochenbett aus. Geballtes Wissen, das wir irgendwann ungescriptet auf Instagram geteilt haben. Aus einer Quasselstunde unter Kolleginnen wurde so der »Hebammensalon« im Live-Format. Immer mehr schwangere Frauen und neugeborene Mütter hörten uns zu, stellten Fragen, schlugen neue Themen vor. Und wir wollten über all das sprechen!

Als Hebammen wissen wir, dass es im Gesundheitswesen schon lange Verwerfungen gibt. Gute Hebammenbetreuung ist mittlerweile Mangelware, und natürlich können und wollen wir online keinen Hebammenmangel auffangen oder die Beratung vor Ort ersetzen. Was wir aber durchaus können und mit Leidenschaft tun: Schwangere, Gebärende und Frauen im Wochenbett mit wertvollen Informationen versorgen, ihrer Vielfalt und ihren Bedürfnissen Beachtung schenken und vor allem ihre Kraft feiern!

Das wurde umso wichtiger, als Corona kam. Wir blieben alle zu Hause – und dort auch ziemlich allein. Viele Angebote und Kurse

für Schwangere und junge Mütter mit ihren Babys fielen aus, es gab wenig Austausch und viele offene Fragen. Plötzlich mehrten sich die Stimmen: »Ihr braucht einen Podcast!«
Vom sporadischen Live-Format zum eigenen Podcast – der »Hebammensalon« hatte also endlich einen festen Platz gefunden.

»Hallo im Hebammensalon – der Podcast für deine Schwangerschaft und Babyzeit!«

Für alle, die ihn noch nicht kennen: Unser Podcast ist eine wunderbare Möglichkeit, charmant, leichtfüßig und gut unterhalten in den Kosmos »Schwangerschaft« einzutauchen. Wenn du dir wünschst, Kinder zu bekommen ohne angestaubtes »Ohgottohgott«, ohne Berührungsängste und ohne falsche Scham, bist du bei uns genau richtig!
All das Wissen, die Fakten, Anekdoten und Tipps aus dem Podcast haben wir nun zu Papier gebracht – zum Nochmal-Lesen und leichten Wiederfinden. Und natürlich für all jene, die lieber lesen als hören! Nutze das Buch gerne auch als persönliches Schwangerschaftsjournal. Wir ermuntern dich ausdrücklich, dir Notizen zwischen die Zeilen und mitten in den Text zu schreiben, als Spickzettel für deinen Weg in eine schöne, kraftvolle und im besten Fall selbstbestimmte Geburt.

Alles Liebe und Gute für dich und dein Baby auf diesem aufregenden Weg!

Kareen & Sissi

Schwangerschaft

Ungläubig schaust du auf die beiden Streifen des Schwangerschaftstests: Es ist real! Ihr bekommt wirklich ein Baby. Ab jetzt betrittst du ein neues Universum. Hattest du bislang eher abstrakte Vorstellungen davon, wie das Leben mit einem Kind so sein könnte, ist die Schwangerschaft nun tatsächlich der Weg dorthin.
Versonnenes Bauchstreicheln, klischeehafte Hechelkurse – erst mal Übelkeit und später dicke Füße, dazu die umständliche Logistik, wie man sich für einen Geburtsort entscheidet und eine Wochenbetthebamme bekommt. Wir begleiten dich auf dieser Reise – und sortieren ein wenig die Unübersichtlichkeit!

Sissi: »Es ist doch faszinierend: Da wünschst du dir so sehr ein Baby und plötzlich sind da zwei Striche und sofort kriegst du dieses Gefühl: ›Oh Gott, jetzt gibt es kein Zurück mehr!‹. Kennst du oder?«

Kareen: »Soll ich mal was verraten? Ich hab ja tatsächlich noch nie einen Schwangerschaftstest gemacht. Aber kalte Füße hatte ich auch. Und dann ganz schnell die Hebamme angerufen …«

Sissi: »Wow, wirklich Kareen? Ich wusste es natürlich auch immer ohne Test, habe aber dieses Bauchkribbeln geliebt. Und dann war er da, der zweite Streifen, und sofort noch mehr Bauchkribbeln.«

Die Frühschwangerschaft

Himmelhoch jauchzend und todmüde

Über die Gefühlsachterbahn, die Frauen in den ersten Wochen ihrer Schwangerschaft durchleben, wird oft wenig gesprochen. Von ungläubigem Staunen und purer Freude über Respekt vor den geschaffenen Tatsachen und Angst bis zur Schockstarre ist alles dabei! In diesem Kapitel wollen wir über die tabuisierte Seite der frühen Schwangerschaft schreiben!

Die ganz frühe Schwangerschaft ist für viele Frauen eine Phase, die nicht nur rosarot ist und in der der Himmel nicht voller Geigen hängt. Auch wenn du dir das Baby sehr gewünscht hast, kann es sein, dass du erst mal ordentlich Herzklopfen kriegst, wenn du den positiven Schwangerschaftstest in den Händen hältst: »Uah, jetzt ist es real! Jetzt gibt es kein Zurück mehr! Jetzt wird sich mein Leben radikal ändern!«

Viele Frauen merken, nachdem sie diese allererste Nachricht einigermaßen verdaut haben, dass es ihnen nicht – wie vielleicht erwartet – total blendend geht. Schon die allerersten Schwangerschaftshormone machen viele Frauen ziemlich müde, oft ist dieses Gefühl gar nicht so einfach zu beschreiben. Eine leicht depressive Stimmung in den ersten Wochen ist normal, und viele Frauen können das selbst gar nicht so gut zuordnen und mögen kaum darüber reden. Manchmal mischt sich sogar gleich die Sorge hinein, man könne mit negativen Gefühlen dem Baby schaden, oder wird sogar auf eine komische Weise abergläubisch: »Habe ich es überhaupt verdient, ein Baby zu kriegen, wenn ich nicht stündlich darüber jubeln kann?« Oder man schnappt die These auf, dass das ausgeschüttete Stresshormon Cortisol das Baby beeinflussen und irgendetwas in seinem gerade entstehenden Gehirn triggern könne, sodass es auch depressiv würde … Nach dem Motto: »Was soll mein Kind denn von mir denken, wenn es jetzt schon eine Mutter hat, die sich gar nicht so richtig freut?« Wir wollen natürlich alle von Anfang an eine gute Mutter sein und haben ein schlechtes Gewissen dem Baby gegenüber, weil sich diese Verbindung noch nicht so innig anfühlt, wie wir uns das vorgestellt haben. Schnell landen wir dann in einem Defizitgefühl und bewerten die eigenen Gefühle.

Wichtig **Beruhigende Worte:** Es gibt keine »guten« oder »schlechten« Gefühle! Es sind einfach sehr vielfältige Gefühle, die alle Teil der Gefühlspalette eines Menschen sind. Und so ist das Leben. Jedes Baby wird all diese Gefühle auf dieser bunten Palette kennenlernen!

Kareen: »Man versteht sich oft selbst nicht. Da hat man sich das Baby so gewünscht, und nun liegt man nur stumpf, kraft- und freudlos auf dem Sofa und starrt an die Decke. Ein Gefühl, als ob einem der Stecker gezogen wurde. Und dabei sollte doch jetzt das Leben zuschlagen!«

Was hat sich die Biologie dabei wohl gedacht? Vermutlich sollen wir schön gar nichts tun und Ruhe geben. Nur läuft da draußen das Leben ja weiter. Besonders, wenn es nicht die erste Schwangerschaft ist, kannst du dich dem Bedürfnis nach Ruhe nicht einfach so hingeben: Du musst dich schließlich neben deiner eigenen Erwerbsarbeit noch um die Kinder kümmern, die bereits da sind.

Sissi: »Die Anfangszeit einer Schwangerschaft verlangt vom näheren Umfeld einer Frau viel Fürsorge und Aufmerksamkeit, ungefähr so wie das Wochenbett! Du brauchst jetzt sofort etwas ganz Bestimmtes zu essen, bist aber selbst nicht in der Lage, dich darum zu kümmern. Also müssen es dir nahestehende Menschen tun. Wenige verstehen das, kaum einer kann es nachfühlen, weil es nicht sichtbar ist, dass es dir nicht gut geht.«

Viele Frauen lieben in diesen ersten Wochen besonders die einfachen Gerichte: typisches Kinderessen – wie Kartoffelbrei mit Spinat oder Vanillepudding –, das sanft zum Gaumen ist und gleichzeitig die Seele des inneren Kindes »streichelt«. Eine Seele, die gewärmt werden will, braucht warmes, weiches, gemütliches Essen.

Freuen unter Vorbehalt

Gegenüber deinem Arbeitgeber und anderen außenstehenden Menschen möchtest du natürlich weiterhin die Toughe, Belastbare sein – du hat ja schließlich Ambitionen. Also gehst du leicht über deine Kräfte und brichst dann zu Hause vielleicht heulend und erschöpft zusammen – und verrätst noch niemandem etwas.
Auch dieser komische Emotionsmix – die Freude unter Vorbehalt und die Angst, dein Baby vielleicht zu verlieren – kommt hinzu. Vielleicht hast du den Gedanken an eine Fehlgeburt und möchtest das eben nicht mit diversen beliebigen Menschen um dich herum teilen. Vielleicht vertraust du dich deshalb zunächst nur wenigen Menschen an. Vielleicht findest du es aus diesem Grund noch zu früh, jetzt schon auf die Suche nach einer Hebamme zu gehen – keine gute Idee!

Tipp **Kontaktiere bereits jetzt eine Hebamme!** Es ist gut und wichtig für dich, jetzt schon mit einer Hebamme Kontakt aufzunehmen, aus zwei Gründen. Erstens, weil sie schon jetzt für dich da sein, dich mental unterstützen und dir guten Rat geben kann. Das wird dir guttun, oft ist schon ein Telefonat sehr bestärkend. Und Hebammen sind eben auch für Probleme in der Schwangerschaft da. Auch dann, wenn eine Schwangerschaft glücklos ausgeht, begleitet sie dich, und zwar emotional und medizinisch. Frauen haben in dieser frühen Phase der Schwangerschaft bereits Anspruch auf Hebammenhilfe – das wissen viele nicht.
Zweitens ist auch aufgrund des hierzulande herrschenden Hebammenmangels dieser frühe Kontakt notwendig, um überhaupt eine Hebamme und kompetente Betreuung zu erwischen. Nach der 12. SSW ist es meist schon viel zu spät und alle Kolleginnen sind ausgebucht.

Schnell zur Ärztin – oder?

Die Ambivalenz der Gefühle zwischen Vorfreude und dem Gedanken »Ich freu mich lieber nicht zu früh – vielleicht ist es dann noch schmerzhafter, wenn ich es wieder loslassen muss« ist schwierig auszuhalten. Vielleicht möchtest du also am liebsten gleich morgen zu deiner Ärztin rennen, damit sie dir bestätigt, dass alles in trockenen Tüchern ist und du dich an die Kinderzimmerplanung machen kannst.

Wenn es dir gut geht (von Müdigkeit und Übelkeit einmal abgesehen) und du keine Schmerzen oder Blutungen hast, wird deine Gynäkologin dir einen Termin rund um die 6. oder 7. SSW geben. Rechnerisch ist das ungefähr zwei, eher drei Wochen nach der ausgebliebenen Periode. Je später du gehst, umso aussagefähiger ist die Untersuchung, und du wirst dein Baby vermutlich schon im Ultraschall sehen können. Es ist nicht möglich, vor der sechsten Woche eine Schwangerschaft sicher feststellen zu können. Wenn du also ungeduldig bist und ganz früh zum Ultraschall gehst, wirst du enttäuscht sein, weil man eben noch »nichts« sehen kann – und du wirst womöglich noch eine Woche mit Hoffen und Bangen zubringen.

Quatsch **Die »magischen zwölf Wochen«!** In der zwölften Woche ist laut Definition die embryonale Phase abgeschlossen, deshalb ist das einer der Meilensteine einer Schwangerschaft. Nur geht die 11. oder 13. SSW nicht mit mehr oder weniger Risiken oder – andersherum – mit einer wie auch immer verstandenen Sicherheit einher.

Natürlich ist die frühe Schwangerschaft auf eine bestimmte Weise fragil, immerhin 10 bis 15 % aller Schwangerschaften enden mit einer Fehlgeburt. Nur legt niemand exakt zur 12. SSW einen Schalter um, der besagt: »Ab jetzt ist alles safe!«

Wesentliche Weichen werden tatsächlich schon viel früher gestellt, und das beruhigt dich bestimmt. Wenn du einen frühen Ultraschall in der sechsten oder siebten Woche mit einer positiven Herzaktion hast, dann sinkt die Wahrscheinlichkeit für eine Fehlgeburt ganz erheblich! Ein Etappensieg!

Du musst also nicht sofort zur Ärztin, um dir die Schwangerschaft bestätigen zu lassen. Vielleicht sind diese ersten Wochen, in denen vieles noch nicht richtig real ist, sondern auf einer subtilen Ebene, quasi in einer Zwischenwelt, stattfindet, auch eine gute Zeit, um genau hinzuspüren, Kontakt mit dem neu entstehenden Leben aufzunehmen. Hier kommt deine weibliche Intuition ins Spiel, eine wichtige Stimme für die gesamte Schwangerschaft. Es ist nie verkehrt, wenn du deine feinen Antennen der Innenwelt zuwendest und darauf achtest, was dein Herz, dein Bauch oder dein Baby sprechen.

Kareen: »Die weibliche Intuition ist eine unglaublich wichtige Qualität, die du in dieser Zeit der ›guten Hoffnung‹ kultivieren kannst. Ein großer Schatz, den es zu entdecken gilt; er liegt verborgen in dir und wird dir auf dem Weg zum Muttersein eine gute Begleitung sein.«

Es ist so wichtig, auf dein Gefühl zu vertrauen! »Mein Baby, mein Gefühl!« Das gilt für deine gesamte Schwangerschaft und auch für das Wochenbett danach.

Um Hilfe bitten und Nein sagen

Bei der emotionalen Achterbahnfahrt der ersten Wochen einer Schwangerschaft brauchst du dringend die Unterstützung deines näheren Umfelds. Du bist zwar nicht krank, aber »in anderen Umständen«, die mehr Fürsorge als sonst benötigen. Es ist wichtig, deinen Liebsten zu sagen, wenn es dir nicht gut geht und sie um Hilfe zu bitten. Lass dich gut umsorgen. Gut zu wissen: Etwas später in der Schwangerschaft wirst du an Energie zurückgewinnen und dich wahrscheinlich blendend fühlen!
Gerade uns starken Frauen fällt das Um-Hilfe-Bitten nicht leicht. Gleichzeitig ist das eine wichtige Lektion für jede Schwangere und später für jede Mutter: Zu wissen, wo deine Grenzen sind, und dich zu trauen, um Hilfe zu bitten.
Genieße das Gefühl, wie gut es tut, wenn Menschen einfach für dich da sind, dir helfen, dir eine Suppe kochen.

Challenge Neinsagen: Es ist nicht leicht, Dinge, die man ursprünglich zugesagt hat (und die man auch gerne machen würde), abzusagen. Weil es einfach nicht geht, weil sich da ein Baby in dein Leben geschlängelt hat. Auch wir Hebammen kennen das natürlich gut. Es fällt immer schwer, feste Vereinbarungen abzusagen, möglicherweise hast du das Gefühl, andere hängen zu lassen.
Aber es ist richtig, dass du auf dich achtest. Und die Erleichterung, wenn du es schaffst, Dinge abzugeben, wird riesengroß sein!

Kareens und Sissis Tipp: »Wenn es dir in der frühen Schwangerschaft nicht gut geht, achte auf dich. Manchmal ist eine richtige Auszeit dann das einzig Richtige. Hör auf deinen Körper. Drück auf die Stopp-Taste. Das, was er sich da gerade wünscht – Ruhe, Im-dunklen-Raum-Liegen, Schlafen, Umsorgt-Werden –, das braucht er dringend! Du musst nicht alles allein stemmen, sei nicht zu streng mit dir selbst. Immerhin sind diese ersten Wochen ausschlaggebend für die gesamte Entwicklung deines Babys – dein Körper sorgt also dafür, dass er die dafür notwendige Ruhe bekommt.«

Fazit

Bestimmt hast du dir das Schwanger-Sein irgendwie romantischer vorgestellt, aber jetzt weißt du ein bisschen mehr darüber, warum das eben so ist – und dass es vielen Frauen so geht! Kopf hoch – es wird bald wieder besser, und dann beginnt definitiv der richtig schöne Teil dieses großen Abenteuers!

Übelkeit in der Frühschwangerschaft

Welche Mittel kleine Wunder bewirken können

Vermutlich hast du dir den Beginn deiner Schwangerschaft glamouröser vorgestellt als knieend vor der Kloschüssel. Und nicht mit dieser Grundstimmung: müde, erschöpft und ohne diesen Funken Glow, von dem überall die Rede ist.

We feel you! Uns beiden war in der ersten Zeit auch unfassbar schlecht. Bei Sissi wurde es tatsächlich mit jedem Kind schlimmer. Ihr war permanent übel, sie hatte einen unangenehm metallischen Geschmack auf der Zunge, der nicht wegging und sie fast wahnsinnig machte. Bei Kareen dauerte die Übelkeit und das Sich-Übergeben-Müssen beim ersten Kind fast bis zum Schluss der Schwangerschaft an. Gott sei Dank vergessen wir recht schnell, wie das alles war und wie sehr einen das ausknocken kann.

Kareen: »Morgendliche Übelkeit! Von wegen! Die kann den ganzen Tag andauern. Manchmal ist es sogar morgens ganz okay und nachmittags haut sie einen dann voll aus den Socken.«

Hat die Übelkeit einen Sinn?

Seit der Antike gilt die Schwangerschaftsübelkeit, von der immerhin ca. 70 % der Frauen betroffen sind, neben dem Ausbleiben der Periode als sicheres Zeichen dafür, dass eine Frau schwanger ist. Mittlerweile ist sogar mit einer gewissen Evidenz belegt, dass Frauen, denen zu Beginn der Schwangerschaft sehr schlecht ist, statistisch gesehen weniger Fehlgeburten haben. Vielleicht ist das ein Trost, wenn es dir besonders schlecht geht. Ein bisschen stimmt also der Spruch »Speiber sind Bleiber« …

Gleichzeitig ist das natürlich eine Gedankenfalle. Die Übelkeit kommt immerhin in Wellen. Da ist frau – ohnehin in dieser Phase emotional empfindlich – schnell dazu verleitet, sich Sorgen um ihr Kind zu machen, wenn die Übelkeit mal ausbleibt: »Oh, mir ist gar nicht mehr schlecht – ist denn wirklich alles noch okay?«
In dieser unsicheren, heimlichen Zeit, dieser Zwischenzeit der ersten 12 Wochen, bist du einfach »guter Hoffnung« – und das fühlt sich eben manchmal auch eher an wie ein Blatt im Wind …

Herausfinden, was guttut

Finde heraus, was dir helfen kann, wenn dir schlecht ist. Worauf hast du Lust?
Was hilft, hilft – auch wenn das nicht unbedingt auf der Liste der gesündesten Sachen steht. Ein Gespür dafür zu entwickeln, was guttut und was nicht, ist immer ein lohnender Ansatz, den du in deiner Schwangerschaft noch häufiger gebrauchen kannst. Höre auf deinen Körper.

Sissi: »Das Wundermittel, das mich in meiner Frühschwangerschaft gerettet hat, war eiskalte Coca-Cola! Es war wie ein Medikament für mich.«

Unterstützung in der ersten Zeit so wichtig!

In den ersten 12 Wochen steckst du vielleicht in einem Dilemma. Du willst noch niemandem von deiner Schwangerschaft erzählen und schonst dich nicht genug, um dich nicht zu verraten. Aber: Das erste Trimester deiner Schwangerschaft ist superwichtig! So vieles geschieht, dein Körper muss sich massiv umstellen und anpassen, alles an deinem Kind wird angelegt, es ist danach bereits »vollständig« und muss nur noch wachsen.
Also braucht dein Körper in dieser ersten Phase der Müdigkeit und Übelkeit ganz viel Ruhe und Zeit. Und Unterstützung! Du kannst dich beispielsweise großzügig krankschreiben lassen, damit dein Körper ruhen und sich dem neuen Zustand anpassen kann. Verabschiede dich von dem Pflichtgefühl, immer und überall 150 % geben

zu müssen. Überlege, deinem »Inner circle« doch bereits von deiner Schwangerschaft zu erzählen, damit du die Unterstützung, die du brauchst, auch bekommst.

Sissi: »Es ist der falsche Ansatz von uns als Gesellschaft zu sagen, in diesen ersten 12 Wochen einer Schwangerschaft darf niemand davon wissen. Denn gerade in dieser Phase brauchen Frauen und Familien dringend Unterstützung. Und zwar völlig unabhängig davon, wie alles ausgeht.«

Ursachen für die Übelkeit

Es ist noch nicht abschließend geklärt, was die Ursachen für Schwangerschaftsübelkeit sind. Und warum manchen Frauen sehr und anderen gar nicht schlecht wird. Es gibt viele Theorien darüber, eines ist sie jedoch ganz sicher nicht: psychosomatisch. Die Übelkeit ist ein rein physisches Symptom, die Frauen sind da weder empfindlich noch hysterisch.

Eine mögliche Ursache kann man in der sich parallel zur Entwicklung der Schwangerschaft aufbauenden Kurve des β-HCG (= humanes Choriongonadotropin) sehen, des ersten Hormons in der frühen Schwangerschaft. Zwischen der 6. und der 8. Woche erreicht diese Kurve ihren Höhepunkt und fällt dann langsam bis zur 12. Woche wieder ab. Nur erklärt das eben nicht alles: Auch Frauen, denen nicht schlecht ist, haben natürlich ein hohes β-HCG.

Wichtig **Es hat einen Sinn!** Die Botschaft, die dein Körper dir durch die Übelkeit vermitteln will, ist: »Hallo, du bist schwanger. Zieh dich zurück, ruh dich aus.« Mit dem Signatursymptom »Übelkeit« ist eine typische Dünnhäutigkeit in Bezug auf Menschen und (Essens-)Gerüche verbunden, man wird feinsinnig gegenüber äußeren Reize. Manchmal ist das Einzige, was hilft, Liegen – hör auf dieses Signal deines Körpers und lass dich krankschreiben.

Wir wissen, dass das natürlich nicht für alle – z. B. Selbstständige – einfach so möglich ist. Aber, wenn du es irgendwie kannst, dann mach es unbedingt. Und gerade für Selbstständige ist es wichtig, es als Realitätscheck für diesen neuen Zustand der Schwangerschaft (und später für das Leben mit einem Baby) zu betrachten. Wir sind Jonglierkünstlerinnen – aber von manchen Dingen sollten wir uns verabschieden, auch wenn das nicht in unseren Plan oder unser Weltbild passt. Das gilt auch für das Märchen der uneingeschränkten »Vereinbarkeit – you can have it all«. Unserer Erfahrung nach schlicht ein Mythos!

Sissi: »Ich hatte Phasen, in denen ich nur im dunklen Raum liegen wollte. Das war wunderbar. Ich habe die Chance genutzt, einfach nur zu vegetieren.«

Vitamin B6

Kareens Tipp war für Sissi bei ihrer zweiten und dritten Schwangerschaft der Game Changer. Nötig ist hier Vitamin B6 in hochdosierter Form, also in einer therapeutischen Dosierung, d.h. 40 bis 60 mg/Tag. Das sind 3000 Prozent der eigentlichen Tagesdosis, also viel mehr, als in den klassischen Schwangerschafts-Multivitaminprodukten enthalten sind! Man nimmt es verteilt über den Tag z.B. in 20-mg-Tabletten. Taste dich an deine individuelle Wirkdosis heran. Die spezifische, therapeutische Wirkung von Vitamin B6 bei Übelkeit in der Frühschwangerschaft ist mittlerweile auch durch Studien belegt. Du kannst es als Monopräparat in der Apotheke kaufen, halte aber immer Rücksprache mit deiner Hebamme und deinem Frauenarzt, deiner Frauenärztin. Kareen hat für INTO LIFE ein eigenes Vitamin-B6-Präparat entwickelt, kombiniert mit Ingwer, von dem auch noch die Rede sein wird. Das *Mama well* enthält 20 mg Vitamin B6 in bioaktiver Form, zusammen mit Bio-Ingwer- und Melissen-Extrakt. Du kannst in allen Fällen von Unsicherheit auch in der Online-Datenbank von *Embryotox* nachschauen (embryotox.de, ein Service des Instituts für Pharmakovigilanz und Arzneimittelsicherheit in Schwangerschaft und Stillzeit an der Charité Berlin), die Auskunft über die Verträglichkeit von Medikamenten in der Schwangerschaft und Stillzeit gibt.

Akupunktur oder Meridiantherapie

Auch Akupressur kann einen Versuch wert sein: Es gibt einen zentralen Punkt am Handgelenk, etwa zwei bis drei Fingerbreit entfernt vom Handgelenk an der Innenseite des Unterarms. Er reagiert auf Druck empfindlich. Das ist auch der Punkt, der von sogenannten Sea-Bands, Akupressurbändern gegen Reiseübelkeit, gedrückt wird. Wenn du meridiansensibel bist und weißt, dass dir Akupunktur gut hilft, dann probiere aus, ob Druck/Massage auf diesem Punkt dir guttut. Aber vielleicht ist die Übelkeit auch der Anstoß für dich, dir bereits jetzt eine Hebamme zu suchen, die dich eventuell auch akupunktieren könnte. Oder ziehe eine Heilpraktikerin, die Akupunktur nach traditioneller chinesischer Medizin praktiziert, zu Rate.

Wundermittel Ingwer

Erdige Gemüse – zum Beispiel Kartoffeln und Karotten zu Brei verarbeitet, gern auch mit viel Butter und Sahne – können gegen die Übelkeit gut helfen. Oder ein Porridge als warmer Start in den Tag: All diese Gerichte bilden nach der traditionell chinesischen Medizin eine wärmende, gute Grundlage. Probiere aus, was dir guttut. Wenn es bei dir der kühle Joghurt ist, ist das genauso in Ordnung.
Das Mittel der Wahl aus der Welt der Heilgewürze ist Ingwer. Sowohl im Ayurveda als auch in der traditionellen chinesischen Medizin wird er schon Jahrtausende lang genutzt und ist mittlerweile auch wissenschaftlich gut erforscht. Ingwer kann man sich auf unterschiedliche Arten zuführen: als Tee, als Shot, roh geraspelt im Gemüse oder kandiert. Wenn du den Geschmack von Ingwer nicht magst, kannst du Ingwerextrakt in Kapseln nehmen – es gibt auch Kombi-Präparate mit Vitamin B6. Frauen, die Schwierigkeiten beim Schlucken von Kapseln und Tabletten haben, können diese öffnen oder kleinmörsern und in den Porridge oder Joghurt rühren.

Auf konstanten Insulinspiegel achten

Vielen Frauen geht es, egal zu welcher Tageszeit, mit nüchternem Magen am schlechtesten. Dein Magen sollte also am besten immer ein bisschen etwas zu tun haben. Vermeide dabei Nahrungsmittel wie etwa stark zuckerhaltige Riegel, die deinen Insulinspiegel kurzfristig in die Höhe schießen lassen, um dann jäh wieder abzufallen. Guter Tipp: Schon abends eine Kleinigkeit vorbereiten und sich ans Bett stellen, damit du gleich morgens einen kleinen Snack im Liegen zu dir nehmen kannst. Dadurch lassen sich die Symptome der Morgenübelkeit oft ein wenig mildern.

Hyperemesis gravidarum (unstillbares Schwangerschaftserbrechen)

Die *Hyperemesis gravidarum* ist medizinisch abzugrenzen von der »normalen« Übelkeit als Schwangerschaftszeichen und Befindlichkeitsstörung. Betroffene Frauen müssen sich dabei so unstillbar und häufig übergeben, dass ihnen manchmal in der Folge nicht nur die Nährstoffe, sondern auch die Flüssigkeit im Körper fehlt. Dann besteht natürlich akuter Handlungsbedarf.

Für solche Fälle gibt es verschreibungspflichtige Medikamente. Vielen Frauen hilft Cariban®, eine Kombination aus Doxylamin und Pyridoxin. Sprich dazu mit deiner betreuenden Ärztin. Manchmal ist auch eine Einweisung ins Krankenhaus notwendig, wo du Infusionen bekommst, die dich wieder aufpäppeln, und wo du deine Ruhe hast, dich zurückziehen kannst und dich um nichts kümmern musst. Auch Hebammen machen manchmal – in Ausnahmefällen und in enger Absprache mit der Frauenärztin – ambulante Infusionen. Oft bessert sich die Situation dann ganz schnell wieder. Wenn du betroffen bist: Frag nach, ob das möglich ist.

Nahrungsergänzungsmittel

Welche und wenn ja, wie viele?

Das Alphabet der Nährstoffe ist ziemlich komplex und für viele verwirrend: Vitamin A, B12, C, D, Eisen, Folsäure, Omega-3, Zink – um nur einige wenige zu nennen. In der Zeit von Kinderwunsch und Schwangerschaft bekommt das alles eine besondere Bedeutung, da wir schon früh erfahren, dass bestimmte Vitalstoffe eine wichtige Rolle spielen, für uns und das Baby. Natürlich wollen wir dabei alles richtig machen und nichts versäumen. Aber was brauche ich wirklich, wofür ist was wichtig und wie zur Hölle schlucke ich das alles runter?

Keine Sorge: Egal, ob du schwanger werden möchtest oder es schon bist – nach diesem Kapitel wirst du wissen, welche Nährstoffe vor, während und nach der Schwangerschaft wichtig sind und wie du sie am besten supplementierst, damit all die »Zahnrädchen« deines Körpers gut zusammenspielen.
In diesem Kapitel sprechen wir von Supplementierung bei ansonsten gesunden Frauen, wir meinen keine echten, therapiebedürftigen Mangelzustände, die mit Begleitung deiner Ärztin ausgeglichen werden müssen. Du hast in der Schwangerschaft einen höheren Nährstoffbedarf als sonst und baust einen kompletten kleinen Menschen aus deinen Körperzellen. Bei dieser Arbeit kannst du deinen Körper unterstützen.

Die meisten Ärzt*innen richten keinen großen Fokus auf die Nährstoffmedizin, eine Untersuchung des Blutes gehört nicht zu den Standard- oder Kassenleistungen. Regelmäßig untersucht wird in der Schwangerschaft lediglich der Hämoglobinwert, der über die Eisen-

versorgung Auskunft gibt, manchmal auch der Vitamin-D-Spiegel im Blut. Viele Frauen sind also verunsichert: Wie kann ich herausfinden, was ich persönlich wirklich brauche? Und ist das überhaupt notwendig?
Ein sogenanntes Nährstoffprofil kann Hinweise geben, welche Vitalstoffe in deinem Körper Mangelware sind. Ein solches Nährstoffprofil ist jedoch teuer und möglicherweise schwierig zu beurteilen, wenn es nicht kompetent ausgewertet werden kann und du keine professionelle Begleitung – etwa bei der Dosierung bestimmter Nährstoffe – hast. Wenn dir also das enstprechende Vorwissen und/oder das Geld fehlt, kannst du getrost darauf verzichten. Es geht auch weniger komplex!

Wichtig

Eine gute Ernährung ist immer die Grundlage für eine gute Nährstoffversorgung, reicht aber oft nicht aus. Die sogenannten »Nationalen Verzehrstudien« zeigen das. Gleichzeitig kann eine gesunde Ernährung durch keine Pille ersetzt werden. Wer viel Gemüse isst, nimmt neben vielen Vitaminen auch viele Ballaststoffe und sekundäre Pflanzenstoffe (Flavonoide etc.) zu sich, die in keiner Pille erhalten sind. Gleichzeitig sind Schwangerschaft und Stillzeit sehr zehrende Zeiten für dich als Mutter. Dein Baby wird deine Nährstoffdepots anzapfen und leer räumen – das hat die Biologie schlau eingerichtet, damit das Kleine optimal mit allem versorgt wird. Kein Wunder, dass du dich in der Folge – im wahrsten Sinne des Wortes – ausgelutscht fühlst. Neben gutem Essen, ausreichend Schlaf und vielen Ruhephasen ist es da sehr wichtig, deine Nährstoffspeicher wieder ordentlich aufzufüllen. Das ist in dieser anstrengenden Zeit manchmal leichter gesagt als getan. Und genau deshalb sind wir große Fans von moderater, gezielter Supplementierung.

Im Folgenden zeigen wir dir, wo es typische Engpässe in Schwangerschaft und Stillzeit gibt.

Folsäure

Perikonzeptionell, also vier Wochen vor Beginn und während des ersten Drittels der Schwangerschaft, ist Folsäure als Vitalstoff eminent wichtig – die Empfehlung ist 800 Mikrogramm (µg) Folat täglich. Diese Empfehlung ist durch alle Fachgesellschaften hindurch Konsens. Es gibt erwiesenermaßen weniger Störungen der Neuralrohrbildung in der embryonalen Phase, wenn Frauen ausreichend Folsäure zu sich nehmen. Nationalen Verzehrstudien zufolge ernähren sich mindestens 70 % aller Frauen im gebärfähigen Alter nicht so, dass sie allein durch die Nahrung mit genügend Folsäure versorgt sind. Viele Multivitaminpräparate enthalten aus rechtlichen Gründen als Höchstdosis max. 400 µg Folat pro Pille. Diese Menge reicht nach der 8. Schwangerschaftswoche (dann ist die Neuralrohrbildung abgeschlossen) auch bereits vollständig aus. In der Zeit vor der 8. SSW kannst du spezielle Kinderwunsch- oder Frühschwangerschaftspräparate nutzen oder von einem Multivitaminprodukt mit 400 µg Folat in dieser überschaubaren Zeit einfach zwei Pillen täglich einnehmen. Auch die anderen der enthaltenen Vitamine werden dadurch nicht überdosiert. Durch die strengen Begrenzungen der Höchstmengen bist du immer noch meilenweit von kritischen Dosen (auch bei Vitamin A oder D) entfernt!

Jod(id)

Da wir in Deutschland in einem Jodmangelgebiet leben, solltest du Jod ebenfalls supplementieren, wenn du nicht zu den wenigen Menschen gehörst, die zweimal in der Woche Seefisch essen. Auch beim Jodid sind sich alle Fachgesellschaften einig, hier lautet die Einnahmeempfehlung: täglich 150 µg. Das ist wichtig, weil deine Schilddrüse (und die deines Babys!) in der Schwangerschaft viel mehr Jod als sonst braucht. Eine gut funktionierende Schilddrüse ist für enorm viele Prozesse im Körper wichtig, beim Baby unter anderem für die Gehirnentwicklung. Wenn du mit deiner Schilddrüse Probleme hast, oder sogar kein Jod nehmen darfst (manchmal ist das im Zusammenhang mit der Autoimmunerkrankung Hashimoto der Fall), befrage dazu deinen Endokrinologen, ob für dich Abweichendes gilt.

Gerade im Winter wichtig: Vitamin D

Von Oktober bis Ostern, also in den in unseren Breitengraden sonnenarmen Monaten, ist es eine gute Idee, Vitamin D zu supplementieren – und zwar für die ganze Familie, vom Baby bis zu den Erwachsenen. So gut wie alle Menschen haben hierzulande einen Vitamin-D-Mangel im Winter.

Die Dosierungsempfehlung der Deutschen Gesellschaft für Ernährung (DGE) von täglich 800 bis 1000 IE (Internationale Einheiten) für Erwachsene ist allerdings besonders für Schwangere im Winter nach aktuellem Wissen zu niedrig angesetzt.

Im Winter kann deine Haut rein physikalisch kein Vitamin D bilden, selbst an den wenigen Sonnentagen reicht der Einstrahlwinkel der Sonne auf die Erdoberfläche nicht aus.

Deshalb bestimmen mittlerweile viele Ärzte mit einer Blutabnahme, wie gut eine Schwangere ihren »Vitamin-D-Speicher« in den Sommermonaten aufgeladen hast. Mit diesem Ausgangswert kann man berechnen, wie viel du spätestens ab Oktober/November supplementieren solltest.

Die amerikanische Endocrine Task Force empfiehlt 4000 IE täglich für Schwangere – also weit mehr als die DGE –, die notwendig sind, um einen optimalen Blutspiegel zwischen etwa 30 ng/ml und 70 ng/ml zu erhalten.

Auch embryotox.de, die Datenbank des unabhängigen Beratungszentrums für Embryonaltoxikologie an der Charité Berlin, empfiehlt täglich 3000 bis 5000 IE, abhängig von Körpergewicht und Ausgangswert.

Da in den typischen Multipräparaten nur 1000 IE enthalten sein dürfen, heißt das, dass du im Winter zusätzlich mit einem Mono-Präparat Vitamin D (meist kombiniert mit Vitamin K) die sinnvolle individuelle Dosis ergänzen kannst.

Omega-3

Omega-3-Fettsäuren sind lebenswichtig für den Körper. Vor, während und nach der Schwangerschaft hast du einen erhöhten Bedarf – alle hormonellen Prozesse und das Immunsystem (Darmschleimhaut, Mikrobiom, Autoimmunprozesse) werden davon günstig beeinflusst. Über die Plazenta gibst du es an dein Baby weiter. Omega-3 ist für die Nerven-, Gehirn- und Netzhautentwicklung der Babys wichtig.

Im Gegensatz zu vielen anderen Nährstoffen, deren Übergang in die Muttermilch limitiert ist, können stillende Frauen, die viele Omega-3-Fettsäuren zu sich nehmen, diese auch über die Milch an ihre Babys weitergeben.

Omega-3 stammt aus marinen Quellen, oft ist das Lachs- oder Krillöl, von dem du täglich etwa 3 g (als Kapseln oder flüssig) zu dir nehmen solltest. Die vegane Alternative ist Algenöl, das allerdings ebenfalls etwas fischig schmeckt. Meist ist Zitrus- oder Orangenöl hinzugefügt, um den Eigengeschmack etwas aufzufangen. Wenn du Probleme mit dem Schlucken von Kapseln hast oder dich der Fischgeschmack des reinen Öls sehr stört, kannst du das Öl auch unter dein Essen (Müsli, Joghurt oder Salat) rühren.

Eisen

Eisen ist das Spurenelement, bei dem in der Schwangerschaft der Bedarf am meisten steigt: In der Schwangerschaft brauchst du doppelt so viel Eisen wie zuvor. Das stößt gleichzeitig fast immer an die Grenzen dessen, was man überhaupt über die Nahrung aufnehmen kann. Vor allem im zweiten Schwangerschaftsdrittel ist der Bedarf besonders hoch. Das liegt daran, dass du in dieser Zeit sehr viel Blut bildest: Während Baby und Plazenta wachsen, werden aus vier Litern deines Blutes sechs.

Eisen ist nicht gut bioverfügbar, d. h. man muss sehr viele eisenhaltige Nahrungsmittel essen, damit der Körper überhaupt etwas davon aufnehmen kann. Das Eisen aus Fleisch (das sogenannte Häm-Eisen) kann dein Körper besonders einfach aufnehmen, es ist besser bioverfügbar. Pflanzliche eisenreiche Nahrung (mit viel Hülsenfrüchten, Hirse etc. – die vegetarische/vegane Alternative) kann das oft nicht so gut.

Dein Eisenwert wird als einziger der Vitalstoffwerte in der Schwangerschaft regelmäßig über den Hb-Wert (Hämoglobin) bestimmt.

Wenn dieser unter etwa 10,5 bis 11,2 g/dl liegt, solltest du in Absprache mit deiner Ärztin oder Hebamme Eisen supplementieren. 70 % aller Schwangeren ergänzen Eisen in der Schwangerschaft.

Gut zu wissen

Es gibt verschiedene Eisenprodukte! Unterschiedliche Eisenverbindungen sind unterschiedlich gut in ihrer Bioverfügbarkeit und in ihrer Verträglichkeit. Herkömmliche Eisenprodukte – die am häufigsten verschriebenen – enthalten Eisen als II-Gluconat, welches bei vielen Menschen Übelkeit, Bauchschmerzen und/oder Verstopfung verursachen kann (auch Kräuterblut enthält Eisen-II-Gluconat).
Wenn das Eisen allerdings an die Aminosäure Glycin gebunden ist, heißt es Eisen Bisglycinat. Dies hat zwei entscheidende Vorteile: Es ist besonders gut verträglich und gleichzeitig sehr gut bioverfügbar, kann also gut in den Körper aufgenommen werden. Produkte, die Eisen Bisglycinat enthalten, sind meist etwas teurer; es lohnt sich aber, darauf zu achten.
Vitamin C ist übrigens ein guter Katalysator, der die Eisenaufnahme verbessert. Deshalb wird oft eine gleichzeitige Aufnahme von Eisen und Vitamin C empfohlen, also z. B. das Essen eines kleinen Steaks gemeinsam mit einem Glas Orangensaft. Bei einem Supplement kann man gut Vitamin C ergänzen oder ein Kombi-Produkt wählen.

Lactoferrin

Das Dreamteam, damit du schnell wieder auf gute Eisenwerte kommst, ist Lactoferrin, kombiniert mit Eisen Bisglycinat und Vitamin C. Lactoferrin ist ein Eisentransporter, der z. B. in Muttermilch, die selbst wenig Eisen enthält, reichhaltig vorkommt. Das isolierte Lactoferrin wird aus Kuhmilch gewonnen und ist ein sehr potenter Co-Faktor, um das Eisen möglichst gut in den Körper hineinzubekommen. Das heißt, man braucht nur wenig Eisen in einer für den Körper gut verträglichen Dosis, und trotzdem kommt genügend Eisen im Körper an.

Und wenn ich mich vegan ernähre?

Wenn du vegan lebst, dann weißt du sicher, dass du konsequent Vitamin B12 supplementieren musst. Dieses Vitamin wird relativ lange in der Leber gespeichert, deshalb taucht ein echter Mangel oft erst nach einigen Jahren mit veganer Ernährung auf. In der Schwangerschaft solltest du natürlich keinen Mangel an essenziellen Nährstoffen riskieren.

Vegane Frauen sollten in der Schwangerschaft nicht nur die fünf zuletzt beschriebenen Nährstoffe ersetzen, sondern sich auch um andere Verbindungen kümmern, die in den üblichen Vitaminprodukten nicht enthalten sind. Dazu zählen etwa Cholin, ein Vitaminoid, und Carnitin, eine Aminosäurenverbindung, ein essenziell wichtiger Nährstoff für die Bereitstellung von Energie in unserem Körper, die beide fast ausschließlich in tierischer Nahrung vorkommen. Vegane und vegetarische Ernährung ist selbstverständlich in der Schwangerschaft möglich, aber du musst dich wirklich gut kümmern und gezielt informieren.

Buchtipp **Ein sehr umfassendes Buch dazu ist dieses hier:** Niko Rittenau / Anastasia Pyanova / Carolin Wiedmann, *Vegan von Anfang an. Optimal versorgt – Schwangerschaft, Stillzeit, Beikost, Kindesalter*, Becker Joest Volk, Mai 2022.

Woran erkenne ich ein gutes NEM?

Es gibt viele NEM-Produkte für Schwangere, die extra auf die besonderen Bedingungen und Bedürfnisse in der Schwangerschaft abgestimmt sind. Grundsätzlich sind sie alle in Ordnung, aber es gibt eben auch Unterschiede. Einige Präparate sind doppelt so teuer wie andere. Es gibt welche, die nur Folsäure und Jodid enthalten, andere beinhalten ein viel breiteres Spektrum an Nährstoffen. Dann wiederum gibt es Unterschiede der vorliegenden Formen einzelner Nährstoffe, die in Hinblick auf die Bioverfügbarkeit eine Bedeutung haben. Weil das alles für Lai*innen so kompliziert ist, findest du hier zwei weiterführende Links in Kareens Blog:

Hier findest du Kareens Blog-Artikel zum Thema

https://into-life.de/nahrungsergaenzung-in-der-schwangerschaft/

https://into-life.de/woran-erkenne-ich-ein-gutes-nem/

NEM im Wochenbett?

Viele Frauen sind in der Schwangerschaft einigermaßen gewissenhaft mit ihren Supplementen, lassen sie aber unmittelbar nach der Geburt wieder weg. Nur: Du hast natürlich auch in der enorm zehrenden Stillzeit einen höheren Nährstoffbedarf. Dein Baby wird ja weiterhin zu 100 Prozent aus dir heraus versorgt, wenn du stillst. Die Produktion von Muttermilch und das Stillen, verbunden mit dem Schlafmangel, sind sozusagen dein Leistungssport, dabei solltest du gut versorgt bleiben und die wichtigen Vitalstoffe auch an dein Baby weitergeben können. Auch wenn du nicht stillst, hilft eine gute Vitalstoffversorgung enorm bei der Regeneration nach der Geburt. Der wohlmeinende Rat, sich in der Babyzeit wie immer »gesund und ausgewogen zu ernähren«, ringt den meisten Frauen nur ein Augenrollen ab: Wann willst du das denn noch machen? Chiasamen einweichen und Pinienkerne anrösten für deine Holistic Bowl …?
Nimm also einfach dein Multivitamin-Basis-Präparat aus der Schwangerschaft weiter. Ebenso Omega-3 und – im Winter – Vitamin D. Eisen kannst du – wenn der Hb-Wert bei der Kontrolle nach der Geburt in Ordnung ist – absetzen.

Und weil das alles so kompliziert ist, hat Kareen vor einigen Jahren zusammen mit erfahrenen Mikrobiologen eine kleine, übersichtliche Baukasten-Serie an Nahrungsergänzungsmitteln entwickelt, speziell für den Bedarf von schwangeren Frauen.

Hier bekommst du die Nahrungsergänzungsmittel wie *Mama Multi, Sanftes Eisen, MamaOmega 3* und *Vitamin D3 + K2* von Kareen:

https://into-life.de/shop/vitamine-und-mehr/

Schwangerschaftsbeschwerden

Von Sodbrennen bis Hämorrhoiden

Regenwurmdicke Krampfadern und weintraubengroße Hämorrhoiden – klingt wirklich wüst, kommt aber gar nicht so ganz selten vor. Wir erklären sie dir: die typischen Beschwerden, die die meisten Schwangeren kennen, über die aber trotzdem viel zu selten gesprochen wird.

Manche Frauen kommen komplett ohne Beschwerden durch die Schwangerschaft, andere scheinen alles, was es so gibt, durchmachen zu müssen. Woran das liegt, weiß niemand.

Sodbrennen

Viele Schwangere sind davon betroffen. Zum einen gibt es Sodbrennen, bei dem die Magensäure die Speiseröhre hochläuft, zum anderen ist Sodbrennen auch als Schmerz hinterm Brustbein bekannt, der durch eine Verkrampfung des Zwerchfells hervorgerufen wird. Manche Frauen leiden unter beidem. »Schuld daran« ist das Schwangerschaftshormon Progesteron. Es macht alles im Körper weich und entspannt: die Gebärmutter, damit das Baby gut in ihr aufgehoben ist, und die Geburtswege für die Geburt. Das soll so sein! Die negativen Begleiterscheinungen sind leider Phänomene wie das Sodbrennen. Progesteron macht eben auch den »Magenpförtner«, die offene Stelle am Übergang von Magen zu Speiseröhre, weicher und durchlässiger. Der Magen schließt nicht mehr so gut ab.

Sissi: »Es gibt den Spruch: ›Wenn du in der Schwangerschaft unter Sodbrennen leidest, bekommt dein Baby ganz viele Haare‹. Lässt sich wissenschaftlich nicht beweisen – hält sich aber hartnäckig«

Gegensteuern kannst du durch eine bewusste Ernährung und die folgenden Dinge

- Meide Lebensmittel, die die Säureproduktion deines Magens verstärken: Sprudelwasser, Kaffee, Süßes, Fleisch, Frittiertes. Achte auch darauf, nicht zu spät am Abend zu essen, damit es eine Verdauungspause bis zum Zu-Bett-Gehen gibt. Probiere aus, was dir guttut und was nicht.
- Außerdem gibt es bestimmte Lebensmittel, die die Säure im Magen binden: Du kannst z. B. Mandeln kauen, schluckweise Milch trinken, Bananen essen, Kieselerde oder *Heilerde ultra fein* einnehmen.
- Natriumbicarbonat (Kaiser-Natron) kann helfen. Allerdings solltest du es nicht dauerhaft – also über mehrere Wochen hinweg – einnehmen, sonst kurbelt das die Produktion der Magensäure reaktiv erst recht an.
- Stille Heilwasser mit hohem Hydrogencarbonat-Anteil (z. B. *Staatl. Fachingen*) wirken ebenfalls neutralisierend. Daneben enthalten sie auch viel Natrium und andere Salze, können also auch bei einer Neigung zu Gestose (Präeklampsie) vorbeugend wirken.
- Gut zum Neutralisieren geeignet ist auch Kartoffelsaft (morgens und abends je 100 ml). Alternativ kannst du auch einen Teelöffel Kartoffelmehl in kaltem Wasser auflösen.
- Schlafen mit leicht erhöhtem Oberkörper: Die Schwerkraft verhindert, dass die Säure hochläuft.
- Gelegentlich kannst du auf Säurebinder aus der Schulmedizin zurückgreifen, wie z. B. *Rennie*.
- Hole dir auf jeden Fall den Rat deiner Hebamme. Und konsultiere deine Ärztin, falls du über sehr lange Zeit unter Sodbrennen leidest; manchmal steckt auch der Magenkeim *Helicobacter pylori* dahinter.

Viele positive Rückmeldungen hat Kareen auch von Schwangeren bekommen, die sie zu einer Behandlung bei einer Osteopathin geschickt hat. Dort können Verspannungen im Zwerchfell aufgelöst werden, die ebenfalls eine Ursache für das Sodbrennen darstellen. Diese entstehen durch das in der Schwangerschaft zunehmende Aufbiegen der Rippenbögen, an denen das Zwerchfell aufgehängt ist.

Bei einem verspannten Zwerchfell helfen neben der Osteopathie auch Akupunktur und feuchtwarme Wickel sowie ganz allgemein Wärme zur Entspannung.

Sissi: »Der Osteopath ist in der Schwangerschaft ein sehr kompetenter Berater, mit dem wir Hebammen gern zusammenarbeiten. Er kann bei vielen Schwangerschaftsbeschwerden helfen.«

Krampfadern

Manche haben die Veranlagung dazu, manche nicht – zu welcher Gruppe du gehörst, weißt du spätestens, wenn du schwanger bist. Alles in deinem Körper wird weicher und manchmal entwickelt sich eine Venenklappenschwäche. Je größer dein Bauch wird, desto größer wird der Druck auf die Beckenvenen. Dadurch kann das aus der unteren Körperhälfte zurückkehrende Blut schlechter wieder nach oben fließen, es staut sich. Krampfadern können entstehen. Nach der Schwangerschaft verschwinden diese Symptome meistens wieder und die Vene kann sich erholen. Sollte die Venenklappe aber bereits vorgeschädigt oder sehr stark belastet worden sein, kann es sein, dass der Verschlussmechanismus Schaden genommen hat und du eine »echte« Krampfader entwickelt hast.

Sissis und Kareens Tipp **Wir lieben Kompressionsstrümpfe! Für jede Schwangere!** Stütz- oder Kompressionsstrümpfe komprimieren das Gewebe gegen die Blutgefäße, sodass diese besser gehalten werden. Dadurch schließen die Venenklappen wieder besser und das Blut kann zügiger nach oben transportiert werden, ohne zu versacken. Generell solltest du versuchen, viel in Bewegung zu sein und öfter die Beine hochzulegen, um die Venen zu entlasten. Gerade, wenn du einen sitzenden Beruf ausübst oder viel stehen musst, wirken Kompressions-Kniestrümpfe wahre Wunder. In den kühleren Jahreszeiten sind sie angenehm zu tragen. Im Sommer, wenn es besonders heiß ist, kannst du dir Erleichterung verschaffen, indem du die Strümpfe nach dem Anziehen anfeuchtest oder mit Wasser besprühst. Und es gibt auch ein ganz besonders hübsches Modell ohne Zehen! Wenn du also denkst, solche Strümpfe könnten dir guttun, frage deine Frauenärztin nach einem Rezept dafür!

Weitere Tipps bei Krampfadern

- Kalte Dusche für die Beine (Kneipp'sche Güsse).
- Schwimmen: aktiviert die Muskelpumpen und den Lymphabfluss.
- *Lavendel-Zypressen-Öl* von *Ingeborg Stadelmann* besonders im Winter, weil es gefäßstärkend wirkt (stadelmann-natur.de).
- Im Sommer: Kareens gekühltes *Recover Spray* von INTO LIFE: Das Hamamelis-Hydrolat ist adstringierend und wirkt deshalb wundheilend und abschwellend. Kann man sich auf die Beine sprühen.

Krampfadern, die während der Schwangerschaft »aufpoppen«, treten meist nach der Geburt wieder zurück. Aber auch wenn es dann von außen fast wieder »gut« aussieht: Nur mit einem Doppler-Ultraschall kann man sehen, wie gut die Venenklappen schließen. Deshalb: Wenn du zu den Frauen gehörst, die in der Schwangerschaft venöse Beschwerden entwickelt haben, empfehlen wir dir, etwa ein halbes Jahr nach der Geburt zum Arzt zu gehen, um mithilfe dieses Ultraschalls zu schauen, wie es den tiefen Beinvenen geht. Wenn sie geschädigt sind, solltest du bei Situationen, die sie belasten, wie z. B. beim langen Stehen, Kompressionsstrümpfe tragen. Eventuell können einzelne Gefäße auch mit kleinen, modernen Minimaleingriffen »saniert« werden.

Besenreiser sind übrigens ein anderes Phänomen. Nicht alle Frauen, bei denen sie auftreten, haben auch in den tiefen Venen ein Problem. Besenreiser lassen sich leider nicht durch Stützstrümpfe »wegkomprimieren«, denn bei ihnen geht es um die Gefäße in der Haut. Dann gibt es noch etwas ganz Fieses: Krampfadern an den Vulvalippen. Einige Frauen neigen dazu, aber sei versichert: Sofort nach der Geburt, wenn der Druck nachgelassen hat, verschwinden sie wieder. Besonders bei Mehrgebärenden treten sie wirklich häufig auf.

Tipps bei Krampfadern an der Vulva

- Kareens *Recover Spray* wirkt auch hier lindernd und kühlend.
- Beckenboden-Training machen.
- Becken hochlagern: den Po auf ein Kissen legen.
- Eventuell hilft auch ein Bauchgurt, um den Druck zu verringern.

Top-sexy: Hämorrhoiden

Ungefähr die Hälfte aller Schwangeren kriegt sie, sie gehören ebenfalls zur Kategorie der Krampfadern. Klassischerweise jucken sie und sind beim Sitzen oder Stehen unangenehm.
Einige Frauen bemerken sie zu Beginn gar nicht, weil sie zunächst innen, hinter dem Schließmuskel des Anus liegen. Spätestens bei der Geburt können diese kleinen, erbsen- bis weintraubengroßen weichen Knubbel rausploppen. Oft schwellen sie nach der Geburt erst mal ordentlich an und bereiten vorübergehend durchaus unangenehme Schmerzen.

Tipps, um Hämorrhoiden vorzubeugen

- Achte auf eine gesunde Ernährung, nimm viele Ballaststoffe zu dir, die den Stuhlgang weich machen.
- Wenn du Eisen als NEM nimmst, empfehlen wir dir, ein gutes Präparat wie z.B. *Sanftes Eisen* von INTO LIFE zu nehmen, das nicht stopft oder die Verdauung beeinträchtigt.
- Viel trinken ist wichtig, das beugt der Verstopfung ebenfalls vor.
- Beckenbodentraining – ein fester Beckenboden beugt Hämorrhoiden vor.
- Stelle dir ein kleines Höckerchen für deine Füße vor die Toilette. Wenn deine Knie höher als dein Becken sind, kann der Stuhlgang besser durch den Darm rutschen. Lange WC-Sitzungen, bei denen viel gedrückt wird, befördern die Bildung von Hämorrhoiden, deshalb bitte nur leicht schieben.
- Speziell für diesen Zweck wurde der *Kackhocker* (kackhocker.de) entwickelt. Es funktioniert aber auch mit jedem anderen niedrigen Schemel.

Tipps gegen vorhandene Hämorrhoiden

- Für Notfall-Situationen direkt nach der Geburt, wenn die Hämorrhoiden so groß wie Weintrauben sind, unser Off-Label-Tipp: Nasenspray, das man sich auf die Fingerkuppen sprüht und auf die Hämorrhoiden tupft – das wirkt massiv abschwellend. Auch mit Nasenspray getränkte sterile Kompressen zum Auflegen sind gut.
- Zum Cremen gibt es den *Hamamelis-Myrte-Balsam* von *Stadelmann Natur* (stadelmann-natur.de).
- Sitzbäder mit *Quercus-Essenz* (Eichenrinde) von *Wala* (damit getränkte Kompressen sind zum Auflegen gut geeignet: walaarzneimittel.de).
- Behandlung mit einem Laser (Extra-Leistung deiner Hebamme, gibt's aber auch zum Ausleihen: softlaserverleih.de).
- Beckenbocken-Übungen fördern die Rückbildung.
- Becken mit einem festen Kissen hochlagern.
- Sitzen auf einem runden, weichen Balance-Sitzkissen.
- Keine Stringtangas anziehen – die Reibung fördert die Bildung von Hämorrhoiden.
- Beim Säubern nach dem Stuhlgang am besten eine Po-Dusche benutzen.
- Feuchtwarme Leberwickel: Sie unterstützen die Leber beim Entstauen der Gefäße im Beckenbereich. Das Blut aus den Hämorrhoiden kann besser abfließen.

Quatsch

Ringkissen! Weder vor noch nach der Geburt gilt: Setze dich nicht auf ein (Schwimm-)Ringkissen (mit Loch in der Mitte). Das würde genau wie die Klobrille wirken: Es belastet an einzelnen Punkten rund um den Anus erst recht den Blutabfluss. Also ganz und gar kontraproduktiv!

Wo sind meine Knöchel? Wassereinlagerungen

Zum Ende der Schwangerschaft lagern viele Frauen Wasser im Gewebe ein. Davon betroffen sind vor allem Hände, Füße und die Beine. Genau wie bei der Vorbeugung gegen Krampfadern sind die allerersten und -besten Mittel der Wahl wieder Kompressionsstrümpfe und das Hochlegen der Füße, wann immer du kannst! Herrlich angenehm sind auch Beinbäder mit zimmerwarmem Wasser (im tiefen Eimer oder einer Schüssel, auf dem Balkon oder einfach unter dem Tisch beim Sitzen).

Lass aber auf alle Fälle ärztlich abklären, ob es sich lediglich um »normale« Ödeme, die aufgrund von Schwerkraft und Lympheinstrom ins Gewebe entstanden sind, handelt. Wenn du nämlich Wassereinlagerungen auch im Gesicht hast oder die Ödeme schon vor der Halbzeit deiner Schwangerschaft auftreten, können sie auch ein Frühsymptom der Präeklampsie (Gestose, früher auch Schwangerschaftsvergiftung genannt) sein. Mehr Infos zu diesem wichtigen, komplexen Thema findest du bei der *AG Gestose Betroffene* (gestose-betroffene.de; Instagram: @ag_gestose_betroffene).

Weitere Tipps

- Sissi schwört auf Hand- und Fußbäder mit Totes-Meer-Salz: Dieses wirkt osmotisch, dadurch wird dem Körper Wasser entzogen. Wichtig ist, dass du kein Vollbad damit nimmst, das kann für den Kreislauf sehr belastend sein.
- Schwimmengehen ist – wie zur Vorbeugung von Krampfadern – eine super Option!

Autsch, mein Rücken …

Rückenschmerzen entstehen durch die vollkommen veränderte Statik und die Verlagerung des Schwerpunkts in deinem Körper. Dein wachsender Bauch muss ausbalanciert werden, das Becken »kippt« und muss das ausgleichen.

Zusätzlich sorgen die Schwangerschaftshormone dafür, dass alle Bänder und das Bindegewebe flexibler sind. So ist alles super für die

Geburt vorbereitet, damit sich dein Baby schön durch dein aufgelockertes Becken schieben kann. Das führt allerdings häufig zu Beschwerden.

Was hilft?

- Bewegung, eine sanfte sportliche Betätigung. Gut sind hier gezielte Stabilitäts- und Mobilisierungsübungen.
- Massagen des Kreuzbeins, z.B. mit einem Lavendelöl. Das kann auch der*die Partner*in am Abend übernehmen.
- Im Bett: Gut gestützt sein durch ein schönes Stillkissen, das sich optimal an den Körper anpasst; besonders angenehm zwischen den Beinen, wenn du auf der Seite liegst (einzig mögliche Schlafhaltung mit dickem Bauch).
- Osteopathie oder Manuelle Therapie sind in der Schwangerschaft Gold wert! Immer mehr Krankenkassen übernehmen solche Behandlungen mittlerweile zumindest teilweise, Physiotherapie kann immer verordnet werden. Das ist nicht Wellness, sondern eine medizinische Indikation. Eine Blockade des Iliosakralgelenks, eine Symphysen-Lockerung – all das sind relevante Beschwerden.
- Manuelle Therapie kann die Schmerzen nicht wegzaubern, aber zumindest lindern und deinem Körper helfen, wieder in die Balance zu kommen!
- Bauchgurte können Schwangeren beim Laufen einen guten Halt geben. Der Gurt hält dein Becken in der Symphyse (vorne) und im Iliosakralgelenk (hinten) stabil. Probiere aus, welcher bei dir gut sitzt (es gibt schlichte, im freien Handel verfügbare oder medizinische Hilfsmittel).
- Besprich das mit deiner Hebamme oder Ärztin. Achtet darauf, dass der Gurt am Ende der Schwangerschaft dein Baby nicht daran hindert, gut ins Becken zu rutschen.

Symphysen-Schmerzen

Symphysen-Schmerzen treten viel häufiger ab der zweiten Schwangerschaft auf. Besonders beim Gehen oder Umdrehen im Bett können sie sehr unangenehm sein. Durch das Hormon Progesteron wird die mittige Verbindung der beiden Schambeinäste (die Symphyse) sehr weich, schließlich soll ja dein Baby später gut durchs Becken kommen. Auch ein zu weicher Beckenboden kann die Ursache für Symphysen-Schmerzen sein, deshalb solltest du ihn bereits während der Schwangerschaft trainieren.

Das Tragen eines Bauchgurts kann helfen. Ebenso können Osteopathie oder Manuelle Therapie für Linderung sorgen, mechanische Themen können vor allem durch eine mechanische, bewegungstherapeutische Intervention gelöst werden und weniger durch Akupunktur oder gar Globuli. Dabei kann auch das Tapen eine gute Idee sein. Große Schritte und der Einbeinstand sollten bei einer Symphysenproblematik gemieden werden, halte dazu Rücksprache mit deinem*r Sporttrainer*in.

Wie bei den Rückenschmerzen ist auch hier beim Schlafen das weiche (Still-) Kissen zwischen den Beinen sehr wohltuend und entlastend (Sissis Stillkissen-Empfehlung findest du unter bbhugme.com).

Geburtsvorbereitung

Warum sich das auf jeden Fall lohnt

Für viele ist ein Geburtsvorbereitungskurs das blanke Klischee: Erwachsene Menschen auf Yogamatten spüren intensiv in sich hinein und üben dann das Hecheln. Entgegen diesem weitverbreiteten Vorurteil wollen wir dir einen solchen Kurs unbedingt ans Herz legen. Dort erfährst du nämlich, was Geburt wirklich bedeutet – sie ist nicht nur ein Fest, sondern auch eine abenteuerliche Grenzerfahrung, in die man gut gewappnet aufbrechen sollte!

Es ist ausgesprochen hilfreich, gut vorbereitet zu sein und manche Dinge einmal präzise geschildert bekommen zu haben. Nicht unbedingt alles bis ins letzte Detail, aber zumindest einen Überblick darüber zu haben, was euch gemeinsam alles erwarten kann. Und zu wissen, welche Dinge wirklich ein Mythos sind, damit du sie getrost vergessen kannst.

Unterschiedliche Hebammen – unterschiedliche Kurse

Jeder Kurs und jedes Konzept ist anders. Was dich in deinem Kurs erwartet, hängt maßgeblich von der ihn leitenden Hebamme ab. Jede Hebamme hat eine andere Herangehensweise an das Thema, setzt die Schwerpunkte unterschiedlich. Deshalb sind z. B. manche Kurse »körperlicher«, in denen die Hebamme viele Übungen oder auch Fantasiereisen und Massageeinheiten macht. Andere sind eher »Erklärkurse« – hier wird vorrangig gesprochen und sich ausgetauscht.
Manche Kurse haben einen großen Unterhaltungscharakter und sind wirklich eine Show, andere wiederum bringen Frauen zu einem Blick nach innen, helfen ihnen dabei, sich zu spüren und zu erden. Jede Hebamme bringt hier ihre unterschiedlichen Qualitäten, ihr Wis-

sen, ihre Vorlieben ein. Und auch die Kursteilnehmer*innen haben ganz verschiedene Erwartungen.
Am besten, du fragst in deinem Freundeskreis nach guten Erfahrungen mit Hebammen in Geburtsvorbereitungskursen. Dann wirst du bestimmt die zu dir am besten passende finden. Und unabhängig davon: Lass dich darauf ein und einfach überraschen.

Verschiedene Kursformate und -längen

Es gibt Kurse, die unter der Woche am Abend stattfinden. Bei ihnen werden die meist 14 Zeitstunden (das ist das Limit der gesetzlichen Krankenkassen) auf mehrere Wochen aufgeteilt. Alternativ gibt es Wochenendkurse für Paare, manchmal passt das zeitlich besser.
Oft reichen diese 14 Stunden nicht aus, um wirklich alle Themen, die wichtig wären, ausführlich zu behandeln. Wie der Name GEBURTS-vorbereitung schon sagt, liegt der Fokus vor allem auf der Geburt selbst. Je nach Schwerpunkt werden auch das Stillen und das Wochenbett kurz besprochen, viel Zeit bleibt aber meistens dafür nicht.
Auch der Austausch untereinander ist ein wichtiges Element eines Geburtsvorbereitungskurses. Oft entstehen auch in solchen Kursen lebenslange Freundschaften zwischen Frauen, die einen ähnlichen Entbindungstermin haben.
Melde dich in jedem Fall möglichst frühzeitig zu einem solchen Kurs an. Beliebte Kurse sind manchmal schon ein halbes Jahr vorher ausgebucht.

Kareen: »Wie funktioniert eine Geburt? Wie kann es hinhauen, dass da – verrückt genug ist es ja! – tatsächlich ein Baby aus dir herauskommt? Dass dein Körper das alles hinkriegen wird – alles das soll dir ein solcher Kurs vermitteln.«

Wichtige Inhalte

Neben der erstaunlichen Anatomie (»Was passiert im Körper bei einer Geburt, und was macht das Baby, um da rauszukommen?«) ist auch das Aufklären über die Rahmenbedingungen und den Ablauf so einer Geburt wichtig: Wann fährt man in die Klinik? Wie läuft die

Aufnahme dort ab? Wann kommt frau im Kreißsaal an? Wann begegnet frau der Hebamme, die sie dann betreut, zum ersten Mal? Welche Wünsche kann und sollte man äußern? An welche Dinge muss man nicht denken, weil sie ohnehin passieren werden?
Im Geburtsvorbereitungskurs kannst du dein Wissen (aus Büchern, Apps oder von Freund*innen) sortieren. Die Hebamme hilft dir, diese Dinge aus der »Kreißsaalperspektive« richtig zu gewichten.

Kareen: »Ich sehe es im Kurs als meine Aufgabe an, für die heutzutage bereits gut informierten Paare die wichtigsten Big Points, um gut durch eine Geburt zu kommen, herauszufiltern. Da kommt es dann oft zu überraschenden und wichtigen Aha-Effekten.«

Mythos **»Das ist überflüssig!«** Manchmal wird – hin und wieder sogar von Kolleginnen – behauptet, ein Geburtsvorbereitungskurs sei überflüssig. Und spätestens, wenn man sein zweites, drittes Kind bekommt, könne man getrost darauf verzichten.
Unsere langjährige Erfahrung sagt jedoch etwas ganz anderes! Ein Kurs gibt euch gemeinsam so viel wichtiges Wissen an die Hand, um gut durch jede Geburt – wie auch immer sie sein mag – zu kommen. Um mitreden zu können in der Klinik, um zu wissen, wo es wichtig ist, sich zu positionieren, und dort auch Entscheidungen informiert mitzutreffen, braucht es gute Informationen, da reichen Erfahrungsberichte aus dem Freundeskreis und auf Instagram nicht aus.
Nimm dir die Zeit, in diesen Kurs zu gehen und dich mit all diesen Themen bewusst und in Ruhe zu beschäftigen. Auch dann, wenn du vieles schon weißt.

Die Hebamme als Expertin

Neben der klassischen Geburtsvorbereitung gibt es viele andere Kurse, die du zur Vorbereitung besuchen kannst. Wir empfehlen dir als absolute Wissensbasis in jedem Fall einen Kurs, der von einer Hebamme geleitet wird. Unser Wissen wird dich gut durch deine Geburt bringen.

Hebammen sind Fachpersonen und kennen einen Kreißsaal wirklich von innen. Sie haben alles das, von dem sie sprechen, jahrelang gesehen und erlebt. Das ist etwas vollkommen anderes als eine Kursleitung, die eine oder mehrere eigene Geburten erlebt hat und vielleicht mal ein Kreißsaalpraktikum absolviert hat.
Wenn du zusätzlich noch einen weiteren Kurs machen möchtest, etwa zum Hypnobirthing oder einen Yogakurs, – mach das gern! Es ersetzt aber niemals das, was dich in einem guten Hebammen-Kurs umfassend vorbereitet.

Kareen: »Der Weg einer jeden Frau durch ihre Geburt ist ihr individueller Weg. Und diesem Weg kann man bereits in einem Kurs auf die Spur kommen.«

Quatsch

»Hauptsache natürlich!« Im Geburtsvorbereitungskurs soll nicht der Eindruck erweckt werden, als ob wir Hebammen nur die natürliche Geburt (was auch immer man darunter verstehen mag) zu einem Ideal stilisieren. Uns geht es auch nicht darum, alle Geburtspositionen wie in einem »Kreißsaalzirkeltraining« durchzuturnen, etwa weil das Liegen bei der Geburt für uns ein absolutes No-Go sei. Auch ist eine Geburt ohne PDA in unseren Augen nicht das oberste Ziel, für uns ist zur Schmerzbewältigung alles erlaubt, was dir hilft. Manchmal kommt es eben auch anders, und gerade dann, wenn es nicht wunschgemäß abläuft, ist es wichtig zu wissen, was nun geschieht und warum.
Es geht uns darum, dass du weißt, was dich realistischerweise bei der Geburt erwarten wird. Du bekommst von uns ein umfassendes Angebot, und du kannst dir die Inhalte rauspicken, die am besten zu dir passen.

Erst unter der Geburt wirst du sehen, ob deine Vorstellungen und Wünsche in der Praxis auch umsetzbar sind. Es ist wichtig zu wissen: Auch wenn du dich noch so gut vorbereitest, weiß niemand, wie deine Geburt verlaufen wird. Es bleibt ein großes Geheimnis – bis zu diesem Tag.

Kareen: »Meine wichtigste Aufgabe in der Geburtsvorbereitung ist: Frauen in ihrer Kompetenz unterstützen, zu wissen, dass sie gebären können und dass sie es auf ihre Weise tun. Dass aber auch sehr viel möglich ist, was sie vorher noch nicht ahnen.«

Sollen die Partner*innen dabei sein?

Ja, möglichst schon. Die Partner brauchen ebenfalls eine Vorbereitung auf die Geburt, auf die auch für sie sehr besondere Situation, besonders auf die Abläufe im Kreißsaal. Und darauf, wie gebärende Frauen so sind. Kareen spielt in ihren Kursen eine Geburt in Ausschnitten ganz lebensecht vor: Wie hört sich eine Frau in den Wehen an? Warum ist sie so laut, warum stöhnt sie? So wird verständlich: »Wow, so hört sich kraftvolles, gesundes Gebären an! Das ist alles normal und durchaus im Rahmen, es besteht erst mal kein Handlungsbedarf. Da muss nicht sofort der Notarzt kommen.«

Manche Frauen haben keine*n Partner*in oder wollen die Geburt lieber mit einer Freundin erleben. In den meisten Fällen bereitet man sich jedoch in irgendeiner Konstellation gemeinsam auf die Geburt vor.

Der Geburtsvorbereitungskurs bringt den Partner*innen die Themen Schwangerschaft und Geburt näher. Nach dem Kurs sind sie sicherer, haben einen Fahrplan und wissen: »Okay, ich weiß jetzt, was ich zu tun habe. Ich kenne meine Aufgaben während der Geburt.«

Oft sind Begleitpersonen unter der Geburt etwas hilflos, wollen helfen, etwas tun – und wissen nicht was. Da ist es gut, wenn sie bereits im Geburtsvorbereitungskurs erfahren haben, dass man manchmal einfach nichts tun kann und die Gebärdende in Ruhe und den Dingen ihren Lauf lassen sollte.

Gut zu wissen **Kreuzbeinmassage.** Wenn Partner*innen Punkte sammeln wollen, können sie sich zum Beispiel mit einer allabendlichen Kreuzbeinmassage austoben. Das Kreuzbein liegt am unteren Rücken, oberhalb des Pos, und freut sich über eine ausgiebige Massage (länger als 10 Minuten). Wer während der Schwangerschaft jeden Abend übt, ist während der Geburt dann Profi!

Jede Begleitperson tut gut daran, ein paar Dinge in ihrem »Handgepäck« zu haben, die funktionieren *könnten*. Manche Frauen mögen während der Geburt dann gar nicht massiert werden, obwohl das relativ selten ist. Auch ob Musik dann passt oder das Kirschkernkissen oder der Halt auf dem Pezziball – wer weiß? Gut ist es aber, als Begleitperson ein kleines Repertoire zu haben, das ihr vorher miteinander erkundet habt.

Supertipp **Kareens zentraler Tipp im Geburtsvorbereitungskurs:** »Lass dich gehen unter der Geburt! Lass es fließen! Und tu es auf deine Weise. Dann kommt man dem Geheimnis von ›Wie geht Gebären?‹ schon ziemlich nahe.«

Kurse für Mehrgebärende

Es gibt auch Kurse speziell für mehrgebärende Frauen, die schon ein oder mehrere Babys bekommen haben. Hier geht es zum einen darum, sich Zeit für die kommende Geburt zu nehmen, für sie einen eigenen Raum zu schaffen, eine Oase. Zum anderen ist oft auch das erste Geburtserlebnis ein Grund für den erneuten Besuch eines Kurses. In so einem Kurs werden natürlich nicht wie in einer psychotherapeutischen Gruppenarbeit frühere Geburtserlebnisse aufgearbeitet, aber das Sprechen darüber in diesem geschützten Rahmen unter »Eingeweihten« hilft den Frauen dennoch enorm. Manchmal tauchen in der aktuellen Schwangerschaft Déja-vu-Erlebnisse auf (die gar nicht besonders spektakulär sein müssen), die bereits vergessen oder verdrängt wurden. Frauen haben dann die Gelegenheit, bestimmte Einzelheiten, die damals passiert sind, endlich zu verstehen. Oder können sich darüber klar werden, dass sie sich bestimmte Dinge beim nächsten Mal anders wünschen.

Auch die Orga-Ebene ist wichtig: Was mache ich mit dem Geschwisterkind, wenn die Geburt losgeht? Wann rufe ich den Babysitter an? Wie kann ich mich dann gut ins Krankenhaus abseilen? Für viele Erstgeborene ist es immerhin auch das erste Mal in ihrem Leben, dass die Eltern gemeinsam das Haus verlassen. Wie schafft es das »große« Kind, das ja oft selbst noch klein ist, allein mit den Großeltern, dem

Babysitter zurechtzukommen? Sollen Großeltern möglichst schon zur Unterstützung Tage vorher anreisen?
Und wie sieht es auf der emotionalen Ebene aus? Werde ich als Mutter auch das zweite Kind so lieben können wie das erste? Ist da überhaupt noch Platz für das zweite? Nimmt mein Erstgeborenes Schaden, wenn ich mich jetzt auf zwei Kinder aufteilen muss? Auch hier ist der Austausch zwischen den Frauen sehr hilfreich. Du merkst, dass du mit diesen Gedanken und Gefühlen nicht allein bist. Ihr könnt euch mit viel Empathie begegnen und euch gegenseitig stützen.
Bei Mehrgebärenden ist außerdem die »spirituelle Ebene bereits freigeschaufelt«, die bei einer Geburt eine große Rolle spielt, es gibt weniger Scheu vor dieser tieferen Ebene. Dadurch geht es meist viel emotionaler zu als in den Kursen mit Erstgebärenden. Da wird auch mal geweint – jede der Anwesenden *weiß* einfach, wovon hier gesprochen wird, wenn Geburtserfahrungen geteilt werden. Kareen, von Sissi gern »Queen der Geburtsvorbereitung« genannt, liebt diese Kurse sehr und nimmt aus ihnen immer viel Berührendes mit.

Sissi: »Selbst eine meiner Viertgebärenden konnte aus so einem Kurs bei Kareen noch viel Neues mitnehmen, war sehr inspiriert und hatte dann eine ganz andere, schöne Geburtserfahrung.«

Fazit

Informiere dich vorab darüber, welche Kurse es in deiner Umgebung gibt und welche Schwerpunkte deren Leiterinnen haben. Überlege, was zu dir passen könnte, und befreie dich von dem Klischee, dass Geburtsvorbereitung nur ein alberner »Hechelkurs« nach einem Slapstick-Vorbild sei. Du wirst dort von einer Hebamme gutes, fundiertes Wissen und innere Stärke bekommen, die dich gut durch die Geburt bringen werden.

Hier der Link zu Kareens eigenem 14-stündigem Video-Geburtsvorbereitungskurs, den du als Stream kapitelweise gemütlich auf deinem heimischen Sofa angucken kannst: geburtsvorbereitung.tv

Mental Load

Die unsichtbare To-do-Liste

Jetzt mal Klartext – und zwar über die vielfältigen Belastungen, die mit den »kleinen« Alltagspflichten und deren Verwaltung und Organisation einhergehen, und über Fallen, in die ihr als Paar viel schneller reintappt, als ihr jemals dachtet …

Vermutlich lernt ihr die Vokabel *Mental Load* erst dann kennen, wenn ihr Kinder kriegt. Das Phänomen, das dahintersteckt, kennen alle Eltern – und sei es zunächst nur als diffuses Gefühl, dass ihr euch das gemeinsame Elternleben irgendwie weniger anstrengend vorgestellt habt und euch schließlich viel von »Vereinbarkeit« erzählt wurde. Spätestens nach sechs oder acht Wochen, wenn sich das Wochenbett dem Ende zuneigt und der Alltag wieder einkehrt, geht das Leben unter den neuen Vorzeichen dieser großen Veränderung weiter. Oft sind genau dann auch die zwei Monate Elternzeit, die viele Väter sich direkt nach der Geburt nehmen, vorbei. Dieser neue Alltag will nun organisiert und verwaltet werden – und da kommt Mental Load ins Spiel.

Übersetzt meint dies die mentale Belastung durch die Summe von Dingen, die zu organisieren sind. Meist wird diese Last vorrangig von demjenigen Elternteil getragen, der den Hauptteil der sogenannten Care-Arbeit übernimmt – und oft sind diese Dinge nach außen weitgehend unsichtbar.

Kareen: »Theorie und Praxis gehen in der Realität unglaublich weit auseinander. Vor der Geburt glauben viele Paare ganz fest daran, später alles schön partnerschaftlich fifty-fifty teilen zu können und nehmen sich das auch ernsthaft vor. Sie sind schließlich mit dem

Feminismus aufgewachsen und haben sich von den Rollenbildern der Elterngeneration emanzipiert. Nach einem halben Jahr merken sie dann allerdings meist, dass das in der Praxis gar nicht so leicht umzusetzen ist und finden sich unversehens im Jahr 1962 wieder.«

Wie soll das gehen – das gerechte Aufteilen der Care-Arbeit?

Die gesetzlichen Rahmenbedingungen erlauben theoretisch einen recht großzügigen Gestaltungsspielraum für eine gerechte Aufteilung der Care-Arbeit auf beide Elternteile. Gesellschaftliche Strukturen, eigene verborgene Glaubenssätze und die üblichen Sachzwänge stehen dem natürlich immer noch entgegen. Die Realität ist dann meist: Aus einem doppelverdienenden Paar wird eine Familie, ein Baby kommt zu euch. Einen wesentlichen Teil eures sowieso schon zu 100 % gefüllten Tages wird nun also dieser kleine Mensch, der rund um die Uhr Zuwendung und Aufmerksamkeit braucht, einnehmen: die sogenannte Care-Arbeit. In weniger privilegierten Familien gibt es vielleicht von vornherein nur einen erwerbstätigen Elternteil, einer von euch beendet Ausbildung oder Studium oder beide Elternteile haben kein geregeltes Einkommen. Manchmal zeigt sich schon vor der Geburt, dass ihr getrennt erziehen werdet. So oder so: Ein Ponyhof-Modell können sich nur diejenigen leisten, die finanziell mehr oder weniger unabhängig sind. Bereits vor der Geburt existiert der »Gender-Pay-Gap«, sodass viele Paare auf das Einkommen des Mannes, das meist höher ist als das der Frau, nicht verzichten können (oder wollen). Gleichzeitig können sie auch keine Extra-Hilfe im Haushalt und bei der Kinderbetreuung bezahlen. Natürlich löst das den Gender-Pay-Gap nicht, sondern verstärkt ihn nur noch.

Gleichzeitig entscheiden sich viele Frauen noch immer bewusst dafür, für einige Zeit zu Hause bei den Kindern zu bleiben, möglicherweise, weil sie ihr Baby ausgiebig stillen möchten und ihnen das mit dem Job unvereinbar erscheint oder weil sie schlicht einen Teil der Kleinkindzeit gern mit ihren Kindern exklusiv verbringen möchten.

Sie nehmen es deshalb (wissend oder unwissend) in Kauf, dass sie in der »Teilzeitfalle« landen oder – im schlimmsten Fall – den Anschluss an die Berufswelt verlieren.
Das alles mündet öfter als angenommen in die Katastrophe der finanziellen Abhängigkeit der Frau und später in einer verschwindend kleinen Rente.

Kareen: »Ich bin immer wieder überrascht und erschrocken darüber, wie wenig all das den emanzipierten Paaren klar ist und wie unvorbereitet sie da hineinschlittern! Neben allen schnell zitierten Sachzwängen: Ich finde, das ist nichts, was man einfach so als gegeben hinnehmen muss, sondern es ist auch eine Frage des bewussten Gestaltens und Setzens von Prioritäten. Ist es wirklich eine unumstößliche Tatsache, dass der mehr verdienende Elternteil keine Elternzeit nehmen kann?«

Natürlich bekommen es Väter häufig mit dem Widerstand ihrer Chefs zu tun. Wir hören dann: »Mit dem Wunsch, sechs Monate Elternzeit zu nehmen, muss ich meinem Chef gar nicht kommen. Damit katapultiere ich mich gleich aufs Abstellgleis.« Für viele Männer in unserer Gesellschaft ist ein solcher Schritt immer noch quasi undenkbar, und deshalb braucht es dringend einige Pioniere, die ihn trotz allem gehen. Und wie immer brauchen diese Pionierschritte Mut und die Überzeugung, das Richtige zu tun.

Mental Load – wie man da so reinschlittert

Frauen verbringen häufig den größeren Teil der ersten Babyzeit mit dem Kind (und freuen sich im besten Fall auch daran), Wochenbett und Stillzeit sind zwei Gründe dafür. Doch bereits hier öffnet sich die Schere für die Zukunft: Dadurch, dass Mütter mehr Zeit mit dem Baby verbringen, erweitern sie automatisch ihre Kompetenz im Umgang mit ihm, und ihr Vorsprung dem Partner gegenüber wird nach und nach größer.

Sissi: »Das Fifty-fifty-Aufteilen einzelner Aufgaben ist mit einem Stillkind in den ersten Wochen fast nicht umsetzbar. Natürlich ist Abpumpen theoretisch möglich, aber: Wer möchte in der Nacht aufstehen und abpumpen, weil sonst die Brust platzt? Da ist Selber-Stillen – wenn es eingespielt ist – tatsächlich für die meisten Mütter einfacher und stressfreier. Ein Vater kann aber viele andere Dinge übernehmen, nicht umsonst heißt es: »Tragen ist das Stillen des Vaters.« Trotzdem ist das Kind am Anfang seines Lebens meistens mehr bei der Mutter, das ist die Biologie. Diese intensive Verbindung ist der Grund dafür, dass die Betreuung sehr ›mütterlastig‹ ist.«

Untrügliche Zeichen

Mental Load zeigt sich u. a. darin, dass der vermeintlich »zuständige Elternteil« mit dem großen Überblick die Aufgaben im Kopf hat und sie dann delegiert. Er fragt oder bittet den anderen Elternteil, einzelne dieser Aufgaben zu übernehmen (»Bringst du nachher bitte noch frisches Brot mit?«, »Kannst du heute schnell die Kinder abholen? Sie müssen dann zum Zahnarzt. Aber vorher die Zahnspangen noch mal ordentlich putzen bitte.«). Ohne Delegation oder Bitte geschehen diese Dinge nicht, weil sie offenkundig nicht gewusst werden. Klassischerweise fällt es Müttern irgendwann kaum mehr auf, dass sie ihre Termine immer ankündigen und abstimmen müssen (»Kann ich heute mal zum Yoga weg?«). Die väterliche Variante ist dagegen meist: »Ich habe heute diesen Termin mit dem Vorstand. Ich komme spät, wartet nicht auf mich.«

Deshalb haben viele Väter nach einer Geburt eher das Gefühl, dass sich für sie kaum etwas verändert hat. Für die Mütter dagegen hat sich alles verändert. Schritt für Schritt wird der Mental Load auf ihren Schultern immer größer, ihr Kopf immer voller.

Die nächste U-Untersuchung, der Termin beim Kieferorthopäden, das Rezept für die neue Brille, Geburtstagsgeschenke, Elternabende, Turnschuhe kaufen: »Welche Schuhgröße hat das Kind noch mal?«, Kurse der Kinder, »Wem muss man was einpacken?« – all das liegt im Verantwortungsbereich von »irgendwem« und will »irgendwie« gewuppt werden.

Kareen: »Derjenige bei euch in der Familie, der die Schulhefte einkauft (und auch weiß, welche) trägt die Last des Mental Load. Erstaunlicherweise sind das in den meisten Familien die Mütter.«

All das bindet enorm viel Gehirnkapazität, oft ohne dass den Beteiligten bewusst ist, dass diese Schräglage existiert. Natürlich erledigen die Partner auch vieles im Alltag, aber sie daran erinnern – das tun die Frauen. Und sie sind es auch, die die Listen führen. Ein schöner Alltagstest für den Partner ist: »Pack doch mal für das Wochenende bei den Schwiegereltern – für alle.«

Typische Alltagsszenen, in denen sich Mental Load ausdrückt

- »Toll, wie dein Mann im Haushalt mithilft!« (»Nein, er wohnt hier.«)
- »Muss dein Mann heute babysitten?« (»Na ja, er ist der Vater …«)
- »Nimmt dein Mann auch die vollen beiden Monate Elternzeit?« (»Es gibt keine ›zwei Vätermonate‹. Das ist nur die Mindestzeit, die ein Vater nehmen muss, um Elterngeld zu beziehen.«)
- »Schreibst du mir einen Einkaufszettel?« Alternativ könnte man selbst den Überblick über die Vorräte (ja, auch über gehackte Mandeln, Kloreiniger und Staubsaugerbeutel) haben, an den Kühlschrank gehen und schauen, was fehlt. Und sich im besten Fall gleich mitüberlegen, was es heute zu essen geben soll.

Unversehens geschieht es dann, dass Paare dort landen, wo sie nie hinwollten: Sie machen sich gegenseitig Vorwürfe, sie rechnen gegeneinander auf, wer was und mit wie viel Aufwand für das »gemeinsame Projekt Familie« beisteuert. Geld gegen Kochen? All das ist schleichendes Gift für jede Paarbeziehung. Mütter sind dann oft enttäuscht, weil sie sich das alles ganz anders vorgestellt und sich mehr Unterstützung erhofft haben. Frauen müssen meist erst mühsam lernen, ihre Wünsche so zu formulieren, dass es nicht wie ein Vorwurf rüberkommt, sondern als das, was es ist: ein Hilferuf: »Hey, das ist mir gerade einfach zu viel. Wie können wir uns besser gegenseitig unterstützen?« Im Gespräch zu bleiben ist sehr wichtig.

Wie die Falle vermeiden?

Schon im Geburtsvorbereitungskurs geht Kareen auf das Thema Mental Load ein, um Eltern dies Phänomen bewusst zu machen und auch, damit Paare später in den Turbulenzen des neuen Alltags nicht zwangsläufig glauben, sie hätten die Krise des Jahrhunderts, weil sich beide in einer komischen inneren Unzufriedenheit wiederfinden, die sie nicht so richtig einordnen können. Es ist wichtig, das Problem als solches erst einmal anzuerkennen, über Geschlechterrollen und -klischees nachzudenken und sich darin auch ein Stück weit wiederzuerkennen. Dann kann man auch als Paar im Gespräch darüber bleiben – und ganz konkrete Pläne und Listen machen. Denn das ist Meilen besser, als einen nagenden inneren Groll in sich aufzubauen.

Kareen: »Denkt nicht, dass ihr die Einzigen seid, die mit diesem Problem zu tun haben. Das ist in allen Familien so. Bei den einen mehr, bei den anderen weniger. Aber ein Thema ist es bei allen.«

Wichtig **Endlich gibt es einen Begriff dafür!** Ein erster Schritt auf dem Weg zu mehr Gerechtigkeit und zu Anerkennung dieser enormen Arbeitsleistung von Frauen ist allein schon, dass es eine Formulierung wie *Mental Load* gibt, die genau dieses Phänomen beschreibt. Dadurch kann man es besser packen, verstehen und über Lösungsansätze nachdenken. Oft ist es mit einem großen Aha-Effekt verbunden, wenn Paare einmal gemeinsam aufschreiben, was alles zu wessen Aufgaben gehört. Dann ist die Reaktion oft: »Ah ja, krass: Das alles wuppe ich tagtäglich?!« In einem nächsten Schritt kann man dann darüber sprechen und die Aufgaben gerechter (und natürlich gern auch nach Vorlieben) verteilen.

Väter wünschen sich verständlicherweise ebenfalls Wertschätzung und ein Gesehen-Werden. Nichts ist blöder, als sich ernsthaft Mühe geben – und dann wird an der angeblich wenig korrekten Ausführung herumgemäkelt. Gebt einander nicht das Gefühl, der jeweils andere sei zu dumm, es richtig zu machen, und nur der andere wüsste, wie das gehe: Baby trösten, Wäsche sortieren, Geschirrspüler einräu-

men. Natürlich vergeht dem Partner sonst jegliche Lust auf Eigeninitiative.
Lernt loszulassen. Hauptsache, die Kinder haben etwas an – auch wenn die Kombi nicht passt. Oder: »Ob das Würstchen jetzt bio war oder nicht – Hauptsache, das Kind ist satt und vergnügt.«

Tipps

- Es ist wichtig, dass ihr als Paar über die vielen kleinen Alltagsdinge im Gespräch bleibt und sie gut geregelt bekommt. Das ist eine der wichtigsten Voraussetzungen dafür, ein Liebespaar zu bleiben. Permanent unzufriedene und überlastete Frauen, an denen der ganze Orga-Kram hängen bleibt, haben sicher keine Lust und Kraft für kuschlige Zweisamkeit.
- Beide, Vater und Mutter, sollten den anstrengenden Alltag mit einem Baby kennenlernen. Auch wenn man sich das vorher kaum vorstellen kann: Es ist ein Fulltime-Job! Beide sollten wissen, wie sich das anfühlt und was dazugehört, um diesen Job zu meistern. Nutzt die gemeinsame Elternzeit dazu und fahrt nicht nur für zwei Monate in den Urlaub, denn das ist eben kein Alltag. Nur der gemeinsame Alltag erlaubt es, dass beide Elternteile die Arbeit des anderen wertschätzen können. Beide wissen dann einfach, was so ein Tag mit Baby bedeutet. Ein Tag im Büro ist dagegen meist deutlich entspannter und vor allem eins: halbwegs selbstbestimmt.
- Wenn Väter viel Alltagszeit mit dem Baby verbringen, fördert das auch die Bindung zwischen den beiden. Dann sind nämlich beide Elternteile kompetent im Trösten und beide sind gleichermaßen zuständig. Das macht den gemeinsamen Alltag gerechter: Es ist dann selbstverständlich, dass auch der Papa mit dem Kind zum Impfen geht. Beide wissen, was zu tun ist, beide kennen sich aus. Win-win.
- Stellt nicht so hohe Ansprüche an euch. Wenn ihr gerade mit eurem ersten Kind schwanger seid, denkt ihr vielleicht noch, wie locker-easy ihr das alles machen werdet, keinesfalls so übertrieben und helikoptermäßig wie alle um euch herum. Tja, du wirst dich später ganz oft wundern, wie oft du gefühlt zu nix kommst. Du

hast so viel mehr von dir erwartet und dich unter Druck gesetzt. Verzweifle nicht, damit bist du in guter Gesellschaft: Allen Eltern geht das so!

- Wenn es dir gefällt: Genieße die entschleunigte Zeit mit deinem Baby ganz intensiv. Entscheide dich bewusst dafür, in diesen Stunden auch mal nicht erreichbar zu sein, schalte dein Handy in den Flugmodus. Das ist für die heutigen modernen Mütter und Väter ganz schön schwer, oft muss man regelrecht darum kämpfen und sich diese Freiräume schaffen.
- Stress dich nicht: Du kannst vorher nicht genau wissen, wie du dich als Mutter fühlen wirst. Wir kennen ganz viele Mütter, die ihren ursprünglichen Plan (»nach sechs Monaten wieder in den Job«) komplett umgeworfen und die Elternzeit verlängert haben – und umgekehrt genauso. Du weißt vorher nicht, welcher Typ Mutter oder Vater du sein wirst: Ob du schon früh eine Trennung von deinem Baby aushalten und wieder arbeiten gehen kannst oder ob du froh sein wirst, wieder in den Job zurückzukehren. Lass dich überraschen!

Buchtipps

- Patricia Cammarata, *Raus aus der Mental-Load-Falle. Wie gerechte Arbeitsteilung in der Familie gelingt*, Beltz 2020.
- Laura Fröhlich, *Die Frau fürs Leben ist nicht das Mädchen für alles! Was Eltern gewinnen, wenn sie den Mental Load teilen*, Kösel 2020.
- Emma, *The Mental Load: A Feminist Comic*, Penguin Random House US 2018.

Kinderkriegen …

und alle haben eine Meinung!

Wer kennt sie nicht, die Tipps und Ratschläge, nach denen keiner gefragt hat, die man sich aber immer wieder anhören muss?!

Doch wie viel ungebetene Meinung darfst du zulassen, wie viel Ruhe und Unterstützung kannst du einfordern und wie äußerst du deine Meinung am besten, ohne Freunde oder Verwandte zu verletzen?
Je näher dir die Menschen emotional stehen, desto näher gehen dir ihre Sprüche und schlauen Rat»schläge«. Während Schwangerschaft und Wochenbett merkst du vielleicht: Diese Nähe fühlt sich manchmal gar nicht so gut an, stattdessen hast du eher das Bedürfnis nach Abgrenzung. Und das ist nicht immer leicht!

Abgrenzung in der Schwangerschaft

»Dein Bauch ist aber groß/klein!«, »Isst du auch genug? Und das Richtige?«, »Das wird bestimmt ein Mädchen!«, »Was sagt denn der Arzt?«, »Bist du dir auch sicher, dass du in dieses Krankenhaus willst?«
Es nervt und ist übergriffig. Jeder hat zum Thema Kinderkriegen eine Meinung. Es ist ein sensibles Thema, jeder möchte eigene Erfahrungen oder erworbenes Wissen weitertragen. Das wird immer dann schwierig, wenn man die Menschen nicht dazu eingeladen hat, sondern wenn sie einem ihre Meinungen und Kommentare einfach »überbraten«.

Sissi: »Da ist es wichtig, dich frühzeitig abzugrenzen, dir deine eigene Meinung zu bilden und diese auch zu äußern, ohne Angst zu haben, die anderen – insbesondere die eigenen Eltern – zu verletzen. Das ist ein wichtiger Schritt auf dem Weg zum Elternsein.«

Gerade, wenn es dein erstes Kind ist, bist du vielleicht noch unsicher, denn natürlich weißt du all diese Dinge selbst nicht, musst dich erst neu positionieren, du hast das ja noch nie gemacht. Von Kind zu Kind gelingt das einfacher und du wirst souveräner damit umgehen.

Kareen: »Emotional betrachtet, verläuft Verwandtenkontakt in der Schwangerschaft wie ein handelsüblicher Heiligabend, nur potenziert: Du fragst dich jedes Jahr, wie du es hinkriegst, dass am Ende alle happy und lieb zueinander sind, sich niemand ausgegrenzt fühlt und keiner weint. Familie als Minenfeld.«

Deine Wünsche für das Wochenbett und die Wünsche der Großeltern

Wenn du zum ersten Mal schwanger bist und deine Eltern zum ersten Mal Großeltern werden, vollzieht sich ein Weiterrücken der Generationen. Du bist ab der Geburt deines Kindes nicht mehr nur Kind, sondern nun eben auch Mutter. Deine kleine Familie ist dann die neue Kernfamilie, die neuen Großeltern rutschen einen Ring weiter nach außen. Auch für sie stellt das einen Einschnitt in ihrer Biografie dar.

Und dann krachen zwei Ideen davon, wie ihr euch die Begrüßung des neuen Familienmitglieds vorstellt, aufeinander: Vielleicht möchtet ihr in den ersten Lebenstages eures Babys gar keinen Besuch haben, die Großeltern sind enttäuscht und fühlen sich gekränkt (»Die wollen uns da nicht haben!«), wenn sie ausgeladen werden. Nur ist diese Enttäuschung die Angelegenheit der Großeltern und nicht deine! Sie dürfen enttäuscht sein und müssen damit klarkommen. Und du hast jedes Recht, dein Bedürfnis zu äußern!

Kareen: »Ohne Tränen wird das manchmal nicht gehen, weil es da immer um enttäuschte Erwartungen geht – oft auf allen Seiten. Es geht darum, wessen Bedürfnisse gesehen werden und wessen nicht. Und welche wichtiger sind.«

Natürlich ist uns bewusst, dass diese Abgrenzung überhaupt nicht einfach ist, manchmal ist die Lage wirklich superkompliziert. Aber das ist auch ein Schritt zum Elternwerden: Du wächst in deine neue Rolle hinein, indem du deine eigenen Regeln in deiner Kernfamilie aufstellst. Und indem du lernst, für diese Kernfamilie einzustehen, dich abzugrenzen und deine Wünsche zu formulieren.

Sissi: »Solche Dinge solltest du bereits im Vorfeld klären. Wenn du geboren hast und emotional Achterbahn fährst, hast du nicht die Stärke, selbstbewusst zu deiner Meinung zu stehen. Dann bist du – wie dein Beckenboden – ganz offen und weich. Besprich also vorab mit deinem*r Partner*in, was du dir wünschst und welche Vorstellungen du hast. Dann kann er*sie im Wochenbett dein Sprachrohr sein.«

Werde dir deiner Wünsche und Vorstellungen schon während der Schwangerschaft bewusst, und kommuniziere sie klar und deutlich. Willst du deine Ruhe im frühen Wochenbett? Wirst du in deiner Partnerschaft gut unterstützt und verlässlich rundum versorgt? Oder ist deine Mutter die Person, die du am liebsten um dich hast, die die beste Suppe kocht und eine Bank ist bei der Betreuung der Geschwisterkinder? Je eher du das klar und selbstbewusst mitteilst, umso besser. Verständnis und Einfühlung vonseiten der Großeltern sind manchmal selbstverständlich, manchmal eben auch nicht. Auch später wird vielleicht Hilfe angeboten, aber nicht dort, wo du sie brauchst, sondern dort, wo sie den anderen am besten passt. Vielleicht spielen die Großeltern zwar mit den Geschwisterkindern, haben aber keine große Lust, auch mal in der Küche kurz klar Schiff zu machen. Oder sie verabschieden sich einfach gut gelaunt zum Restaurantbesuch. Auch andersrum gibt es also enttäuschte Erwartungen – mit denen dann wiederum du klarkommen musst.

»Ja aber früher ...« – Konflikte zwischen den Generationen

Ihr kennt uns, wir werden natürlich nie müde, dafür zu werben, dass die Ruhe im Wochenbett so ungemein wichtig ist. Manchmal hören wir dann von den Großmüttern: »Wir hatten damals auch kein Wochenbett.«

Tja, auch hier kann man einfach sagen: »Ja, damals wusste man vieles eben noch nicht – und immerhin haben die Großmütter damals nach Geburten meist bis zu 14 Tage lang im Krankenhaus gelegen – um dort Wochenbett zu halten.« Wir können nur immer wieder erklären, wie wichtig es ist, dass sich alle Organe im Wochenbett regenerieren, auch der Beckenboden gehört dazu.

Wenn wir in den letzten beiden Generationen bereits das medizinische Wissen gehabt hätten, das wir heute haben, hätten wir den Frauen der heutigen Großmüttergeneration viele Probleme rund um den Beckenboden (und reihenweise entfernte Gebärmütter) erspart. Unser heutiges Wissen hilft uns, die jungen Mütter vor solchen Dingen zu bewahren. Das ist Vorsorge für eine gute Frauengesundheit in den nächsten 50 Lebensjahren!

Es ist so wichtig, mit einem freundlichen Blick auf die jeweils andere Generation zu blicken. Wir haben heute natürlich ganz andere Lebensmodelle als unsere Eltern. Da ist das mit dem Sich-Einfühlen nicht immer leicht. Viele frischgebackene Großeltern haben noch nie etwas von der artgerechten oder bedürfnisorientierten Herangehensweise im Umgang mit Kindern gehört. Schön ist es, wenn du ihnen davon erzählst, es ihnen nahebringst, natürlich nicht nach dem Motto: »Also, was ihr da damals gemacht habt, das war ja alles falsch! Heute weiß man es besser.«

Um die zukünftigen Großeltern dort abzuholen, wo sie gerade sind, und möglichen Missverständnissen vorzubeugen, könntest du ihnen ein Buch zu diesem Thema schenken, z. B. das von Susanne Mierau (*Rundum geborgen. ... weil es ein ganzes Dorf braucht, um ein Kind großzuziehen,* Kösel 2018). Auch gemeinsam einen Film zu schauen (beispielsweise den Dokumentarfilm *Babys* aus dem Jahr 2010 oder *Good enough parents* von 2021) kann eine gute Idee sein. Wenn du dazu Lust hast, zeig ihnen ganz konkret, wie du Sachen machst, z. B. wie man ein Baby im Tuch tragen oder über einem Töpfchen abhalten kann. Das holt sie mit ins Boot, macht neugierig und nimmt auch die Bedürfnisse der Großeltern ernst (etwa nach Nähe zum Enkelkind). Das macht im besten Fall eine große Familie aus euch. Und die Kinder finden in eine gute Beziehung zu ihren Großeltern hinein – ebenfalls sehr großartig!

Buchtipp Karin Bergstermann / Anna Hofer, *»Bei meinem Kind mache ich das anders«. Mit den (Schwieger-) Eltern über Erziehung sprechen und den eigenen Weg gehen,* Beltz 2022.

Und dann gibt es da ja noch die Schwiegerfamilie … Wie regeln wir das? Wer darf zuerst kommen? Wer darf was machen? Alles Fragen mit Konfliktpotenzial! Hier gilt die Regel: Jeder ist für die Kommunikation mit den eigenen Eltern zuständig, du sollst auf keinen Fall die Rolle der »bösen Schwiegertochter« übernehmen müssen, die die Schwiegereltern auslädt.

Das war's aber auch schon mit schlauen Tipps, wir können dir dieses Thema und deinen Umgang damit nicht abnehmen. Und es ist wie bei allem im Leben: Es ist ein Prozess, ein Weg, der zwar nicht immer leicht ist, aber bei dem du von Lektion zu Lektion dazulernen wirst. Das Leben ist eben bunt und voller Abenteuer und Herausforderungen!

Fazit

Fang bei dir an! Höre auf deine innere Stimme, auf das, was du dir wünschst. Das ist das Wichtigste! Du wirst es nicht immer allen Menschen in deiner Familie recht machen können. Du wirst Menschen enttäuschen müssen, aber du musst für dich einstehen, für das, was dir selbst in dieser Situation wichtig ist. Und: Es gibt kein Patentrezept, jede Familie tickt anders.

Sex in der Schwangerschaft

Sex zu dritt oder was?

Sex mit Babybauch – na, klar! Es spricht überhaupt nichts dagegen, alles ist okay! Und es gibt hier kein Richtig oder Falsch.

Manche Frauen haben in der Schwangerschaft den Sex ihres Lebens und mehr Lust auf Sex als je zuvor. Sie fühlen sich mitten in ihrer prallen Weiblichkeit, die Brüste sind größer und dank des gut durchbluteten Beckens erleben sie sich als besonders empfindungsfähig. Verhütung ist kein Thema, eine manchmal nervige Regelblutung auch nicht! Und natürlich gibt es wunderschöne Stellungen für den Sex mit dickem Bauch.

Kareen: »Besonders beim ersten Kind ist das alles super easy. Wenn später ein, zwei Geschwisterkinder nonstop um euch herumhüpfen, die auch noch kreuz und quer im Elternbett schlafen, müsst ihr da etwas kreativer werden.«

Andere Frauen wiederum wollen nur in Ruhe gelassen werden und können dem wenig abgewinnen, frei nach dem Motto: »Lass mich, ich bin doch schon schwanger!« Natürlich kann sich das im Laufe der Schwangerschaft ändern: In der frühen Schwangerschaft, wenn du dauermüde bist, dir häufig schlecht ist und du sehr empfindlich auf alle möglichen Gerüche reagierst, hast du vermutlich weniger Lust auf Sex. Später, wenn es dir wieder besser geht, kann sich das natürlich um 180 Grad drehen.

Sissi: »Es ist einfach eine tolle Zeit: Man kann spontan Sex haben, ohne an die Verhütung denken zu müssen.«

Solosex

Viele Frauen entdecken Masturbation in der Schwangerschaft neu – gönn es dir. Es wurde sogar schon in einer Studie untersucht, dass häufige Orgasmen in der Schwangerschaft eine leichtere Geburt bedeuten können. Beides ist hormongesteuert: Loslassen beim Sex kann beim Loslassen während der Geburt helfen. Und es wirkt sich auf das Schmerzempfinden aus (Stichwort »Orgasmic Birth«, dazu gibt es ein eigenes Kapitel).

Ängste der Männer

Männer haben Penisse. Und beim herkömmlichen Sex kommen sie damit ihrem Baby näher, als ihnen manchmal lieb ist. Vielleicht haben sie gar Sorge, mit ihrem Penis dem Baby zu schaden. Oder einfach in ihrer »ungestümen Männlichkeit« irgendetwas kaputt zu machen. Einige klinken sich deshalb komplett aus dem Thema aus, sobald der positive Schwangerschaftstest da ist. Darunter leiden manche Frauen sehr.

Sprecht darüber, immerhin hat Sex mehrere Gesichter und zärtliche Zweisamkeit sowieso. Natürlich kommt es auch auf die Vorgeschichte an: Wenn eine Frau bereits mehrere Fehlgeburten hatte und euch diese Schwangerschaft als besonders fragil erscheint, ist das noch mal ein ganz anderes Thema – für euch beide.

Wichtig **Sex ist nie die Ursache für eine Fehlgeburt.** Du brauchst also keine Angst zu haben, dass dein Baby zu früh kommt, wenn du Sex hast. Vielleicht hast du schon mal etwas davon gehört, dass Sex Geburten auslösen kann – dies gilt aber (und auch dafür ist die Evidenz eher dünn) nur in der Zeit rund um den Entbindungstermin (ET), wenn der Körper der Frau begonnen hat, Prostaglandin-Rezeptoren zu bauen, die empfänglich sein können für die Mikrodosen Prostaglandin im männlichen Sperma. In der frühen Schwangerschaft sind diese Prostaglandin-Rezeptoren noch gar nicht ausgebildet.

Es gibt aber natürlich Situationen, in denen man mit penetrierendem Sex etwas vorsichtig sein sollte: Wenn du echte Frühgeburtsbestrebungen wie vorzeitige Wehen oder eine Zervixinsuffizienz hast (s. dazu das Kapitel »Baby, bleib drin!«), eine *Plazenta praevia* und damit verbundene Blutungen oder einen vorzeitigen Blasensprung, können sich andere Arten von Sex als Alternative anbieten.

Traut euch, offen über eure Ängste und Bedürfnisse zu sprechen. Klar ist das manchmal nicht leicht, weil man ja auch in Interpretationsspiralen gefangen ist: Vielleicht möchte der Partner nicht zu aufdringlich sein, während du eigentlich große Lust hast, aber wiederum befürchtest, dein Partner sei deshalb so zurückhaltend, weil er dich mit deinem sich verändernden Körper nicht mehr begehren könnte. Und so kann es schnell zu komischen Missverständnissen kommen. Oft trägt es auch zur Aufklärung bei, wenn man sich Bilder der anatomischen Zusammenhänge im Körper der Frau anschaut (Muttermund, Gebärmutterhals, Fruchtblase). Dann wird klar, dass der Penis des Mannes ausreichend weit entfernt vom Baby ist und nicht direkt am Köpfchen kitzelt. Außerdem ist es für das Baby immer schön, die positive Energie zu spüren, wenn seine Eltern sich lieben.

Gut zu wissen

Leichte Kontaktblutungen können vorkommen! Die Durchblutung im Bereich des Muttermundes ist während der Schwangerschaft erhöht. Dadurch kann es während oder nach dem Sex zu einer leichten Kontaktblutung am Muttermund kommen. Nicht erschrecken, deshalb müsst ihr nicht aufhören, vaginalen Sex zu haben. Eine Blutung, die (nahezu) Regelstärke hat (und nicht spontan wieder aufhört), sollte aber immer zeitnah abgeklärt werden.

Anmerkung: In diesem Kapitel geht es vorrangig um heterosexuellen Sex – gleichgeschlechtliche Paare haben es an einigen Punkten möglicherweise leichter. Natürlich sind immer alle Formen der Partnerschaft, Liebe und Sexualität mitgemeint, auch wenn sie in den Formulierungen nicht immer durchklingen können.

Baby, bleib drin!

Vorzeitige Wehen und ein kurzer Gebärmutterhals

Wir widmen uns in diesem und dem folgenden Kapitel dem umfassenden Thema einer drohenden Frühgeburt. Wir erklären dir, was da genau im Körper passiert. Und was du als Schwangere tun kannst, um das Risiko einer Frühgeburt zu mindern. Denn jedes Baby sollte natürlich möglichst so lange im Bauch bleiben, bis es fertig ist.

Wie kommt es zu vorzeitigen Wehen? Wie zu einem weichen Gebärmutterhals, einer Zervixinsuffizienz? Und: Müssen Frauen sich bei einer drohenden Frühgeburt ins Bett legen oder gar ins Krankenhaus?

Ein Baby braucht etwa 40 Wochen, um im Mutterleib heranzureifen. Immerhin 8 % aller Babys kommen früher, schon vor der vollendeten 37. Schwangerschaftswoche, zu Welt und sind damit per Definition Frühgeburten. Neben den »späten Frühchen« – Babys, die zwischen der 33. und 37. SSW geboren werden – gibt es die »frühen Frühchen«, das sind die 1,2 % der Babys, die vor der 32. SSW geboren werden. Je früher ein Kind geboren wird, umso unreifer ist es und umso wahrscheinlicher braucht es kinderärztliche Begleitung in den ersten Lebenswochen.

Bei zwei Dritteln aller Frühgeburten sind vorzeitige Wehen oder eine Zervixinsuffizienz der Auslöser – mit oder ohne vorzeitigen Blasensprung. Der Rest der Frühgeburten ist die Folge von Komplikationen in der Schwangerschaft, wie Präeklampsien (Gestosen, früher: Schwangerschaftsvergiftung), Plazentainsuffizienz oder auch eine schwere Blutung bei einer *Plazenta praevia,* die manchmal eine frühzeitige Beendigung der Schwangerschaft notwendig machen.

Woran merkst du, dass du »Frühgeburtsbestrebungen« hast?

Bei Frühgeburtsbestrebungen geht es immer um zwei Faktoren: einmal um die Kontraktionen (Wehen), die das muskuläre Gewebe der Gebärmutter produziert, zum anderen um den Gebärmutterhals (die Zervix), die Verschlussstruktur der Gebärmutter.
Beides kann eine Achillesferse sein, und es sind unterschiedliche Mechanismen, die für diese Anfälligkeiten verantwortlich sind.

Wichtig

Die relevante Frage bei frühen Kontraktionen: Sind es »echte Wehen«, also muttermunds- oder zervixwirksam? Manche Frauen haben beispielsweise einen Uterus, der stärker zu Kontraktionen neigt, oder eine aktivere Gebärmutter, die schon in der (frühen) Schwangerschaft für mehr Wehen sorgt als bei anderen Frauen. Und: Sehr schlanke Frauen spüren die Uterus-Kontraktionen meist viel deutlicher. Ihnen fehlt sozusagen der »Puffer« zwischen Gebärmutter und Bauchwand.

Solange diese frühen Wehen keinen Einfluss auf den Gebärmutterhals haben, er sich also nicht verkürzt oder aufweicht, ist ein unruhiger Uterus überhaupt kein Problem. Um das zu überprüfen, hört deine Hebamme oder dein Frauenarzt dir ganz genau zu, wenn du bei der Vorsorge davon erzählst (»Mein Bauch wurde in den letzten zwei Wochen ganz oft hart.«), fragt nach Begleitumständen (etwa körperlichen Anstrengungen oder viel Stress) und untersucht dich daraufhin.
Bei einer vaginalen Untersuchung lässt sich zwar nicht exakt die genaue Länge der Zervix ausmessen, aber deren Konsistenz und Weichheit und der Druck des Babykopfes auf sie mit den Fingern erspüren. Wir »Oldschool«-Hebammen verlassen uns gern auf die Sensibilität unserer Finger, die uns wertvolle Informationen liefert.
Ein vaginaler Ultraschall kann diese Untersuchung ergänzen und sollte immer dann stattfinden, wenn man den Verdacht hat, dass es sich um eine Zervixinsuffizienz handelt, aber eben nur dann.

Kareen: »Laut der neuen Leitlinie ist ein vaginaler Ultraschall mit Ausmessen des Zervixkanals nicht als Standard-Untersuchung bei jeder Vorsorge vorgesehen. Die meisten Gynäkolog*innen machen es trotzdem, ob die Frauen nun von vorzeitigen Wehen berichten oder nicht. Allerdings kann man mithilfe dieser häufigen Untersuchung per Schall nichts vorhersagen. Es ist nicht sinnvoll, das bei allen Frauen routinemäßig zu machen, bloß weil man es kann.«

So eine Ultraschalluntersuchung ist sehr komplex, lt. Leitlinie müssen viele Regeln eingehalten werden, damit man keine falschen Ergebnisse erhält: Die Frau sollte zuvor ihre Blase entleeren, es sollte immer in der gleichen Körperposition gemessen werden, am besten zur gleichen Tageszeit. Es ist auch günstig, wenn diese Untersuchung, die dann über einen gewissen Zeitraum hinweg immer wieder gemacht wird, jedes Mal von der derselben Person durchgeführt wird, damit diese etwaige Veränderungen im Verlauf besser einordnen kann.

Gut zu wissen **Ein paar Zahlen als Anhaltspunkt:** Die Zervix sollte vor der 22. SSW über 40 mm lang sein, zwischen der 22. und der 32. SSW ca. 40 mm, nach der 32. SSW ungefähr 35 mm. Allerdings gibt es – mal wieder – von Frau zu Frau große individuelle Unterschiede.

Die Länge des Zervixkanals, also der Abstand zwischen dem inneren und dem äußeren Muttermund, verändert sich im Laufe des Tages. Morgens, wenn die Gebärmutter entspannt und ausgeruht ist, bekommt man z. B. ganz andere Maße als abends, wenn eine Frau den ganzen Tag auf den Beinen war und die Schwerkraft gewirkt hat. Und so kann es durchaus passieren, dass deine Frauenärztin dich mit einer Zervixlänge von 23 mm ganz besorgt ins Krankenhaus schickt, dort aber – unter diversen anderen Bedingungen – 38 mm gemessen werden, was ein vollkommen unauffälliger Befund ist.
Deshalb ist es sehr schwierig, die Messung vollständig zu objektivieren, also Messwerte aufzustellen, die immer und für jede Frau gelten.

Kareen: »Wenn deine Freundin häufiger per Vaginalschall untersucht wird als du, kann man daraus überhaupt nichts ableiten, außer, dass sie eine Gynäkologin hat, die das eben so handhabt. Die vaginale Untersuchung mit den Fingern wird in der ärztlichen Vorsorge zunehmend seltener gemacht, obwohl sie sehr aufschlussreich und aussagekräftig ist, und wir Hebammen sind mit dieser traditionellen Kunst sehr vertraut – sicher auch deshalb, weil wir keinen Ultraschall zur Verfügung haben und uns auf unsere Hände verlassen können müssen.«

Risikofaktoren für eine Frühgeburt

- Der höchste Risikofaktor ist der »Zustand nach einer Frühgeburt«, d. h. deine eigene Vorgeschichte (Anamnese) und die deiner Familie spielen eine wichtige Rolle, wenn es um Frühgeburtsbestrebungen geht. Wenn du bereits eine Frühgeburt hattest, ist die Wahrscheinlichkeit für eine erneute Frühgeburt um das Vierfache höher. Deshalb ist es wichtig, das auch im Mutterpass zu dokumentieren.
- Schnelle Schwangerschaftsfolge: Wenn der Abstand zwischen deinen Kindern kürzer als 12 Monate ist, hatte deine Gebärmutter weniger Zeit zum »Kraft sammeln«.
- Ungünstige Lebensbedingungen wie Armut, ungünstige Ernährung, prekäre Arbeitsverhältnisse etc.
- Alleinstehende Mütter: Hier kumulieren oft mehrere Risikofaktoren, Belastung und Stress spielen ebenfalls eine wichtige Rolle.
- Vaginale Blutungen in der Frühschwangerschaft
- Rauchen

Auf deine genetische, familiäre Disposition hast du natürlich keinen Einfluss. Dennoch ist gut, dass du um höhere Risiken weißt, damit du den anderen Faktoren wie einer gesunden Lebensweise, ausreichender Schonung etc. mehr Aufmerksamkeit schenken kannst.

Weitere Faktoren, die nicht alle Betreuenden auf dem Schirm haben, …

… weil sie neuere, in ihrer Komplexität noch nicht ganz verstandene Themenbereiche beleuchten: Man vermutet hinter einer Zervixinsuffizienz entzündliche Prozesse, die wiederum die Prostaglandinsynthese am Gebärmutterhals früher in Gang setzen, als sie zum Termin normalerweise stattfindet. Prostaglandin wirkt sowohl als Entzündungs-Botenstoff als auch als Wehenhormon. Dieses »Fehlsignal« wird als ein Auslöser der Frühgeburtlichkeit durch Zervixinsuffizienz verstanden; siehe dazu auch das folgende Kapitel »Wenn dein Baby zu früh auf die Welt will«.

- Parodontitis (Zahnentzündung): Eine ausgiebige Mundhygiene ist in der Schwangerschaft (und auch schon in der Kinderwunschphase) sehr wichtig! Die Bakterien, die eine Parodontitis auslösen, sind in der Schwangerschaft mobiler als sonst und dann tatsächlich im Fruchtwasser und in der Plazenta nachweisbar. Ein gutes, gesundes Mikrobiom (die Gesamtheit aller Bakterien) im Mund ist also eine gute Idee.
- Vaginalflora: Sie stellt ebenfalls eine wichtige Mikrobiota in deinem Körper dar (auch »Döderlein-Flora« genannt) und besteht aus 300 bis 400 unterschiedlichen Bakterienarten, davon ca. 80 Prozent aus verschiedenen Stämmen der Lactobazillen. Diese schützen dich vor anderen, fremden Bakterien, die dort nichts zu suchen haben, und sorgen für ein gesundes Milieu in der Vagina.
- Wenn dieses Keimspektrum gestört ist, ein Ungleichgewicht von »guten« und »bösen« Bakterien entsteht, spricht man von einer Dysbiose. Daraus kann sich eine Infektion entwickeln, die bakterielle Vaginose. In 50 bis 75 % der Fälle zeigt eine solche Infektion keine Symptome, kein Jucken, Brennen und keine Verschlimmerung des Ausflusses, du bemerkst sie also nicht.
- Aus diesem Grund wird bei Schwangeren regelmäßig ein Abstrich gemacht, um die Stabilität der Vaginalflora zu überprüfen. Für eine vollständige Mikrobiom-Analyse, bei der man durch Gensequenzierung auch Unterfamilien der Lactobazillen feststellen kann

(etwa die »richtig guten«, Wasserstoffperoxid produzierenden), muss der Abstrich allerdings in ein spezialisiertes Labor (beispielsweise zum MVZ Institut für Mikroökologie in Herborn) geschickt werden, der »normale« Standardabstrich untersucht diese Details nicht! Je stabiler deine Vaginalflora ist, je mehr du also von diesen »besonders guten« Bakterien hast, desto eher kann eine Dysbiose ausgeschlossen werden und somit auch ein wesentlicher Grund für Frühgeburtsbestrebungen. Ein solcher Vaginalstatus wird nicht routinemäßig bei allen Frauen gemacht, sondern nur dann, wenn deine Hebamme oder deine Frauenärztin ein gestörtes Mikrobiom vermuten. Es ist eine IGeL-Leistung, nur bei einer bestimmten Indikation (»Verdacht auf Frühgeburtsbestrebungen«) übernehmen die Kassen die Kosten.

Vaginalflora. In größeren Studien hat sich tatsächlich gezeigt, dass man anhand der Analyse der Vaginalflora in der ganz frühen Schwangerschaft mit einer hohen Wahrscheinlichkeit den Verlauf einer Schwangerschaft vorhersagen, also Frühgeburtsneigungen schon sehr frühzeitig (ab der 20. SSW) erkennen konnte.

Wenn dein Baby zu früh auf die Welt will

Was die Medizin tun kann

Jede Frau, die Symptome einer drohenden Frühgeburt hat, wird immer individuell behandelt. Es werden die Therapieansätze herausgesucht, die genau zu ihr (und, wenn sich eine Ursache finden lässt, auch zu dieser) passen. Es gibt also keine Standard-Therapien, die alle Frauen bekommen.

Früher wurde den Frauen mit Frühgeburtsbestrebungen noch Bettruhe verordnet (teilweise ganz streng, mit Beckenhochlagerung zum Beispiel). Heute weiß man es besser, Bettruhe gehört tatsächlich nicht zu den evidenzbasierten, sinnvollen Maßnahmen. Erstens sorgt das Liegen erwiesenermaßen nicht dafür, dass die Babys länger drinbleiben. Zweitens gibt es eine Menge Gründe, die dagegen sprechen: Die Thrombosegefahr steigt, die Kondition verschlechtert sich rapide, Muskeln bauen ab. Zudem erhöht der Bewegungsmangel das Risiko für eine Insulinresistenz und Glukoseintoleranz.

Was dagegen sinnvoll ist

- Aufmerksamkeit nach innen wenden. Auf das hören, was dein Körper dir sagen will – was ist gerade zu viel? Die meisten Frauen kennen ihren wunden Punkt ganz gut und finden intuitiv eine Antwort: Was ist gerade noch zu klären? Welche Baustelle verlangt dir zu viel ab? Was fühlt sich toxisch an?
- Stress reduzieren. Während Bettruhe kontraindiziert ist, ist Schonung definitiv wichtig und eine echte medizinische Indikation. Was

auch immer es ist – und es ist sicher auch leichter gesagt als getan: Schau, wo du Aufgaben abgeben kannst. Gönne dir einen Mittagsschlaf (wenn möglich), gutes Essen, Digital Detox (Handy ausschalten, nicht mehr für jeden erreichbar sein), erwäge evtl. gemeinsam mit deiner Frauenärztin ein Beschäftigungsverbot. Auch für dein Umfeld muss das Signal klar sein: du brauchst jetzt definitiv Ruhe und Unterstützung!

- Baden ist erlaubt. Ein schönes Lavendelbad etwa wirkt beruhigend und entspannt die Muskulatur. Achte aber darauf, dass das Wasser nicht zu heiß ist, um den Kreislauf nicht zu belasten.
- Sex ebenfalls. Verzichtet aber vorerst (!) auf allzu wilden und penetrierenden Sex (Kontakt und Sperma am Muttermund).
- Das Eincremen/-ölen des Bauches ist natürlich weiterhin erlaubt. Aber: Du solltest nicht so intensiv am oberen Teil der Gebärmutter entlangstreichen, damit sie nicht aktiviert wird.

Kareen: »Das Streicheln und sanfte Massieren deines Bauches ist auch deshalb schön, weil du damit zu deinem Baby Kontakt aufnehmen, mit ihm in Zwiesprache treten kannst. Frag es: ›Willst du wirklich jetzt schon auf die Welt?‹ Und dann knüpfe ein festes inneres Band, triff mit ihm eine Verabredung, dass es eine gute Idee ist, noch eine gewisse Zeit im Bauch zu bleiben.«

Progesteron – hop oder top?

Progesteron (auch Gelbkörperhormon genannt) wird im Off-Label-Verfahren bei einer drohenden Frühgeburt ab den späten 20er-Schwangerschaftswochen eingesetzt. Der auf diese Weise unterstützte Progesteron-Spiegel verhindert eine zu früh einsetzende Gebärmutteraktivität. Progesteron wird in Kapselform oral eingenommen oder vaginal verabreicht. Beide Verabreichungsformen haben Vor- und Nachteile: Oral wirkt Progesteron etwas besser, hat aber mehr Nebenwirkungen, vaginal ist es besser verträglich, die Wirkung ist aber etwas weniger gut. Diese Therapieform wird in jüngster Zeit häufiger gegeben und ersetzt zunehmend eine Zervixcerclage (dazu gleich mehr).

Mittlerweile nimmt man an, dass bei Frühgeburtsbestrebungen das Problem in erster Linie die immunologischen Veränderungen an der Zervix sind, weniger die Kontraktionen der Gebärmutter. Man kann also die Gebärmutter ruhigstellen, so viel man will – wenn die Prostaglandinsynthese durch entzündliche Prozesse vorzeitig »angestupst« wird, macht das die Zervix weich. Eine Frühgeburt wird nicht effektiv aufgehalten, indem man allein die Gebärmutter ruhigstellt.

Dein Mikrobiom stabilisieren

Wegen der immunologischen Komponente und der häufigen Dysbiose in der vaginalen und in der Darmflora bei einer Zervixinsuffizienz (s. das Kapitel »Baby, bleib drin!«), kommt einer guten Pflege deines Mikrobioms eine besondere Bedeutung zu. Du kannst einige sinnvolle Dinge tun, um sie zu unterstützen, indem du …

- … viele Ballaststoffe zu dir nimmst. Damit »fütterst« du die »guten« Bakterien. Iss also viel Gemüse. Besonders die faserreichen Sorten (wie Mangold, Pastinake, Chicorée und Artischocken) enthalten viel davon.
- … deinen Stress reduzierst. Wenn du permanent Stress hast, schüttest du zu viel Kortisol aus und schläfst nicht mehr gut. Wenn du nicht mehr gut schläfst, schüttest du in der Nacht zu wenig Melatonin aus und erholst dich nicht. Das wirkt sich auf die unterschiedlichen Systeme im Körper aus, direkt auf die Reizweiterleitung in deiner Muskulatur, also auch deiner Gebärmutter, aber auch auf dein Mikrobiom.
- … deinem Körper bestimmte »gute« Bakterien zuführst, damit sie sich dort vermehren. Das sind gewisse Lactobazillus-Stämme, die sogenannte »Signatur-Keime« einer gesunden Vaginalflora sind und die man in einem Probiotikum zu sich nehmen kann. Zum Beispiel sind Kareens INTO LIFE-Produkte, die Probiotika *MamaFlor* und *MamaBabyFlor* genau dafür gemacht, dass das weibliche Mikrobiom gestärkt wird. Wenn du schon mal eine Frühgeburt hattest oder aus anderen Gründen ein höheres Risiko trägst, ist es sinnvoll, diese prophylaktisch (oral und vaginal) schon früh in der Schwangerschaft einzunehmen.

- … Omega-3-Fettsäuren zu dir nimmst. Sie sind wichtig für die Regulation des Immunsystems. Omega 3 ist in Fischöl oder – als veganer Ersatz – in Algen enthalten, die du als Nahrungsergänzungsmittel einnehmen kannst.

Kareen: »Omega-3 ist ein sehr sinnvolles Nahrungsergänzungsmittel für die immunologische Regulation. Wenn du eine Zervixinsuffizienz hast oder eine Frühgeburt in der Vorgeschichte: Nimm das großzügig – sinnvoll sind täglich mindestens 3 g. Das ist auf jeden Fall eine gute Idee, sowohl für die Prävention als auch als Therapie.«

Was geschieht bei einer Aufnahme in die Klinik?

Manchmal ist eine stationäre Aufnahme ins Krankenhaus sinnvoll, wenn eine Frühgeburt droht oder Therapien notwendig werden, die nur in einer Klinik möglich sind.

- Bis in die 90er-Jahre war eine Dauer-Tokolyse (ein wehenhemmender Tropf) noch die Therapie der Wahl, um die Gebärmutter ruhigzustellen: Gemäß den neuen Leitlinien wird das heute in fast keiner Klinik mehr gemacht, hauptsächlich wegen der nicht unwesentlichen Nebenwirkungen auf das Herzkreislaufsystem der Mütter und weil sie sich als nicht hinreichend effizient herausgestellt hat.
- Wenn wirklich eine Frühgeburt vor der 34. Woche droht, wird eine sogenannte Lungenreifung erwogen. Dazu werden dir innerhalb von 48 Stunden zwei Gaben eines Kortisols intramuskulär gespritzt (RDS-Prophylaxe). Dadurch kann sich die Lunge deines Babys nach der Geburt gut entfalten, die Lungenbläschen können belüftet werden. Zwischen der 24. und 29. SSW hat diese Prophylaxe deutlich lebensrettende Effekte. Danach (30. bis 34. SSW) wägt man individuell ab, da es auch Nebenwirkungen beim Kind geben kann, etwa neurosensorische Entwicklungsstörungen (ADHS) werden diskutiert. Die Entscheidung, ob und wann dein Kind die Lungenreife bekommt, kannst du wirklich getrost den Profis in der Klinik überlassen, es ist gut, dass es diese Medikation gibt!

- Parallel wird dann für diese Zeit eine Tokolyse gegeben, um die Zeit für beide Spritzen zu gewinnen. Meist wird dazu ein neueres Medikament gegeben, das im Gegensatz zu den herkömmlichen Tokolysen kaum Nebenwirkungen hat: Atosiban®, ein Oxytocin-Antagonist.

Wenn diese Therapien nicht erfolgreich waren, gibt es mechanische Hilfsmittel, mit denen der Gebärmutterhals stabilisiert werden kann:
- Zervixcerclage. Das ist ein kleiner Eingriff, der bei Mehrgebärenden, die in ihrer Vorgeschichte schon eine Frühgeburt hatten, vor der 24. SSW gemacht wird. Dabei wird eine äußere Tabaksbeutelnaht um die Zervix gezogen, sodass die Öffnung des bereits weichen Muttermundes wieder verengt wird. Zum Ende der Schwangerschaft wird die Naht wieder entfernt. Früher wurde das recht häufig gemacht, heute zunehmend weniger. Die Verletzung des Muttermundes mit der Nadel bringt natürlich auch Risiken und Nebenwirkungen mit sich. Manchmal hat man mit einer Cerclage aber auch gute Erfolge. Gutes Abwägen ist wichtig.
- Pessar. Mittlerweile gibt es sehr gute Pessar-Modelle, die deshalb anstelle der Cerclage die Haltefunktion übernehmen können. Dies ist kein allzu zierlicher, stabiler Zapfen aus Silikon oder weichem Kunststoff, der im Rahmen einer vaginalen Untersuchung eingesetzt wird. Wahrscheinlich merkst du schon unmittelbar nach dem Einsetzen eine Entlastung, das Pessar nimmt spürbar den Druck auf den Muttermund. Das Pessar bleibt dauerhaft liegen und wird ab der 37. SSW wieder entfernt.

Erstausstattung

Weniger ist mehr

Bodys, Kinderwagen, Wickelunterlage, Babyschale … Wir verraten dir, was du für deine Erstausstattung wirklich brauchst und worauf du getrost verzichten kannst.

Erstausstattung ist ein Thema, das uns sehr am Herzen liegt und wofür wir uns in der Hebammenarbeit immer genügend Zeit nehmen. Wir beide finden es sehr wichtig, Eltern zu erklären, worauf es tatsächlich ankommt. Von allen Seiten werdet ihr sooo viel geschenkt bekommen, da können einige schöne Basic-Teile mit dabei sein, aber eben auch viel Nutzloses und Überflüssiges. Oft laden andere Eltern ihren aussortierten Kram bei euch ab und ihr werdet merken: Es ist gar nicht so einfach, Nein zu sagen.

Sissi: »Trau dich, bei Sachen, die dir nicht gefallen, ganz nett und freundlich zu sagen: ›Du, danke, das ist total lieb. Aber ich habe hier schon genug.‹ Sonst steht das Zeug nämlich das nächste halbe Jahr bei dir in einer Kiste rum. Denn du wirst deinem Baby wirklich nur Sachen anziehen, die du selbst schön an ihm findest.«

Wir sind beide große Listen-Fans und finden es wichtig, den werdenden Eltern etwas an die Hand zu geben, um sie davor zu schützen, zu viel zu kaufen. Denn unsere langjährige Erfahrung als Hebammen und Mütter hat uns gezeigt, dass es tatsächlich ganz leicht passiert, dass man viele überflüssige Sachen kauft, weil man auf die Werbeversprechen der Baby-Industrie hereinfällt. Niemand ist ganz frei davon – auch wir als Mütter waren es damals trotz unseres Hebammenwissens nicht. Vieles versteht man auch erst beim Ausprobieren und sieht, mit was man am besten zurechtkommt: z. B. Reinschlüpf- oder Wickel-Bodys, ein- oder zweiteilige Sachen … Gefühlt wirst du mit jedem weiteren Kind immer minimalistischer werden, weil du dir genau überlegst: »Brauche ich das wirklich?«

Wichtig **Den Baby-Markt durchschauen!** Der Baby-Markt ist ein wahnsinnig lukrativer Markt für alle Hersteller. Werdende Eltern sind leichte Opfer, weil die Werbeleute schlaue Maschen am Start haben: Wenn auf dem Produkt steht »Damit schläft dein Baby besser!« oder »Von Hebammen empfohlen«, dann kaufst du das. Dabei gibt es so viele Dinge, die man einfach nicht braucht! Lass dich nicht verunsichern und kaufe nicht gleich alles auf Vorrat – vertraue lieber erfahrenen Hebammen und Müttern.

So kommst du günstig an einige wenige hochwertige Klamotten

Du brauchst in der Tat viel, viel weniger Zeug, als du denkst. Und vieles geht auch mit wenig Geld: Wenn du nicht das Glück hast, einige schöne, gut erhaltene Stücke von Freunden oder Familie zu erben, kannst du vieles auch bei Vintage-Börsen oder Babyflohmärkten besorgen.

Mittlerweile hat sich an der Vintage-Front viel getan. Auf Seiten oder Apps wie vinted.com kannst du viele schöne gebrauchte Dinge aus hochwertigen Materialien in einem sehr gut gepflegten Zustand und für wenig Geld bekommen. Du wirst auch hier Erfahrungen sammeln und dann einfach wissen, wo und wann du gute Schnäppchen machen kannst.

Wenn du auf Babyflohmärkte gehst, ist es wichtig, frühzeitig hinzugehen und anhand einer Liste gezielt nach Dingen zu suchen. Im Sinne der Nachhaltigkeit ist es wunderbar, wenn man nicht alles neu kauft. Und besonders bei konventionell hergestellten Sachen ist es ideal, dass sie bereits ein paar Mal gewaschen wurden.

Wenn du dir ein paar neue Sachen leisten kannst/möchtest, investiere in hochwertige, bio-zertifizierte Kleidung aus Wolle/Seide. Gibt es z. B. bei Sissis BABYBOX AND FAMILY oder auch im zugehörigen Online-Shop.

Du kannst diese Wolle-Seide-Bodys sowie auch andere Kleidungsstücke aus Wolle und Seide deinem Baby das ganze Jahr über anziehen – auch im Sommer. Dieser Materialmix ist supergut für die Haut deines Neugeborenen, weil er temperaturausgleichend wirkt. Er wärmt das Baby optimal.

Gut zu wissen **Warum Wolle-Seide top ist:** Babys haben keine Fettschicht, ihre Haut ist fünfmal dünner als unsere Haut. Deshalb muss dein Kind, wenn es nicht in direktem Hautkontakt mit euch Eltern ist, immer gut eingepackt werden, am besten mit Materialien wie Wolle und Seide. So verbraucht es keine unnötige Energie, um seine Körpertemperatur zu halten, und kann nach der Geburt leichter zunehmen. Und selbst wenn es schwitzen sollte, kühlt es nicht aus, was es mit Baumwolle tun würde. Wer das einmal verstanden hat, möchte seinem Baby nie wieder etwas anderes anziehen.

Natürlich läuft es bei den meisten Eltern auf eine Mischkalkulation heraus: ein paar schicke und leider teure Bio-Teile, einige gebrauchte Sachen und ein bisschen Fast-Fashion von H&M. Kein Mensch braucht vier 3-er-Sets Billig-Bodys. Letztlich kommst du dann beim gleichen Preis raus – mit dem deutlich besseren Gefühl und der besseren Qualität.

Dein Kind wird vermutlich eh nur zwei Lieblings-Outfits haben, eins davon am Körper und eins auf der Wäscheleine. Weil das alles kleine Teilchen sind, sind diese Wolle-Seide-Bodys auch schnell mal eben mit der Hand im Waschbecken ausgewaschen. Wollkleidung sollte möglichst selten gewaschen werden, nur wenn sie wirklich schmutzig ist. Sonst reicht es, diese Materialien zu lüften.

Mythos **»Wolle kratzt!«** Auch wenn deine (Schwieger-)Mutter meint, dass Wolle kratzt – wir reden hier von Wolle mit einem Seidenanteil oder von dünner Merinowolle, die sehr weich ist. Auch empfindliche Babys vertragen das sehr gut. Informiere dich auf jeden Fall darüber, bespreche dich mit deiner Hebamme und achte auf warme Teile. Besonders bei Winterbabys ist das sehr wichtig.

Eine super Idee ist es natürlich, wenn du dir die guten, teuren Teile von den Großeltern schenken lässt, oder wenn Freunde für ein Teil zusammenlegen. Scheu dich nicht, da ganz klar deine Wünsche zu äußern. Wenn du es nicht tust, kann es passieren, dass du viel Überflüssiges von mittelmäßiger Fast-Fashion-Qualität bekommst.

Tipp

Für Winterbabys: Ein Schurwoll-Anzug aus Wollwalk oder Wollfleece ist in den kühleren Monaten von Oktober bis April ein absolutes Muss. Und wir können dir versichern: Er hält warm – auch wenn er erst einmal nicht danach aussieht, weil diese Anzüge nicht plüschig sind. Aber das Material ist im Gegensatz zu einem Anzug aus 100 % Polyester sehr wärmend und temperaturregulierend. Wenn es richtig bitterkalt ist, solltest du dein Baby im Tuch oder in einer Trage tragen. So wärmst du es mit deiner Körperwärme zusätzlich, weil der Wollwalk-Anzug diese durchlässt.

Was du nicht brauchst, warum aber eine Krabbeldecke unverzichtbar ist

Kareen: »Ein Baby braucht erst mal überhaupt kein Kinderzimmer, weil es immer da sein möchte, wo ihr Eltern seid. Es hat überhaupt kein Interesse daran, irgendwie ›mal seine Ruhe zu haben‹.«

Ebenso überflüssig sind Jeanshosen, Kleidchen, Blusen und andere Dekoklamotten für dein Baby. Auch wenn der Stoff dieser Hosen extra weich ist oder das Kleid besonders niedlich: Sie schränken die Kinder massiv in ihrer Bewegungsfreiheit ein. Babys wollen genau wie wir Erwachsene in bequemen Klamotten im Bett liegen, nicht in einer steifen Jeans. Auch Bodys mit Krägen und Rüschen sind für die Babys irritierend. Permanent wird ihr Suchreflex an den Wangen getriggert, sie versuchen einen Zipfel zu schnappen, weil sie denken, das sei eine Brustwarze, die da kitzelt.

Du brauchst z. B. auch kein Fieberthermometer, um damit im Ohr oder auf der Stirn zu messen. Ein gutes Digitalthermometer mit weicher Spitze für den Popo reicht völlig aus. Es misst die Kerntemperatur deines Babys auch genauer. Ebenso benötigst du keinen Vaporisator, ein Dampfsterilisiergerät, außer, wenn du nicht stillst oder wenn du ein Frühchen in der Kinderklinik hast, viel abpumpst und mit der Flasche fütterst.

Kareen: »Nicht umsonst gibt es bei eBay Kleinanzeigen haufenweise ›Stubenwagen, selten benutzt‹. Ja, warum wohl? Die sehen schön aus und sind vielleicht seit drei Generationen in Familienbesitz. Aber in ihrem praktischen Wert maßlos überschätzt. Meist dienen sie eher als Ablageort für Wäsche denn fürs Kind.«

Beim Thema Babywippe wird es etwas kompliziert. Hinter einer solchen Erfindung – es gibt auch motorisierte Exemplare – steckt die Idee, das Kind »elternkompatibel« zu machen. Es soll ruhig sein, darin easy in den Schlaf geschaukelt werden. Und natürlich findet ein Baby es super, in einer Wippe geparkt zu werden. Viele sind darin ganz friedlich. Zum einen, weil sie so halb aufrecht liegen und besser sehen können, ohne dass sie sich anstrengen müssen. Zum anderen, weil sie darin eine leichte Form der Umhüllung erfahren.
Grundsätzlich ist es natürlich erlaubt, ein Baby mal kurz in die Wippe zu legen, wenn man duschen oder mal eben das Spaghettiwasser abgießen muss – das ist total klar. Aber es sollte nicht zur Dauerlösung werden, denn aus entwicklungsphysiologischer Sicht ist das für das Kind nicht gut. In der Wippe muss es sich nicht anstrengen, wie es das auf einer Krabbeldecke muss. Auf ihr lernt es, sich zu drehen, in Bauchlage das Köpfchen zu heben, dann in den Vierfüßlerstand und den Sitz zu gehen. All diese Trainingsmuster einer freien Entwicklung haben Kinder, die den halben Tag in der Wippe geparkt werden, nicht.

Kareen: »Mein Kinderarzt hat das immer ›Fernsehsessel-Mentalität‹ genannt. Viele Kinderärzte können Wippen-Kinder auf den ersten Blick von Krabbeldecken-Kindern unterscheiden.«

Du brauchst also auf jeden Fall nach der ersten Wochenbettzeit, nach etwa 8 Wochen also, wenn dein Baby sich mehr und mehr für seine Umwelt interessiert, eine gute Krabbeldecke oder eine Babymatte. Letztere bieten einige Anbieter als erweiterbares Puzzle an. Dein Baby kann auf solchen Matten gern barfuß sein, sie geben guten Halt, wenn dein Baby sich mehr und mehr bewegt. Der häufige Bodenkontakt fördert die motorische Entwicklung. Die Kinder können die Entwicklungsschritte in ihrem individuellen Tempo machen.

Die vielen Varianten des Wickeltischs und des Babybetts

Natürlich braucht man nicht unbedingt einen Wickeltisch, natürlich kann man ein Kind auch auf dem Bett oder auf dem Boden wickeln. Aber es ist schon schön, einen stationären Ort sozusagen auf Arbeitshöhe zu haben, denn beim Wickeln geschieht ja noch so viel mehr: Du kommunizierst mit deinem Baby, wäschst und massierst es. Babys lieben es, auch ohne Windel unter der Wärmelampe nackt zu strampeln.

Sissi: »Meine erste Frage an werdende Eltern ist in diesem Zusammenhang immer: Habt ihr Platz dafür im Bad? Dort ist es meist schön warm und man hat immer Wasser parat.«

Wenn möglich, stelle also eine (Wickel-)Kommode mit einem Aufsatz ins Bad oder bastle einen Aufsatz auf eure Waschmaschine oder auf die Badewanne. Eine Wärmelampe darüber ist ein Must-Have, damit dein Kind, wenn es dort nackig liegt, nicht auskühlt. Die Frage, ob Sommerbabys ebenfalls eine Wärmelampe brauchen, beantworten wir mit einem klaren »Ja«, denn wir haben in unseren Breitengraden im Sommer nicht durchgehend 37 Grad, sondern auch gern mal nur 15.

Ein weiteres wichtiges Detail – wenn nicht sogar das wichtigste – ist eine schadstofffreie und weiche Auflage für den Wickelplatz, auf der dein Kind bequem und entspannt liegen kann. Leg auf diese Auflage zusätzlich ein Handtuch, das Pflegeöl, Pipi und – in den ersten Wo-

chen – Muttermilchstuhl aufsaugen kann. Viele Wickelauflagen haben Bezüge, die du zum Wechseln abnehmen kannst.
Wenn wir über das Babybett reden, meinen wir ein Beistellbettchen mit Rausfallschutz, das man ganz einfach fest an das Elternbett montieren kann. Wer handwerklich begabt ist, nimmt dafür einfach ein Kinderbett/Gitterbett, das er mit dem großen Bett auf gleiche Höhe bringt. Der Vorteil ist, dass du nachts ganz leicht zum Stillen rüberrobben kannst, aber dass dein Baby gleichzeitig sein eigenes Fleckchen hat. Es ist nämlich wichtig, dass es nicht mit unter deiner Decke schläft. Es darf nicht zufällig überdeckt werden. Dein Baby schläft am besten in einem Schlafsack. Mehr dazu findest du im Kapitel »Babyschlaf«.
Falls du dir gemeinsam mit deinem*r Partner*in ein neues Bett anschaffst: Nehmt gleich ein großes Bett und fangt nicht bei 1,60 m an.

Babyschale, Kinderwagen, Babytrage, Laufstall, Stufenstuhl

Alle frischen Eltern brauchen zumindest hin und wieder eine Babyschale fürs Auto – auch wenn sie kein Auto besitzen. Für die Fahrt nach Hause nach der Geburt (mit dem Taxi) oder selbst bei einer Hausgeburt für den Notfall einer Klinikverlegung: Eine Babyschale sollte vor Ort sein. Du kannst dir eine unfallfreie Schale aus dem Familien- oder Freundeskreis ausleihen oder sie gebraucht kaufen, es muss keine neue sein. Car-Sharing und auch Taxis bieten leider keine Autositze an. Probiere das Anschnallen im Auto vorher einmal aus. Und achte darauf, den Airbag auszuschalten, wenn du die Babyschale auf dem Beifahrersitz festschnallst. Ansonsten kann es bei einem Auffahrunfall echt lebensgefährlich für dein Baby werden.
Eine der großen Fragen beim Thema Erstausstattung ist natürlich der Kinderwagen. Selbst Eltern, die ihr Kind viel tragen, brauchen ihn. Er ist ein Basic, in dem man das Kind mal zum Schlafen ablegt und in dem man die Einkäufe nach Hause transportiert. Du wirst ihn bestimmt lange Jahre benutzen, suche dir also einen schönen und praktischen aus. Eventuell sponsoren ihn die Großeltern, oder du kannst gebraucht einen bekommen. Wichtig beim Kauf: Der »Sport-

sitz« – so wird der zweite Aufsatz genannt, der später, wenn dein Kind größer ist, statt der Babybadewanne auf den Wagen montiert wird – sollte sowohl nach vorne als auch zu dir gerichtet aufsetzbar sein. Viele Kinderwagen haben diese Funktion nicht. Ihr solltet darauf jedoch unbedingt achten, weil gerade im ersten bis hinein ins zweite Lebensjahr für ein Kind der Augenkontakt zu seinen Bezugspersonen sehr wichtig ist. Gerade in der Stadt, wo ständig viele Eindrücke verarbeitet werden müssen. Erst ab ca. zwei Jahren fühlen sich die meisten Kinder dann sicher genug, um die Eindrücke allein aufzunehmen.

Ein wichtiger Punkt bei den Anschaffungen ist auch das Thema »Tragetuch oder Babytrage?«. Wofür du dich letztendlich entscheidest, ist individuell ganz unterschiedlich – das perfekte Modell können wir dir nicht empfehlen. Ein Tragetuch ist gewissermaßen das Beste, weil es sich immer individuell an deine Statur und an den Körper deines Kindes anpasst. Hier empfehlen wir dir eher ein fest gewebtes Tuch, weil man mit ihm eine bessere Tragkraft hat. Tücher aus dehnbarem Jersey-Stoff müssen anders gebunden werden als gewebte Tücher.

Mittlerweile gibt es Läden mit Trageberatung, in denen man alle möglichen Babytrage-Modelle mit seinem Kind ausprobieren und testen kann. Bei den Babytragen sollte man deshalb mit der Anschaffung auf alle Fälle bis nach der Geburt warten. Bei ihnen ist es nämlich umso wichtiger, dass sie wirklich gut passen, damit du keine Rückenschmerzen bekommst.

Kareen: »Ich zeige allen Eltern – ob sie wollen oder nicht – das Tuch, allein schon, damit sie dann sagen: ›Ach so, das ist ja gar nicht so schwer.‹ Ist es nämlich nicht. Das Tuch ist absolut unterschätzt und ein wirklicher Lifehack!«

Beim Thema Laufstall gehen die Meinungen stark auseinander. Manche nennen ihn »Babyknast« und lehnen ihn komplett ab. Andere schätzen ihn als sicheren Ort, an dem sie ihr Kind mal kurz ablegen können und an dem gerade größere Babys ganz in Ruhe wie auf einer Krabbeldecke ihre Motorik ausprobieren können. Ein Vorteil

ist auch, dass man viele Laufställe in der Höhe verstellen kann – je älter die Kinder werden, desto tiefer kann man gehen.
In diesen sogenannten Daybed-Laufstall könnte man zusätzlich ein »Babynest« legen, das sich wunderbar an den Körper des kleinen Säuglings anschmiegt und ihm ein Gebärmutter-Feeling gibt. Dieses Babynest kann man auch an andere Orte in der Wohnung mitnehmen, ist also eine sinnvolle Investition.
Ein Stufenstuhl wächst mit den Kindern mit, ist also etwas, von dem man lange etwas hat, er ist auch ein schönes Geburtsgeschenk. Für diese Stühle gibt es Aufsätze zu kaufen, in die man bereits die ganz kleinen Babys legen kann. Der Vorteil ist, dass sie dann in der Küche und am Familientisch beim Essen dabei sein können und trotzdem sicher sind – eine gute Alternative zur Wippe. Dass ein Baby allerdings wegen seines Rückens nicht stundenlang in solch einem Aufsatz »geparkt werden« sollte, versteht sich von selbst. Und zum Selbst-Essen ist er ebenfalls überhaupt nicht geeignet. Gefüttert werden sollen Babys auf keinen Fall in dieser halb liegenden Position.

Babybadewanne und Federwiege?

Babybadewanne, Babyeimer, einfach ein eimerförmiger Wäschekorb oder eine große Schüssel? Probiere einfach aus, was für dich am besten passt. Sissi z. B. liebt ihre klappbare Badewanne in Maxi-Größe. Kareen hält sie für zu teuer und letztlich für überflüssig. Du kannst dein Baby auch in einer normalen Badewanne baden. Wenn ihr nur eine Dusche habt, eignet sich natürlich die faltbare Maxi-Badewanne, weil sie ganz einfach in die Dusche zu stellen ist und euer Kind sehr lange dort baden kann.
Einen Badeeinsatz für die kleine Wanne brauchst du nicht. Auf ihm würde dein Baby unbequem auf Plastik liegen, während es doch schwerelos im warmen Wasser gleiten möchte. So ein Ding gaukelt Eltern eine Sicherheit vor, die es nicht gibt: Du solltest dein Baby niemals in der Badewanne allein lassen.
Beim Thema Federwiege gibt es ebenfalls Vor- und Nachteile. Das ist ein Hängebettchen, das mit einem Haken an einer Wand oder in einem Türrahmen hängt und durch die Metallfeder leicht schaukelt.

Es gibt sie auch mit integriertem Motor. Viele Babys finden das tendenziell super und schlafen darin schneller ein. Nur nicht übertreiben: Sie sind sonst auch einer permanenten Überstimulation mit Reizen ausgesetzt.
Man sollte sein Kind also nicht den ganzen Tag in solch eine Federwippe legen. Manchmal kann sie jedoch auch »Leben retten«, z.B. in superanstrengenden Zeiten mit dem Baby oder bei sehr bedürftigen (High-Need-)Kindern, die sich kaum beruhigen lassen und mit ihrer Selbstregulation lange Zeit nicht zurechtkommen. Da kann es ein Segen für die Eltern sein, wenn ihr Kind in einer Federwiege einfach mal zehn Minuten zufrieden ist.
Kaufe also eine Federwiege auf keinen Fall schon vor der Geburt. Warte lieber ab, und wenn du denkst, sie könnte dir den Alltag erleichtern, kannst du sie immer noch ausleihen oder günstig gebraucht erstehen.

Weitere Infos

Sissis Ausstattungs-Checkliste und ihr Sommer-/Winterbaby-Video:

https://babyboxfamily.com/pages/erstausstattung

Kareens Erstausstattungs-Checkliste:

https://.into-life.de/was-ein-baby-braucht/

Nestbau

Von Vorbereitungen und Muckeligkeit

Was haben ein perfektes Tablett, schöne Bettwäsche und ein mit Köstlichkeiten gefülltes Gefrierfach gemeinsam? Richtig, es sind alles Dinge, die du dir während deines Nestbaus anschaffen solltest. Denn sie sind die beste Vorbereitung auf ein entspanntes und gemütliches Wochenbett. Wir verraten dir unsere persönlichen Must-Haves, erklären, warum alternative Schlafplätze wichtig für die gesamte Familie sind und wieso es vor der ein oder anderen Anschaffung sinnvoll ist, das neue Baby erst einmal kennenzulernen.

Nachdem sich die ersten 12 Wochen deiner Frühschwangerschaft gezogen haben wie Kaugummi, vergehen die letzten Wochen vor der Geburt meist viel zu schnell. Es gibt etliche To-do's, Anträge und Vorbereitungen zu erledigen. Und – wenn es große Geschwisterkinder gibt – sind auch noch Kinderumschichtungsmaßnahmen zu organisieren. Hoffentlich kommt das Baby nicht früher!

Oder gehörst du genau zur anderen Fraktion? Bist perfekt organisiert, hast schon ab der 30. Schwangerschaftswoche alles auf deiner Liste abgehakt und das Kinderzimmer in fein aufeinander abgestimmten Pastellfarben eingerichtet?

Die Geburt rückt näher, alles Theoretische wird nun konkret, und auch wenn du es dir immer noch nicht wirklich vorstellen kannst: Dein Baby wird tatsächlich bald aus dir herauskommen und bei euch sein. Auf der körperlichen Ebene geschieht im Verborgenen nun schon einiges, was deinen Körper auf die baldige Geburt vorbereitet. Im Kapitel »Rund um den ET« findest du mehr zu geburtsvorbereitenden Ritualen wie Dammmassage, Himbeerblätter und Co.

Gemütlich machen

Die Gründe für das geschäftige Räumen, Sortieren und Einrichten kurz vor der Geburt sind in der Evolutionsbiologie zu finden. So wie Amseln das weichste Moos für ihr Nest suchen, möchten auch wir Menschen ein geborgenes und sicheres Nest bauen, in dem wir es gemeinsam mit unserem Nachwuchs schön und heimelig haben. Es handelt sich also nicht um irgendeine Befindlichkeit, sondern ist ein tief sitzendes Bedürfnis.
Und wenn alles in der Wohnung an seinem Platz ist, können sich in der Zeit des Wochenbetts auch andere Menschen wie eine Haushaltshilfe oder die Großeltern gut zurechtfinden, während sich die Wöchnerin voll und ganz auf das neue Baby und ihre Erholung konzentrieren kann.

Sissi: »Ich brauche Reinheit und Klarheit, bevor ein neues Familienmitglied kommt. Ich muss alles aufgeräumt haben und mich dabei von Altem, Belastendem trennen.«

Zu jeder neuen Lebensphase gehört auch dazu, sich von Dingen zu trennen, um Platz für Neues zu schaffen. Mit jedem Baby kommt viel Zeug ins Haus. Und man ist später permanent damit beschäftigt zu sortieren, umzuschichten und Autositz, Fahrradhelm, Schneeanzug für spätere Geschwisterkinder aufzubewahren. Du wirst dich bald in der immerwährenden Sisyphusarbeit wiederfinden, all die Kisten mit saisonalen Klamotten und mit aussortierten Dingen für den Flohmarkt oder Dachboden hin- und herzuräumen. Das kostet viel Energie und es ist ungemein entlastend (und eine wichtige Survivalstrategie), sich von einigen dieser Kisten zu verabschieden und mit einem gewissen Minimalismus an die Sache ranzugehen: Ein paar wichtige »Key-Pieces« reichen aus, mehr braucht es nicht für das neue Baby. Im vorangegangenen Kapitel zum Thema »Erstausstattung« haben wir das einmal übersichtlich für dich sortiert. Und wenn du schon dabei bist, kannst du gleich auch Freunde und Familie liebevoll einnorden, damit nicht deren aussortierter Kram bei euch abgestellt wird.

Das Grundprinzip ist also, bewusst Klarheit zu schaffen. Das heißt, sich einerseits die Zeit zu nehmen, sich von Belastendem und Unnützem zu trennen, und andererseits später nur wenige Dinge wieder in die Wohnung hineinzulassen. So vermeidet man ein erneutes, sich schnell ausbreitendes Chaos.

Mach dir dein Schlafzimmer schön!

Das Zimmer, in dem du wesentliche Teile deiner Wochenbettzeit verbringen wirst, sollte der schönste Ort der Wohnung sein. Räume auf mit toten Ecken und beseitige alles Unschöne, alles das, was dich immer schon genervt hat: zu grelles Licht, kaputtes Rollo, fehlende Haken, fehlende Bilder an den Wänden – mach es dir gemütlich!
Besorge ein Nachtlicht für den nächtlichen Still-Marathon (Stichwort Salzlampe, du wirst ihr bei uns noch öfter begegnen), hänge eine Lichterkette auf, schaffe Platz für frische Blumen, kaufe schöne Bettwäsche – gestalte es euch so, damit sich die ganze Familie in diesem Zimmer wohlfühlt!
Auch ein schönes Tablett ist wichtig, damit du entspannt im Bett essen kannst. Lasse dich hier mit leckerem Porridge, Suppen und stärkenden Kleinigkeiten versorgen. Wir können es nicht oft genug erwähnen, wie wichtig eine gute organisatorische Vorbereitung deines Wochenbetts ist, damit du dich gut regenerieren und in der neuen Lebensphase ankommen kannst. Lies dazu auch die Kapitel zum Thema »Wochenbett« und zum Thema »Wochenbett mit Geschwisterkindern«.

Must-Have

Der Wochenbettkorb! Stell dir ein Körbchen neben dein Bett, in dem du all den notwendigen Kleinkram, die kleinen Pflegedinge und Accessoires, die du im Wochenbett brauchen wirst, immer in Griffnähe hast. Das erspart dir das ständige Suchen nach vom Nachttisch gefallenen Tübchen und unter Kissen versteckten Stilleinlagen. Ins Wochenbettkörbchen kommen: eine Creme für deine Brustwarzen (z. B. das Multitalent *Nipple Balm* von INTO LIFE), ein erfrischendes

Spray für die Heilung der möglicherweise geschürften oder verletzten Dammregion (toll ist Kareens *Recover Spray* von INTO LIFE), das auch beim Baby für die Nabelpflege oder den wunden Po verwendet werden kann, Nahrungsergänzungsmittel, wenn du welche nimmst (um sie nicht ständig zu vergessen), Vitamin D für dein Baby, Stilleinlagen oder – wenn nötig – Silberhütchen oder Stillhütchen, Taschentücher, ein hochwertiges Öl für eine wohltuende Bauchmassage im Wochenbett, das Babymützchen, ein paar leckere Snackriegel für den schnellen Stillhunger, einen Stift und ein Notizbuch, in das du alles Erlebte von der Geburt und der ersten Wochenbettzeit eintragen kannst, und alles, was deine Hebamme dir so an Cremes, Tropfen oder Globuli dalässt.

Mehrere Schlafinseln in der Wohnung

Wenn ihr schon größere Geschwisterkinder habt, überlegt gemeinsam vorher, wie ihr die Nächte möglichst entspannt gestalten könnt, wenn das neue Baby da ist. Oft reicht es nicht, nur ein großes Bett zu haben. Größere Kinder brauchen manchmal, nach einem anstrengenden Tag oder wenn sie krank sind (was bei Kleinkindern ja regelmäßig vorkommt), nachts die Nähe eines Elternteils. Damit es nicht zu eng im großen Bett wird und alle Bedürfnisse gut erfüllt werden können, ohne dass alle gleichzeitig wach werden, ist es sehr viel wert, wenn das andere Elternteil dann mit einem oder mehreren Kindern in ein weiteres Bett in einem zweiten Zimmer umziehen kann.

Und zu guter Letzt gehört zum Nestbau ein gut sortiertes Gefrierfach mit euren Lieblingsgerichten, auf die man an anstrengenden Tagen gut zurückgreifen kann, damit du trotz Dauerstillen eine leckere warme Mahlzeit hast. Auch im Spätwochenbett ist das noch wichtig, wenn es Tage gibt, an denen alles im Chaos versinkt – mit oder ohne Geschwisterkinder.

Zusammen ist man weniger allein. Kümmert euch gemeinsam um die Vorbereitungen und den Nestbau. Das schafft Sensibilität und Verständnis für dein Wochenbett, diese sensible Phase der Regeneration und der Anpassung mit deinem Baby. Nehmt einander ernst, so fühlst du dich gut unterstützt und kannst beruhigt in die Geburt gehen. Die Zeit vor und nach der Geburt ist sehr besonders, wir Frauen sind hier meist sensibel, verletzlich und angewiesen auf die Hilfe und das Verständnis unserer Umgebung.

Kliniktasche

Alle Must-haves auf einen Blick

Wir verraten dir unsere Must-Haves für die Krankenhaustasche: Was ist wirklich notwendig und sinnvoll? Und worauf kannst du getrost verzichten?

Auch wenn du eine Hausgeburt planst, ist es für den Fall, dass ihr doch in die Klinik umzieht, ratsam, eine fertig gepackte Tasche im Flur stehen zu haben.

In unserem Podcast ist die Salzlampe aus dem Esoterik-Shop zum Running Gag geworden, weil sie eine unvergleichlich schöne Atmosphäre zaubert und als Ersatz dienen kann für die in der Klinik nicht erlaubten Kerzen. Auch als Licht beim nächtlichen Stillen ist sie später sehr angenehm. Was braucht man noch?

Für die Atmosphäre: Licht, Musik, Düfte

Eine wichtige Aufgabe für deine Begleitperson im Kreißsaal ist, für eine gute Atmosphäre zu sorgen. Sie kann von Anfang an für eine schöne Lichtsituation sorgen, also schauen, dass nicht der helle Strahler von der Decke knallt, sondern das Licht dimmen – und die erwähnte Salzlampe einstöpseln. Du selbst wirst wahrscheinlich so mit den Wehen beschäftigt sein, dass du nicht auf die Idee kommen wirst, danach zu fragen. Auch was Musik oder Düfte angeht, sollten Begleiter*innen proaktiv Angebote machen, die du aber natürlich auch ablehnen kannst.

Auch Raumsprays (z. B. mit Lavendelduft oder von der *Bahnhofs-Apotheke* der *Entbindungsduft* oder für die Duftlampe das Duftöl *Heimkommen*) sind ganz wunderbar. Von diesen Duftölen kann man auch einen Tropfen ins Badewasser oder auf die Salzlampe geben.

Eigene Handtücher in den Farben Rosa/Hellrot können später auch eine gute Idee sein, wenn das Baby da ist: In sie kann euer Baby nach der Geburt gewickelt werden und kehrt so gleich wieder in die Farbwelt zurück, die es aus der Gebärmutter kennt.
Für die Musik kannst du einpacken: eine kleine Soundbox und deine Lieblings-Playlist auf dem Handy. Krankenhäuser sind, was das angeht, eher noch Old-School: Dort stehen oft noch CD-Player herum. Bringe deine technische Ausstattung (inkl. Ladekabel) also lieber selbst mit. Das ist auch wichtig, wenn ihr Fotos machen möchtet. Eure Handys sollten allerdings spätestens ab Betreten des Kreißsaals unbedingt auf Flugmodus eingestellt sein – ready for take-off.

Papierkram

Mutterpass und Krankenkassenkarte sind die wichtigsten Dinge, die du immer dabeihaben solltest!
Je nach Region und je nach Krankenhaus kannst du dein Baby nach der Geburt eventuell schon in der Klinik beim Standesamt anmelden, größere Kliniken haben manchmal eine solche »Außenstelle«. Dafür ist es sinnvoll, die Personalausweise beider Eltern, Kopien der Geburtsurkunden und – bei verheirateten Paaren – der Heiratsurkunde in die Tasche zu packen. Bei nicht verheirateten Paaren ist die Vaterschaftsanerkennung wichtig.

Dresscode im Kreißsaal

Was zieht man während einer Geburt an? Einige Frauen schmeißen tatsächlich nach und nach alle ihre Kleider von sich, weil ihnen heiß ist oder sie sich eingeengt fühlen. Andere bleiben lieber bekleidet. So oder so: Es sollte sich gemütlich anfühlen: Alle ungemütlichen Kleidungsstücke, Träger, Schnallen, feste Stoffe, alles das, was dich einschränkt – wie etwa deinen BH –, wirst du wahrscheinlich gleich als Erstes ausziehen.

Kareen: »Entwarnung: Natürlich musst du nicht die ganze Zeit mit offenem OP-Hemdchen, ohne Unterhose mit nackigem Popo oder mit Netzhöschen rumlaufen.«

Gut geeignet ist ein langes Shirt, das weich und gemütlich ist. Und eine bequeme Unterhose. Die Hose wirst du sicher früher oder später ausziehen und gegen eine Leggins oder »gar nichts« eintauschen. So kannst du bequemer Binden wechseln (etwa bei einem Blasensprung). Und für viele Frauen fühlt es sich ohne Druck am Bauch und im Schritt angenehmer an.

Wichtig

Warme Füße! Deshalb stehen die warmen Socken klassischerweise auf jeder Liste. Gerade zu Beginn der Geburt kommen die Frauen oft in einer Mischung aus körperlichem Aufruhr und psychischer Aufregung leicht ins Frösteln. Nimm dir deshalb alles mit, was dich wärmt, in das du dich einmummeln kannst und das dir dadurch ein gutes Gefühl gibt: Socken, Lieblingsstrickjacke, Pulli, Wärmflasche etc. Damit fühlst du dich wohl, geborgen und aufgehoben.

Denk auch an bequeme Schlappen, am besten sind z. B. Adiletten, die danach leicht zu reinigen oder desinfizieren sind, weil sich auf so einem Krankenhausfußboden doch andere Bakterien tummeln als bei dir zu Hause. Das gilt auch für die Begleitpersonen! Auch sie sollten unbedingt an bequeme Klamotten und Schlappen denken.

Must-Have

Morgenmantel. Ein schöner Morgenmantel oder Kaftan, den man sich nach der Geburt und später, wenn man mit dem Baby viel nackt im Bett liegt, schnell überwerfen kann, ist eine gute Investition. Den kannst du übrigens auch auf deine Wunschliste setzen.

Außerdem schön und sinnvoll

Nimm unbedingt ein kleines (Kuschel-)Kissen oder dein Stillkissen (beide mit waschbarem Bezug) in die Klinik mit. Die Kissen dort sind nur bedingt bequem. Auch eine dünne Wolldecke ist wunderbar und gegenüber den harten Laken im Krankenhaus die angenehmere Variante.

Sissi: »Mach es dir schön und gemütlich im Kreißsaal, du wirst dort viele Stunden verbringen. Und wenn du dich wohlfühlst, macht das eine gute Geburt gleich viel leichter.«

Kleine gesunde Snacks (wie vegane Riegel, Banane, Apfel etc.) müssen ebenfalls mit in die Tasche, die Cafeterien der Kliniken sind in dieser Hinsicht nicht so gut ausgestattet oder zu nächtlicher Stunde geschlossen. Während der Geburt wirst du keinen Hunger verspüren, aber gerade bei langen Geburten sind kleine Energiespender zwischendurch Gold wert. Auch eine Lieblings-Saftschorle oder dein bevorzugter Tee in einer Thermoskanne sind toll! Nimm einfach alles das mit in den Kreißsaal, das dir auch während der Schwangerschaft gutgetan hat. Etwas Kleingeld für den Snack-Automaten in der Klinik ist ebenfalls eine gute Idee.

Unverzichtbar im Kulturbeutel

Kareen: »Im Krankenhaus gibt es kein besonders weiches Toilettenpapier, es hat eher die Anmutung von Schmirgelpapier. Kauf dir vorher also auf alle Fälle eine Rolle 5-lagiges Luxus-Klopapier, weich und flauschig, aber ohne Duft!«

Auch ein kleiner (Mess-) Becher zum Spülen ist hilfreich. Ihn kannst du dann später auf der Wochenbettstation für Spülungen mit warmem Wasser und etwas Calendula-Essenz während des Pipimachens verwenden – das tut gerade bei kleinen Verletzungen im Scheidenbereich sehr gut. Die Pro-Alternative sind kleine »Po- und Intimduschen«, die es mittlerweile in jedem Drogeriemarkt gibt.

Ein Lippenbalsam ist in der Klinik Gold wert, deine Lippen sind durch das intensive Atmen und die Klimaanlagenluft beansprucht und werden schnell trocken und rissig.

Beim Thema Deo gibt's auch ein paar Baby-Besonderheiten, denn die wollen nur eines: Mama pur. Die feinen Babynasen sind ganz und gar auf Mama-Duft gepolt, sie erkennen ihre Mama auch daran. Ein künstlicher Duft unter der Achsel so nah am Busen irritiert da sehr.

Lass deshalb allen Duftkram (Deos, Parfums) zu Hause! Eine Alternative wäre evtl. ein Deo ohne Duft mit ätherischen Ölen, das deinen natürlichen Duft nicht überdeckt, sondern sich mit ihm verbindet. Dadurch können Babys trotzdem noch »Mama-Noten« erschnuppern.

Kareen: »Du riechst pur ohne Deo supergut für dein Baby. Und alle anderen müssen da durch!«

Ein Bauchgurt beschleunigt nicht die Rückbildung, aber er gibt dir Halt in deiner Körpermitte, die durch Schwangerschaft und Geburt noch geschwächt ist. Und er mildert oft Nachwehen, die besonders ab dem zweiten Kind auftreten können. Je weniger die Gebärmutter, die sich ja nach der Geburt von riesengroß auf sehr klein wieder zusammenziehen muss, bei diesem Vorgang an den Bändern, an denen sie aufgehängt ist, »rumschlackert«, desto weniger Nachwehen muss sie produzieren. Durch den Bauchgurt wird sie gut in der Körpermitte gehalten und kann sich optimal zurückbilden. Besonders Kaiserschnittgebärende können mit Unterstützung des Gurts leichter aufstehen, weil die Naht etwas »gehalten« wird.
Ein Drei-Phasen-Gurt ist auf jeden Fall eine gute Investition. Sissi zeigt dir auf ihrem Instagram-Account in einem Video, wie man ihn anlegt. So ein Bauchgurt wird nicht 24/7 getragen, leg ihn einfach so lange an, wie es sich für dich gut anfühlt.

Tipp

Gurt gegen Schmerzen. Den unteren Teil dieses Drei-Phasen-Gurtes kannst du bereits gut während der Schwangerschaft benutzen. Gerade bei Symphysenschmerzen hilft er ganz hervorragend.

Geburtsplan

Deine Vorstellung von Geburt

Lange fiebert man auf den Geburtsmoment hin, und wenn er dann da ist, kommt wahrscheinlich doch alles ganz anders als gedacht. Dennoch ist es wichtig und gut, die eigenen Vorstellungen einer Wunschgeburt einmal auszuformulieren und einen gedanklichen »Geburtsplan« aufzustellen. Wir erklären dir, was einen guten Geburtsplan ausmacht und welche Punkte du darin beachten solltest.

John Lennons Ausspruch »Life is what happens to you while you're busy making other plans« passt sehr gut zum Thema »Geburtsplan«. Denn eigentlich ist es ein Widerspruch in sich: Geburt und Plan – das geht irgendwie nicht zusammen. Ein alternatives Wort, das mittlerweile auch verwendet wird, ist deshalb »Geburtsbrief«.

In alledem geht es darum, aufzuschreiben, wie du dir die Geburt vorstellst, wie du sie dir wünscht, welches Bild oder welche Idee du von ihr hast. Ein solcher Brief hat zwei Aufgaben. Zum einen macht er bestimmte Dinge im Ausformulieren klarer, er ist quasi dein individueller Spickzettel aus allem, was du so aufschnappst: aus einem Geburtsvorbereitungskurs, deinem Lieblings-Schwangerschaftsratgeber, Gesprächen mit Freunden. Und er kann auch als Kommunikationsleitfaden für dich, deine*n Partner*in und das medizinische Personal im Krankenhaus dienen, damit ihr gut transportieren könnt, welche Wünsche ihr habt, was du gerne ausprobieren möchtest und was du eher nicht willst.

Sissi: »Ich finde es sehr schade, dass dieses Thema in der täglichen Kreißsaalarbeit noch nicht richtig angekommen ist. Das kommt wahrscheinlich daher, dass manchmal die Paare, die in der Klinik vieles hinterfragen, mancherorts vom Klinikpersonal als anstrengend und fordernd empfunden werden. Dabei kann ein Geburtsplan auch für die betreuende Hebamme sehr hilfreich sein: Dadurch gewinnt sie einen schnellen Überblick darüber, was die jeweilige Frau sich wünscht, in welche Richtung es bei ihr gehen könnte.«

Was kannst du mitgestalten?

In einem guten Geburtsvorbereitungskurs erfährst du, an welchen Punkten du eine Geburt konkret mitgestalten kannst. In einem solchen Kurs wird sehr viel Wissen vermittelt: Was gibt es überhaupt, was ist möglich? Auf dieser Grundlage kannst du dann entscheiden, was dir persönlich wichtig ist. Auch, wie du mit Themen wie Schmerzbewältigung, Gebärpositionen, Beteiligung des Partners etc. umgehen willst, ist Thema in der Geburtsvorbereitung. In unserem Kapitel »Geburtsvorbereitungskurs« findest du dazu weitere wichtige Infos.

Schreib also alles auf, was dir wichtig ist. Manche Menschen kritzeln auf Post-its, andere erstellen Listen oder legen ganze Bullet-Journals an. Im Internet gibt es einige Muster-Geburtspläne von unterschiedlichem Umfang zum Ausdrucken.

Beispiele für medizinische Interventionen, über die ihr euch bei einem Anmeldegespräch mit den Hebammen in der Klinik bereits verständigen könnt

- Ich möchte keinen prophylaktischen venösen Zugang in die Hand oder in den Arm bekommen. Das soll erst dann geschehen, wenn ich Medikamente brauche.
- (Wenn du eine unauffällige Anamnese und keine Grunderkrankung wie z. B. eine Gerinnungsstörung hast und die Geburt nicht medikamentös eingeleitet wird, ist das prophylaktische Legen eines Zugangs mindestens diskutabel.)
- Ich möchte möglichst in Bewegung bleiben und nicht durch ein

CTG oder eine vaginale Untersuchung darin eingeschränkt werden.

- Ich möchte keinen Dammschnitt, wenn es nicht dringend notwendig ist.
- Wir würden uns freuen, wenn wir eine Wassergeburt versuchen könnten, auch wenn uns klar ist, dass der Kreißsaal mit der Badewanne nicht immer verfügbar sein wird.
- Ich möchte mein Baby direkt nach der Geburt selbst zu mir nehmen, wenn möglich.
- Ich möchte, dass die Nabelschnur auspulsieren darf oder sogar erst nach der Geburt der Plazenta abgenabelt wird.

Außerdem: deine Wünsche an das Setting und die Atmosphäre

- Ich bin eher introvertiert und möchte während der Geburt wenig sprechen.
- Ich will möglichst in Ruhe gelassen und nicht angefasst werden (oder: Mir tun Ansprache und Berührung sehr gut).
- Ich habe mich mit Hypnobirthing vorbereitet und werde meine Kopfhörer zur Geburt mitbringen, um in diese Welt einzutauchen.
- Folgende Dinge stören mich: …
- Ich habe große Angst vor gewissen Dingen (einer PDA, vor den Schmerzen, Angst davor, meinem Kind könnte etwas passieren etc.). Manchmal sind es auch eher diffuse, nicht konkret benennbare Ängste »vor etwas«.

Wenn du dich über diese Dinge mit deiner Hebamme vorab verständigst, ermöglichst du ihr, gut auf dich einzugehen. Sie weiß dann besser, wer du bist und was du dir wünschst. Das ist von Frau zu Frau sehr verschieden, und wir Hebammen bemühen uns immer, jede Frau in ihrer Individualität zu sehen.

Ein vertrauensvolles Verhältnis zwischen Familien und Klinikpersonal

Es geht bei einem Geburtsplan auf keinen Fall darum, alles aufzulisten, was man nicht möchte, um sich damit quasi gegen alle möglichen »bösen« Interventionen des geburtshilflichen Personals zu »wappnen«. Es sollen keine imaginären oder tatsächlichen Gräben aufgemacht werden, sondern im Idealfall kann schon beim Anmeldegespräch in der Klinik eine gemeinsame Idee von den Umständen der Geburt entwickelt werden. Die innere Haltung der Schwangeren und ihrer Begleitung gegenüber dem Fachpersonal in der Klinik sollte im besten Fall von Vertrauen geprägt sein, genauso, wie auch wir euch mit einem offenen Herzen zur Geburt empfangen.

Ein Geburtsplan ist auch ein tolles Werkzeug für euch als Paar, um euch darüber auszutauschen, wie ihr euch die Geburt, die ihr gemeinsam erleben werdet, vorstellt. So geht ihr gut vorbereitet in diese Geburt: Ihr wisst voneinander, was dem anderen jeweils wichtig ist, und könnt das dem betreuenden Personal gegenüber kommunizieren. Das gibt auch deiner Begleitperson ein gutes Gefühl: Sie kann als dein Sprachrohr fungieren und dir auf diese Weise helfen.

Kareen: »Der Haken an der Sache – Fluch und Segen zugleich – ist: Viele Frauen sind heutzutage schon vorher sehr gut über alle Dinge rund um die Geburt informiert. Sie haben die neuen Leitlinien gelesen, die auch für Laien gut verständlich formuliert sind. Also fühlen sie sich fast auf Augenhöhe mit dem Klinikpersonal, eben gut gerüstet für einen fachlichen Austausch mit ihm.«

In der Realität sind sie das aber natürlich nicht: Viele Dinge kann schlichtweg nur eine Hebamme fachlich kompetent beurteilen. Es ist also eine offene Frage, inwieweit sich die schwangeren Paare »einmischen« können und wollen und wo die Grenzen dessen sind. Natürlich ist es extrem begrüßenswert, als erwachsenes informiertes Gegenüber wahrgenommen zu werden, und heute – anders als noch vor 20 Jahren – mitreden und die Geburt mitgestalten zu dürfen. Andererseits sollt ihr auch die letztendliche Entscheidung für gewisse

Dinge (z. B. Kaiserschnitt – ja oder nein?) den Fachpersonen überlassen können. Die Kunst ist hier wirklich, euch zum einen als Team zu begreifen (deren Mitglieder alle das Gleiche im Sinn haben), gleichzeitig aber auch zum richtigen Zeitpunkt Fragen zu stellen oder um die Erklärung von Alternativoptionen zu bitten.

Was, wenn es so anders lief, als man es sich gewünscht hat?

Wenn eine Geburt ganz anders ablief als erhofft und zum Beispiel mit einem Notkaiserschnitt endete, ist das kein Beweis dafür, dass der Geburtsplan ohnehin keinen Wert hatte. Natürlich ist es sinnvoll, schon vorher auch einen Plan B oder C als möglich zu erachten. Später ist es dann gleichermaßen wichtig, ein weniger schönes oder gar traumatische Erlebnis mit medizinisch kompetenten Menschen besprechen zu können. So kann es gelingen zu verstehen, was geschehen ist, was warum notwendig war – die Voraussetzung dafür, um es eines Tages auch annehmen zu können.

> Sissi: »Es ist immer gut, wenn man seine Ziele und Wünsche vor Augen hat – so wie bei einem Moodboard. Dass das Leben oft anders spielt und Umwege geht, ist klar. Trotzdem ist es immer besser, wenn du gut informiert und vorbereitet in deine Geburt gehst und nicht einfach alles auf dich zukommen lässt.«

Fazit

Wir beide sind Fans eines Geburtsplans. Sich schon vor der Geburt Gedanken über seine Wünsche und Vorstellungen zu machen – über medizinische Optionen, aber auch über die gewünschte Atmosphäre und den Umgang –, ist immer gut. Das hilft den Menschen um dich herum (Partner*in, Hebamme) gut auf dich eingehen zu können. Geh also noch mal in dich, besprich das ein oder andere mit deinem Partner und schreib ein paar Dinge auf.

Geburt

… und eines Tages kommt es dann wirklich aus dir raus. Ein fertiges, supersüßes Baby. Ein richtiger kleiner Mensch. Dein Baby. Wie das alles funktionieren kann, wie du es tatsächlich schaffst, ein Kind zu gebären, erscheint dir vermutlich völlig verrückt. Ist es auch. Wir geben dir eine ordentliche Portion Bestärkung mit, damit du das ganz sicher hinkriegst!

Kareen: »Das darf man ja eigentlich auch keinem erzählen, aber wenn es nur darum ginge, Babys zu gebären, hätte ich sechs Kinder gekriegt. Ich fand das Gebären immer so toll!«

Sissi: »Das kann ich unterschreiben, ich durfte es ja vier Mal erleben, und dafür bin ich sooo dankbar.«

Kareen: »Bestimmt waren wir als Hebammen auch ziemlich gut vorbereitet und wussten sehr genau, worauf wir uns da einlassen. Das ist vielleicht der allerwichtigste Rat: Bereitet euch gut vor auf diesen großen Tag!«

Orgasmic Birth

Von Sex, Geburt und Ekstase

Schockerthema? Mit dieser vielleicht erst mal schräg anmutenden Verbindung von zwei anscheinend widersprüchlichen Themen wollen wir darüber sprechen, wie eng Sexualität und Geburt zusammenhängen. Kann man eine Geburt tatsächlich als orgiastisch erleben?

Kareen: »Eine unfassbar intensive Körpererfahrung, eine Grenz- und Schwellenerfahrung auf körperlicher und emotionaler Ebene, bei der man in andere Welten hineinblicken kann: Das ist für mich Geburt! Und Sex im besten Falle auch.«

Orgasmic birth gilt vielen als Mythos, als eine Verheißung, als etwas, das man sich überhaupt nicht vorstellen kann. Es stellt sich die Frage: »Was hat denn Geburt mit Orgasmus zu tun?«

Man kann eine Geburt als Teil des sexuellen Lebens einer Frau verstehen, als Teil ihrer Weiblichkeit. Frauen sind unter der Geburt in einem anderen Wesenszustand. Beide, Geburt und Orgasmus, bedeuten Ekstase. Damit das geschehen kann, braucht es bestimmte – und tatsächlich ganz ähnliche – Rahmenbedingungen. Das sind zum Beispiel Intimität und Sicherheit, das, was der berühmte französische Arzt und Geburtshelfer Michel Odent auch als »Privacy« beschreibt. Totales Loslassen-Können, sich gegenüber dem, was kommt, Öffnen-Können, es einfach geschehen lassen – das sind übrigens alles nicht ohne Grund gängige »Hebammenvokabeln«! Verkürzt gesagt: Die Zustände oder Bewusstseinsebenen, die für ein gutes Gebären hilfreich sind, sind die gleichen, die guten Sex ermöglichen. Auf der neuro-endokrinologischen Ebene gesprochen: Beim Sex und bei einer Geburt sind dieselben Hirnareale und dieselben Hormone (besonders Endorphin und Oxytocin) beteiligt. Unser Stammhirn ist aktiv, also der Teil unseres Gehirns, den wir nicht bewusst steuern können.

Sissi: »Die meisten Leute mögen Sex intim und nicht öffentlich. So sollte auch eine Geburt sein: intim und geschützt.«

In der allgemeinen Wahrnehmung wird Geburt hingegen meist nicht spontan mit Sex in Verbindung gebracht (eher mit Schmerz, Blut, Schweiß und Tränen), vermutlich geht es dir nicht anders. Frauen, die eine erfüllte oder gar ekstatische Geburt hatten, werden komisch angeschaut, wenn sie darüber berichten. Die gängige Auffassung ist: Sex ist geil, Geburt ist »oh Gott«!

Für viele Menschen ist es komplett unverständlich, dass eine Geburt beides sein kann: Schmerz und total abgefahren und toll. Geburt kann nämlich tatsächlich – grenzüberschreitend wie sie in vielerlei Hinsicht ist – ganz konträre Sachen miteinander vereinen. Es ist uns ein wirkliches Anliegen, hier das Framing von Geburt grundlegend zu verändern. Denn eine positive Haltung zu Geburt ist unendlich hilfreich, um gut zu gebären.

Schon als Mütter ist es uns eine Aufgabe, unseren Töchtern (und Söhnen) mitzugeben, dass Körper, Bedürfnisse, Sexualität und Geburt normal und wunderschön sind und dass man darüber reden kann: »Sex positive, birth positive!«

Loslassen!

Ganz offenkundige Parallelen zwischen Geburt und Sex finden sich zum Beispiel in der Akustik. In dem spannenden Dokumentarfilm *Orgasmic Birth* der Australierin Debra Pascali-Bonaro (2017) hört sich das stundenlange Stöhnen der Frauen in der Anfangsphase der Geburt etwa so an, als ob sie ausdauernd Sex hätten.

Wenn Kareen das im Geburtsvorbereitungskurs lebensecht vormacht, sind die Leute natürlich regelmäßig peinlich berührt und rutschen fremdschämend auf ihrem Sitzplatz herum. Geräusche sind also etwas sehr Privates.

Diese typische Akustik ist nicht zufällig so ähnlich. Das Stöhnen während der Geburt entwickelt sich bei vielen Frauen meistens komplett natürlich, wenn sie frei und unbeobachtet sind und im besten Fall nicht darüber nachdenken, wie sie sich in dieser Situation jetzt wohl anhören oder wie sie aussehen.

So kannst du dich auf deine Wehen einlassen, dich während der Geburt öffnen. Tief im Inneren, in deinem Beckenboden, deinem Schoß, kannst du in deinem Körper sein und dich der Geburt hingeben. Hingabe ist leicht. Und viel einfacher als Widerstand oder in den Kampf zu gehen. Umgekehrt ist Anspannung und Angst eine Einladung für den Schmerz.

Genauso ist es beim Sex: Wenn man angespannt ist und sich zu viele Gedanken macht, ist es einfach nicht schön. Aber sobald man im Flow ist, ist alles anders und frei.

Der Trick bei der Geburt lautet also: »Loslassen!« Das Schwierige: Man kann das natürlich nicht einfach mal so »machen«. Zunächst geht es darum, die Bedingungen dafür zu schaffen, damit du in diesen Flow kommst. Und es ist die heilige Aufgabe von uns Hebammen, den Frauen diesen geschützten Raum, in dem sie sich gehenlassen können (ohne grelles Licht, offene Kreißsaaltüren oder wechselnde Betreuungspersonen), zu geben. Das sind äußere, relativ banale Bedingungen, die stimmen müssen, damit Frau in ihrer Intimsphäre geschützt ist.

Dann braucht eine Geburt unbedingt Ruhe. Auch Tiere ziehen sich zum Gebären an einen geschützten Raum zurück. Geburten sind feinsinnig und störanfällig. Das hat schon Michel Odent in seinem Buch *Die sanfte Geburt* beschrieben. Vielfach wird hier allerdings »Sanft« falsch verstanden: Eine Geburt ist immer ein lauter, kraftvoller Akt. Aber: Mit der sanften umfassenden Begleitung einer Hebamme kann das jede Frau schaffen!

In der modernen Medizin überwiegt vielfach die Auffassung, dass Handeln im Zweifel immer die beste Option sei. Übertragen auf die Geburtshilfe heißt das, man müsse als Hebamme permanent »etwas tun«. Aber Geburt funktioniert nicht so, nicht mit dem Aktionismus, mit dem wir viele Dinge in unserem modernen Leben bestreiten. Geburt meint vielmehr *Lassen,* nicht *Tun.* Der Faktor Zeit ist dabei sehr wichtig: Frauen brauchen Zeit zum Gebären, auch das lässt sich nicht in Standards und Schablonen pressen.

Klinische Geburtshilfe heute

In der klinischen Umgebung der heutigen Geburtshilfe kann es für Frauen manchmal schwierig sein, dieses Loslassen im geschützten Raum in Ruhe und mit ausreichend Zeit auszuleben. Das liegt auch an der dünnen Personalbesetzung in den Kliniken. Es gibt in der regulären Klinikgeburtshilfe nicht genügend Hebammen, um eine 1:1-Betreuung für jede Gebärende zu gewährleisten.
Dabei ist statistisch bewiesen, dass diese 1:1-Betreuung sehr viel ausmacht: Frauen brauchen dadurch im Durchschnitt weniger Schmerzmittel und haben seltener einen Kaiserschnitt. Die Hebamme begleitet die gesamte Geburt, sie stellt den Schutzraum zur Verfügung, »coacht« die Frau durch die Geburtsphasen und hält die Energie. So kann die Frau voll aus ihrer weiblichen Ressource, gebären zu können, schöpfen und ganz in ihrer Kraft sein. Und das ist kein »Chichi«, sondern evidenzbasiertes Wissen.

Wichtig

Vorbereitung! Solange der Stellenschlüssel einer »handelsüblichen« Klinik dieses Betreuungsverhältnis nicht gewährleisten kann, ist es für Schwangere umso wichtiger, sich gut vorzubereiten. Es gilt, sich frühzeitig zu informieren, den Geburtsort bewusst auszuwählen und sich um ein gutes Betreuungsnetzwerk zu kümmern.
Auch wenn du dir das zu Beginn deiner Schwangerschaft noch nicht vorstellen kannst: Setze hier frühzeitig die Prioritäten richtig und kümmere dich um eine gute medizinische Betreuung – das ist weniger selbstverständlich, als du denkst. Und es ist nicht einfach, eine Hebamme zu finden. Das kann für einige Wochen ein zeitraubendes Extra-Projekt werden, das du nicht unterschätzen solltest.

Unsere eigenen Geburten

Es ist eine der größten Herausforderungen überhaupt: dieses Loslassen, sich mit Haut und Haaren einzulassen auf die große Unwägbarkeit, die eine Geburt mit sich bringt. Viele Frauen haben Respekt davor, nicht zu wissen, wie lang eine Geburt dauern wird, wie sie das alles durchhalten werden, was sie tun werden, wie sie sein werden – das ging uns nicht anders. Eine Geburt ist ein großes Abenteuer, auf das man sich nur begrenzt vorbereiten kann. Wir brechen auf zu einer herausfordernden Reise in ein unbekanntes Land.

Auch wir als Hebammen hatten – weil wir um all das wussten – natürlich ebenfalls Respekt vor unseren eigenen Geburten. Wir haben uns beide Hausgeburten gewünscht und wollten alles tip-top bilderbuchmäßig umsetzen. Vermutlich legen wir Hebammen uns diese Latte ziemlich hoch. Gott sei Dank hatten wir beide wundervolle eigene Hebammen, die uns den geschützten Raum gegeben haben. Wir beide hatten wunderschöne Geburten. Wir haben sie gleichsam als großes Glück und als Geschenk empfunden, denn man kann eine Geburt nie vorhersehen. Eine gute Geburt kann man nicht »machen«. Nicht jeder Frau wird eine medizinisch gute, glatte Geburt geschenkt. Selbst wenn alle Rahmenbedingungen stimmen, ist vielleicht doch eine medizinische Intervention nötig, wenn das Baby etwa ungünstig im Geburtskanal liegt oder medikamentöse Schmerzlinderung gefragt ist. You never know.

Quatsch

Geburt als Leistung? Nein, eine Geburt ist nichts, was man macht oder gar »abliefert«! Lass dich nicht auf den Battle unter Frauen ein, bei dem es um »Performance« geht und den Stolz darauf, eine Geburt nach allen Kriterien richtig gut »hinzukriegen«.

Fazit

Freu dich auf deine Geburt und hab keine Angst. Sie ist ein überwältigendes Erlebnis!

Kareen: »Ich hab nach meiner zweiten Geburt geheult, allein deshalb, weil ich geahnt habe, dass es vielleicht das letzte Mal war!«

Eine neue Leitlinie

Das verändert sich im Kreißsaal

Alle relevanten geburtshilflichen Fachgesellschaften, also die Deutsche Gesellschaft für Gynäkologie und Geburtshilfe e. V., die Deutsche Gesellschaft für Hebammenwissenschaft und die unterschiedlichen Hebammenverbände haben gemeinsam und unter Beteiligung verschiedener weiterer deutscher, österreichischer und Schweizer Fachgesellschaften (z. B. der Anästhesie, der Kinderheilkunde, der Gynäkologie, der Psychosomatischen Frauenheilkunde und Geburtshilfe) im Dezember 2020 eine neue Leitlinie für vaginale Geburten veröffentlicht.

Aber was heißt »Leitlinie« überhaupt? Was wird darin festgelegt? Und was bedeutet das ganz konkret für deine (anstehende) Geburt? Wir geben dir Einblick in die neue 400-Seiten-dicke S3-Leitlinie für vaginale Geburten am Termin – und machen den Realitätscheck.

Eine Leitlinie ist kein rechtlich bindendes Gesetz. Sie fasst jedoch all das aktuelle medizinische Wissen in einer Art Goldstandard zusammen und benennt detailliert die einzelnen Evidenzen zu einzelnen Vorgehensweisen. Sie ist ein von einem interdisziplinären Expertengremium alle paar Jahre neu herausgegebener Leitfaden, der aktuell beschreibt, was die geburtshilfliche Welt im deutschsprachigen Raum unter einer gut begleiteten Geburt versteht. Das ist z. B. auch für Gutachten relevant. Und – das ist ein wichtiger Punkt: Abweichungen von einer Leitlinie müssen immer fachlich gut begründet werden.

Eine S3-Leitlinie hat ein hohes Evidenzlevel, d. h. es haben viele Expert*innen aus den unterschiedlichen Disziplinen daran mitgearbei-

tet und es existieren viele Studien zu den einzelnen Themenbereichen, die diese neuen Regelungen stützen.
Wir wollen diese Leitlinie anhand von vier Beispielen – dem CTG, dem Umgang mit dem vorzeitigen Blasensprung, mit vaginalen Untersuchungen und mit den Phasen einer Geburt – exemplarisch vorstellen und unsere Gedanken dazu teilen: Was ist neu, was verändert sich zukünftig im Kreißsaal?

Kareen: »Diese Leitlinie ist so gut, weil sie so hochwertig und von einem breiten interdisziplinären Konsens getragen ist. Niemand kann also sagen, dass nur wir Hebammen ›kuschelige‹ Regeln aufgestellt hätten, sondern die Leitlinie sagt ganz klar, was bei einer Geburt evidenzbasiert sinnvoll ist. Ein Dauer-CTG und zahlreiche vaginale Untersuchungen gehören zum Beispiel nicht dazu.«

Hier findest du die neue Leitlinie:

http://bit.ly/neueleitlinie

Was sagt die Leitlinie im Hinblick auf das CTG?

Mit einem CTG kann man die kindlichen Herztöne hören und aufschreiben. Du bekommst dabei zwei Knöpfe auf deinen Bauch, einen für die Herztöne und einen für den Gebärmuttertonus, landläufig auch »Wehenschreiber« genannt. Letzterer wird seinem Namen (vor allem unter der Geburt) allerdings gar nicht gerecht, jedenfalls nicht in der Interpretation, man könne die Intensität oder gar Effektivität der Wehen damit messen. Das kann man nicht. Ob eine Frau Wehen hat oder nicht, merken wir Hebammen an ganz anderen Dingen: durch den Anblick der Frau, ihr Verhalten und durch unsere Hand auf ihrem Bauch. Das alles liefert uns viel mehr Informationen als ein Hügel auf einem Papier.
Veränderungen der Herztöne können über die Art des kindlichen Stresses unter der Geburt Auskunft geben. Ist das Baby nur (angemessen) angestrengt, weil es eben geboren wird? Oder steckt mehr dahinter, und wir müssen gut danach schauen, das Baby nicht zu sehr

zu stressen oder ihm vielleicht eine Pause zu ermöglichen? Alles das kann man in einem CTG beurteilen.

Mythos **»Regelmäßig CTG schreiben in der Schwangerschaft!«**
Nein, das wird völlig überschätzt! Ein standardmäßiges wöchentliches Schreiben eines CTGs ist auch in der Schwangerschaftsvorsorge durch die Mutterschutzrichtlinien gar nicht vorgesehen. Dennoch wird es in der Praxis fast immer ab der 28. SSW gemacht. Die meisten Frauen gehen davon aus, dass es einfach dazugehört. Manche finden das Hören der regelmäßigen Töne auch beruhigend und freuen sich darauf.
Fachlich ist das jedoch nicht evident. Es bringt keine Vorteile, man erkennt keine Problematiken oder Störungen damit. In der Fachsprache: Das *fetal outcome* mit oder ohne CTG in der Vorsorge ohne Indikation unterscheidet sich nicht. Auch die Abrechnung ist kein Grund, ein CTG wird nicht gesondert vergütet. Es bleibt ein bisschen rätselhaft, scheint schlicht Tradition zu sein und ein wenig »Alibi-Funktion« zu haben. Ärztinnen sichern sich ab, indem sie die regelmäßigen Herztöne des Babys schwarz auf weiß dokumentieren. Sie vertrauen auf das Gerät.

Das CTG wird in dem, was es kann, also tendenziell überschätzt. Man kann auf das Routine-CTG in der Vorsorge getrost verzichten. Lass dich nicht verunsichern: Wenn deine Gynäkologin oder deine Hebamme zurückhaltend mit dem CTG umgeht, ist das kein Versäumnis oder »weniger sicher«!
Ein Dauer-CTG während der Geburt ist nach der neuen Leitlinie nicht mehr notwendig – das finden wir großartig! In der neuen Leitlinie ist nun beispielsweise festgelegt, dass bei Ankunft einer Gebärenden mit Wehen in der Klinik nicht zwingend sofort ein CTG geschrieben werden muss. Es reicht eine einfache Untersuchung, bei der mit einem Holzstethoskop (Pinar), einem Dopton (einem kleinen tragbaren Handgerät) oder auch dem CTG-Knopf kurz die Herztöne des Babys gehört werden. Wenn diese im Normbereich liegen, ist das Schreiben eines halbstündigen CTGs überflüssig. Wenn sich dein

Baby während des kürzeren Abhörintervalls durch die Wehen etwas angestrengt anhört, würde man das CTG einfach eine halbe Stunde laufen lassen und mit diesem Überblick weiter entscheiden, wie viel CTG in den nächsten 1 bis 2 Stunden notwendig und erhellend ist. In anderen europäischen Ländern ist der Verzicht auf dieses Dauer-CTG schon lange Standard. Nirgendwo wird so viel CTG geschrieben wie in Deutschland. Nun steht jedoch auch bei uns fest: Das Dauer-CTG ist verzichtbar, weil es keinen Erkenntnisgewinn bringt. Und – das ist auch nicht zu vernachlässigen: Es birgt die Gefahr von falsch-positiven Ergebnissen, die dazu führen können, dass sich das Personal unter Handlungszwang setzt und dass in der Folge zu viel in das natürliche Geburtsgeschehen (durch eine Einleitung, eine Einweisung in die Klinik, eine OP) eingegriffen wird. Das sind alles Risiken, die durch das zu häufige Schreiben von CTGs entstehen. Durch die neue Leitlinie ist das nun evidenzbasiert belegt.

Wichtig **Ein Dauer-CTG bedeutet eine Einschränkung für dich!** Ein Dauer-CTG schränkt dich während der Geburt – gerade in der Endphase – in deiner Mobilität ein. Auch die Gurte oder weichen Bandagen und die Knöpfe auf deinem Bauch stören einige Frauen. Dein intuitives Verhalten im Umgang mit den Wehen wird beeinflusst, weil du dich vielleicht unbewusst »vorsichtiger« bewegst, damit die Knöpfe nicht verrutschen, und du von dem Blick auf die leuchtenden Zahlen des Gerätes und dem Hören der Herztöne abgelenkt bist.

Gerade in der Endphase der Geburt ist es normal, dass sich die Herztöne des Kindes verändern. Sie werden zwischendrin langsamer oder sind manchmal gar nicht zu hören, weil dein Baby schon tief ins Becken gerutscht ist. Das kann dich und deine*n Partner*in verunsichern, und manchmal setzt es auch geburtshilfliches Personal unnötig unter Druck (»Das Baby muss jetzt raus!«), gerade dann, wenn vielleicht noch nicht so erfahrene Geburtshelfer dich begleiten.

Der große Knackpunkt in der Leitlinie: Auf ein Dauer-CTG kann nur dann verzichtet werden, wenn eine 1:1-Betreuung gewährleistet ist. Einerseits ist das selbstverständlich das, von dem wir schon lange reden und das wir unablässig fordern (»Jede Frau braucht eine Hebamme, die während der Geburt permanent an ihrer Seite ist.«), andererseits ist das leider immer noch eine Wunschvorstellung, es entspricht eben nicht der Realität. Diese in der Leitlinie festgeschriebene Voraussetzung ist nicht von heute auf morgen umsetzbar. Es bräuchte dafür ungefähr doppelt so viele Hebammen in den Kliniken. Und wer kann sich die schon schnitzen?

Kareen: »Diese Hebammen gibt es zwar, aber sie verlassen gerade massenhaft die Kliniken, weil sie unter den Bedingungen dort nicht mehr arbeiten können und wollen. Es höhlt sie emotional komplett aus, permanent ›wider besseres Wissen‹ zu arbeiten. Moralische Verletzung ist der Fachbegriff für dieses Phänomen.«

Es ist also ein strukturelles Problem, das unmöglich kurzfristig zu lösen ist. Aber die neuen Leitlinien zeigen sehr deutlich, dass politisches Handeln dringend erforderlich ist. Darauf können wir pochen und das untermauert unsere Forderung gegenüber den Krankenkassen und den Trägern der Krankenhäuser nach der Finanzierung von deutlich mehr Personal.

Sissi: »Wir müssen umsetzen, was die Leitlinie sagt: Die Hebamme gehört an die Seite der Frau und nicht an den Bildschirm im Dienstzimmer, auf dem sie die CTGs aus vier Kreißsälen gleichzeitig überwacht.«

Was sagt die Leitlinie im Hinblick auf den vorzeitigen Blasensprung?

Jetzt haben wir das, was wir unseren Frauen schon seit Jahrzehnten sagen, schwarz auf weiß: Frauen müssen sich nach einem vorzeitigen Blasensprung nicht mehr sofort hinlegen – egal, wo sie grad gehen oder stehen – und liegend ins Krankenhaus transportiert werden! Ein vorzeitiger Blasensprung ist selbstverständlich weiterhin laut De-

finition ein Geburtsbeginn. Es sind veränderte Bedingungen, du bist aufgeregt, also sollte einmal geschaut und die Herztöne des Babys gehört werden. Wegen der potenziellen Infektionsgefahr sollte aber – auch das steht in der Leitlinie – möglichst nicht vaginal untersucht werden. Eine solche Untersuchung – auch ein Abstrich – wird als invasiv und unnötig angesehen. Die Frau sollte also, wenn es dem Baby gut geht, weitgehend in Ruhe gelassen werden – es soll abgewartet werden. Wenn die Frau keine Wehen hat, sollte es ihr auch freistehen, die Klinik wieder zu verlassen und nach Hause zu gehen.
Die Praxis in den Kliniken sieht vielerorts noch anders aus: Eine Frau, die einmal dort ist, bleibt in der Regel auch dort und wartet dann wahrscheinlich unter wenig gemütlichen Bedingungen außerhalb der vertrauten Umgebung auf den Beginn der Wehen. Deshalb ist es gut, wenn Paare über die aktuelle Leitlinie Bescheid wissen und das Klinikpersonal zu dieser Option befragen können.

Die neue Leitlinie legt in ganz vielen Punkten den Fokus auf die Aufklärung, den sogenannten »informed consent«, so auch hier: Zwölf Stunden nach dem vorzeitigen Blasensprung wird die Frau darüber aufgeklärt, dass das Infektionsrisiko nun für das Baby von 0,5 auf 1 % steigt. Du kannst dich dann für oder gegen eine prophylaktische Antibiotikagabe (Antibiose) entscheiden.
Maßgeblich dabei ist selbstverständlich immer die Art und Weise der Aufklärung, das lässt sich hier an einem schönen Beispiel beschreiben: Wenn die Fachleute einer Frau mitteilen, das Risiko für eine Infektion des Babys steige um 100 % (OmG!), wird sie höchstwahrscheinlich der Antibiotikagabe zustimmen. Wenn ihr allerdings gesagt wird, das sehr geringe Infektionsrisiko für das Baby steige von 0,5 auf 1 % (und beide Zahlen beschreiben das gleiche Phänomen!), sieht die Sache schon ganz anders aus. Wenn zusätzlich noch zugesichert werden kann, dass mittels Temperaturkontrollen, möglicherweise ergänzt um spezifische Blutwerte, auf das Allgemeinbefinden von Mutter und Kind geachtet wird, sind die meisten Frauen beruhigt. Aber um das leisten zu können, braucht es mal wieder: genügend Personal!

Sissi: »Ein Arzt, der für fünf Geburten gleichzeitig zuständig und verantwortlich ist, sichert sich lieber durch eine prophylaktische Antibiose ab. Eine Hebamme, die die Frau ständig im Blick hat, braucht das nicht. Es ist immer schwieriger, Dinge zu lassen als Dinge tun.«

Kareen: »In der Geburtshilfe ist immer, und das völlig zu Recht, von Sicherheit die Rede. Sichere Geburtshilfe wird aber von Menschen, vom Personalschlüssel, gemacht, nicht von Apparaten oder einer Kinderintensivstation. Wenn wir eine 1:1-Betreuung fordern – die übrigens an mehreren Stellen der Leitlinie erwähnt wird –, geht es also zunächst überhaupt nicht darum, Kerzen anzuzünden oder Musikbegleitung auszusuchen.«

Auch für eine Hausgeburt legt die Leitlinie genau fest, unter welchen Bedingungen sie sicher stattfinden kann. Diese Eckpfeiler sind wichtig und entlasten die Hebamme, weil sie sich akribisch daran halten und alles gut dokumentieren kann und sich später nicht womöglich dafür rechtfertigen muss, dass sie nach einem vorzeitigen Blasensprung zu früh oder zu spät in die Klinik verlegt habe.

Was sagt die Leitlinie im Hinblick auf die vaginalen Untersuchungen?

Vaginale Untersuchungen werden nun endlich ausdrücklich als Intervention eingestuft. Sie sind in vielen Fällen nicht notwendig und bringen keinen relevanten Erkenntnisgewinn, der Konsequenzen im Handeln nach sich zieht. Auch, was die Häufigkeit angeht, bringt die neue Leitlinie große Fortschritte mit sich: Es ist nicht mehr Vorschrift, stündlich oder zweistündlich zu untersuchen, so wie es in vielen Kreißsälen noch immer gang und gäbe ist, sondern nur alle vier Stunden und ergänzend nach Bedarf.

Wenn die Hebamme die Frau über längere Zeit bei ihrer Wehenarbeit beobachtet, kann sie sehr gut einschätzen, ob eine Untersuchung nötig ist oder nicht. Deshalb gibt es Geburten, bei denen fast gar nicht untersucht wird, aber auch solche, bei denen es gute Gründe dafür

gibt, häufiger vaginal zu untersuchen, um sicherzugehen, dass Maßnahmen für einen guten Geburtsfortschritt auch fruchten. In solchen Fällen können vaginale Untersuchungen außerordentlich wichtig und hilfreich sein.
Es gibt auch Frauen, die gar nicht wissen wollen, wie weit ihr Muttermund denn nun geöffnet ist, die sich nicht verrückt machen lassen wollen. Andere sind ungeduldig und fragen ständig nach den Fortschritten. Auch darüber spricht die Hebamme mit dir.

Was sagt die Leitlinie im Hinblick auf die verschiedenen Phasen einer Geburt?

In der neuen Leitlinie wird endlich die Latenzphase – das ist die Phase zu Beginn einer Geburt – klarer definiert: bis der Muttermund 4 bis 6 cm geöffnet ist. Früher dauerte die Latenzphase nur bis zu einer Öffnung von 1 bis 2 cm an. Das bedeutet, die Phase, in der die Frau und die Dynamik der Geburt nur beobachtet werden und keine Untersuchungen oder Interventionen stattfinden sollen, dauert heute deutlich länger an als früher. Die Frau hat also genügend Zeit und Ruhe, um sich in die Geburt erst einmal »einzugrooven«, sich wirklich bereit zu fühlen, um in die aktive Phase der Geburt einzutreten.

Sissi: »Eine Frau gut in die Geburt hineinzubegleiten, ist so unendlich wichtig. Dafür braucht es Zeit und Geduld. Viele Frauen benötigen gerade zu Beginn der Geburt viele bestärkende Worte, ein Gefühl der Sicherheit und eine gute mentale Unterstützung.«

Kareen: »Die intuitive Gebärkompetenz, die jede Frau hat, kann sie am ehesten in einem geschützten Raum entfalten, in dem sie – gut begleitet – Zeit und Ruhe hat, verschiedene Körperhaltungen auszuprobieren, sich in das Atmen und Tönen hineinzufinden und sich zu trauen, die Schwelle zu überschreiten und Kontrolle abzugeben.«

Die Phasen der Geburt werden in der neuen Leitlinie nicht mehr so strikt eingeteilt und voneinander abgegrenzt. Das heißt konkret: weniger Handlungsdruck für das geburtshilfliche Personal, das sich nicht mehr an strenge Vorschriften für den Ablauf halten muss, sondern das sich auch an anderen Kriterien wie dem Verhalten der Frauen orientieren kann. Dadurch wird weniger interveniert und den Frauen mehr Raum gelassen für eine physiologische Geburt.
Außerdem ist in der neuen Leitlinie endlich nicht mehr von einem der Gruselwörter in der Geburtshilfe die Rede, der »Austreibungsphase«, sondern von der »Austrittsphase«. Kareen bevorzugt immer noch die Bezeichnung »Geburtsphase«, aber sie begrüßt diese Umbenennung sehr. Es ist eben nicht egal, wie wir Dinge benennen, es geht um die Assoziationen, die dabei bei uns entstehen.

Fazit

Wir haben nun schwarz auf weiß eine wunderschöne Leitlinie, in der so viel Wichtiges neu definiert wurde, und das ist großartig! Gleichzeitig fehlt zur Umsetzung all dessen bislang – wie an so vielen Orten des Gesundheitswesens – schlicht das Personal. Die Leidtragenden sind – neben den moralisch verletzten Healthworkern – mal wieder die Frauen.
Deshalb ist dieses Fazit gleichzeitig auch ein Aufruf an euch Frauen: Ihr müsst laut werden, für eure Rechte kämpfen und einfordern, was euch nach dem Sozialgesetzbuch zusteht: eine angemessene Hebammenbetreuung! Bombardiert die Krankenkassen, Kliniken und die Bundestagsabgeordneten eures Wahlkreises immer und immer wieder mit Briefen und Anfragen, nehmt sie in die Pflicht und bittet eure Männer, Tanten, Schwiegerväter usw. es ebenfalls zu tun. Balkonapplaus allein reicht nicht. Wir Hebammen machen das schon seit Jahrzehnten und weisen gebetsmühlenartig auf die Missstände hin. Aber wir sind wenige – nur gemeinsam können wir es schaffen.

Beleghebamme

Mehr als nur Geburtsbegleitung

Die fachkundige Begleitung während Schwangerschaft, Geburt und Wochenbett durch ein und dieselbe Hebamme klingt nach der absoluten Traumvariante – und genau das ist die Betreuung durch eine Beleghebamme. Aber was genau macht den Unterschied zu den anderen Hebammen? Wie arbeitet eine Beleghebamme? Und vor allem: Wie finde ich sie? Wir erklären dir, was eine Beleghebamme so besonders macht und verraten unsere Tipps, wie die Chancen steigen, eine zu finden.

Grundsätzlich gibt es zwei verschiedene Systeme, wie eine Beleghebamme arbeitet. Wenn du deine Hebamme von Anfang an kennenlernen und die komplette Schwangerschaft von ihr betreuen lassen möchtest, ist es wichtig, die Unterschiede zu kennen.

Beleghebamme im 1:1-System

Bei solchen Beleghebammen, wie Sissi eine ist (und wie Kareen es viele Jahre lang war), melden sich Frauen ganz zu Beginn ihrer Schwangerschaft an. Wenn dann viel später die Geburt beginnt, gehen die Hebammen gemeinsam mit den Frauen, die sich bei ihnen zur Beleggeburt angemeldet haben, in die Klinik, wo sie die dortigen Räumlichkeiten vertraglich nutzen dürfen. Das heißt, die Frauen haben die Zusicherung, dass sie 1:1 von dieser vertrauten Hebamme betreut werden.
Wir betreuen die Frauen immer so lange, bis die Geburt abgeschlossen ist. Oft allerdings mit einer 24-Stunden-Begrenzung im Behandlungsvertrag. Wenn also die Betreuung länger als 24 Stunden dauert,

ohne dass das Baby geboren wurde, geben wir die Geburt an das Klinikpersonal oder eine weitere Beleghebamme ab. Das ist im Rahmen einer sicheren Geburt auch im Sinne der Gebärenden, denn nach 24 Stunden brauchst du jemanden, der ausgeschlafen und auf Zack ist und dir neue Energie geben kann.
Eine solche Beleghebamme ist kein Teammitglied im täglichen Ablauf der Klinik, sie ist vertraglich aber an die Klinikstandards gebunden und arbeitet kollegial mit den Mediziner*innen vor Ort zusammen.

Gut zu wissen **Die Klinik ist fix!** Deine Beleghebamme kann nicht in dein Wunschkrankenhaus mitkommen. Du gehst mit ihr in die Klinik, mit der sie einen Vertrag hat.

Beleghebamme im Schichtsystem einer Klinik

Eine Beleghebamme, die in einem Beleg-Schichtsystem arbeitet, ist etwas anderes. Viele kleinere Kliniken, die angestellte Kolleginnen »wegrationalisiert« haben, arbeiten so, oft sind das eher kleinere Kliniken, die vielleicht auch keine Kinderstation haben. Diese Beleghebammen sind bei der Klinik nicht fest angestellt, sondern organisieren sich selbst, auch was die Versicherung und die Abrechnung angeht. Ihre Schichten dauern meist 12 Stunden, länger als die Schichten von Hebammen in anderen Häusern.
Für die Hebammen hat diese Arbeitsorganisation den Vorteil, dass sie ein regelmäßiges Leben nach Dienstplan führen und sich die Aufgaben mit den anderen Hebammen teilen können. Das ist ein selbstverwaltetes Arbeiten, was diesen Kolleginnen Gestaltungsspielraum gibt, z. B. bei der Urlaubsplanung. Andererseits heißt es aber auch, dass die Kliniken von ihren Fürsorge-Pflichten, die sie bei fest angestellten Hebammen als Arbeitsgeber hätten, entbunden sind. Viele Kliniken sind in den letzten Jahren zu diesem Modell übergegangen. Nur so können sie sich noch eine Geburtsstation leisten.
Für Frauen, die ihr Baby in einer Klinik mit Beleghebammen im Schichtsystem bekommen, besteht der Unterschied zu einer Klinik mit fest angestellten Hebammen einzig darin, dass letztere kürzere Schichten haben (meist 8 Stunden). Wichtig: Beleghebammen, die

im Schichtsystem arbeiten, garantieren keine 1:1-Betreuung. Und: Du kennst die Hebamme, die deine Geburt betreuen wird, vorher nicht.

In erster Linie betreut die Hebamme die Geburt selbstständig, wenn es keine Auffälligkeiten gibt. Fast immer gibt es eine ärztliche Hinzuziehungspflicht direkt zur Geburt. Die Hebamme informiert zwischendurch den diensthabenden Arzt über den Verlauf der Geburt und dieser wird sich einmal kurz bei dir vorstellen. Wenn die Geburt dann kurz bevorsteht, kommt er dazu. Bei einem normalen Verlauf ist er präsent dabei, hält sich aber meistens im Hintergrund – und ist da, wenn man ihn braucht.

Sissi: »Jeder Frau sollte eine 1:1-Betreuung unter der Geburt zustehen. Das sollte kein Luxus sein. Zahlen zeigen, dass Frauen, die das erfahren dürfen, bessere Geburtserfahrungen haben, weniger Schmerzmittel brauchen und seltener ein Kaiserschnitt notwendig ist.«

Der große Vorteil einer Beleghebamme mit Belegvertrag ist, dass du deine Hebamme bereits vor der Geburt in zahlreichen Gesprächen kennenlernen kannst. Eine vertraute Person, die man in einer so aufregenden Situation wie dem Beginn einer Geburt anrufen und um Hilfe bitten kann, gerade wenn man noch unsicher ist, ob es denn nun wirklich »losgeht« – das wünschen sich viele Frauen!
Leider gibt es nur sehr wenige Beleghebammen in Deutschland, die auf diese Weise arbeiten. Sie müssen nämlich – na klar – für die Frauen, die von ihnen betreut werden, rund um die Uhr erreichbar sein. Wann eine Geburt beginnt, kann niemand voraussagen. Und deshalb muss die Hebamme damit rechnen, aus allen erdenklichen Lebenssituationen herausgerissen zu werden, sobald sie der Anruf einer Schwangeren erreicht – Kino, Sex, Badewanne – unser Handy ist nie auf lautlos. Nicht viele Hebammen wollen und können diesen hohen »privaten Preis zahlen«. Und die, die es machen, machen es meist nicht 20 Jahre lang.

Gut zu wissen

Nur wenige Beleghebammen! Es besteht längst nicht mehr in allen Regionen in Deutschland für Frauen die Möglichkeit, eine 1:1-Betreuung durch eine Beleghebamme zu bekommen. Es gibt einfach zu wenige davon. Und auch in den größeren Städten müssen Schwangere sich sehr früh um eine solche bemühen.

Sissi: »Während du über einen Schwangerschaftstest pinkelst, weil deine Periode ausgeblieben ist und du dir bereits ziemlich sicher bist, dass du schwanger bist, solltest du neben deinem*r Partner*in auch sofort eine Hebamme kontaktieren. Selbst wenn du so zeitig dran bist, ist es momentan schwierig, überhaupt noch jemanden zu bekommen. Gerade zu Zeiten wie Weihnachten oder Sommerferien ist es fast unmöglich, weil zu diesen Zeiten natürlich auch die Hebammen mal Pause von der Rufbereitschaft machen, gerade, wenn sie selbst Kinder haben.«

Tipp

Nutze persönliche Kontakte! Am besten funktioniert die Vermittlung über persönliche Kontakte – schön, wenn man sie hat. Sissi nimmt gern Freundinnen von Frauen an, die sie bereits betreut hat. Fragt unbedingt bereits in der Frühschwangerschaft eure engste Freundin, wenn diese schon in den Genuss einer guten Betreuung gekommen ist. Sie ist sicher noch in Kontakt mit ihrer Hebamme und kann euch vielleicht verbinden.

Alltag einer Beleghebamme

Jede Hebamme muss sich gut überlegen, wie viele Frauen sie auf einmal zur Betreuung annehmen kann. Wenn es zu viele sind, kann es nämlich sein, dass sie nach einer durchwachten Nacht bei einer Geburt am nächsten Tag noch fünf Frauen im Wochenbett zu besuchen hat. Auch eine Hebammenkollegin kann nicht so einfach von jetzt auf gleich einspringen.

Uns ist selbstverständlich eine intensive Wochenbettbetreuung genauso wichtig wie die Geburtshilfe. Die Betreuung von Frauen in dieser wichtigen Zeit kurz nach der Geburt können wir nur gewährleisten, wenn es nicht zu viele Wochenbetten gleichzeitig sind. Und nicht zu viele Geburten, bei denen wir tagelang am Stück und ungeplant im Kreißsaal festhängen.

Außerdem lässt sich unter Dauerstress nicht gut arbeiten, ruhigere Phasen und ein paar durchgeschlafene Nächte zwischendurch, vielleicht sogar mal ein Wochenende am Stück, sind zur Erholung unbedingt notwendig und oft purer Luxus.

Also müssen wir die Anzahl der zu betreuenden Geburten gut einplanen. Meist sind es nicht mehr als zwei bis vier im Monat. Das hört sich nach wenig an, wird aber verständlich, wenn man bedenkt: Die Betreuung einer Frau dauert oft über ein Jahr: von der Schwangerschaft über die Geburt und das Wochenbett bis hin zur ersten Beikost, wenn das Baby ein halbes Jahr alt ist. Und so betreut eine Hebamme nicht nur zwei Frauen im Monat, sondern viele mehr, die sich in den unterschiedlichsten Phasen ihrer Schwangerschaft, ihres Wochenbetts oder in der Zeit danach befinden.

Kareen: »Es ist auch eine Frage des Arbeitsstils: Ich habe immer lieber weniger Frauen angenommen, die ich dann aber häufiger gesehen habe: regelmäßig alle vier Wochen in der Schwangerschaft – mindestens. Es gibt Kolleginnen, die »ihre« Frauen deutlich seltener sehen. Der Grund dafür liegt natürlich in der allgemein hohen Arbeitsbelastung der Beleghebammen. Bei bis zu zehn Geburten im Monat steht man natürlich nonstop im Kreißsaal und hat viel weniger Zeit für spontane Schwangerschaftsbeschwerden oder auch die Wochenbettbetreuung.«

Nach Wochenbettbetreuung fragen. Obwohl es generell nicht einfach ist, überhaupt eine Beleghebamme zu finden, solltest du dennoch beim Kennlerngespräch auch danach fragen, wie die Kollegin mit der Wochenbettbetreuung umgeht. Denn natürlich haben auch wir Hebammen Präferenzen aus den unterschiedlichsten Gründen: Einige Kolleginnen brennen für die Geburtsbegleitung, und machen das Wochenbett eher nebenbei. Wenn das durchklingt, könnte man versuchen, eine andere Lösung zu finden, z. B. dass das Wochenbett eine Kollegin übernimmt.

Finanzielle Hintergründe

Keine Hebamme kann von nur zwei Geburten im Monat leben – für eine komplette Beleggeburt (pauschale 11 Stunden Geburtsbetreuung: 8 Stunden Geburt, 3 Stunden nachgeburtliche Betreuung) bekommt eine Hebamme von der Krankenkasse nur 250 € netto und pauschal (plus evtl. geringe Zuschläge für Geburten in der Nacht oder am Wochenende). Für das Geld schraubt eine Werkstatt gerade mal 1,5 Stunden an unserem Auto.

Die Haftpflichtversicherung, die jede Hebamme für Beleg- und Hausgeburten abschließen muss, ist enorm teuer – rund 5.300 € pro Halbjahr – und wird nur unter bestimmten Auflagen von den Kassen bezuschusst – bei einigen Hebammen sogar gar nicht. Unter diesen Bedingungen kann man sich diese Arbeitsform natürlich nicht leisten.

Die einzig mögliche Querfinanzierung für Beleghebammen ist die Pauschale für die Rufbereitschaft, die die Schwangere selbst bezahlen muss. Das sind aktuell bei Sissi 950 € für die dauerhafte Rufbereitschaft in den drei Wochen vor dem errechneten Geburtstermin und in den zwei Wochen danach (bei dieser Pauschale gibt es natürlich regionale Schwankungen, sie liegt meist zwischen 500 und 2000 Euro). Das hört sich nach viel an, aber es ist die einzige Möglichkeit, damit eine Hebamme auf einen vernünftigen Stundenlohn kommt. Ein Dilemma, da der private Anteil für die Rufbereitschaft natürlich nicht von allen Familien geleistet werden kann.

Kareen: »Es ist wirklich ein gesellschaftliches und politisches Problem: In den Genuss einer 1:1-Betreuung zu kommen, sollte völlig unabhängig von finanziellen Verhältnissen sein. Aber das kann man nicht auf die einzelne Hebamme abwälzen. Es ist unser Beruf, und natürlich müssen wir von unserer Arbeit leben und unsere eigenen Familien ernähren können. Und wir müssen *gut* leben können und dürfen, eigentlich müssten wir das Doppelte für unsere Arbeit verdienen. Geld und soziale Berufe: Das war und ist noch immer ein Problem, auch deshalb ist unser Gesundheitswesen da, wo es jetzt ist.«

Auch ein anderer Missstand ist ganz offensichtlich: Eine Hebamme wird nicht wie in jedem anderen Beruf in der freien Wirtschaft mit wachsender Berufserfahrung stetig besser bezahlt. Es gibt eben keine Senior-Vice-Director-Hebamme.

Wir bekommen auch nach 25 freiberuflichen Jahren immer noch die gleiche Bezahlung wie an unserem ersten Arbeitstag nach dem Examen. Und das, obwohl es ein hoch qualifizierter Beruf mit einer maximalen Verantwortung ist.

Kareen: »Das Geld für die Rufbereitschaft ist eine der besten Investitionen deines Lebens, weil du so unfassbar viel dafür bekommst: Das Gefühl, dass du eine Expertin an deiner Seite hast, die dich kompetent durch deine Schwangerschaft, deine Geburt und dein Wochenbett begleitet. Dieses Rundum-sorglos-Paket ist so viel wert!«

Wie finde ich eine Beleghebamme?

- Ruf sofort nach dem positiven Test eine Beleghebamme an. Sei nicht auf dein Wunschkrankenhaus fixiert, sondern informiere dich, in welchem Krankenhaus in deiner Stadt Beleghebammen mit 1:1-Betreuung arbeiten. Es lohnt sich auch, in das Krankenhaus am anderen Ende der Stadt zu fahren, wenn du dort die optimale Betreuung bei deiner Geburt bekommst.
- Höre dich in deinem Freundeskreis um, ob es eine Frau gibt, die eine Beleghebamme hatte. Wenn ja, wende dich an diese Freundin und bitte sie, dich bei dieser Beleghebamme zu empfehlen. Das ist ein guter Weg, damit Frauen, die zueinanderpassen, auch zueinanderfinden.
- Auf den Homepages der Kliniken sind die Beleghebammen mit ihren Kontaktdaten angegeben. Wende dich mit einer netten Mail oder einer SMS an sie. Unser Tipp: Nicht dreimal hintereinander auf dem Handy anklingeln, eine Hebamme kann eben nicht während ihrer Arbeitszeit (am Bett der Frau, eventuell grad *in* der Frau) ans Telefon gehen. Wenn sie auf deine Nachricht nicht sofort antwortet, warte ein, zwei Tage ab und versuche es dann noch einmal.
- Es gibt auch im Netz unterschiedliche Möglichkeiten der Hebammensuche, auch über die Hebammen-Berufs- und Landesverbände oder auch lokale Facebookgruppen. Dort können sich Hebammen mit freien Kapazitäten mit ihren angebotenen Leistungen eintragen.
- Überlegt, falls ihr euch die Rufbereitschaft einfach momentan nicht leisten könnt, ob ihr sie euch nicht zur Geburt schenken lassen könnt – von den Großeltern zum Beispiel. Viele Krankenkassen bezuschussen die Rufbereitschaft auch, zumindest mit einem Betrag von 250 €.

Hausgeburt

Wann und warum sie eine großartige Option sein kann

Wenn das Wort »Hausgeburt« fällt, sind irritierte Reaktionen von Freunden und Familie keine Seltenheit. Oft werden dann Gruselgeschichten von Geburten erzählt, die in Aussagen münden wie: »Stell dir doch bloß vor, sie wären zu Hause gewesen! Was da alles hätte passieren können!«
Lass dich von solchen Aussagen nicht verunsichern. Hausgeburten bringen aus medizinischer Sicht weniger Risiken mit sich als Klinikgeburten. In diesem Kapitel werden wir dir erklären, wie eine gut geplante Hausgeburt abläuft und welche Voraussetzungen erfüllt sein müssen, um ein Baby zu Hause zu bekommen.

Ungefähr die Hälfte aller Hebammen entscheiden sich, wenn sie selbst Mutter werden, für eine Hausgeburt. Natürlich haben wir diese Option einfach auf dem Zettel, viel mehr als andere Menschen, die noch nie Berührungspunkte mit dem Thema Geburt hatten. Der »normale« Ort zum Kinderkriegen ist in unserer Gesellschaft nun mal das Krankenhaus. Insgesamt kommen in Deutschland nur ca. 2 % der Kinder außerklinisch zur Welt.

Beziehung zur Geburtshebamme ist wichtig!

Ein Baby zu kriegen ist ein ganz besonderes Ereignis im Leben einer Frau. Es macht einen großen Unterschied, ob du die Hebamme, die dich bei einem so intensiven körperlichen und seelischen Ereignis begleitet, vorher mehrere Monate lang kennengelernt hast oder ob du ihr am Tag der Geburt im Kreißsaal zum ersten Mal begegnest. Wenn du eine der Glücklichen bist, die eine Beleghebamme ergattern

konnten, kennst du deine Hebamme auch vor der Krankenhausgeburt (mehr darüber im Kapitel »Beleghebamme«).
Die Personen, die dich in diesen außergewöhnlichen Momenten der Geburt begleiten, wirst du nie wieder vergessen. Auch für uns Hebammen sind das oft hoch emotionale Momente. Besonders wenn wir Frauen ganzheitlich durch Schwangerschaft, Geburt und Wochenbett begleiten dürfen.
Die wunderbare Ina May Gaskin, Trägerin des Alternativen Nobelpreises und Wegweiserin für viele Hebammen in der außerklinischen Geburtshilfe, hat so schön gesagt: »Birth matters.« Das heißt, es ist nicht egal, unter welchen Umständen und unter welchen Bedingungen wir geboren werden – und gebären.
Dieser Punkt wird in der modernen Geburtshilfe oft als »Kuschelfaktor« angesehen, der neben den wichtigen klinischen Standards gern vernachlässigt wird. Das größte Problem ist dabei der Personalmangel, in den meisten Krankenhäusern gibt es einfach zu wenige Hebammen. Dadurch ist eine individuelle 1:1-Betreuung nicht möglich. Viele Frauen beschreiben, dass sie sich während der Geburt allein gelassen fühlten und wenig Zeit für ihre persönliche Situation war. Dabei ist das Gefühl, während der Geburt gut aufgehoben zu sein, oft ausschlaggebend für die gesamte Geburt – egal, wie sie am Ende ausgeht. Bei einer Hausgeburt bewegst du dich in dem geschützten Rahmen deiner eigenen vier Wände und du genießt dauerhaft eine 1:1-Betreuung durch deine Hebamme, die sich voll und ganz auf dich konzentrieren kann. Das sind optimale Bedingungen für eine sichere Geburt.

Eine Hausgeburt planen? Gar nicht so einfach.

Bereits mit positivem Schwangerschaftstest (in der sechsten Schwangerschaftswoche) solltest du dir eine Hausgeburtshebamme suchen, um überhaupt eine zu bekommen. Gerade in ländlichen Gebieten sind sie dünn gesät. Nur kannst du dir zu einem so frühen Zeitpunkt der Schwangerschaft meist noch gar nicht vorstellen, was das alles bedeutet und was da auf dich zukommt. Vielleicht bist du gerade mit anderen Dingen beschäftigt als zu realisieren, dass du wirklich schwanger bist, vielleicht bist du nach jahrelanger Kinderwunschbehandlung ganz überrumpelt oder du leidest unter extremer Übelkeit … Auf jeden Fall wird dein erster Gedanke nicht der Geburtsort deines Kindes sein, es sei denn, du bist vorher durch Freundinnen mit dem Thema Hausgeburt in Berührung gekommen.

Erst im Laufe der Schwangerschaft bekommst du ein Gefühl dafür, wie du dir deine Geburt überhaupt wünschst und in welchem Rahmen du sie mitgestalten könntest. Erst dann wird dir vielleicht klar, dass dir bestimmte Dinge wichtig sein könnten. Beim ersten Kind fühlt sich eine Klinik als Geburtsort eventuell sicherer an, aber auch eine erste Geburt kann natürlich sehr gut zu Hause stattfinden. Beim zweiten Kind kann es sein, dass du dir eine Hausgeburt schon eher zutraust. Dann weißt du bereits, dass dein Körper gebären kann. Oder die erste Erfahrung im Krankenhaus war ganz anders, als du dir gewünscht hattest.

Was du im Vorfeld abklären und vorbereiten solltest

Es gibt Ausschlusskriterien für eine Hausgeburt: Unter anderem lassen Mehrlingsschwangerschaften, Beckenendlagen, insulinpflichtiger Gestationsdiabetes, *Plazenta praevia,* Frühgeburten, wiederkehrende Kaisergeburten, schwerwiegende Allgemeinerkrankungen (hier bedarf es immer einer individuellen Absprache mit den Fachärzten) eine Hausgeburt nicht zu.

Ein weiterer Punkt, den du abklären solltest, ist die Arbeitsweise der Hebamme: Arbeitet sie in einem Hausgeburtsteam, das dir im Krankheitsfall eine Vertretung garantiert? Und kommt zur Geburt in der letzten Phase eine zweite Kollegin hinzu? Wir beide schätzen bei einer Hausgeburt die Zusammenarbeit mit einer zweiten Hebamme wegen des fachlichen Austauschs und der gegenseitigen Unterstützung und Entlastung sehr. Zu zweit kann man außerdem im Einzelfall besser entscheiden, ob eine Verlegung in die Klinik wirklich notwendig ist oder ob man noch abwarten kann.

Außerdem solltest du im Vorfeld die Kosten klären: Gesetzliche Krankenkassen übernehmen die Kosten für eine Hausgeburt (inklusive einer zweiten Hebamme in der Endphase), bei privaten Krankenkassen ist das nicht immer zu 100 % gesichert. Auch die Kosten für die Rufbereitschaft der Hebamme (ihre dauerhafte Verfügbarkeit rund um den Geburtstermin ab SSW 37+0 bis 42+0), die im Schnitt bei 500 bis 2000 Euro liegen, werden meist nur anteilig von den gesetzlichen und privaten Kassen übernommen.

Wenn du die für dich passende Hausgeburtshebamme gefunden hast, werdet ihr euch in regelmäßigen Abständen zur Schwangerenvorsorge oder Gesprächsterminen treffen. Ob die Termine bei dir zu Hause stattfinden oder in einer Hebammenpraxis – das handhabt jede Hebamme unterschiedlich. Sie wird dir bei all deinen Fragen, Sorgen und vielleicht auch Ängsten beratend zur Seite stehen. Du wirst schnell merken, wie sehr du ein vertrautes Verhältnis zu ihr aufbaust – sehr wichtig für deine bevorstehende Hausgeburt.

Rechtlich vorgeschrieben ist ein Hausgeburtsaufklärungsgespräch, das zwischen der 30. und 35. SSW stattfinden wird. Deine Hebamme wird euch in diesem Gespräch ganz genau über die Rahmenbedingungen eurer Hausgeburt aufklären. Wenn bis zur SSW 37+0 keine Auffälligkeiten auftreten, darf dein Baby – bis zur SSW 42+0 – zu Hause zur Welt kommen.

Bei diesem Aufklärungsgespräch werden im Vorfeld auch alle Risiken angesprochen und es wird festgelegt, in welche Klinik ihr verlegt würdet, falls es notwendig sein sollte. Wir empfehlen euch immer eine Krankenhausanmeldung im Vorfeld zu machen, damit ihr im Fall des Falles nicht gefühlt tausend Zettel ausfüllen müsst und mit dem neuen Ort bereits vertraut seid.

Wenn in der Hausgeburtshilfe eine Verlegung notwendig wird, findet das meist ganz in Ruhe statt. Die Hauptverlegungsgründe sind ein vorzeitiger Blasensprung (ohne Wehen) und ein Geburtsstillstand in der Eröffnungsphase. Es gibt auch Frauen, die sich während einer Hausgeburt doch nicht mehr wohl und sicher fühlen. Diese können in jedem Fall jederzeit in die Klinik wechseln. Vieles kann man sich vorher gar nicht vorstellen, und wenn es dann doch heftiger wird als gedacht, zieht man eben in die Klinik um. Dann einfach Plan B und kein Aufgeben oder Scheitern.

Nur in ca. 1 % der Fälle – also extrem selten – kommt es zu Notfallverlegungen, dann werden eure Hebamme und der Rettungsdienst entscheiden, in welche Klinik verlegt wird.

Achtung!

Gruselgeschichten. Überleg dir gut, wem du von deiner Entscheidung für eine Hausgeburt erzählst. Oft wirst du dann nämlich mit Erfahrungsberichten und Warnungen von der folgenden Art konfrontiert: »Pass bloß auf! Zum Glück war ich im Krankenhaus! Sonst hätten das Kind und ich das nicht überlebt!« Solche Aussagen sind einfach nicht wahr!

Auch bei der Frage, wie ihr eure Wohnung auf die Hausgeburt vorbereitet (»Müssen wir jetzt alles mit Malerplane auslegen?«), wird euch eure Hausgeburtshebamme beruhigen. Eine Geburt zu Hause macht viel weniger Dreck, als man meint, und die meisten Dinge, die ihr brauchen werdet, habt ihr bereits zu Hause. Wir stellen dir hier ganz bewusst keine Liste zur Verfügung, weil in dieser Hinsicht jede Hebamme ihre eigenen Vorstellungen und Wünsche hat. Generell empfehlen wir dir einen hochwertigen Matratzenschutz. Und denkt unbedingt über die Option eines Gebärpools nach. Auch wenn euch im ersten Moment nicht nach einer Wassergeburt ist, ist es sehr empfehlenswert, sich die Möglichkeit, während der Geburt doch ins Wasser zu wechseln, offenzuhalten.

Warum eine Hausgeburt sicher ist

Eine Hausgeburt ist nicht gefährlich, wenn sie gut vorbereitet und geplant ist. Bereits während der Schwangerschaft findet eine Risikoselektion nach den beschriebenen Ausschlusskriterien statt. Wenn sich also bereits während der Schwangerschaft abzeichnet, dass eine medizinische Intervention nötig sein wird, ist eine Hausgeburt von vornherein ausgeschlossen. Zu einer Hausgeburt zugelassen werden nur Frauen, die gesund sind, deren Baby gesund ist und die ohne medikamentöse Hilfe gut und glatt in die Geburt hineinkommen.

Mythos **»Die Klinik ist sicherer!«** Die meisten Menschen denken zunächst vielleicht, dass eine Klinikgeburt sicherer sei als eine Hausgeburt. Zahlen widerlegen diese Aussage jedoch. Wir sind in Deutschland nur eben nicht sehr vertraut mit dem Thema Hausgeburt, ganz anders als unser Nachbarland, die Niederlande. Dort werden deutlich mehr Kinder im häuslichen Umfeld geboren (25 %).

Zahlen

Hier findest du Statistiken zur außerklinischen Geburtshilfe: www.quag.de/quag/geburtenzahlen.htm

Bei einer Hausgeburt wird – anders als in der Klinik – nicht in den natürlichen Geburtsprozess eingegriffen: Es erfolgt keine Einleitung der Geburt, keine Gabe von Schmerzmitteln, es gibt keine Möglichkeit für eine PDA. All diese Dinge können für Komplikationen sorgen, und da ist es wichtig, im Krankenhaus zu sein und ggf. sofort kompetent reagieren zu können.
Ein großer Vorteil einer Hausgeburt ist auch, dass du dich zu Hause in deinem natürlichen Keimmilieu bewegst. In der Klinik läufst du – trotz aller Hygienemaßnahmen – Gefahr, in Kontakt mit resistenten Keimen zu kommen.

Kareen: »Das, was eine Geburt sicher macht, ist nicht, dass da ein OP nebendran ist und ein Anästhesist im Schrank. Sicherheit entsteht nicht durch all die medizinischen Gerätschaften. Das, was eine Geburt sicher macht, ist die gute personelle Betreuung durch eine fachkundige Hebamme rund um die Uhr.«

Aber der wichtigste Punkt ist die sichere und kompetente Betreuung durch deine Hebamme, die die ganze Zeit an deiner Seite sein wird, um den Geburtsvorgang zu beurteilen und dich in allen Phasen deiner Geburt zu begleiten. Und die medizinischen Möglichkeiten einer Klinik stehen dir ja trotzdem ganz schnell zur Verfügung, falls ein Verlegen doch nötig sein sollte. Deine Hebamme verfügt über die nötige Erfahrung und richtige Intuition, um darüber zu entscheiden.

Fazit

Wenn alle Dinge im Vorfeld bei dir abgeklärt sind und du eine Hausgeburt haben könntest: Denk wirklich intensiver darüber nach! Dein Zuhause ist ein sicherer Ort, um dort dein Baby zu bekommen. Vertrau auf dein Bauchgefühl – ganz bewusst und gut informiert wirst du die richtige Entscheidung treffen.
Und du befindest dich in bester Gesellschaft: Gisele Bündchen, Hilary Duff und Nina Bott stehen stellvertretend für viele prominente Frauen, die ihre Kinder zu Hause bekommen haben.

Tolle Fotos

- Kraftvolle Geburtsbilder zeigt die Doula und Geburtsfotografin Eva Rose auf Instagram: @evarosebirth
- Und dieser Bildband porträtiert Frauen, die zu Hause geboren haben: Martina Eirich / Caroline Oblasser, *Luxus Privatgeburt. Das große Buch zur Hausgeburt!* Elwin Staude Verlag 2009.

Geburtsarbeit

Vom inneren Mindset im Umgang mit Schmerz

Wehen bedeuten größte körperliche Arbeit – das ahnen wir alle. Jeder Körper reagiert anders unter der Geburt, jede Frau erlebt die Geburtsarbeit in einer anderen Intensität. Es gibt die unterschiedlichsten Strategien, um sie zu bewältigen. Die breite Palette reicht von dem Wissen um deine innere Kraft und eine gute mentale Betreuung über schmerzlindernde Zäpfchen und berauschende Opiate bis hin zu einer PDA. Und Achtung – kleiner Spoiler vorweg: Das beste Schmerzmittel ist tatsächlich eine gute Hebammenbetreuung!

Respekt vor Schmerzen ist eines der zentralen Themen, wenn man an Geburt denkt: Wie intensiv werde ich die Wehen und alles drum herum erleben? Wie komme ich damit klar? Schaffe ich das alles?

Die meisten von uns verbinden Geburt untrennbar oder sogar in erster Linie mit Schmerz, man hört das von allen Seiten und liest es überall. Dadurch entsteht fast eine gewisse Erwartungshaltung, die das Gehirn tatsächlich auf eine bestimmte Weise programmiert. Eine wesentliche Strategie ist deshalb, diesen althergebrachten Glaubenssatz zu verändern und quasi »umzuprogrammieren«.

Kareen: »In meinen Geburtsvorbereitungskursen ist es für mich zentral, dass die Frauen zuerst einmal für sich definieren und in sich hineinhören: ›Was ist denn Schmerz überhaupt? Was ist er für mich? Was daran ist schlimm, wovor genau fürchte ich mich? Inwieweit ist Geburt für mich innerlich mit Schmerz verbunden oder auch nicht?‹«

Für die meisten Menschen schwingt beim Wort »Schmerz« eine negative Bedeutung mit. Es ist etwas, vor dem wir uns fürchten oder zumindest etwas, das die meisten Menschen nicht gerne empfinden. Wenn man »Schmerz« jedoch schlicht und wertfrei zunächst als eine Überforderung von Intensität definiert, kann man ihn vielleicht aus einer anderen Perspektive betrachten. Dann merkt man, dass es ausschlaggebend ist, in welcher Situation man sich befindet, wenn man Schmerz erlebt. Bezogen auf die Geburt bedeutet das: Eine Frau, die sich aufgehoben fühlt, gut von einer Hebamme betreut wird und sich ihrer Kraft und des schöpferischen Aktes einer Geburt bewusst ist, erlebt den Schmerz nicht als so verstörend wie eine Frau, die nicht gut durch ihre Geburt begleitet wird.

Sissi: »Bei einer schlecht betreuten Frau entsteht der Schmerz durch die Ängste, die sie unter der Geburt entwickelt, die Unsicherheit, nicht zu wissen, was da mit ihr passiert. Sie fühlt sich allein gelassen.«

Innere Strategien im Umgang mit Schmerz

Worte haben Wirkung. Viele Frauen und auch einige Strömungen des Hypnobirthing vermeiden deshalb das Wort »Schmerz«, wenn es um Geburt geht. Auch »Wehe« (weil es in seinem mittelhochdeutschen Ursprung »wēwē« Schmerz oder auch Leid bedeutet), wird von einigen Geburts-Professionals vermieden und stattdessen »Welle« vorgeschlagen. Kareen benutzt in ihren Kursen gern auch den Begriff »Intensität« statt »Schmerz«.

Jede Frau hat unterschiedliche Strategien, um gut durch die Geburt zu kommen: Für Sissi hat Geburt viel mit Fokus und Konzentration zu tun. Sie konzentriert sich auf die Welle, die da auf sie zukommt und nimmt sie an als etwas, das sie weiterbringt, das ihr beim Vorankommen unter der Geburt hilft. Sie fokussiert sich auf ihre Atmung und vermeidet es so, in den Schmerz zu gehen.

Für Kareen hingegen ist Geburt komplette Hingabe, Abtauchen und Auflösung: Wehen annehmen, sich durch sie hindurchfließen lassen, getreu dem Leitsatz »Dann mach halt mit mir, was du willst«.

Jede Frau empfindet anders, jede ergreift intuitiv eine der ihr zur Verfügung stehenden Strategien.

> Kareen: »Versuche zu Beginn der Wehen, wenn du dich selbst beobachtest und feststellst: ›Aha, so fühlt sich das also an‹, in das Vertrauen hineinzukommen, in das Gefühl: ›Ja, so soll, so darf das sein‹. Lass das nicht gestört werden durch technische Dinge wie Apps, die versuchen, dein Empfinden in irgendwelche Raster zu pressen. Durch sie wird dein Kopf, dein Neocortex, angeknipst. Und du hast es schwer, in die Geburtstrance zu kommen, in der dir alle Apps egal sind, du ganz bei dir bist und du intuitiv das Richtige tust.«

Die Kunst der betreuenden Hebamme ist es, auf jede Frau in ihrer Individualität einzugehen: Manche Frauen brauchen nicht viel: Sie sind ganz bei sich, wollen allein gelassen, nicht berührt werden. Da reicht ein empathisches Da-Sein ohne viele Worte aus. Anderen hilft es, immer wieder in ihren Fokus zurückgebracht zu werden oder auch sehr aktiv durch die Geburt »hindurchgecoacht« zu werden. Sie brauchen klare Ansagen. Unsere Aufgabe als Hebamme ist es hier, dir zu helfen, dabeizubleiben und dich darin zu bestärken, dass das, was du tust, gut und richtig ist und alles seinen Weg geht.

Wenn es »losgeht«: Eine gute Begleitung hinein in die Geburt

Toll ist es, wenn dir schon in der vorgeburtlichen Latenzphase, in der die Wehen sich entwickeln und der Muttermund sich öffnet, eine Hebamme zur Seite stehen und dir Sicherheit geben kann: »Ich bin da. Du kannst dich fallen lassen.« In der Latenzphase passiert zwar noch nicht sehr viel Messbares am Muttermund, aber im Hormonhaushalt geschieht ganz Entscheidendes: Da werden – fein aufeinander abgestimmt – unterschiedliche Hormonkaskaden ausgeschüttet: einerseits Wehenhormone, andererseits aber auch Hormone, die für die emotionale Stabilität gebraucht werden, damit die Frau gut gerüstet in die Geburt geht, ihr inneres Einverständnis dazu geben kann.

In der Latenzphase »übt« die Frau, sich auf diese neuen, intensiven Gefühle – auch den Schmerz – einzulassen.
Die meisten Frauen erleben den Beginn der Geburt zu Hause meist allein, im besten Fall natürlich gemeinsam mit ihrem gut vorbereiteten Partner.

Kareen: »Es geht in der Latenzphase darum, sich einlassen zu können. Sich mit der großen körperlichen Herausforderung, die auf einen wartet, einverstanden zu erklären. Das ist eines der Geheimnisse rund um Geburt: zu verstehen, dass Intensität dazugehört und dass sie gut und wichtig ist. Der Schmerz ist hier kein alarmierendes Warnsignal wie sonst im Leben, sondern notwendig, gesund und richtig.«

Die Wichtigkeit dieser Phase war einige Zeit lang etwas in Vergessenheit geraten und wurde in den Kliniken entweder proaktiv (»Wenn es schon losgeht, dann aber richtig: Hier kommt der Wehentropf.«) oder wenig wertschätzend (»Das sind noch keine richtigen Wehen, am Muttermund passiert nix.«) runtergebügelt. Frauen wurden also entweder zum Treppensteigen oder nach Hause geschickt.
Dabei ist eine Begleitung in dieser Phase enorm wichtig: Unbegleitet allein (zu Hause oder in der Klinik) kann man all das eben oft nicht richtig einordnen, man ist verunsichert oder bekommt Angst. Frauen wurde das Gefühl vermittelt, sie müssten erst »liefern« – ein paar Zentimeter am Muttermund müssten es schon sein oder die Wehen müssten »richtig schmerzhaft« sein –, erst dann hätte sie ein Recht auf Betreuung.
Oft verlangt die Latenzphase einer Frau schon viel Energie ab. Deshalb sind Ruhepausen oder auch ein kleines Nickerchen zwischendurch wichtig, damit die Gebärende, wenn die Geburt in die aktive Phase geht, nicht bereits völlig erschöpft ist. Es gibt eben auch sehr lange Latenzphasen, die noch wenig zur Öffnung des Muttermunds beitragen und die dennoch gut begleitet sein wollen. Eine gute Geburtsvorbereitung beschreibt diese Phase auch genau so, damit du ein paar wichtige Kennzeichen und Hilfen für diese Phase eigeninitiativ bei dir zu Hause nutzen kannst.

Sissi: »Die ersten fünf Zentimeter der Öffnung des Muttermunds sind die schwersten. Es kann manchmal drei Tage dauern, bis sie erreicht sind. Das ist ganz normal, verzweifle nicht, wenn es bei dir auch so lange dauern sollte.«

Wenn du noch mit deiner Hebamme am Telefon munter plaudern kannst, ohne zwischendurch den Hörer deinem*r Partner*in zu überlassen, dann geht es eher noch nicht akut mit der Geburt los.

Schmerzmittel unter der Geburt

Mach dir vorher möglichst keinen genauen Plan, welche Schmerzmittel du unbedingt haben möchtest und welche auf gar keinen Fall. Wenn du vorher beispielsweise sicher bist, dass du auf alle Fälle eine PDA haben möchtest, kann es sein, dass du wunderbar ohne zurechtkommst. Und andersherum genauso: Auch wenn du es dir vorher überhaupt nicht vorstellen kannst, kann eine PDA manchmal ein wahres Geschenk unter der Geburt sein. Eine offene Haltung beugt dem Gefühl vor, versagt zu haben, wenn es ganz anders kommt, als vorher gedacht.

Wichtig **Betreuungsproblem.** Momentan ist die Personalsituation im Kreißsaal so, dass das Setzen einer PDA manchmal die Hebammenbetreuung ersetzt. Nur so ist es möglich, dass eine Hebamme vier Frauen gleichzeitig im Kreißsaal betreut. Und das sollte so nicht sein! Sicher ist eine PDA manchmal ein Segen, aber bei einer 1:1-Betreuung durch eine Hebamme ist sie eben auch viel seltener notwendig. Die Gabe eines Schmerzmittels sollte nicht davon abhängen, ob du das Glück einer guten Betreuung hast oder nicht!

Es gibt Geburten, die sehr lang und anstrengend sind, und die ohne medizinische Schmerzmittel nicht zu schaffen sind. In solchen Fällen ist es Gold wert, dass sie uns heute zur Verfügung stehen.
Je nach Situation, je nach Zeitpunkt in der Geburt – und bei Erstgebärenden anders als bei Mehrgebärenden –, nutzt man unterschiedliche Mittel zur Schmerzlinderung. Jede Frau hat ihre eigene Geschichte

hinter der Geburt und braucht dementsprechend auch ihr eigenes Mittel. Gemeinsam mit der Hebamme sucht ihr dann nach dem richtigen Weg für diesen Moment.

Nicht medizinische Maßnahme

- (Kreuzbein-)Massage durch den*die Partner*in: Damit könnt ihr schon vor der Geburt beginnen und herumprobieren. So weißt du, was dir guttut – und dein Partner auch. Fast alle Frauen mögen es gern, angefasst, gehalten, massiert zu werden. Und wenn es nur eine warme, kraftvolle Hand ist, die sie spüren. Wenn ihr das vorher übt, seid ihr im besten Fall später im Kreißsaal ein eingespieltes Team. Dein*e Partner*in darf diese Formen körperlicher Zuwendung gern von sich aus anbieten oder einfach »machen«. Du sollst nicht eigens darum bitten müssen, viele Frauen tun das unter der Geburt nicht. Auch Wärme (durch ein Kirschkernkissen oder eine Wärmflasche) kann sehr wohltuend sein und hilft, die Wehen zu verarbeiten.
- Warmes Wasser kann enorm guttun. Du kannst dich entspannen und fühlst dich schwerelos. Sissi nennt das Wasser ihre »natürliche PDA«, weil es wie eine solche wirken kann. Allerdings gibt es in den Kliniken meist jeweils nur einen Kreißsaal mit Badewanne. Und wenn dieser belegt ist, hast du diese Option leider nicht. Für zu Hause gibt es spezielle Gebärpools, die einem stabilen Planschbecken ähneln.
- Veränderung der Körperhaltung (Hocken, Abstützen, Knien etc.): In dieser Hinsicht viel auszuprobieren hilft, in ein intuitives Gebärverhalten zu kommen. Das ist oft dermaßen effektiv, dass von medizinischen Schmerzmitteln wie einer PDA keine Rede mehr ist.
- Dazu brauchst du eine Hebamme an deiner Seite, die dir Dinge wie einen Ball, den Vierfüßler auf der Matte, ein von der Decke herabhängendes Tuch etc. konkret vorschlägt. Allein hast du vielleicht nicht den Mut dazu oder kommst nicht im richtigen Moment auf die Idee.
- Atmen/Hypnobirthing: Du kannst eine spezielle Atemtechnik und die Technik einer einfachen und sicheren Selbsthypnose erlernen,

die dir hilft, die Geburt deines Babys ohne Angst und in Frieden zu erleben. Es gibt Punkte, an denen man trotz allem damit nicht weiterkommt und doch klassische Schmerzmittel zum Einsatz kommen, was nichts mit »Versagen« zu tun hat. Das heißt dann nicht, dass du die Methode nicht richtig angewandt oder genügend »geübt« hättest.

All diese nicht medizinischen Dinge sind so unglaublich wertvoll für den Umgang mit Schmerz und können – unter guten Bedingungen – viele pharmakologischen Möglichkeiten ersetzen, um Geburtsschmerzen zu lindern.

Fazit

Eine 1:1-Betreuung für jede Frau bei der Geburt ist das beste Schmerzmittel. Auch für uns Hebammen wäre das das Paradies.

Wenn du richtig Stoff brauchst …

Medikamentöse Hilfen zur Erleichterung des Geburtsschmerzes

Manchmal reicht eine positive innere Haltung, warmes Wasser und gelöster Atem einfach nicht aus. Vielleicht hat die Geburt herausfordernd begonnen, etwa mit einer Geburtseinleitung oder einer langen Latenzphase, sodass du bereits angestrengt oder erschöpft in die aktive Phase der Geburt gegangen bist. Dann brauchst du möglicherweise mehr – und freust dich über moderne Schmerzmedikation, die dir im Krankenhaus zur Verfügung steht.

Wenn es um das Thema Schmerzmittel geht, braucht es immer ein gutes Zusammenspiel aller Beteiligten: Was wann gegeben werden kann, hängt stets vom jeweiligen Geburtsverlauf und vom Zeitpunkt der Geburt ab. Es ist eine sehr individuelle Entscheidung.

Medikamente, um Geburtsschmerzen zu lindern

- Naturheilkundliche Maßnahmen gibt es in vielen Kreißsälen. Die Anwendung von Akupunktur oder Akupressur, aber auch von homöopathischen oder anthroposophischen Mitteln oder Bachblüten ist noch immer recht weitverbreitet. Viele Frauen nehmen diese Mittel gern in Anspruch – für andere passt das überhaupt nicht. Es ist auch von den individuellen Herangehensweisen der Hebammen abhängig, welche dieser Maßnahmen im Angebot sind – und welche du für dich als hilfreich empfindest.
- Spasmolytische Zäpfchen (Buscopan®, oder die Kombi Buscopan-Plus® mit Paracetamol): Dieses krampflösende Medikament wird entweder rektal oder intravenös gegeben, es wirkt gut vor allem in der Latenzphase. Vielen Frauen hilft es, sich zu Beginn der Ge-

burt zu entspannen und »weich zu werden«. Dadurch öffnet sich auch der Muttermund meistens leichter. Du kannst damit in die Badewanne gehen, wenn du das möchtest. Obwohl diese Medikamente nicht verschreibungspflichtig sind und in so mancher Hausapotheke herumliegen: Nimm sie nicht allein, ohne die Absprache mit einer Hebamme.

- Aus der Gruppe der verschreibungspflichtigen Opiate ist in den meisten Kliniken das Medikament Meptid® das Mittel der Wahl. Opiate wirken auf das Schmerzzentrum im Gehirn und haben eine dämpfende Wirkung. Es wird als Spritze in den Muskel gegeben oder intravenös als Kurzinfusion. Grundsätzlich werden heute nur solche Opiate gewählt, die für dein Baby keine Nebenwirkungen haben und nicht dämpfend auf zentrale Reflexe wie den Atemreflex wirken.
- Auch die Phase der Geburt ist wichtig für die Wahl des richtigen Schmerzmittels: Ein Opioid wird etwa niemals dann gegeben, wenn die Geburt kurz bevorsteht, sondern spätestens drei oder mehr Stunden vorher, damit das Medikament vom Organismus der Frau abgebaut werden kann und nicht das Baby nach der Abnabelung allein mit dem Abbau des Opiats klarkommen muss.
- Lachgas: Gab es in Deutschland standardmäßig bis in die 70er- und 80er-Jahre hinein und erfährt seit ein paar Jahren eine Renaissance. Auch in Großbritannien und Skandinavien wird es viel verwendet. Es funktioniert folgendermaßen: Zu Beginn jeder Wehe atmest du Lachgas durch eine Maske ein. Dadurch, dass du diese ganz nach Belieben auf- und absetzen kannst, dosierst du das Lachgas selbst, was vielen Frauen ein gewisses Gefühl von »Kontrolle« zurückgibt. Ein weiterer Vorteil ist, dass du Bewegungsfreiheit hast und nicht verkabelt bist.
- Lachgas lindert die Schmerzspitze einer Wehe. Es kann zu jedem Zeitpunkt der Geburt eingesetzt werden, auch für das »letzte Schieben«, kurz bevor das Kind kommt, ist es – anders als ein Opiat – hilfreich. Wir haben gute Erfahrungen mit Lachgas gemacht, weil die Frauen sich dadurch bewusst auf das Atmen konzentrieren können.

- Lachgas wirkt schnell im Körper und ist rasch wieder abgebaut. Es kann also sehr flexibel eingesetzt werden, auch zu einem anderen Schmerzmittel kann man rasch wechseln, was bei einer einmal gesetzten PDA nicht so ohne Weiteres möglich ist.

Lachgas hilft. Gerade, wenn es auf das Ende der Geburt zugeht, ist Lachgas oft eine gute Option, weil die Gebärende dadurch nicht betäubt und die Dynamik der Geburt komplett ausgebremst wird (wie oft bei einer PDA). Lachgas ist ein gutes Angebot, wenn eine Frau an einem Punkt gar nicht weitermachen kann. Es hilft ihr, die Übergangsphase, die sehr kräftezehrend sein kann und die viele verzweifeln lässt, gut zu meistern. Die Schmerzen werden rasch gelindert, sie kann wieder zu sich kommen und dann kraftvoll und aktiv in die letzte Phase der Geburt einsteigen.

PDA (Periduralanästhesie)

Man mag vermutlich auf den ersten Blick – ganz rational –nicht direkt verstehen, warum eine Narkoseform, die die Nervenzellen betäubt, nicht bei allen Geburten zum Einsatz kommt – wäre dies doch die einfachste und eleganteste Lösung ganz ohne Schmerzen. Gleichzeitig bedeutet eine PDA immer eine wesentliche Einmischung in das Geburtsgeschehen, denn eine PDA hebelt Gefühle und Reflexe mit aus.

Wann eine PDA ein Segen ist und wann überhaupt nicht

- Wenn eine Geburt gut läuft (kraftvolle, effektive Wehen, die den Muttermund öffnen und das Kind weiter ins Becken schieben), kann die betäubende Wirkung einer PDA kontraproduktiv wirken, weil sie die Dynamik einer Geburt erst mal ausbremst. In diesen Fällen ist es besser, zu anderen schmerzlindernden Mitteln zu greifen, damit die Geburt nicht durch medikamentöse Maßnahmen verzögert wird (und ggf. noch andere Maßnahmen und Interventionen nach sich zieht).

- Anders ist es, wenn eine Geburt stagniert, etwa wenn die Wehen bereits Stunden andauern, sich der Muttermund dennoch nicht öffnet, die Gebärende immer mehr von Angst und Schmerzen überrollt wird und es keinen Schritt vorwärts geht. Dann ist eine PDA ein wundervolles Mittel, um die Reißleine zu ziehen und alles noch mal auf null zu setzen. Die Gebärende kann sich entspannen und sogar kurz im Schlaf erholen, um dann mit frischen Kräften erneut in die aktive Geburtsarbeit zu starten.
- Eine zu einem guten Moment eingesetzte PDA ist also nicht nur schmerzlindernd, sondern kann auch ein therapeutisches Mittel sein, um eine vaginale Geburt, die in weiter Ferne schien, doch noch zu ermöglichen und einen Kaiserschnitt zu umschiffen.
- Auch bei Einstellungsanomalien, wenn das Baby also nicht richtig ins Becken rutscht, werden der Geburtshilfe mit einer PDA schöne Möglichkeiten eröffnet: Die Hebamme kann das Köpfchen z.B. noch einmal zurückschieben oder neu einstellen, ohne dass es für dich sehr unangenehm wäre.
- Eine PDA hilft besonders in festgefahrenen Geburtssituationen, wenn es schwerfällt, loszulassen, in die Entspannung zu kommen und wieder motiviert an die Geburtsarbeit zu gehen.

Zum Ende der Geburt hin wird die PDA etwas »ausgeschlichen«, damit du wieder besser spürst: »Ich bekomme ein Kind!« und dein Baby aus dir herauslassen kannst.
Gerade dann, wenn die PDA zu gut »sitzt«, ist alles betäubt, deine Reflexe funktionieren nicht, und du weißt nicht, wo du hinschieben sollst.

Kareen: »Mit 'ner PDA ist so, wie wenn du versuchst, mit den Ohren zu wackeln, es aber nicht schaffst, weil du gar nicht ansteuern kannst, was du da bewegen willst.«

Sissi »Es ist immer ein sehr genaues Abwägen in der Einzelsituation notwendig. Und man kann nicht sagen, dass eine PDA für jede Frau ein Segen ist.«

Fazit

Versuche für alles offen zu bleiben und versteife dich nicht schon im Vorfeld auf eine Sache. Viele Frauen, die sicher waren, eine PDA zu wollen und zu brauchen, haben ihre Geburt ganz wunderbar ohne erlebt. Für andere wiederum war die PDA Gold wert, obwohl sie sie vorher vehement abgelehnt haben. Es kann immer anders kommen, als man denkt. Aber es ist gut, dass es so viele Hilfsangebote gibt. Und alle Wege sind gut, es gibt keinen idealen Weg zur Traumgeburt.

Rund um den ET

Come, Baby, come!

Der errechnete Entbindungstermin (ET), auf den alle Schwangeren neun Monate lang hinfiebern, trifft nur in den seltensten Fällen auf den Tag genau zu. Auch wir Geburtshelfer*innen sind an diesem Punkt schlecht mit Prognosen und keine Hellseher*innen. Kinder haben ihr eigenes Tempo und jedes Baby scheint sich seinen Geburtstag selbst auszusuchen.

Natürlich werden wir regelmäßig gefragt: Was kann man tun, damit die Babys pünktlich zum Termin oder vielleicht sogar etwas früher kommen? Was gibt es an »natürlichen Tipps und Tricks«? Wie kann man das Ganze im günstigen Sinne beeinflussen?

Wichtig **Einen Gang zurückschalten!** Wenn du kurz vor deinem ET stehst, beginnt eine Phase des Innehaltens. Fahre das Tempo des Alltags zurück, erledige letzte wichtige Aufgaben und gib die anderen ab, tritt kürzer, soweit das möglich ist. Es ist jetzt an der Zeit, deine Höhle zu bauen (Mehr dazu findest du auch im Kapitel »Nestbau«.). Es scheint so, als würde alles zur Ruhe kommen und die Welt einen Moment stillstehen – und aus dieser Ruhe kommen dann Wehen, wenn es an der Zeit ist. Nicht umsonst beginnen viele Geburten zu nachtschlafender Zeit!

Das In-Gang-Kommen einer Geburt ist sehr komplex und vielschichtig, eine wahre Kaskade an unterschiedlichen mütterlichen und kindlichen Hormonen wird in Gang gesetzt und greift ineinander – das beginnt schon ab der 36. Woche heimlich, still und leise im Verbor-

genen. Dieser Vorgang ist fein abgestimmt und daher auch empfindlich für Einmischung. Deshalb lautet die kurze Antwort auf die Frage »Was kann man tun?«: »Eigentlich nichts außer Warten – und man sollte auch nichts weiter tun.«
Denn auch wenn sich diverse Maßnahmen »natürlich« anhören – es sind dennoch Interventionen. Von allen Eingriffen in den natürlichen Verlauf lassen wir also die Finger!
Wenn du gesund bist und keine besondere Indikation vorliegt, empfehlen wir dir auch *nicht,* ab der 37./38. Woche ein bestimmtes Programm an Maßnahmen abzuspulen. In gesunde Prozesse einzugreifen ist in der Medizin selten eine gute Idee. So, als würde man eine Schaukel im falschen Moment anschubsen – unrund und unharmonisch.

Achtung! **Vorsicht bei ärztlichen Prognosen!** Lass dich nicht in Alarmbereitschaft versetzen (und dein Umfeld gleich mit), wenn dein*e Gynäkolog*in vorhersagt, dass »das Kind ganz sicher früher kommt«. Niemand kann das wissen. Und wir kennen genügend Frauen, bei denen das nicht der Fall war.

Der Geburtszeitraum

Der ET ist nicht viel mehr als ein ungefährer Anhaltspunkt innerhalb eines Zeitfensters, eine mathematische Annäherung. Die Notwendigkeit, für bestimmte formale Dinge (wie etwa für die Bestimmung deines Mutterschutzes) einen einzigen Tag anzugeben, führt zu diesem weitverbreiteten Missverständnis. Auch in der medizinischen Literatur spricht man zunehmend von dem »Entbindungszeitraum«. Dies sind die Wochen 37+0 bis 42+0. Wenn du also gerade »über dem ET« bist, ist das noch keine Übertragung, sondern höchstens eine rechnerische Terminüberschreitung. Diese sagt, dass vermutlich die Rechnung falsch ist – und nicht dein Baby.
Von einer »echten Übertragung« sprechen wir Fachleute erst ab der Woche 42+0.

Gut zu wissen **Reine Statistik.** Der ET beschreibt mathematisch die sogenannte 50er-Perzentile: Das bedeutet, dass nur 50 % aller Kinder am ET bereits geboren sind, die anderen 50 % kommen später.

Der ET wird in der Frühschwangerschaft beim ersten oder zweiten Besuch bei deiner Gynäkologin oder deiner Hebamme bestimmt. Maßgeblich ist hierfür zunächst der Zeitpunkt deiner letzten Regelblutung, der aber nur bei einem halbwegs regelmäßigen Zyklus einigermaßen verwertbar ist. Etwas später, beim ersten Ultraschall um die 7. SSW herum, wird dann die Scheitel-Steißbein-Länge deines Babys gemessen und anhand des Wachstums in den ersten Wochen das Alter deines Babys bestimmt. Nur bei einer Diskrepanz der beiden Termine wird der ursprüngliche ET korrigiert. Danach bleibt er für die gesamte Schwangerschaft unangetastet – es gibt eben in der 19. SSW größere oder kleinere Babys.

Kareen: »Letztlich ist dieses ganze Herumgerechne nur der hilflose mathematische Versuch, irgendetwas hinzuformulieren, während die Natur darüber lacht und sagt: ›Na, mal gucken, wann der Apfel vom Baum fällt!‹«

Es gibt große individuelle Schwankungen: Deshalb ist es durchaus interessant, sich die Familiengeschichte anzuschauen. Wenn Oma, Mutter, Tanten und Schwestern alle über dem Termin waren, ist es sehr gut möglich, dass auch du ein wenig länger schwanger sein wirst. So etwas gilt allerdings nicht, wenn es nur vereinzelt auftrat. Es geht um familiäre Häufungen. Auch dann, wenn du bereits geboren hast, reicht *ein* Baby noch nicht für eine Statistik.

Der ET ist erreicht – und jetzt?

Ab jetzt wird im Rahmen der Vorsorge engmaschiger kontrolliert, alle zwei bis vier Tage wird ein Ultraschall und ein CTG gemacht. Dabei wird im Wesentlichen auf zwei Parameter geachtet: die Fruchtwassermenge und die Herztöne deines Kindes.
Ab 41+0 wird meistens eine Geburtseinleitung thematisiert und über

Optionen gesprochen. Ob dein*e Gynäkolog*in dich jetzt weiter betreut oder dich dafür in die Klinik schickt, ist unterschiedlich. Unsere Beobachtung ist jedoch, dass diese »Übertragungsvorsorge« in den letzten Jahren mehr und mehr an die Kliniken übergeben wurde, was wahrscheinlich eher haftungsrechtliche Gründe hat.
In diesem Zeitraum hast du dann ein ärztliches Aufklärungsgespräch, bei dem dir das Für und Wider einer Geburtseinleitung erläutert und mit euch gemeinsam entschieden wird, welchen Weg man in den nächsten Tagen gehen möchte.
Laut der neuen Leitlinie von 2020 wird ab 41+3 eine Einleitung empfohlen, ab 42+0 *dringend* empfohlen. Falls du eine außerklinische Geburt (Hausgeburt oder Geburtshaus) geplant hast, ist diese dann ab diesem Zeitpunkt (ET+14) nicht mehr möglich. Deine Hebamme ist dann verpflichtet, an die Klinik abzugeben.

Geduld ist das große Mantra rund um den Geburtstermin. Wenn es nach dir ginge, sollte es natürlich lieber heute als morgen »losgehen«. Wenn aber tatsächlich eine Einleitung näher rückt oder aus anderen Gründen die Zeit nicht auf deiner Seite ist (etwa bei einem Schwangerschaftsdiabetes oder wenn du bereits einen Kaiserschnitt hattest), – wenn also etwas getan werden sollte, können wir dir ein paar Dinge empfehlen.

Möglichkeiten zur Vorbereitung oder Vermeidung einer Geburtseinleitung

Bitte verstehe die folgende Liste nicht als Handlungsaufforderung in dem Sinne: »Das alles musst du machen, damit du eine baldige und leichtere Geburt hast.«
Gern kannst du im Sinne der Selbstfürsorge einzelne Dinge davon auswählen, die dir guttun. Die meisten davon – das sei vorweggesagt – bieten ein relativ geringes Evidenzlevel, das bedeutet: Sie sind nicht besonders gut »hart wissenschaftlich« untersucht. Teilweise liegen sie jedoch im traditionellen Erfahrungsschatz von Hebammen, deshalb wollen wir sie dir nicht vorenthalten.
Vieles bleibt hier im Ungewissen und man wird im Nachhinein nicht

sagen können, was davon zu einem leichteren Geburtsverlauf beigetragen hat. Und: All diese alternativen Dinge brauchen ihre Zeit und funktionieren nicht von heute auf morgen.

Den Muttermund weich machen und gut auf die Geburt vorbereiten kannst du mit …

- … einer Louwen-Diät bzw. -Ernährung. Dabei verzichtest du spätestens ab der 36. SSW auf kurzkettige Kohlehydrate, wie sie hauptsächlich in Weißmehl und Industriezucker (Lebensmittel mit einem hohen glykämischen Index) enthalten sind. Dadurch wird der Insulinspiegel ausgeglichenen, es gibt weniger Spitzen nach oben oder unten. Dies beeinflusst den Kortisol- und den Prostaglandinstoffwechsel, sodass die Ausbildung der für den Geburtsstart wichtigen Prostaglandinrezeptoren unterstützt wird. Erfunden hat diese spezielle Ernährungsform der Leiter der Geburtshilfe und Pränatalmedizin an der Uniklinik in Frankfurt/Main, Prof. Dr. med. Frank Louwen, der zum endokrinologischen Zusammenspiel des Geburtsbeginns forscht. Früher, als es noch keine geburtseinleitenden Maßnahmen gab, waren Fastentage ein geburtshilflicher Kniff – denn auch sie senken den Blutzucker- und Insulinspiegel.
- … geburtsvorbereitender Akupunktur. Die sogenannte geburtserleichternde Akupunktur ist seit etwa 2000 in Deutschland recht weitverbreitet. Nach der »Mannheimer Studie« gibt es signifikante Unterschiede bei akupunktierten und nicht akupunktierten Frauen hinsichtlich der Geburtsdauer (etwa 2 bis 3 Stunden kürzere Geburten bei Erstgebärenden) und des subjektiven Geburtserlebens. Dazu werden ab der 36. SSW einmal in der Woche bestimmte Punkte an den Unterschenkeln für jeweils 20 Minuten genadelt.
- … Nachtkerzenölkapseln: 3 Stück davon täglich einnehmen, zusätzlich abends 1 bis 2 Stück vaginal einführen und möglichst nah am Muttermund platzieren. Die genaue Wirkungsweise und Dosierung kannst du auch noch einmal in Kareens Buch *Guter Hoffnung* nachlesen.

- … Yoni-Steaming: Warme Dampfbäder mit Heublumen können zusätzlich zur Dammmassage auch zur Entspannung und Auflockerung des Damm-Gewebes beitragen, ersetzen diese aber nicht.
- … dem Trinken von Himbeerblättertee. Das ist seit Hildegard von Bingen überliefert und ein häufiges Ritual zur Geburtsvorbereitung. Solltest du irritiert sein: Gelegentlich geistert in den Social-Media-Netzwerken die Anekdote herum, Himbeerblätter würden Geburtsverletzungen begünstigen oder verschlimmern, weil sie das Gewebe »zu weich« machten. Dazu gibt es weder Literatur, noch bestätigt unsere Erfahrung das. Du kannst Himbeerblätter bedenkenlos trinken.
- … dem Essen von Datteln. Du kannst in den letzten Wochen der Schwangerschaft täglich 6 Datteln essen, wenn du sie magst. Auch hierzu gibt es wenig Evidenz. In einer Studie mit ca. 90 Frauen zeigte sich, dass die Mehrheit der dattelessenden Frauengruppe mit einem signifikant weicheren Muttermund in der Klinik ankam, häufiger eine noch intakte Fruchtblase hatte und weniger Oxytocin-Unterstützung während der Geburt brauchte. Offensichtlich widerspricht das Essen von Datteln der o.g. Louwen-Ernährung, denn Datteln sind süß und haben einen relativ hohen glykämischen Index, aber so ist das Leben eben: Vielleicht enthalten Datteln irgendetwas, das diesen geburtserleichternden Effekt hat. Aber richtig erforscht und verstanden ist das nicht – und bleibt einfach ein interessantes Phänomen.
- … regelmäßigen hohen Einläufen: Bis in die 90er-Jahre hinein wurde bei allen Frauen, die zum Geburtstermin in den Kreißsaal kamen, ein hoher Einlauf gemacht. Heute ist so eine routinehafte und von vielen als übergriffig empfundene Maßnahme abgeschafft, aber bei manchen Frauen kann es ein sehr probates Mittel sein, um die Geburt anzustupsen. Vor und nach dem Einlauf werden die Herztöne des Babys abgehört. Danach ist Ruhezeit angesagt.
- Für einen hohen Einlauf brauchst du Unterstützung, vielleicht bietet deine Hebamme das an. Einläufe gehören zu den eher intimen Maßnahmen, sie brauchen Zeit und ein vertrauensvolles Verhält-

nis zur ausführenden Person. Sie sind eines von Sissis Lieblingsmitteln, um eine Geburt ohne Medikamente voranzubringen.

Hebammen-Hack

Der Unterschied: Klistier oder Einlauf? Wenn wir hier von »Einlauf« sprechen, meinen wir den ganz klassischen, hohen Einlauf. Er zeichnet sich durch eine gewisse Wassermenge (ca. 1 l lauwarmes Wasser) und ein ca. 30 bis 40 cm langes Darmrohr aus – ja, richtig gehört. Wichtig ist nämlich, dass auch obere Darmabschnitte überhaupt erreicht und stimuliert werden. Durch diese Stimulation und Lösung deiner Bauchorgane kann das Baby besser nach unten rutschen und auf den Muttermund drücken. Manchmal wird auch durch die Peristaltik Wehentätigkeit angeregt. Dein Körper versteht dann diesen ganzen Prozess als »Entleerungssignal«.
Ein Klistier, das verschiedentlich ebenfalls als »(kleiner) Einlauf« bezeichnet wird, ist etwas anderes. Ein Klistier hat nur ein wenige Zentimeter kurzes »Darmröhrchen«, das wie ein Zäpfchen in den Po geschoben wird. Die viel kleinere Flüssigkeitsmenge (Wasser, oft auch gemischt mit Glycerin) wirkt zwar abführend, erreicht aber die höheren Darmabschnitte und damit die gewünschten Effekte nicht.

Die Eipol-Lösung

Die folgende Methode kann eine echte Alternative zur medikamentösen Geburtseinleitung darstellen, wenn du einen halbwegs geburtsbereiten Muttermundsbefund hast – der Muttermund sollte weich sein und so weit geöffnet, dass er einen Finger hindurchlässt. Wir sind beide große Fans dieser Methode und haben gute Erfahrungen damit gemacht. Eine Eipol-Lösung beginnt mit einer vaginalen Untersuchung, zum Beispiel im Rahmen der Vorsorge. Am Muttermund angekommen, gleitet die Hebamme vorsichtig mit ihrem Finger in den Cervix-Kanal hinein. Den inneren Muttermund wird sie einmal innen mit dem Finger umrunden. Dabei wird die Fruchtblase vom unteren Segment der Gebärmutter abgelöst. Es ist also auch eine mechanische Reizung, die aber die Fruchtblase intakt lässt.

Natürlich erklärt deine Hebamme vorher genau, was sie tut, holt dein Einverständnis ein und sagt dann während der vorsichtigen Untersuchung Schritt für Schritt, was passiert. Sie bleibt ständig im Dialog mit dir und kann also sofort unterbrechen, wenn etwas zu unangenehm werden sollte.

Nicht erschrecken: Weil der Muttermund sehr empfindlich ist, kann danach eine leichte Blutung auftreten. Danach kannst du wieder nach Hause gehen, man wartet einfach ab, was passiert. Manche Geburten beginnen daraufhin innerhalb der nächsten 24 Stunden.

Eine Eipol-Lösung kann auch eine gute Idee sein bei dem Wunsch nach einer vaginalen Geburt nach einem Kaiserschnitt (der Fachbegriff dafür lautet VBAC, *vaginal birth after caesarean),* bei der man wegen der Gefahr einer Gebärmutter-Ruptur mit medikamentös erzeugten Wehen vorsichtig sein muss.

Hebammentrick **Nachtkerzenöl.** So eine Eipol-Lösung kann man gut mit ein paar Tropfen Nachtkerzenöl auf dem Finger durchführen, dazu evtl. auch ein Minitropfen Nelkenöl. Da hat jede Hebamme so ihre Geheimtricks. Frage deine danach.

Geburtseinleitung im Krankenhaus

Wenn die Wehen auf sich warten lassen

Setzen die Wehen trotz aller Geduld und trotz aller Hebammentricks nicht selbstständig ein, muss die Geburt in der Klinik irgendwann eingeleitet werden. Wir erklären dir, welche Gründe es für eine Einleitung geben kann, ab welchem Zeitpunkt sie gemacht wird und wie ihr Ablauf ist, wenn Medikamente eingesetzt werden.

Eine Einleitung bedeutet nicht, dass auf Knopfdruck die Geburt ausgelöst werden kann und dass du innerhalb weniger Stunden dein Kind in den Armen halten wirst. Gerade, wenn du das erste Mal gebärst, wird das eine gewisse Zeit dauern. Der Geburtsbeginn zeichnet sich durch komplexe Vorgänge aus, die optimal zusammenspielen müssen.

Gründe für eine Einleitung

- Der häufigste Grund ist die Terminüberschreitung (ET plus 10, 12, 14 … Tage).
- Am zweithäufigsten macht ein vorzeitiger Blasensprung bei ca. 8 bis 10 % aller Geburten eine Einleitung nötig. Die Leitlinie schlägt vor, dass spätestens 24 Stunden danach die Geburt eingeleitet werden sollte, wenn sich bis dahin keine Wehen entwickelt haben (s. Kapitel »Eine neue Leitlinie«). Dadurch, dass die sterile Verpackung namens Fruchtblase geöffnet ist, ist auch die Keimbarriere weg und es besteht nach einiger Zeit die Möglichkeit einer Infektion deines Babys. Also sollte die Geburt nach nicht allzu langer Zeit in Gang kommen. Je nach Indikation und Situation, Tages- oder Nachtzeit, wird hier und da auch bereits nach 12 oder 18 Stunden eingeleitet.
- Ein weiterer Grund, der bei immerhin ca. 7 % aller Schwangeren

auftritt, ist der Gestationsdiabetes mellitus (GDM, Schwangerschaftsdiabetes). Dabei muss zwischen dem diätetischen und dem insulinpflichtigen Diabetes unterschieden werden.

- Bei einem gut eingestellten diätetischen Gestationsdiabetes mit guten Werten muss die Geburt allein deshalb nicht zwingend eingeleitet werden.
- Bei einem insulinpflichtigen Gestationsdiabetes oder bei Frauen, die ohnehin einen Typ-I-Diabetes haben, ist laut Leitlinie die Einleitung ab 40+0 empfohlen. In einem ausführlichen ärztlichen Aufklärungsgespräch in der Klinik werden meist alle individuellen Besonderheiten mit euch besprochen und dann gemeinsam entschieden. Wenn du dich zu einer Einleitung gedrängt fühlst, solltest du unbedingt eine zweite Meinung (deiner Hebamme, deiner Gynäkologin) einholen. Wenn dir mindestens zwei Fachpersonen zu einer Einleitung raten, ist das ziemlich sicher eine gute Idee.
- Präeklampsie (auch Gestose, veraltet: Schwangerschaftsvergiftung): Damit sind Störungen im komplexen mütterlichen Stoffwechsel gemeint, die Akutsituationen schaffen können: Erhöhung des Blutdrucks, HELLP-Syndrom etc. Das ist einigermaßen selten, erfordert aber oft ein schnelles Handeln, durchaus schon vor dem ET (Geburtseinleitung oder Kaiserschnitt).
- (Deutlich) zu wenig Fruchtwasser ist oft ein frühes Symptom für eine Plazentainsuffizienz: Das heißt, das Baby wird in der Gebärmutter nicht mehr so gut versorgt, es würde ihm ab einem gewissen Kipp-Punkt draußen besser gehen als drinnen. Gleichzeitig ist die abnehmende Menge des Fruchtwassers ein natürliches Anzeichen dafür, dass die Geburt bald bevorsteht. Wenn beim Ultraschall also festgestellt wird, dass die Fruchtwasserdepots zwar weniger, aber noch ausreichend gefüllt sind, dann ist das noch *keine* Indikation für eine Einleitung! Das ist klar so in der Leitlinie formuliert. Aber keine Sorge: Die Entscheidung für oder gegen eine Einleitung wird nie aufgrund einer einzelnen Ultraschalluntersuchung gefällt. Dazu braucht es mindestens eine weitere, und zusätzlich werden andere Aspekte untersucht und beachtet.

Geburtseinleitung auf Wunsch

Dafür braucht es einen guten Grund, weil es in der Medizin immer darum geht, die Folgekomplikationen eines Eingriffs abzuwägen. Kein guter Grund für eine Geburtseinleitung ist »kein Bock mehr«. Sehr wohl gute Gründe jenseits von harten medizinischen Fakten können sein: psychische Gründe wie etwa Angststörungen oder Gründe, die sich aus der individuellen Vorgeschichte ergeben (z. B. Zustände nach Trauma), aber auch die Abwesenheit des*der Partners*in am ET können Situationen sein, die einbezogen werden.
Eine Wunscheinleitung sollte nicht vor der 39. SSW erfolgen. Und natürlich wird zuvor ein ausführliches Gespräch über die Gründe der Schwangeren geführt, um für manchen Leidensdruck auch andere Lösungsideen als eine möglicherweise folgenreiche Intervention »Geburtseinleitung« zu finden.

Wichtig

Das Baby gibt das Go! Auch wenn diese Vorstellung weitverbreitet ist: Ein Baby, das in der 37. SSW bereits ausreichend schwer ist, ist damit noch nicht automatisch »fertig« und kann einfach »geholt werden« (per Einleitung oder per Sectio): Ein Baby ist erst dann bereit dazu, auf die Welt zu kommen, wenn es per hormonellem Dialog mit dem mütterlichen Körper das Go zum Geburtsbeginn gibt. Das hat seine Gründe, die Biologie hat sich etwas dabei gedacht. Man merkt Babys, die noch Zeit gebraucht hätten, die Unreife an: bei der Organreife (siehe Lungenreife im Kapitel »Wenn dein Baby zu früh auf die Welt will«), aber auch etwa bei der Häufigkeit der Baby-Gelbsucht, bei der Temperaturregulation, beim Stillen etc. Es gibt eben viele Ebenen, auf denen ein Baby »fertig« sein sollte, bevor es geboren werden will.

Wie läuft eine Einleitung ab?

Je nach Reifegrad deines Muttermundbefundes wird geschaut, welche medizinischen Maßnahmen passen können, damit dein Körper effektive Wehen produzieren und mit der Geburt beginnen kann. Manchmal sind das auch mehrere Dinge in schlauer Kombination.

Sissi: »Entscheidend ist der Befund deines Muttermunds und deines Gebärmutterhalses. Ich vergleiche das gern mit einer Avocado. Wenn du eine sehr unreife Frucht hast, kannst du aus ihr keine gute Guacamole machen. Genauso kann dein Muttermund nicht von jetzt auf gleich weich werden und aufgehen, wenn er noch nicht reif dafür ist.«

Wenn du zur Einleitung in der Klinik eintriffst, wirst du zuerst noch einmal genau untersucht: Ultraschall, CTG, vaginale Untersuchung. Für die Geburtsreife gibt es Skalen, die messbare Größen wie Gebärmutterhalslänge und Muttermundweite bewerten, aber auch etwas feinfühligere Befunde wie »mittelweich« und »Köpfchen drückt gut auf dem Muttermund«. Das kann die untersuchende Person besonders gut einschätzen, wenn sie deinen Muttermund im Verlauf kennt, dich also bereits mehrmals über eine gewisse Zeit hinweg untersucht hat.

Wenn du noch einen sehr unreifen Befund hast – der Gebärmutterhals noch fest ist, noch nicht verkürzt ist und der Muttermund noch sehr weit hinten liegt –, wirst du sicher nicht sofort ein Wehenmittel (z. B. einen Wehentropf, der Oxytocin enthält) bekommen, weil das Problem nicht die nicht vorhandenen Wehen sind, sondern die Reifungsprozesse zuvor. Um also die Avocado langsam weicher zu klopfen, gibt es unterschiedliche Möglichkeiten.

Kareen: »Es geht nicht darum, deinen Körper mit Wehenhormonen vollzupumpen, sondern deinem Körper soll signalisiert werden: ›Doch, doch, du darfst das Baby jetzt schon hergeben.‹ Das muss dein Körper zunächst einmal verstehen. Erst dann schüttet er körpereigene Wehenhormone aus und fängt an, Wehen zu machen.«

Nicht-medikamentöse und hormonfreie Methoden der Geburtseinleitung

Mechanische Methoden können mithilfe von Druck und Dehnung Prostaglandinrezeptoren am Muttermund stimulieren. Die Eipol-Lösung, eine der mechanischen Optionen, haben wir dir im Kapitel »Rund um den ET: Come, Baby, come!« vorgestellt. Dafür braucht man keine Klinik, sie lässt sich auch bei deiner Frauenärztin oder durch deine Hebamme auf dem heimischen Sofa durchführen. In der Klinik gibt es im Wesentlichen zwei Methoden, die angewandt werden können. Im Vergleich zu den medikamentösen Maßnahmen führen sie immer noch ein Nischendasein, sind aber einen Versuch wert. Sollten sie dir nicht aktiv vorgeschlagen werden, frage ruhig danach.

- Der Ballonkatheter. Hierbei wird ein dünnes Schläuchlein durch den Muttermund gefädelt. Oben an dessen Spitze befindet sich ein kleiner Ballon, der mit einer Kochsalzlösung aufgespritzt wird. Zwischen Babyköpfchen und Muttermund befindet sich dann also ein walnussgroßer Ballon, der auf den Muttermund drückt und somit Wehen auslösen soll. Der Rest des Schlauches baumelt aus der Scheide heraus. Das ist vielleicht ein bisschen lästig, der Vorteil ist allerdings, dass du ganz flexibel und mobil bleibst.
  Du kannst damit herumlaufen und gemütlich auf Wehen warten. Man kann damit schlafen, und einige Kliniken erlauben durchaus, damit auch wieder nach Hause zu gehen und zu den CTG-Kontrollen wiederzukommen.
- dilapan-S® Stäbchen. Diese Stäbchen sehen aus wie ein etwas längerer Tampon und bestehen aus einem Material auf Zellulosebasis. Sie werden vorsichtig in den Gebärmutterhals eingeführt, was einen Moment lang etwas unangenehm sein kann. Dort nehmen sie nach und nach Flüssigkeit aus der Cervix auf, quellen auf und dehnen so den Muttermund. Auch dieses Verfahren gibt den Frauen Bewegungsfreiheit. Sie können nach dem Einführen sogar wieder nach Hause gehen. Du kannst dir das als ein sehr allmähliches, sanftes Dehnen vorstellen. Der Druck, der dabei auch auf

dem Muttermund ausgeübt wird, wirkt wie der Druck des Babyköpfchens, der dem Körper am Termin signalisiert: »Hey, mach doch mal Wehen!«

Durch diese Methoden entwickeln sich entweder selbstständig gute, effektive Wehen, die die Geburt in Gang bringen, oder – wenn das nicht der Fall ist – können sie einen guten vorreifenden Effekt haben – auch für eine evtl. folgende medikamentöse Geburtseinleitung.

Selten eine gute Idee!

Fruchtblasen-Eröffnung. Früher – bis in die 90er-Jahren hinein – wurde standardmäßig bei allen Frauen die Fruchtblase eröffnet, wenn sie in den Kreißsaal kamen, egal wie weit der Muttermund geöffnet war. Leichtfertig wurde mit dieser hoch invasiven Methode umgegangen, die heute in der Leitlinie nicht mehr für eine Geburtseinleitung empfohlen wird – zu groß ist das Risiko für Infektionen und Folgeinterventionen.
Manchmal gibt es Situationen während der voranschreitenden Geburt, die es nötig machen, die Fruchtblase zu öffnen. Dann kann es sich in Einzelfällen günstig und beschleunigend auf den Geburtsverlauf auswirken. Für eine Geburtseinleitung kommt es aber nur selten in Betracht, für Mehrgebärende mit einem fortgeschrittenen Befund ohne Wehen kann es eine Option sein.

Medikamente zur Geburtseinleitung

Die mechanischen Methoden erfordern vorgereifte Befunde. Liegen diese nicht vor, kommen prostaglandinhaltige Medikamente zum Einsatz.
Prostaglandin: Dieses Hormon wird auf natürliche Weise zum Ende der Schwangerschaft vom Körper hergestellt, es gibt in der ersten Geburtsphase den Ton an. Da es zum Reifen und In-Gang-Kommen der Geburt gebraucht wird, ist es bis etwa zur Mitte der Eröffnungsperiode das dominierende Hormon. Erst viel später kommt dann das Oxytocin, das Hormon der Ektase, Liebe und der Bindung ins Spiel. Aber es ist nicht nur das Hormon Prostaglandin, das wir zum An-

stupsen einer Geburt benötigen – es braucht auch die Rezeptoren dafür, also die Stellen im Körper, an die das Hormon andocken kann. Diese Prostaglandinrezeptoren werden ebenfalls erst am Ende der Schwangerschaft gebaut, etwa ab der 36. SSW. Wie du diese Prozesse gut unterstützen kannst, beschreiben wir im Kapitel »Rund um den ET: Come, Baby, come!«.
Lokale Prostaglandine als Gel, als Vaginal-Insert (Propess®) oder Vaginaltablette. Wenn du einen noch unreifen Befund hast, wird meist ein intrazervikales Gel gegeben, um direkt »vor Ort« zu wirken. Wenn der Befund schon etwas reifer ist, nutzt man meist Vaginaltabletten. Sie werden über die Schleimhaut aufgenommen. Ein Nachteil der lokalen Prostaglandine ist, dass du nach einer solchen Gabe erst einmal einige Zeit liegen musst, damit Gel oder Tablette gut einwirken können und nicht gleich wieder aus der Vagina herausfließen. Gerade bei Erstgebärenden sind meist mehrere Gaben nötig, bis eine Wirkung einsetzt, dazwischen werden CTGs geschrieben etc. – ein Prozedere also, das sich etwas hinzieht, manchmal über Tage. Das Propess®-Vaginalinsert gibt fein dosiert Prostaglandin ab und kann 24 Stunden liegen bleiben.
Prostaglandine wirken von Frau zu Frau sehr unterschiedlich, manche Frauen spüren gar nichts. Dennoch muss man sich mit der Dosierung sehr langsam an die optimale Wirkmenge herantasten, um keine Überstimulationen (»Wehensturm«) zu riskieren. Einleitungswehen werden von den Frauen oft als unangenehm empfunden. Das hängt damit zusammen, dass das Prostaglandin als Botenstoff auch als Schmerzmediator wirkt. Bei einer natürlich in Gang kommenden Geburt schickt der Körper zusammen mit den Prostaglandinen allerdings auch körpereigene Schmerzmittel (Oxytocin, Endorphine etc.) in die Blutbahn – die fehlen hier. Und so kann es sein, dass du bei einer eingeleiteten Geburt schmerzhafte Wehen bekommst, die aber noch nicht besonders effektiv sind.

Kareen: »Man kann nicht pauschal sagen, dass eine eingeleitete Geburt immer schmerzhafter sein muss als eine auf natürliche Weise in Gang gekommene. Aber es stimmt schon: Bei einer Einleitung bekommst du erst einmal nur die Prostaglandine, und nicht gleichzeitig das körpereigene ›Kokain-Kästchen‹. Das führt auch dazu, dass Frauen mit medikamentös induzierten Wehen statistisch gesehen früher und häufiger schmerzlindernde Maßnahmen brauchen.«

Orale Prostaglandine – Cytotec® und Angusta®: Erst seit ca. Ende der 1990er wird Prostaglandin auch in oraler Form als Tablette verabreicht – das bis 2021 dazu verwendete Medikament hieß Cytotec®. Orale Prostaglandine haben den Vorteil, dass sie deutlich weniger invasiv sind. Frauen müssen nicht (so häufig) vaginal untersucht werden, sie können mobiler bleiben, sie müssen nach der Einnahme nicht liegen.

Cytotec® stand zuletzt in der Kritik, weil es zur Geburtseinleitung im Off-Label-Verfahren benutzt wurde, also nicht für diesen Zweck offiziell zugelassen war. In der fachfremden Presse wurde es dadurch wenig differenziert als »böses Medikament« verunglimpft und in der Folge an Ostern 2021 mit einem Importstopp belegt. Seither ist es nicht mehr im Handel.

Der Sachverhalt ist natürlich komplexer: Cytotec® an sich ist nicht »böse«, weil es wesentlich auf die Art und Weise ankommt, wie es eingesetzt wird. Da geht es zum einen um die Indikationsstellung, zum anderen um die Dosierung. In der Vergangenheit wurde Cytotec® wenig kontrolliert dosiert, es gab keinen gut durch eine Leitlinie gestützten »Goldstandard« dafür. In etlichen Kliniken wurde Cytotec recht hemdsärmelig und bisweilen viel zu hoch dosiert. Erst Anfang des Jahres 2021 wurde von der Leitlinien-Kommission als Höchstdosis 50 µg Prostaglandin (das entspricht einer Vierteltablette Cytotec®) empfohlen, das Importverbot kam dennoch.

Mittlerweile ist nun ein neues orales Prostaglandin mit dem Namen Angusta® auf dem Markt. Dieses enthält 25 µg Prostaglandin und ist seit dem 1. September 2021 auch in Deutschland zugelassen. Allerdings hat es den Nachteil, dass es im Vergleich zu Cytotec® sehr teuer ist. In einigen Kliniken werden die Restbestände an Cytotec® weiterhin aufgebraucht. Meist wird dabei eine Gabe von 50 µg (eine Vierteltablette oder entsprechende, von der Klinikapotheke hergestellte Darreichungsformen auf der Basis von Cytotec®) verwendet. Nach und nach zieht nun Angusta® überall ein und etabliert sich in unterschiedlichen Schemata und Kombinationen mit anderen Medikamenten (z. B. mit Prostaglandin-Gel, wenn Angusta® allein – wegen der zurückhaltenden Dosierung – nicht ausreichend wirkt).

Wehentropf (Oxytocin) bei reifen Befunden

Wenn die Prostaglandine bereits ihre Wirkung getan haben und der Befund schon gut vorgereift ist, dabei aber noch keine ausreichenden Wehen zu verzeichnen sind, kann ein Oxytocin-Tropf eingesetzt werden. Bei Erstgebärenden gibt es diese Situation eher selten. Auch für diese Einleitung wirst du stationär in den Kreißsaal aufgenommen und es wird ein venöser Zugang gelegt. Ein Vorteil ist, dass man diesen Tropf (anders als die Prostaglandine, die einmal »drin« sind) ein- und ausschalten kann. Es gibt beispielsweise Frauen, die nur ganz wenig davon brauchen – nur einen kleinen Anstupser –, um die Geburt in Gang zu bringen. Vor allem bei Mehrgebärenden, deren Muttermund schon ein Stückchen geöffnet ist, kann das eine gute Idee sein, um die körpereigene Wehentätigkeit anzukurbeln.

Hier findest du die Leitlinie von 2020 zur Geburtseinleitung

www.awmf.org/leitlinien/detail/ll/015-088.html

Geburten-Grusel

Manches klingt schlimmer, als es ist

Nabelschnur um den Hals, Saugglocke, Geburtsgeschwulst, ein ganz blau angelaufenes Baby … – Gruselgeschichten über die Geburt gibt es so einige, und man lässt sich schnell von ihnen beunruhigen. Wir bringen Licht ins Dunkel und erklären dir, welche Geburtsstories viel schlimmer klingen, als sie eigentlich sind.

Jede*r hat bestimmt schon mal über mehrere Ecken von Geburten mit schlimmen Vorkommnissen gehört, die sich dann bei genauerer Betrachtung als gar nicht so dramatisch herausstellten. Wir wollen diesen negativen Geschichten entgegenwirken und dir erzählen, wie positiv eine Geburt in den meisten Fällen ist. Natürlich ist sie anstrengend, und du wirst viel Energie dafür brauchen, aber sie kann auch ein wahnsinnig kraftvolles Erlebnis sein. Wirklich lebensbedrohliche Dinge sind sehr, sehr selten. Und wenn du medizinische Unterstützung brauchst, wird dir geholfen

Sissi: »Schütze dich in der Schwangerschaft unbedingt vor Menschen, die übergriffig sind und dir Dinge erzählen, die dir Angst machen. Sage ganz deutlich: ›Wenn du mir was Schönes erzählen möchtest, das mir Kraft gibt – gerne! Aber verschone mich mit schlimmen Geschichten!‹«

Es ist ganz entscheidend, mit welchen Glaubenssätzen du in eine Geburt hineingehst. Dafür ist es aber nicht notwendig, ausschließlich rosarote Geschichten zu hören. Es ist nur wichtig zu wissen, dass anekdotische Geschichten nie die ganze Wirklichkeit abbilden. Hilfreich ist immer die Einordnung durch eine medizinische Fachperson.

Lies dazu auch (noch mal) das Kapitel »Orgasmic Birth«. Und melde dich auf alle Fälle bei einem Geburtsvorbereitungskurs an.

»Nabelschnur um den Hals!«

Der Grund dafür, dass diese Drama-Erzählung so weit verbreitet ist, liegt schlicht darin, dass wirklich 60 Prozent aller Babys – die Mehrheit also – die Nabelschnur bei der Geburt um ihren Hals geschlungen haben! Es ist also weder selten und – das sei gleich verraten – auch bei Weitem keinesfalls so lebensgefährlich, wie man wahrscheinlich laienhaft denkt!

Eine Nabelschnur beim Menschen ist superlang (über einen Meter!) und schwebt im Fruchtwasser überall um das Kind herum. Wenn das Baby geboren wird, schmiegt sich die Schnur enger an den Babykörper und kann beim Tieferrutschen leicht zwischen Köpfchen und Schultern »einrasten«. Aber das Kind kann dabei nicht stranguliert werden. Dieses ganze Kopfkino ist schon deshalb unrealistisch, weil die Babys im Bauch noch gar nicht durch ihre Luftröhre atmen, sie kann also nicht abgedrückt werden. Der Sauerstoff fließt noch durch die ringsum gut gepolsterte Nabelschnur.

Wenn dein Baby geboren ist, wird die Hebamme es ganz in Ruhe »auswickeln« (manchmal liegt die Schnur auch zweimal um den Hals). Erst dann wird es nach kurzer Zeit über die Lunge zu atmen beginnen.

Mythos **»Nabelschnur um den Hals = Kaiserschnitt«.** Wenn ein Baby, das mit einem sekundären (ungeplanten) Kaiserschnitt geboren wird, die Nabelschnur um den Hals hat, wird manchmal erleichtert aufgeatmet in der Vermutung, dass dieser Umstand für eine vaginale Geburt gefährlich geworden wäre, oder gar, dass der Kaiserschnitt deshalb notwendig geworden sei. Eine Nabelschnurumschlingung ist allerdings fast nie die Ursache dafür, dass eine Bauchgeburt gemacht werden muss, und auch keine potenzielle Gefährdung, die man damit umgeht. Nur in seltenen Fällen kann ein Baby, das mehrmals seine Nabelschnur um den Hals hat, durch die Kürze der Schnur oder ein nicht beugbares Köpfchen an der vaginalen Geburt gehindert werden.

Manchmal ist die Tatsache, dass das Baby die Nabelschnur um den Hals liegen hat, auch für die Hebamme an den Kurven des CTG erkennbar: Sie zeigen ein charakteristisches »Zackenmuster«, was aber ebenfalls keine Konsequenz hat.

»Kind war ganz blau bei der Geburt!«

Dieser Satz sorgt ebenfalls regelmäßig für Schreckmomente – vor allem dann, wenn man vorher nicht darauf vorbereitet wurde, dass es ganz normal ist, dass ein Baby eben nicht frisch und rosa wie ein Marzipanschwein aus dem Bauch kommt, sondern in den ersten Minuten nach der Geburt echt mitgenommen aussieht. Manche Babys wirken sogar richtig dunkellila, das sieht total alienmäßig aus. Aber schon nach wenigen Minuten ändert sich das komplett!

Sissi: »Uns Hebammen schrecken blaue Kinder nicht wirklich, das regelt meist schnell der Sauerstoff. Wir werden bei schlappen, weißen Babys nervös, das sind eher die Notfälle.«

»Geburtsgeschwulst«

Was ist denn das für ein gruseliges Wort? Hat die Mutter eine Geschwulst? Oder das Baby?
Entwarnung: Auch eine Geburtsgeschwulst ist nichts Schlimmes. Es beschreibt eine charakteristische Schwellung am Köpfchen deines Babys. Durch die physikalischen Druckverhältnisse im Geburtskanal entwickeln viele Kinder am Hinterkopf diese Schwellung. Sie fühlt sich für die untersuchende Hebamme fest und weich zugleich an, wie eine Wassereinlagerung.
Deshalb sieht das Köpfchen mancher Kinder nach der Geburt erst mal wie das von Nofretete aus, mit einem ganz lang ausgezogen Hinterkopf. Aber schon nach weniger als einer Stunde sieht man davon nichts mehr!
Eine Geburtsgeschwulst entsteht eher bei Geburten, die lange andauern und bei denen die Fruchtblase schon zu einem frühen Zeitpunkt gesprungen ist, das Köpfchen also keinen »Airbag« mehr hat,

der es abpuffert, wenn es bei jeder Wehe neu in den Geburtskanal geschoben wird.

Wichtig **Fruchtblase lange schützen!** Die Fruchtblase sollte nie ohne Grund zu Beginn einer Geburt geöffnet werden, um diese zu beschleunigen, so wie das noch in den 1990ern standardmäßig gemacht wurde. Die Fruchtblase ist ein wichtiges schonendes Kissen für das Baby. Auch für die Frau macht die Fruchtblase eine Geburt schonender, sie ist dadurch besser vor Geburtsverletzungen geschützt. Es ist optimal, wenn die Blase erst kurz vor dem Ende der Geburt springt. Natürlich gibt es auch Indikationen, bei denen die Fruchtblase geöffnet werden kann – etwa bei einer sehr stockenden Geburt –, aber das kommt nicht häufig vor.

Saugglocke und Geburtszange

Vaginal-operative Geburten mit einer Geburtszange sind heutzutage sehr, sehr selten geworden. Viel häufiger wird die Saugglocke eingesetzt. Die Hebamme ist hierbei die Assistentin des Arztes*der Ärztin, welche*r in diesen Situationen die Leitung der Geburt übernimmt. Saugglocke oder Zange kommen dann zum Einsatz, wenn die Geburt schon weit vorangeschritten ist, sodass es nur noch wenige Zentimeter sind, die zur Geburt fehlen. Man kann das Köpfchen also üblicherweise schon sehen. Wenn dann die Geburt aus irgendeinem Grund ins Stocken gerät und/oder sich die Herztöne es Babys verschlechtern, kommen diese Hilfsmittel zum Einsatz.
Etwa 5 bis 8 % aller Kinder kommen mit einer Glocke auf die Welt. Das schwankt sehr von Klinik zu Klinik.

Kareen: »Viele Leute haben die merkwürdigsten Assoziationen, wenn sie das Wort ›Saugglocke‹ hören: An einen aus dem Klempnerhandwerk bekannten ›Pümpel‹ zu denken, liegt für viele beispielsweise nahe. Das ist verständlicherweise abschreckend, und als Frau mag man sich zurecht davor fürchten, was ein solches Gerät in einer Vulva anrichten kann.«

Natürlich können wir dich auch hier beruhigen: Die Saugglocke, die heutzutage am häufigsten in der Geburtshilfe eingesetzt wird, nennt sich »Kiwi«. Sie ist aus elastischem Kunststoff und tatsächlich so klein wie eine halbe Kiwischale. Sie wird auf das Babyköpfchen gelegt, dann wird auf manuellem Wege (ohne Elektromotor) ein Unterdruck erzeugt und so das Köpfchen die allerletzten Zentimeter hinausgezogen. Sie ist eine große und sanfte Hilfe, wenn der Frau nach einer langen Geburt die Kraft für den letzten Schub fehlt und die Herztöne des Kindes schlechter werden.

Nur fünf Minuten nach der Geburt ist das kleine Hörnchen am Babyköpfchen, das dabei entsteht, auch schon wieder verschwunden. Bei einer vaginal-operativen Geburt ist übrigens kein routinemäßiger Dammschnitt notwendig.

Kareen: »Wenn da ein erfahrener Oberarzt mit Eleganz und Gefühl eine Saugglocken-Geburt durchführt, ist das für die Gebärende kaum ein Unterschied zu einer normalen Geburt. Das Baby wird ja nicht wüst aus der Mutter herausgezogen, sondern das findet alles im Rhythmus von Wehe und Wehenpause statt. Die ›Kiwi‹ ist nur eine Unterstützung für das Baby auf seinen allerletzten Zentimetern.«

Die »Kiwi« wurde Anfang der 1990er-Jahre ursprünglich für die Entwicklungshilfe erfunden. Sie konnte wunderbar in Ländern eingesetzt werden, in denen Strom nur sehr selten zuverlässig zur Verfügung stand. Auch in der Hausgeburtshilfe kommt sie bis heute als Notfallinstrument zum Einsatz. Von dort aus hat sie in den Kliniken Einzug gehalten und wird mittlerweile den mit Strom betriebenen Saugglocken-Varianten vorgezogen, auch deshalb, weil sich der Unterdruck per Hand langsamer und für das Baby »sanfter« aufbaut. Psychologisch gesehen hat die »Kiwi« zusätzlich den großen Vorteil, dass sie nicht nach »großem Besteck« aussieht, sondern diskret und geräuschlos funktioniert – und Gebärende dadurch viel weniger irritiert.

Ungeplanter Kaiserschnitt

Warum einige Babys den anderen Weg wählen

Auch wenn du von einer Spontangeburt geträumt hast, machen manche Umstände unter der Geburt einen unvorhergesehenen Kaiserschnitt unumgänglich. Wir geben dir deshalb einen Einblick, wie und warum es zum sogenannten »sekundären Kaiserschnitt« kommen kann – und was genau dabei passiert. Übrigens: Wir sagen statt Kaiserschnitt gern »Bauchgeburt«. Denn natürlich ist auch das eine Geburt!

Bei über 80 % der Kaiserschnittgeburten (*Sectio*) kommt der Kaiserschnitt tatsächlich mehr oder weniger überraschend für das Elternpaar. Bevor die Entscheidung zu einer Bauchgeburt getroffen wurde, ging die Geburt erst mal von allein los und die Eröffnungsperiode hat häufig schon viele Stunden angedauert. An einen Kaiserschnitt hatte bis dahin noch niemand gedacht. Alles lief gut, bis die Geburt ins Stocken kam und auch alle Hebammentricks das Baby nicht in den Geburtskanal locken konnten.

Kareen: »Was Geburten ja wirklich immer brauchen, ist Geduld und Zeit. Manchmal dauert es länger und Frauen können ihr Baby schlussendlich – nach vielleicht zunächst stockendem Geburtsverlauf – wunderbar vaginal auf die Welt bringen. In manchen Kliniken würde ich mir manchmal ein bisschen mehr Geduld und Spucke wünschen.«

Sissi: »Auch die Umstände der Geburt sind superwichtig: Wenn eine Frau sich nicht sicher und geborgen fühlt, beeinträchtigt das natürlich den Geburtsverlauf. Wir sehen viel harmonischere Geburtsverläufe, wenn die Frau sich in der Betreuung durch ihre Hebamme gut aufgehoben fühlt.«

Man mag sich fragen: Wenn die Geburt schon Stunden andauert, und man am Ende doch einen Kaiserschnitt machen muss – hätte man das nicht bereits zu einem früheren Zeitpunkt absehen können? Tatsächlich nein, denn eine sekundäre Sectio hat fast immer einen langen Vorlauf von vielen Stunden, in denen alles gut aussah. Es ist nicht ungewöhnlich, dass ein Geburtsstillstand auftritt, selbst wenn der Muttermund bereits 9 cm geöffnet ist.

Notkaiserschnitt?

Wenn die Herztöne des Kindes unter der Geburt akut großen Baby-Stress anzeigen und sich nicht mehr erholen, ist schnelles Handeln angesagt. Dann ist ein Kaiserschnitt meist unumgänglich und es kann nicht lange gefackelt werden. In diesen Situationen sind wir Hebammen immer wieder dankbar für die Errungenschaften der modernen Medizin, mit denen man ein Baby ganz rasch ans Licht der Welt holen kann.

Nur ganz, ganz selten – bei ca. 1 % aller Geburten – muss die Geburt dann schnellstmöglich stattfinden. Die E-E-Zeit (Entschluss zum Kaiserschnitt bis zur Entwicklung des Babys aus dem Bauch der Mutter) sollte laut Leitlinien höchstens 20 Minuten betragen. Unter guten Bedingungen (abhängig etwa von der Tageszeit und der OP-Verfügbarkeit) liegt sie noch darunter – im besten Fall 10 Minuten. In einer solchen Situation rennen alle. Euch Eltern wird in kurzen Sätzen gesagt, was nun geschieht, für mehr bleibt tatsächlich keine Zeit. Du bekommst eine zügige Vollnarkose, weil nur eine schnelle und vollständige Anästhesie einen Kaiserschnitt möglich macht. Dir wird ein halber Liter Desinfektionsmittel über den Bauch gekippt und schnell das Kind geholt. Das ist immer eine hochdramatische und für die Eltern nicht selten traumatische Situation.

Dagegen liegt bei der überwiegenden Mehrheit, nämlich bei den übrigen 99 % aller Kaiserschnitte, kein klassischer Notfall vor. Dann ist es vielleicht zu einem Geburtsstillstand gekommen, es geht nicht voran, oder es liegt eine Einstellungsanomalie vor, d. h. das Köpfchen des Babys liegt nicht optimal im Becken der Frau, und alle Tricks der Hebamme, um das zu beheben (asymmetrische Gebärhaltung, Seitenlagerung, Vierfüßlerstand), haben nicht gefruchtet.

Sissi: »Wir Hebammen probieren in einer solchen Situation enorm viel aus, und ich nehme mir viel Zeit, solange die Frau motiviert ist und es ihr und dem Kind gut geht. Nach der neuen Leitlinie ist es Gott sei Dank nicht mehr so definiert, dass – wenn der Muttermund vollständig ist – das Baby nach zwei Stunden auch da sein muss. Das gibt uns die Möglichkeit, dem Zeitdruck und Handlungszwang im Kreißsaal entgegenzuwirken und einfach noch abzuwarten. Denn was in einer solchen Situation schließlich passiert, lässt sich nicht vorhersagen.«

Wie läuft eine sekundäre Sectio ab?

Auch wenn es keine Notfallsituation ist, stellt so eine Kaiserschnittentscheidung doch eine Zäsur dar. Plötzlich stehen neben der Hebamme, die dich auch bei einem Kaiserschnitt begleitet, weitere Menschen um dich herum, ihr wechselt in den OP. Dort besteht das OP-Team dann aus dem Anästhesiepfleger, der Anästhesistin und zwei Gynäkologen (einem Operateur und einem Assistenten), dazu zwei OP-Pflegerinnen, davon eine instrumentierende. Plötzlich sind da also nicht mehr nur drei Menschen im Raum, sondern sieben. Und die Atmosphäre im hell beleuchteten OP ist ohnehin eine andere als im kuscheligen Kreißsaal. Alle wissen, was sie zu tun haben, sind maximal fokussiert und ziehen gemeinsam an einem Strang.

Sissi: »Da sind plötzlich super viele Leute, die auf einmal wie kleine Ameisen geschäftig um die Frau herumwuseln – das wirkt natürlich für sie wie eine Notsituation! Und klar bekommt man dann Angst.«

Wir Hebammen bleiben in dieser Situation mit der Gebärenden im Augen- und Handkontakt – so gut es geht. Wir wissen natürlich, wie wichtig das Signal ist: »Alles wird gut!« Dabei werden wir auch von den Anästhesistinnen unterstützt, die durchgängig an deinem Kopfende sitzen, beruhigende Worte sagen und dir über die Wange streichen.

Gut zu wissen **Keine Vollnarkose.** Wenn es kein Notfall ist, bekommt die Frau keine Vollnarkose. Manchmal wurde bereits unter der Geburt eine PDA gelegt. Diese PDA wird dann für die Sectio einfach aufgespritzt. Wenn noch keine PDA gelegt wurde, wird oft eine Spinalanästhesie gemacht, weil diese schneller und etwas »tiefer« wirkt. So bleibst du wach, kannst hören, wie dein Baby geboren wird, und es gleich danach sehen und im Arm halten. Dann bekommst du noch einen Blasenkatheter, der verhindert, dass deine Harnblase verletzt wird. Er wird schon wenige Stunden nach der OP, spätestens am nächsten Tag, gezogen.

Was passiert nach der Geburt?

Im Idealfall kommt auch nach einem Kaiserschnitt das Baby gleich zu seiner Mama. Ihr könnt euch begrüßen und – im besten Fall – mithilfe eines Bonding-Tuchs Haut an Haut miteinander kuscheln, während die Plazenta gewonnen und der Bauch wieder zugenäht wird (das dauert etwa 30 Minuten).
Wenn die Mutter sehr erschöpft ist, kann das erste Bonding auch mit dem Papa stattfinden.
Dann werden Mutter und Kind wieder in den Kreißsaal verlegt. Nach ca. drei Stunden kommen Mutter und Kind auf die Wochenbettstation. In dieser Zeit solltet ihr möglichst viel ungestörten Hautkontakt haben, und das Baby kann das erste Mal angelegt werden. Es gilt: Bonding, Bonding, Bonding!

Frag nach! **Aufwachraum?** In einigen Kliniken werden Frauen und ihre Babys in einen Aufwachraum zur Überwachung verlegt. Frag am besten bereits beim Anmeldegespräch in der Klinik danach, wie das dort gehandhabt wird. Bei einem normalen Verlauf ist eine Überwachung im Kreißsaal für das Bonding natürlich gemütlicher und ungestörter.

»Das habe ich mir ganz anders vorgestellt.«

Für viele Eltern ist ein Kaiserschnitt erst einmal ein Schock, weil sie sich ihre Geburt so komplett anders gewünscht haben. In so einer Notsituation ist es schwer anzunehmen, dass all ihr Einsatz und ihr Kämpfen über viele Stunden hinweg nichts »genützt« haben und sie nun akzeptieren müssen, dass es anders kam.

Obwohl es sich bei nur ca. 1 % der Geburten um echte Not-Sectiones nach medizinischer Definition handelt, empfinden deutlich mehr Frauen, die einen Kaiserschnitt erleben, diesen als eine existenzielle Notsituation, zumindest emotional. Das muss unbedingt ernst genommen werden, deshalb ist eine gute Nachbetreuung enorm wichtig. Dieser Schockmoment, in dem sie die Gefahr wahrgenommen haben, steckt vielen Müttern noch lange in den Knochen. Sie brauchen Verständnis und Wertschätzung durch ihr Umfeld und viel Zeit für den Heilungsprozess.

Kareen: »Die Deutungshoheit darüber, wie eine Geburt erlebt wurde, hat immer die Frau. Dein subjektives Erleben ist maßgeblich, nicht die medizinische Faktenlage.«

Buchtipp Annika Rösler / Evelyn Höllrigl Tschaikner, *Nachwehen. Trost und Hilfe bei überwältigenden Gefühlen rund um die Geburt, Kösel 2021.*

Re-Bonding

Vielen Müttern hilft es, wenn sie später nachvollziehen können, was da überhaupt passiert ist, und verstehen, dass es niemandes »Schuld« ist: Sie selbst haben alles gegeben, die Hebamme hat alles aus ihrer Trickkiste herausgeholt, der Geburt wurde genügend Zeit gegeben, aber dieses Baby wollte nun mal auf anderem Wege auf die Welt. Es kann heilend wirken, im Nachhinein all diese Punkte mit der Hebamme noch einmal durchzugehen.

Auch mit Re-Bonding haben wir gute Erfahrungen gemacht. Dabei wird der Initialmoment der Geburt, wenn dein Baby nackt, warm und nass aus dir rauskommt und dir – wie bei einer vaginalen Geburt – sofort in die Arme gelegt wird, nachempfunden. Dieser Moment fehlt nämlich häufig bei einer Kaiserschnittgeburt. Unsere Hebammenkollegin Brigitte Renate Meissner hat schon vor einiger Zeit ein schönes Ritual dazu entwickelt:

Tipp

Bondingbad! Macht es euch dazu gemütlich – entweder im Bad, wo du gemeinsam mit deinem Kind badest, oder im Schlafzimmer, wo nur das Baby von dir, deiner*m Partner*in oder deiner Hebamme gebadet wird. Danach nimm es nackt und nass zu dir auf den Bauch, leg dich ins Bett und lass allen Gefühlen Raum, die in diesem Moment hochkommen wollen. Das bedeutet fast immer, dass Tränen fließen und dadurch auch feststeckende Gefühle losgelassen und integriert werden können. So kannst du den Abschied von deiner Wunschvorstellung von einer Geburt angemessen beweinen.

So ein heilsames Bondingbad kannst du auch noch Monate nach der Geburt mit deiner*m Partner*in und eurem Baby machen. Auch bei anderen Arten von Geburten, bei denen ein Bonding direkt nach der Geburt nicht möglich war (wenn dein Kind z.B. sofort kinderärztlich versorgt werden musste oder du eine Vollnarkose hattest), ist ein Bondingbad im Nachhinein wunderschön.

Wichtig **Hol dir Hilfe!** Wenn du – auch Jahre später – merkst, dass noch tief in deinen Inneren etwas Belastendes feststeckt: Lass dir das nicht von Sprüchen aus deinem Umfeld kleinreden (nach dem Motto: »Stell dich nicht so an. Sei doch froh: Niemand ist gestorben, ihr seid beide gesund.«), sondern hol dir Hilfe! Es gibt mittlerweile viele tolle Möglichkeiten und Therapeutinnen, die sich auf Geburtsthematiken spezialisiert haben und dich dabei unterstützen können. Frag deine Hebamme danach, wir sind interdisziplinär gut vernetzt.

Die Kunsttherapeutin Hannah Elsche hat sich auf gynäkologische Psychosomatik spezialisiert, ihren tollen Instagram-Account findest du hier: @kunsttherapie_hannahelsche

Eine Narbe bleibt

Auch die Behandlung der Kaiserschnittnarbe kann sehr hilfreich sein. Viele Frauen müssen sich ihr erst einmal schrittweise nähern und sich trauen, sie anzuschauen, sie anzufassen … zu begreifen, was dort passiert ist. Später kannst du sie dann unter Anleitung deiner Hebamme vorsichtig massieren. Oft dauert es eine Weile, bis Empfindlichkeiten oder eine gewisse Taubheit sich gegeben haben. Sollte sie Beschwerden verursachen, kannst du sie vielleicht mithilfe von Akupunktur oder -pressur oder mit Neuraltherapie entstören lassen. Eine gute Adresse ist hier Barbara Trübner (barbara-truebner.de), eine sehr erfahrene Hebamme und Heilpraktikerin für Körper-Psychotherapie, die Frauen nach traumatischen Geburten behandelt. Es gibt auch eine Liste mit Therapeutinnen auf ihrer Website, die nach ihrer Methode arbeiten.

Gut zu wissen

Eine Kaiserschnittgeburt bedeutet *nicht*, dass deine nächste Geburt ein geplanter Kaiserschnitt sein muss. Die ganze wertvolle Wehenarbeit, die du geleistet hast, der bereits etwas geöffnete Muttermund – all das kommt dir bei einer nächsten Geburt natürlich zugute. Die Karten werden völlig neu gemischt, und du hast auf jeden Fall gute Chancen, dass es beim nächsten Mal eine vaginale Geburt werden kann *(vaginal birth after caesarean)*.
Schau dir in einer Schwangerschaft nach Kaiserschnitt möglichst eine Geburtsklinik an, die offen und bestärkend damit umgeht. Deine Hebamme kennt die Kliniken im Umkreis gut, lass dir von ihr einen Tipp geben.

Buchtipp

Ute Taschner / Kathrin Scheck, *Meine Wunschgeburt – Selbstbestimmt gebären nach Kaiserschnitt*, Edition Riedenburg 2012.

Vom Kreißsaal in die Kinderklinik

Wenn das Leben mit einem Schreck beginnt

Manche Babys haben keinen einfachen Start ins Leben, intensive medizinische Betreuung wird notwendig. Was passiert, wenn dein Neugeborenes in die Kinderklinik verlegt werden muss? Wir erklären euch, welch emotionale Belastung diese Situation für euch Eltern darstellt – und natürlich auch, wie euch Freunde und Familie in diesem Moment am besten unterstützen können.

Regelmäßig erleben wir Eltern, die die Verlegung ihres neugeborenen Babys in die Kinderklinik als traumatisches Erlebnis beschreiben. Zum Glück ist eine solche Verlegung sehr selten – aber wenn es geschieht, erwischt es uns meist unvermittelt, mit existenzieller Wucht und nackter Angst. Manchmal müssen auch von einer Klinik mit angeschlossener Neonatologie (Kinderintensivstation) Neugeborene in ein anderes Krankenhaus verlegt werden, weil schlicht alle Betten belegt sind.

Die emotionalen Bedürfnisse der Eltern fallen in einer solchen Situation oft erst mal hinten runter. Das liegt daran, dass der Fokus auf dem kleinen Patienten, dem Baby, liegt – aber auch daran, dass wegen der permanenten Überlastung in den unterbesetzten Krankenhäusern zu wenig Zeit ist, um sich angemessen um die ganze Familie zu kümmern.

Du hast gerade eine lange schwere Geburt hinter dir, bist räumlich von deinem Baby getrennt und niemand hat genügend Zeit, um mit dir und deinem*r Partner*in alles in Ruhe zu besprechen.

Was hilft in dieser Situation voller Sorge und Überforderung?

Kein kuschelweiches Wochenbett in der Klinik

Wenn dein Baby deutlich zu früh geboren wurde (vor Vollendung der 37. SSW), wird es danach für eine gewisse Zeit auf der Neonatologie bleiben. Für dich bedeutet das, dass dein frühes Wochenbett ganz anders aussieht, als du es dir vorgestellt hast und du es brauchen würdest.

Die Innigkeit, der Körperkontakt zwischen Mutter und Kind, das Bonding, das intuitive Stillverhalten des Babys – all das kann erst mal so nicht stattfinden. Dein Kind verbringt die erste Zeit in einem Inkubator (»Brutkasten«) oder einem Wärmebett, je nachdem wie früh es geboren wurde und welche Anpassungsstörungen eine Rolle spielen. Dort hat es konstante Wärmebedingungen. Natürlich dürfen du und dein*e Partner*in euer Baby ab und zu auf den Arm nehmen (je nachdem wie winzig und beeinträchtigt es ist), aber ein konstantes Kuscheln in einem Bett ist meistens nicht möglich. Euer Baby ist mit einigen Kabeln und Geräten verbunden, es muss evtl. beatmet werden oder wird bei seiner Atmung unterstützt, weshalb ihr Eltern erst mal lernen müsst, wie ihr euer Baby überhaupt unter diesen Bedingungen halten könnt.

Kareen: »Diese Trennungssituation ist herzzerreißend. Man sieht sein Baby da in der kleinen Kiste liegen und wünscht sich nichts sehnlicher, als nah beieinander sein zu können, und muss doch hilf- und tatenlos daneben sitzen.«

Schlimm ist es auch für Mütter, wenn sie in einer solchen Situation auf der Wochenbettstation zusammen mit einer anderen frischgebackenen Mutter im Zimmer liegen, die ihr Baby immer bei sich hat. Wegen des überall herrschenden Bettenmangels kann das nicht in jedem Fall geändert werden, du kannst aber nachfragen, ob du mit Frauen, die in der gleichen Situation sind oder die erst noch gebären werden, in ein Zimmer kommen kannst.

Mittlerweile gibt es auch einige wenige Kliniken in Deutschland, in denen Mütter zusammen mit ihren frühgeborenen Kindern auf der Intensivstation liegen können. Das ist ein Riesenfortschritt, denn viele Mütter leiden sehr unter der räumlichen Entfernung von ihrem

Baby. Wöchnerinnenstation und Neonatologie liegen auf dem Krankenhausgelände nicht immer dicht beieinander. Gerade für Frauen, die einen Kaiserschnitt hatten, ist es sehr beschwerlich, mehrmals am Tag – zu Beginn geht das nur im Rollstuhl – den Weg zu ihrem Kind zurückzulegen.

Sissi: »Ich setze mich bei uns in der Klinik sehr dafür ein, dass räumliche Umbauten möglich gemacht werden, damit das Zusammensein von Müttern und Kindern leichter wird, damit beide auch mal nebeneinander liegen können. Sitzen ist für eine Frau, die vor Kurzem einen Kaiserschnitt hatte, nämlich unerträglich, auch wenn der Stuhl noch so bequem ist. Es ist so wichtig, den Müttern die Möglichkeit zu geben, bei ihren Babys zu sein. Sie brauchen das Gefühl, sich wenigstens ein bisschen kümmern zu können, auch wenn es nicht 24 Stunden am Tag sein kann.«

Mütter, die zwischen beiden Stationen hin- und herpendeln, können sich natürlich viel zu wenig um sich selbst und ihre Bedürfnisse kümmern. Dafür bleibt keine Zeit, daran denken sie auch in ihrer Sorge um ihr Baby nicht. Auf der Wochenbettstation wird kurz gegessen und etwas geschlafen, dann geht es direkt wieder zum Baby. Meist ist niemand vor Ort, der ihnen sagt: »Hey, du musst dich ausruhen!«, der ihnen mal etwas Gutes tut (wie eine Bauchmassage), einen warmen Tee hinstellt oder ihnen schlicht zuhört und Tränen trocknet. Das Klinikpersonal kann aus Zeitgründen nicht ausreichend auf solche emotionalen Ausnahmesituationen eingehen. Wichtige Ansprechpartnerinnen für die Mütter sind die Kinderkrankenschwestern auf der Intensivstation, im besten Fall gibt es hier auch eine Stillberaterin, die mit Rat und Tat zur Seite steht.

Sissi ist als Beleghebamme in einer besonderen Situation, weil sie ihre Frauen auf der Station besuchen kann – anders als eine freiberufliche Wochenbett-Hebamme, die das nicht vergütet bekommt –, hat aber meist auch mit Hindernissen zu kämpfen.

Wenn deine Hebamme dich nicht besuchen kann, kannst du dennoch mit ihr telefonieren und dir auf diesem Wege zumindest see-

lische Unterstützung holen. Sie kann dir Dinge erklären und hat auch sicher ein paar gute ergänzende Tipps für dich.
Ebenfalls Gold wert: Wenn dir Menschen aus deiner Familie oder deinem Freundeskreis nahrhafte, leckere und liebevoll zubereitete Mahlzeiten in die Klinik mitbringen. Vieles kann man in der Mikrowelle aufwärmen und Reste können kühl gestellt werden. Das ist, gerade bei wochenlangen Aufenthalten, oft ein Highlight für die betroffenen Frauen. Gutes und frisch zubereitetes Essen ist immer wichtig, aber im Wochenbett ganz besonders!

Kareen: »Und natürlich sind Mütter, deren Gedanken sich in Dauerschleife nur um ihr krankes oder frühgeborenes Baby drehen, kaum in der Lage, um Hilfe für sich selbst zu bitten. Sie sind im Funktionsmodus und versuchen irgendwie zu überleben.«

Wichtig **Unterstützung von außen!** Alle Familienmitglieder und Freundinnen rundherum rufen wir ausdrücklich dazu auf, Mütter in solchen Situationen zu unterstützen: emotional und körperlich – durch Gespräche, Aufklärung, das Organisieren von Hilfe von außen (Hebammen, Stillberaterinnen) oder eben gutes Essen und kleine Wohltaten (Massagen/andere Dinge, die guttun)! Auch für die Milchbildung ist das enorm wichtig!

Ein anstrengender Stillstart

Beim Stillen – ohnehin im Wochenbett ein zentrales Thema – brauchen Frauen mit frühgeborenen oder kranken Babys auf der Neonatologie deutlich mehr Unterstützung. Viele Kinder sind noch nicht in der Lage, an der Brust zu trinken. Sie sind noch schwach und deshalb oft darauf angewiesen, dass man ihnen die Milch in anderer Form zur Verfügung stellt, etwa mit einer kleinen Spritze, Flasche oder auch durch eine Magensonde.
Gleichzeitig produziert der Körper der Mutter nach der Geburt nicht automatisch ohne Zutun immer mehr Milch. Das kostbare Kolostrum, die Vormilch, kommt schon, einfach weil nun die Stillhormone an die Stelle der Schwangerschaftshormone treten. Aber da-

nach muss der Körper der Mutter signalisiert bekommen, dass er in Sachen Milchproduktion nun in die Vollen gehen soll. Das geschieht im Normalfall durch das Saugen des Babys; seine Nachfrage lässt das Angebot entstehen.

Es ist in einer solchen Situation sehr wichtig, von Anfang an ein gutes Stillmanagement durch Fachpersonal zu bekommen. Die meisten Kliniken sind nach den WHO-Kriterien »babyfreundlich«, d.h. sie unterstützen das Stillen von Anfang an. Aber es ist nie verkehrt, wenn du bereits vorher einige Basics weißt:

Wichtig für den Aufbau deiner Milchbildung ist, dass du spätestens sechs Stunden nach der Geburt das Kolostrum am besten mit der Hand ausstreichst, wenn dein Baby nicht an der Brust trinken kann. Ausstreichen ist zu Beginn besser als Pumpen, damit diese wenigen wertvollen Tropfen nicht in der Pumpe hängen bleiben. Ziehe sie in einer kleinen Spritze auf, die deinem Baby später gegeben werden kann. Kolostrum ist mehr als nur Nahrung, es ist besonders reich an Abwehrstoffen, deshalb ist jeder Tropfen so kostbar.

In den folgenden Tagen ist es wichtig, dass du in einen regelmäßigen Pump-Zyklus kommst, also konsequent alle drei Stunden (acht- bis zehnmal in 24 Stunden) deine Brust mit einer Pumpe entleerst, damit dein Körper die wichtigen Impulse erhält. Setze dazu eine gute, professionelle Pumpe ein.

Kareen: »Die ersten zwei Wochen sind für das Stillen enorm wichtig: Sie prägen die gesamte Stillzeit, weil in dieser Zeit alle Ampeln des Körpers auf Grün gestellt und die Hormonrezeptoren besonders empfänglich sind. Später schließt sich dieses Zeitfenster. Umso wichtiger ist es, genau in dieser Zeit die Milchbildung ausgiebig anzukurbeln, damit die Milch in Hülle und Fülle gebildet wird.«

Wichtig ist auch, dass du möglichst bei deinem Baby abpumpen kannst. Bei seinem Anblick werden bei dir Stillhormone ausgeschüttet und die Milchproduktion wird angekurbelt. Manchmal hilft auch ein Foto deines Babys.

Fast immer gibt es auf den Kinderintensivstationen auch eine speziell ausgebildete Stillberaterin, die oft schon von allein auf dich zukommt, deren Rat und Unterstützung du aber auch gezielt suchen kannst.

Sissi: »Beim Stillen eines Frühchens ist möglichst viel Hautkontakt wahnsinnig wichtig. Und wenn es nur an deiner Brustwarze leckt, weil es zum Saugen noch zu schwach ist: Auch das ist schon viel wert! Und wenn es das immer wieder macht, platzt irgendwann der Knoten und dein Baby saugt drauflos.«

Lass dich nicht entmutigen, wenn das Pumpen anstrengend und mühsam ist und du halb verzweifelst, weil du denkst, dass da nie mehr als 5 ml kommen werden, ganz egal, wie viel du pumpst. Sei versichert: Es lohnt sich auf alle Fälle! Alles Personal um dich herum wird dich sicherlich darin bestärken. Es ist wichtig, dass du am Ball bleibst und deine Motivation nicht verlierst. Nach einer gewissen Zeit wirst du sogar mehr Milch produzieren, als dein Kind trinken kann. Diese könnt ihr dann beispielsweise zu Hause einfrieren.

Kangarooing, Kuscheln, Muttermilch – alles, was dir und deinem Baby guttut

Die Känguru-Methode ist in den 1970er-Jahren in Kolumbien entwickelt worden, zunächst als Behelfsmethode, weil es dort noch keine Inkubatoren und Beatmungsmöglichkeiten für frühgeborene Babys gab. Deshalb hat man sie einfach den Müttern und Vätern auf die Haut gelegt. Dieser direkte Körperkontakt zeigte sensationelle Erfolge: Viele Körperfunktionen wie die Sauerstoffsättigung, die Temperaturregulation usw. verbesserten sich überraschend schnell. Diese Babys mussten seltener beatmet werden, nahmen schneller an Gewicht zu und überlebten viel häufiger. In den 1980ern wurde diese Methode auch nach Europa gebracht.
Seitdem weiß man, wie sehr frühgeborene Babys, auch wenn sie noch ganz winzig sind, von dem direkten Körperkontakt zu ihren Eltern profitieren. Man kann immer wieder sehr schön beobachten,

wie ruhig und entspannt Babys werden, sobald sie auf der Brust ihrer Mutter oder ihres Vaters liegen. Nehmt euch dafür viel Zeit, schlaft und kuschelt zusammen. Babys wollen eure Wärme spüren, euren Herzschlag hören, euch riechen. Der Kontakt mit euren Hautkeimen schützt euer Kind außerdem gegen die Krankenhauskeime, sein Immunsystem wird gestärkt. Ebenso hilft ihm die Muttermilch, eine gesunde Darmflora aufzubauen und Darmerkrankungen, für die Frühgeborene besonders anfällig sind, abzuwehren.

Schön ist es auch, wenn du ein T-Shirt, in dem du geschlafen hast, zu deinem Baby in den Inkubator legst. Du kannst dir auch kleine Dinge von zu Hause (deine eigene Babydecke, ein Mützchen, einen schönen Body, Söckchen, eine Spieluhr) für dein Baby mitbringen lassen – das ist alles möglich und tut einfach gut.

Stelle dem Klinikpersonal alle Fragen, die dir auf dem Herzen liegen. Es ist dein Baby, und es ist ganz natürlich, dass du alles wissen möchtest, was mit ihm passiert. Lass dich nicht verunsichern von dem Zeitdruck, der vor Ort oft herrscht.

Wochenbett zu Hause später nachholen!

Wenn ihr aus der Klinik nach Hause kommt, heißt es erst mal: Das Wochenbett nachholen! Egal, ob es sechs oder acht oder nur zwei Wochen her ist – ganz, ganz wichtig ist es, zu Hause noch mal für mindestens eine Woche in diese Höhle kriechen zu können. Drücke auf Reset und erlaube dir, das Ankommen zu Hause in Ruhe nachzuholen. Dafür braucht es selbstverständlich viel Unterstützung von dem Dorf, von dem immer die Rede ist: dein*e Partner*in, deine Familie, deine Freunde!

Überlege auch, ob du ein Bondingbad mit deinem Kind machen möchtest (s. Kapitel »Ungeplanter Kaiserschnitt«). Wir empfehlen das sehr. Deine Wochenbetthebamme unterstützt dich sicher dabei.

Auch die SPZ (Sozialpädiatrischen Zentren), die es in ganz Deutschland gibt, sind gute Anlaufstellen, die in die Nachbetreuung ehemaliger Frühgeborener und für Kinder mit Beeinträchtigungen integriert sind. Hier erhältst du mit deinem Baby nach der Entlassung aus der Klinik weiterhin interdisziplinäre Begleitung.

Plazenta

Das mysteriöseste Organ unseres Lebens

Manche schaudern schon bei dem Gedanken und wollen sie auf keinen Fall angucken, für andere ist sie ein spiritueller Schatz oder auch einfach das Spannendste seit der Erfindung der *Sendung mit der Maus:* die Plazenta. Wir wollen dir in diesem Kapitel von den vielen unterschiedlichen Dingen erzählen, die mit deiner wunderbaren Plazenta geschehen können. Einige davon wirken auf den ersten Blick sicher etwas fancy – aber lies selbst.

Natürlich musst du die Plazenta nicht bestaunen und in allen Details angucken, wenn du das nicht möchtest. Wir Hebammen schauen da mit unserem professionellen Blick drauf: Zum einen sind wir immer wieder fasziniert von Schönheit dieses Organs, zum anderen ist der medizinische Aspekt für uns wichtig. Unser Ziel ist immer eine abgeschlossene physiologische Plazentaperiode ohne mütterliche Blutungen, die dann entstehen können, wenn die Plazenta nur unvollständig geboren wurde.
Oft erleben wir, dass es manchen Menschen im Nachhinein leidtut, ihre Plazenta nach der Geburt nicht angesehen zu haben. In der Schnelligkeit des Klinikalltags kann so etwas leicht passieren. Wenn niemand gezielt danach fragt, wird manchmal schlichtweg vergessen, euch die Plazenta zu zeigen und zu fragen, was damit geschehen soll. Und so landet sie routinemäßig am umromantischsten Ort der Welt: im medizinischen Krankenhausabfall.

Wow! **Noch nie eine Plazenta gesehen?** Auf dem Instagram-Account des Hebammenkollektivs Wedding @erdmutterberlin kannst du dir (in den Storys) schöne Fotos von Plazentas anschauen.

Die Geburt nach der Geburt

Die Plazenta hat dein Baby neun Monate lange ernährt und beschützt. Wie ein kleines Krafttier hat sie ihm alles gegeben, was es brauchte, um zu wachsen und zu gedeihen.

Für uns Hebammen ist die Plazentageburt ein kleines Heiligtum, erst mit ihr ist die Geburt abgeschlossen. Deshalb braucht auch diese Phase der Geburt viel Aufmerksamkeit und eine genauso geschützte und intime Atmosphäre wie die Geburt des Kindes. Für viele Eltern rückt das zunächst ein wenig in den Hintergrund, weil sie von der Geburt des Babys so überwältigt sind. Unsere Aufgabe als Hebamme ist es, das Baby in der Zeit des Wartens auf die Plazenta gut im Blick zu behalten, das Bonding nicht zu stören und die Gebärende auf die Geburt der Plazenta vorzubereiten.

Manchmal kommt die Plazenta schon fünf Minuten nach dem Baby, in der Regel dauert es 10 bis 15 Minuten, aber auch längere Lösungszeiten bis zu einer halben Stunde sind normal. Ist die Plazenta dann noch nicht von allein gelöst, wird dies aktiver unterstützt: Du wirst zum Pinkeln ermuntert, es wird vielleicht der Wechsel in eine vertikale Position vorgeschlagen, ein erstes Anlegen des Neugeborenen versucht und manchmal auch ein Eisbeutel auf die Gebärmutter gelegt, damit sich diese noch einmal stärker zusammenzieht.

In den meisten Kliniken wird dieser Prozess medikamentös durch die Gabe von Oxytocin beschleunigt. Wenn du nach der Geburt keine routinemäßige Gabe von Oxytocin haben möchtest, ist es wichtig, dies vorher mit der Hebamme oder Ärztin zu besprechen, am besten schon beim Anmeldegespräch. Der Verzicht auf diese Dinge ist möglich, wenn keine Auffälligkeiten wie eine verstärkte Nachblutung vorliegen.

Sissi: »Ich gebe Oxytocin nicht routinemäßig, sondern bespreche das vorher mit den Familien und warte lieber den natürlichen Gang der Dinge ab. Ich finde es auch schön, die Nabelschnur erst dann zu durchtrennen, wenn die Plazenta bereits geboren wurde. Dann kann man vor der Durchtrennung noch auf der einen Seite das Baby, auf der anderen die Plazenta und dazwischen die Verbindung Nabelschnur sehen. Das ist sehr anschaulich und eindrücklich für die Eltern.«

Wenn die Plazenta da ist, wird sie von der Hebamme eingehend untersucht und auf ihre Vollständigkeit hin überprüft, um sicherzugehen, dass keine Reste in der Gebärmutter zurückgeblieben sind. Das könnte nämlich zu starken Blutungen führen, weil der Körper meint, diese Plazentareste immer noch gut mit Blut versorgen zu müssen. Wenn das der Fall ist – sehr selten, nur bei ca. 1 % der Geburten kommt das vor –, muss nach der Geburt noch im Kreißsaal eine kleine Nach-Curettage unter Narkose gemacht werden.

Vorher dran denken und vermerken lassen! Überlege dir vorher, ob du die Plazenta anschauen möchtest. Es ist sehr eindrucksvoll, die Nabelschnur zu fühlen oder auch die Eihäute, aus der die Fruchtblase besteht. Deine Plazenta ist einzigartig, also wirf ein Auge auf dieses wundervolle Organ, das dein Baby 40 Wochen lang versorgt hat. Auch wenn du einen Kaiserschnitt hattest, ist das möglich. Dein*e Partner*in kann dann die Kommunikation übernehmen, weil sonst die Plazenta evtl. schon entsorgt ist, wenn du nach der OP wieder zurück im Kreißsaal bist.
Wenn das zunächst für dich nicht infrage kommt, dann macht vielleicht ein Foto und schau sie dir später an.

Trau dich, deine Wünsche gegenüber der Hebamme zu äußern, wenn du welche hast. Deine Plazenta gehört dir und deinem Baby, und somit kannst auch du entscheiden, was damit geschehen soll. Alles medizinisch Notwendige, wie die Bestimmung des pH-Werts oder die Abnahme von Nabelschnurblut ist ohne Weiteres möglich. Dazu muss nicht vorher abgenabelt werden.
Nach dem Auspulsieren der Nabelschnur, wenn die Plazenta vom Baby getrennt werden soll, suchen manche Hebammen eine typische

dünnere, blassere Stelle und nabeln dort etwas »länger« ab. Die Nabelschnur wird zuerst mit einer Nabelklemme abgeklemmt, dann kann die Nabelschnur an dieser »Sollbruchstelle« vom Vater oder auch der Mutter durchgeschnitten werden. Solltest du in deinem Instagram-Feed schon mal über gehäkelte Nabelbänder gestolpert sein – auch so etwas gibt es, diese werden vor der Benutzung sterilisiert.

Kareen: »Klingt wahrscheinlich ein bisschen spinnert, aber ich frage vor dem Abnabeln die Babys immer um Erlaubnis, indem ich ihnen erzähle, was ich da jetzt vorhabe. Ich rede ja schließlich auch mit den Eltern. Und ich bemerke durchaus Reaktionen der Kinder darauf. Natürlich tut es ihnen nicht weh, weil die Nabelschnur dort keine Nerven hat. Aber seine Plazenta herzugeben ist für ein Baby durchaus ein entscheidender Schritt ins Leben.«

»Wollen Sie die Plazenta mitnehmen?«

Kuriose Frage – aber da die Plazenta euch gehört, darf sie nicht einfach ungefragt im Müll landen. Manche Eltern reagieren darauf recht irritiert – sie waren auf diese Frage vermutlich nicht vorbereitet. Andere wiederum haben an alles gedacht und zücken ihre eigens mitgebrachte Tupperdose.

Und was macht man nun damit? Einige der Möglichkeiten klingen vielleicht etwas ungewöhnlich, creepy oder esoterisch, nichts davon ist durch evidenzbasierte Studien belegt. Aber wo sollst du davon erfahren, wenn nicht hier im Hebammensalon? Uns ist wichtig, dass du wirklich alles einmal gehört hast, und weißt, wie vielfältig all diese Rituale sind. Dann kannst du entscheiden, ob für dich etwas dabei ist. In jedem Fall kannst du beim nächsten Muddi-Date mit ein paar Funfacts glänzen.

Am häufigsten wird die Plazenta feierlich eingebuddelt – klassischerweise unter einem Holunderbusch, ein germanischer Brauch. Die Plazenta wird also in Mutter Erde eingegraben, damit ihre guten Energien in den Lebensbaum des Kindes einfließen können. Bestimmt funktioniert dafür auch jeder andere Baum, beliebt sind

Apfelbäume. Viele Eltern frieren ihre Plazenta auch erst mal ein, um später den richtigen Platz für diese Zeremonie zu finden. Oft werden dann Monate oder Jahre daraus – am besten also im Gefrierfach gut beschriften, damit nichts verwechselt wird.
Und ja, es gibt sie: Menschen, die ein Stückchen der rohen Plazenta essen. Ob das tatsächlich rückbildungsfördernd und heilend ist, sei mal dahingestellt, paleo ist es in jedem Fall: Andere Säugetiere würden so ein nahrhaftes Kraftpaket, wie es eine Plazenta darstellt, jedenfalls niemals liegen lassen. Ob du alternativ Teile der Plazenta zu einem Smoothie verarbeitest oder sie in die Suppe gibst, überlassen wir deiner Fantasie oder Plazenta-Kochbüchern (ja, so etwas gibt es auch).
Wenn dir das alles raw zu heftig ist: Man kann die Plazenta auch trocknen. Dazu packst du die Plazenta in einen Dörrofen (auch ein Backofen funktioniert; darin die Plazenta 1 bis 2 Tage bei ca. 60 Grad trocknen lassen; genauere Angaben findest du im Internet). In einem Mixer oder einer Kaffeemühle kannst du dann daraus ein feines Pulver schreddern, das du in Kapseln füllst, sogenannte Plazenta-Pills. Die Legende sagt, dass du sie immer nehmen kannst, wenn du einen Kraftboost brauchst: wenn deine Milch nicht gut fließt, dich das nächtliche Stillen und der Schlafmangel sehr stressen oder wenn du dich einfach psychisch ausgelutscht fühlst. Auch Plazenta-Globuli lassen sich so herstellen.

Sissi: »An diese heilende, stärkende Wirkung kannst du glauben oder nicht. Viele der von mir betreuten Frauen haben mir berichtet, dass ihnen das guttut. In Berlin gibt es eine Doula, die das professionell macht. Sie holt die Plazenta ab und liefert dir dann die fertigen Plazenta-Pillen. Außerdem gibt es unterschiedliche Apotheken, die die Herstellung von Plazenta-Tinkturen, homöopathischen Arzneimitteln (Nosoden), aber auch Salben anbieten.«

Plazenta-Kunst und Lotus-Geburt

Toll ist auch ein Plazenta-Abdruck. Dazu wird die Plazenta nacheinander auf mehrere Bögen gutes Aquarellpapier gelegt – das ergibt einen schönen Verlauf. Am besten versiegelst du die Blätter, wenn sie gut getrocknet sind, noch mit einem Fixierspray, damit sie lange halten und nicht ausbleichen.

Fotos

Plazenta-Kunst. Auf Instagram unter @placenta_art wirst du fündig.

Eher selten entscheiden sich Familien auch für eine Lotus-Geburt. Das bedeutet, dass die Nabelschnur zu keinem Zeitpunkt von der Plazenta getrennt wird, das Baby also nicht abgenabelt, sondern abgewartet wird, bis die Nabelschnur samt Plazenta nach einigen Tagen abfällt.
Damit sie nicht anfängt zu müffeln, wird die Plazenta nach der Geburt gewaschen und nach ca. 24 Stunden dick mit Salz und – je nach Belieben – mit Kräutern und Blüten bestreut. In diesem Zustand liegt sie, in Tücher gewickelt, neben deinem Baby und wird auch mit ihm herumgetragen.

Fazit

Du merkst: Deiner Fantasie sind in Sachen Plazenta keine Grenzen gesetzt. Es gibt Unmengen an Bräuchen, Mythen, Riten und auch ein bisschen Voodoo. Überlege dir schon vor der Geburt, ob dir irgendetwas davon wichtig ist. Nicht, dass die Plazenta dann nach der Geburt plötzlich weg ist.

Hier kannst du deine Plazenta verarbeiten lassen:

www.shanaythedoula.com/placenta-encapulation

www.plazenta-nosoden.net

Geburtsverletzungen

Von Dammmassage bis Dammschnitt

Über das Thema Geburtsverletzungen wird noch immer hinter vorgehaltener Hand gesprochen, denn es ist ein wahnsinnig intimes Thema und für viele ein Tabu. Dabei betrifft das einen Großteil der Mütter – ungefähr 70 % aller Erstgebärenden haben nach der Geburt eine kleinere oder größere Geburtsverletzung. In diesem Kapitel findest du alles Wissenswerte dazu: Was gibt es an Verletzungen? Wie kann man ihnen vorbeugen? Was hat das Geburtstempo damit zu tun? Und was sind die besten Methoden für Pflege und Heilung?

Bei der Vorstellung, dass ein komplett fertiger kleiner Mensch durch deine Vagina hindurch geboren werden muss, wird dir vielleicht etwas mulmig. Du bist besorgt darüber, verletzt zu werden und weißt nicht, was das bedeuten kann.

Kareen: »Ich vergleiche die Struktur einer Vagina gern mit einem Plisseefalten-Rock, der ganz eng zusammengedreht im Schrank liegen kann, sich aber auch enorm weiten kann und unfassbar anpassungsfähig ist.«

Geburtsverletzungen sind vielseitig. Damit sind zum einen unterschiedliche Grade eines Dammrisses gemeint – der Damm ist die kleine Gewebsbrücke aus Muskulatur und Bindegewebe zwischen Vulva und Anus – zum anderen Schürfverletzungen der Vulva oder der Vagina. Dazu gehören auch kleinere Verletzungen, die gar keine Versorgung brauchen, also nicht genäht werden müssen, und die mit etwas Pflege innerhalb weniger Tage abheilen. Mehrgebärende sind deutlich seltener von Dammverletzungen betroffen.

Was gibt es zum Thema Dammschnitt zu sagen?

Nur sehr selten wird heutzutage noch ein Dammschnitt gemacht. Früher (bis in die 1990er-Jahre) gab es fast keine Geburt ohne einen solchen, man glaubte, eine kontrollierte Dammverletzung würde größeren Rissverletzungen vorbeugen und besser heilen als ein Riss. Ein Dammschnitt war in diesen Zeiten tatsächlich der häufigste chirurgische Eingriff in Deutschland.

Heute weiß man: Ein Dammschnitt ist nicht der bessere Dammriss. Dieses Wissen setzt sich aber nur sehr langsam durch. Nach den neueren Leitlinien ist klar, dass es eine klare medizinische Indikation braucht, um einen Dammschnitt durchzuführen. Meist ist dies eine kindliche Indikation: Das Baby ist angestrengt durch die Geburt und die Herztöne zeigen kindlichen Stress. Man kann ihm helfen, indem die letzte Phase der Geburt verkürzt wird. Auch bei vaginal-operativen (also durch eine Saugglocke unterstützten) Geburten wird manchmal noch ein Dammschnitt gemacht.

Laut WHO haben etwa 5 % aller Frauen, die vaginal gebären, eine solche Indikation. Demgegenüber ist die Dammschnitt-Quote in Deutschland mit 25 bis 28 % recht hoch.

Wer ohne Indikation einen medizinischen Eingriff in die körperliche Unversehrtheit vornimmt, macht sich tatsächlich strafbar, das gilt als Körperverletzung. Andersherum ist die Notwendigkeit eines Dammschnittes manchmal klar gegeben und dann natürlich sinnvoll.

Tipp

Dammschnittquote erfragen. Frage beim Anmeldegespräch in deiner Klinik nach der dortigen Dammschnittrate. Lass dir die genauen Zahlen geben. Wenn an dieser Klinik bei 40 oder mehr Prozent der Erstgebärenden ein Dammschnitt gemacht wird, lässt das aufhorchen und spiegelt eine gewisse Haltung wider, wie mit Geburten in dieser Klinik umgegangen wird. Informiere dich also und kommuniziere beim Anmeldegespräch deutlich, was du möchtest und was nicht. Allerdings kann dir niemand vorher versprechen, dass kein Dammschnitt nötig sein wird. Das entscheidet letztlich die Hebamme aus der Situation heraus.

Kareen: »Heute vermeidet man möglichst einen Dammschnitt, denn es ist und bleibt ja eine Verletzung. Obwohl meistens alles super abheilt, wird Gewebe verletzt, manchmal empfindsame Nerven oder Blutgefäße, und es entsteht dabei Narbengewebe, das nie wieder ganz so elastisch wird wie das unverletzte Gewebe zuvor.«

Wodurch können Geburtsverletzungen entstehen?

Wenn Geburtsverletzungen entstehen, dann in den allerletzten Momenten der Geburt, wenn du dein Baby herausschiebst. Ein wichtiger Einflussfaktor ist z. B., in welchem Winkel dein Kind aus dir herausrutscht. Dieser Winkel ist abhängig von deiner Körperhaltung und deiner Position. Dadurch wirken die verschiedensten Kräfte auf dein Gewebe, von dem du vorher nicht weißt, wie es reagiert.

Gut zu wissen

Verletzungen sind nicht abhängig von der Größe des Kindes. Ob und wie stark Frauen Geburtsverletzungen erleiden, ist individuell sehr unterschiedlich. Es ist nicht so, dass die Intensität der Verletzungen von der Größe des Kindes abhängt. Sie ist wesentlich abhängig von dem Gewebszustand des Dammes.

Ein weiterer Punkt ist die Atmosphäre im Geburtsraum: Vor allem diese letzte Phase sollte in einem geschützten Raum stattfinden, in dem du dich sicher und aufgehoben fühlst. Privacy ist hier wichtiger denn je, damit du dich der Regie deines Körpers hingeben und kraftvoll dein Baby rausschieben kannst. Dafür hat die Natur den »Fetus Ejection Reflex« (»Baby-Auswerf-Reflex«) eingerichtet, der das selbstbestimmte Mitschieben in der letzten Geburtsphase steuert.

Sissi: »Oft treten auch bei großen Kindern gar keine großen Verletzungen auf. Diese Babys dehnen auf ihrem Weg nach unten das Gewebe meist schön langsam und effektiv. Kritisch wird es eher bei den ›Turbokindern‹, die zu schnell durch den Geburtskanal ›schießen‹.«

Faktoren, von denen das Verletzungsrisiko abhängt

- Position der Mutter in den letzten Momenten der Geburt: Ob Seitenlage, Vierfüßler, Hocke etc. – du wirst spüren, in welcher Position du am meisten Kraft hast, um das Baby rauszuschieben. Aufrechte Haltungen arbeiten mit der Schwerkraft und können sehr effektiv sein. Gleichzeitig achten wir Hebammen auch darauf, dass du dich ab und zu auch hinlegst. Das nimmt in einigen Situationen Druck von deinem Beckenboden und deiner Vagina und minimiert so das Verletzungsrisiko.
- Deine Hebamme wird dir, wenn es so weit ist, Vorschläge machen, die zum Weg deines Babys durch deinen Beckenboden passen. Man kann also nicht pauschal sagen: Diese oder jene Position ist für jede Situation gut. Toll sind oft Geburten im warmen Wasser, wo das Gewebe weich und weit werden kann. Aber nicht alle Frauen fühlen sich wohl damit. Auch die Geburt in Seitenlage ist eine sehr effektive Geburtsposition für die letzte Phase. Sie ist sehr dammschonend und kann die Drehung des Babys durchs Becken gut unterstützen.
- Zeitpunkt des Blasensprungs: Wenn die Fruchtblase ganz lange steht, ist das ein toller Schutz für dich und dein Kind. Die Fruchtblase ist ein perfekter Airbag für das Köpfchen deines Babys. Sie sorgt also für ein leichtes Abfedern bei jeder Wehe und schützt dadurch, dass der Kopf noch von der weichen und glatten Fruchtblase umgeben ist, deine Scheidenwand beim Tiefertreten.
- Bei Mehrgebärenden ist das Verletzungsrisiko geringer: Da ist bereits ein Baby durchgerutscht, das Gewebe erinnert sich. Und du weißt besser, wie sich das Herausschieben eines Babys anfühlt.
- Wichtig ist auch die Beschaffenheit des Dammgewebes. Mit warmen Kompressen kann die Hebamme den Damm auf die starke Dehnung vorbereiten. Viele Frauen empfinden das zusätzlich als sehr angenehm und können durch die warmen Auflagen gut loslassen. Im Wasser passiert das von allein.
- Intuitiv mitschieben: Wenn das Pressen zu sehr forciert wird – nach dem Motto »Muttermund ist vollständig, jetzt mal mit aller Kraft los« – entstehen öfter und größere Verletzungen. In den letzten Jah-

ren setzt man deshalb in der Geburtshilfe zunehmend auf die intuitive Gebärkompetenz von Frauen und hat damit Wesentliches verstanden: Man vertraut darauf, dass du den »Fetus Ejection Reflex«, durch den sich dein Beckenboden öffnet, gut spürst und du daraufhin in dem genau richtigen – langsamen – Tempo schieben kannst. So öffnest du dich nach und nach, der nötige Platz für dein Baby ist da, das Gewebe wird weich und weit: Es kommt zu deutlich weniger oder kleineren Geburtsverletzungen.

Dinge, die im Kreißsaal hilfreich sein können

- Warme Kompressen: Dazu kann man schlicht warmes Wasser – gerne mit ein paar Tropfen Öl – nehmen. Wir persönlich verwenden zum Tränken der Dammkompresse keinen warmen Kaffee. Das darin enthaltene Koffein kann durch die Babykopfhaut in die Blutbahn des Babys aufgenommen werden und wird dort nur langsam abgebaut. Außerdem riechen die Babys dann ein paar Tage lang nach Kaffee – und nicht nach Baby!
- Das Baby »rausatmen«: Versuche nicht hektisch zu schieben und dabei »nach Vorschrift« zu atmen. Sondern achte auf dein Gefühl, deinen Instinkt und begib dich vertrauensvoll in diese ekstatische, tranceartige Atembewegung, die dein Kind der Geburt immer näher bringt. Die britische Doula @thenakeddoula erklärt auf ihrem Instagram-Account viele Geburtsaspekte sehr anschaulich, etwa wie »floppy face« (weiches Gesicht) und »floppy fanny« (weiche, lockere Vagina) zusammenhängen. Wenn du dein Gesicht also locker und weich machst, kann sich auch deine Vagina entspannen.
- Außerdem – darüber wird fast nie gesprochen und viele Frauen sind zunächst irritiert und dann peinlich berührt, es ist aber völlig normal: Sei nicht erstaunt, es fühlt sich in der letzten Phase der Geburt wirklich so an, als ob dein Baby aus dem Po kommt, nicht aus deiner Vagina. Also ganz großes Loslassen!
- Dich selbst anfassen: Wenn deine Hebamme dir das Angebot macht, dass du mit deiner Hand das Köpfchen spüren kannst und das Baby in deine Hand rutschen lassen kannst, nimm es ruhig an, wenn du dich traust!

Mythos **Wunderwerk Dammschutz.** Das, was die Hebamme mit ihren Händen tut, wird manchmal überschätzt! Sie tut wichtige Dinge zu unterschiedlichen Zeitpunkten, aber mit ihren Händen viel am Gewebe herumzufummeln gehört eindeutig nicht dazu. Hier ist weniger (Manipulation) oft mehr. Kareen ist in dieser Hinsicht im Laufe der Jahre ihrer Hebammenerfahrung immer minimalistischer geworden. Auf den Zustand des Gewebes haben wir wenig Einfluss, auf das Bestärken der Frau, ihren Mut und ihr sicheres Gefühl sehr wohl. Das sind wahrscheinlich die viel wichtigeren Dinge, die den Damm deutlich besser schützen als alles andere.

Was kann man vorbeugend tun, um das Verletzungsrisiko zu mindern?

Da gibt es die sagenumwobene Dammmassage, die man auf unterschiedliche Weisen machen kann. Das ist keine Wohlfühlmassage, sondern es geht dabei darum, den Damm auf die Geburt vorzubereiten, das Gewebe mit den Fingern und etwas Öl – gut eignet sich spezielles Dammmassageöl – geschmeidig zu machen und zu dehnen. Dadurch bekommst du ein gutes Gefühl für diese Körperregion, überwindest Berührungsängste, und wenn du es regelmäßig machst, vermindert es das Risiko für Verletzungen.

Die Studienlage dazu ist leider etwas dünn, dennoch kann man als Trend herauslesen, dass eine Dammmassage vor allem beim ersten Baby eine effektive Maßnahme sein kann. Starte am besten in der 36. SSW mit täglich ca. 10 Minuten.

Neben deinen Fingern kannst du zum Dehnen alternativ auch einen Dammballon verwenden: Ein Epi-No – der Name leitet sich aus dem »No« zur Episiotomie (Dammschnitt) ab – ist ein für diesen Zweck zugelassenes medizinisches Gerät. Es ist im Urzustand ein kleiner länglich-schmaler Silikonballon, ca. 10 cm lang und mit einem Umfang von 3 bis 4 cm. Man führt ihn in die Vagina ein und kann den Ballon dann über ein Schläuchlein samt Handpumpe langsam im eigenen Tempo nach und nach größer werden lassen. Dadurch wird das Scheidengewebe ähnlich gedehnt, wie es bei der Geburt das Babyköpfchen tun wird. Das kann gegenüber den Fingern, die nur punktuell arbeiten, ein Vorteil sein. Andererseits bist du vielleicht mit den Fingern besser in deinem Gefühl, als du es mit einem Gerät bist, das sich evtl. wie ein Fremdkörper anfühlen kann. Als Low-Budget-Version zum Epi-No kannst du auch im Sex-Shop einen »Anal Expert« an die Kasse tragen – oder im Internet bestellen.

Sissi: »Für manche Frauen passt es gar nicht, andere wiederum finden es super, um ein Gefühl dafür zu bekommen, wie es sich anfühlt, wenn ein Babyköpfchen durch ihre Vagina rutscht. Aber: Man bekommt ein Baby natürlich auch ohne Epi-No! Es ist kein Muss, nur eine Möglichkeit.«

Das Heublumendampfbad wurde in früheren Zeiten, als es noch keine Pools und Badewannen gab, während der Geburt in einem Zinkeimer unter die Gebärstühle gestellt, die damals in jedem Haushalt existierten. Die Wärme und die Kräuter halfen beim Weichmachen des Dammes und beim Entspannen und Öffnen der Gebärenden. Heutzutage wir so ein Dampfbad eher zur Vorbereitung des Dammes auf die Geburt verwendet – am einfachsten in einer Schüssel, die du in die Kloschüssel stellst, auf die du dich setzt. Probiere es aus, ob es dir angenehm ist. Unter dem Begriff »Yoni-Steaming« ist es mittlerweile auch auf Instagram berühmt. Allerdings ist es kein vollwertiger Ersatz für die Dammmassage, die viel effektiver ist.

Pflege einer Dammverletzung

Zur Beruhigung vorab: Alle Verletzungen heilen in der Regel sehr zügig und gut wieder ab. Trau dich, dich wieder langsam an diesen sehr privaten Ort heranzutasten, dich zu berühren – erst zaghaft unter der Dusche vielleicht – und ein Gefühl für ihn zu bekommen.

In den ersten Tagen kannst du …

- … bei jedem Toilettengang spülen: Stell dir einen Messbecher oder eine Intim-Dusche mit warmem Wasser neben die Toilette. Gib einige Tropfen Calendula-Essenz (etwa von *Weleda)* oder ein wenig von dem Aromabadesalz *Sitzbad* der *Bahnhof-Apotheke Kempten* hinein. Gerade, wenn du Abschürfungen an deinen Vulvalippen, den Labien, hast, ist es sehr angenehm, wenn du während des Wasserlassens gleichzeitig das Wasser aus dem Messbecher drüberlaufen lässt. Das mildert die Schärfe des (Morgen-)Urins. Ist auch unter der Dusche möglich.

- … Kareens *Recover Spray* von INTO LIFE verwenden. Alkoholfreie Hydrolate aus Hamamelis, Schafgarbe, Beinwell- und Tigergrasextrakt mit echter Aloe Vera sind eine Wohltat nach jedem Toilettengang, weil es dir ein frisches Gefühl gibt und die Heilung fördert. Auch für einen wunden Babypo gut geeignet!
- … den Damm in den ersten Tagen kühlen, um die Schwellung zu reduzieren. Danach ist keine Kühlung mehr nötig.
- … nach Möglichkeit viel Luft ranlassen: Gegenüber den Binden und dicken Vorlagen ist die atmungsaktive Periodenunterwäsche z. B. von *ooia* eine Wohltat.
- … Sitzbäder mit dem Aromabadesalz *Sitzbad* von der *Bahnhof-Apotheke Kempten* machen.
- … wer Salben mag: Beinwellsalbe von der *Bahnhof-Apotheke Kempten* vorsichtig auf die Wunden auftragen. Ist später auch eine gute Wundsalbe für den Babypopo.
- … auf plastikfreie Vorlagen achten.
- … einen Softlaser (Leihservice unter softlaserverleih.de) verwenden: Er wirkt wie ein Zellbooster für deine Wundheilung.

Wenn die oberflächliche Wundheilung nach einer Woche abgeschlossen ist, ziehen wir beide gern – vollkommen schmerzfrei – die Fäden der Naht – auch wenn selbstauflösende Fäden verwendet wurden. Es ist angenehm, die Fäden loszuwerden, da sie als Fremdkörper wirken und nichts mehr halten.
Einige Tage später kannst du die Narben mit einem hochwertigen Öl (die Reste deines Dammmassageöls oder Johanniskrautöl) pflegen, später auch massieren. Auch hier kann Lasern bei der Narbenbehandlung helfen. Sprich offen mit deiner Gynäkologin, solltest du auch nach längerer Zeit noch Probleme haben, es gibt Therapeut*innen, die auf die Behandlung von Narben spezialisiert sind.

Fazit

Hab keine Angst vor den kleinen Verletzungen, die bei einer Geburt entstehen können. Meist sind sie wirklich nur klein und heilen gut! Sorge für eine wohltuende Regeneration im Wochenbett, Zeit und Pflege, damit du gut heilen und wieder in deine volle Kraft kommen kannst.

Fünf Hacks für eine gute Geburt

Unsere Top Five

Bei der Flut an Informationen, die du auf dem Weg in eine gute Geburt zusammensammelst – hörst, liest und dir ansiehst –, fällt es manchmal schwer, den Überblick über die wirklich wichtigen »Big Points« zu behalten. Wir filtern das ein bisschen für dich: Hier sind unsere großen Fünf, die wichtigsten Hacks für eine gute Geburt.

Hack 1:
Bereite dich gut auf deine Geburt vor!

Nutze die Schwangerschaft, um dich gut auf das große Ereignis Geburt vorzubereiten. Das geschieht in Phasen, allmählich und in Schritten. Ein essenzieller Baustein ist dabei ein guter Geburtsvorbereitungskurs (siehe auch das Kapitel »Geburtsvorbereitung«). Mache unbedingt einen von einer Hebamme geleiteten Kurs; Hebammen haben wirklich alles im Kreißsaal gesehen und können mit ihrer Fachexpertise alle erdenklichen Szenarien kompetent einordnen. Im Kurs kannst du all deine Fragen loswerden, wirst viele Aha-Effekte erleben und kannst einiges gemeinsam mit deinem Partner oder deiner Partnerin ausprobieren. So bekommt ihr gemeinsam eine realistische und gleichzeitig motivierende Vorstellung von Geburt.

Wichtig **Empowerment für die Geburt!** Durch einen Geburtsvorbereitungskurs kannst du sowohl auf der körperlichen als auch auf der geistig-seelischen Ebene ein kraftvolles, positives Bild von einer Geburt entwickeln, um gut gewappnet und bestens unterstützt in die Geburt zu gehen. Besorg dir außerdem ein (!) gutes Buch, einen

Schwangerschaftsbegleiter, in dem auch besondere Dinge abseits des Mainstreams gut erklärt werden (z. B. Kareens Buch *Guter Hoffnung*). Abonniere auf Instagram Birth-Positive-Kanäle und sieh dir Bilder von den unterschiedlichsten Geburten an, die dir zeigen, wie absolut atemberaubend und energiereich so eine Geburt sein kann.

Wenn du an keinem Präsenzkurs teilnehmen kannst oder möchtest, ist ein Online-Kurs vielleicht eine Option für dich. Der Link zu Kareens 14-stündigem Video-Geburtsvorbereitungskurs ist der hier: geburtsvorbereitung.tv

Tipp

Bereits in der Frühschwangerschaft über die Geburt nachdenken!
Auch wenn es dir noch sehr weit weg erscheint: Es ist tatsächlich wichtig, dass du dir schon kurz nach dem positiven Schwangerschaftstest Gedanken darüber machst, wie du dein Baby bekommen möchtest: zu Hause, im Geburtshaus oder in der Klinik? Falls eine Hausgeburt für dich infrage kommt, nimm so bald wie möglich Kontakt zu einer Hausgeburtshebamme auf und kläre in einem Gespräch ab, ob das eine Option für dich wäre. Da die personelle Situation in der Geburtshilfe sehr angespannt ist, hast du nur dann eine Chance auf eine Hausgeburtshebamme, wenn du dich sehr frühzeitig darum kümmerst.

Wenn der Termin näher rückt: Natürliche Möglichkeiten zur Vorbereitung
(Ausführlich beschrieben findest du die folgenden Maßnahmen im Kapitel »Rund um den ET«)

- Geburtsvorbereitende Akupunktur
- Kohlenhydratarm essen, die Louwen-Ernährung
- Nachtkerzenölkapseln
- Yoni-Steaming: warme Dampfbäder mit Heublumen
- Himbeerblättertee trinken
- Datteln essen

- Hohe Einläufe machen (lassen)
- Osteopathie/Physiotherapie (durch auf Schwangere spezialisierte Fachkräfte): Sie sorgen dafür, dass das Kind sich gut ins Becken einstellt, lösen bisher unentdeckte Spannungen oder Blockaden sowohl bei Mutter und Kind und fördern eine gute gemeinsame Startposition in die Geburt.

Hack 2:

Komm gut in die Geburt hinein!

Damit ist das mentale Hineinfinden in die Prä-Geburtsphase gemeint. Die Zeit kurz vor der Geburt ist eine magische Zeit; Rückzug und Digital Detox sind große Themen: Halte dich von nervigen Tagesticker-Nachrichten, von anstrengenden Menschen, generell von Stress von außen fern. Vielleicht hast du rechtzeitig den Tipp beherzigt, deinen errechneten Entbindungstermin niemandem zu verraten oder ein paar Tage dazu zu mogeln. So kannst du dich vor Nachfragen rund um diesen Termin schützen. Wenn es dir gelingt, in dieser »Warteschleifen-Situation« – »Wann wird es losgehen? Spür ich schon was? Passiert es heute Nacht?« – etwas Druck rauszunehmen, ist das wunderbar.

Früher war es eine Königsdisziplin der Hebammen, in der Latenzphase, der ganz frühen, meist noch unspektakulären Phase, Frauen gut in die Geburt hineinzubegleiten. Diese Latenzphase kann sich bis zu einem ganzen Tag (oder Nacht) hinziehen, ohne dass viel Messbares passiert. Die ersten Zentimeter der Öffnung des Muttermunds sind bei einer Geburt oft die langwierigsten. Mehr dazu findest du im Kapitel »Geburtsarbeit«.

Kareen: »Es geht in der Latenzphase nicht um die Frage, wie viele Zentimeter geöffneten Muttermunds du ›vorzuweisen‹ hast. Und ob es sich bereits ›lohnt‹, ins Krankenhaus zu fahren. Versuche, diesen Druck an dir abperlen zu lassen und stattdessen ganz bei dir zu bleiben. Nimm wahr, was dir guttut, kümmere dich um dich und deinen Körper. Nimm zu Hause noch ein schönes Bad, probiere aus, wie du mit den Wehen gut umgehen kannst (Positionen, Atmen, Wasser,

Bewegung oder Ruhe, Lichtverhältnisse). Jetzt kannst du das Wissen aus deinem Vorbereitungskurs, das vorher nur graue Theorie war, anwenden. So ›groovst‹ du dich langsam in das Geburtsgefühl hinein.«

Frauen mit anstrengenden Wehen, welche den Muttermund jedoch noch nicht wirklich öffnen, werden manchmal in der Klinik nicht ernst genommen oder angemessen begleitet. Oft werden sie zum Treppensteigen oder Spazierengehen wieder weggeschickt oder bekommen das Gefühl vermittelt, das sei alles noch »nichts Richtiges«. Hier sind die (ebenfalls gut geburtsvorbereiteten) Partner*innen unschätzbar hilfreich, um dich in der Latenzphase zu begleiten, dich zu massieren und für deine Bedürfnisse zu sorgen.
Die Aufgabe des Klinikpersonal ist es, wertschätzend mit dem Paar umzugehen und Ruhe und Gelassenheit zu vermitteln: »Es ist alles in Ordnung, alles sieht geburtsbereit aus. Eurem Baby geht es gut. Ihr könnt noch mal nach Hause fahren und in Ruhe abwarten, oder auch hierbleiben, wenn euch das beruhigt. Meldet euch jederzeit, wenn sich etwas verändert und ihr Hilfe braucht.«

Sissi: »Eine 1:1-Betreuung unter der Geburt (= eine Hebamme für jede Frau) steht jeder Gebärenden zu! Das können wir gar nicht oft genug wiederholen. Dafür müssen wir uns alle einsetzen!«

Für die meisten Frauen ist es in dieser Phase rund um den Geburtsbeginn besser, nicht stundenlang spazieren zu gehen und sich auszupowern, sondern Kräfte zu sparen und sich in gemütlicher Atmosphäre hinzulegen und noch etwas zu ruhen. Du wirst zwar nicht mehr tief schlafen können, aber es ist wichtig, dass du zwischen den Wehen erholsame Pausen hast. Niemand weiß, wie lange die Geburt gehen wird, wie viel Geburtsarbeit du noch leisten wirst.

Sissi: »Dass eine Geburt einen geschützten Rahmen braucht, ist kein Hokuspokus! Wenn Frauen während der Wehen durch Faktoren von außen gestört werden, kann die Geburt plötzlich stagnieren. Erst wenn du dich wieder ruhig und sicher fühlst, können die Wehen erneut beginnen.«

Wesentliche Aufgabe deines Partners oder deiner Partnerin ist es, in dieser frühen Phase der Geburt für dich einen geschützten Raum zu schaffen. Und als dein Sprachrohr zu fungieren, d. h. den Menschen um euch herum zu vermitteln, was du möchtest und was nicht. Du selbst sollst nicht rational kommunizieren oder gar diskutieren müssen.

Hack 3:
Wasser und Wärme können unterstützen!

Wärme hat eine intensiv entspannende Wirkung, ob es nun das warme Kirschkernkissen ist, die Wärmflasche oder das Eintauchen des ganzen Körpers ins warme Wasser einer Badewanne. Außerdem bist du im Wasser durch den Auftrieb leichter, was deine Beckengelenke beweglicher werden lässt. All das lässt warmes Wasser zu einem überaus geeigneten Begleiter unter der Geburt werden – in all ihren verschiedenen Phasen. Den meisten Frauen tut das sehr gut.

Sissi: »Wasser und Wärme werden manchmal echt unterschätzt, dabei wirken sie oft wie eine natürliche PDA. Das solltest du auf jeden Fall ausprobieren. Auch wenn du dich bisher nie so richtig mit Wasser und Badewanne anfreunden konntest. Mein Rat ist deshalb, gleich bei Ankunft in der Klinik nach einem Kreißsaal mit Wanne zu fragen, damit du dir die Option ›Wassergeburt‹ offenhalten kannst.«

Vertraue also deiner Hebamme, wenn sie den Vorschlag macht, zu einem bestimmten Zeitpunkt der Geburt in die Wanne umzuziehen. Auch wenn es dir in dem Moment umständlich erscheint und du gar nicht weißt, wie du dorthin kommen sollst – es ist auf alle Fälle einen Versuch wert und kann sehr wirkungsvoll sein. Vielleicht wird dein Baby dort geboren. Oder du steigst wieder aus der Wanne, wenn es doch nicht das Richtige für dich war.

Hack 4:
Mobilität unter der Geburt ist wichtig!

Mittlerweile ist es in alle Bereiche der Geburtshilfe durchgesickert: Sich unter der Geburt zu bewegen und verschiedene Körperhaltungen oder Positionen bei der Verarbeitung der Wehen auszuprobieren, ist elementar wichtig. So kannst du die komplexen physikalischen Kräfte einer Geburt unterstützen und deinem Baby helfen, sich gut in dein Becken hineinzudrehen. Dein Becken wird beim Sich-Öffnen unterstützt und du nutzt die Schwerkraft.
Wie viel du dich bewegst und welche Positionen du einnimmst, hängt neben deinen Vorlieben auch von der Phase der Geburt ab: Am Anfang, in der Latenzphase, bist du mobiler, probierst Positionen aus, wechselst sie öfter. So kannst du herausfinden, was dir guttut. Später, in der fortgeschrittenen Eröffnungsphase, wird es dann meist etwas statischer. Du hast deine bevorzugte Körperhaltung gefunden. Oft sind das vornübergebeugte, knieende Positionen – etwa die abgewandelten Vierfüßler, bei denen du dich auf einen Ball, auf den Schoß deines Partners, dem Kopfteil des Bettes oder Ähnlichem abstützt. Für viele Frauen ist auch die Seitenlage eine ideale Position, in der sich das Kind gut ins Becken hineinschieben kann und in der die Frau von Hebamme und/oder Partner*in gehalten und massiert werden kann.

Kareen: »Wasser und Mobilität schließen sich nicht aus. Die großen Badewannen in den Kreißsälen erlauben es, dass du dich zum Beispiel knieend von innen auf dem Rand abstützt. Oder dich in der Wanne hockend an einem von der Decke hängenden Tuch festhältst.«

Falls deine einmal gefundene Körperhaltung die Geburt doch nicht entscheidend voranbringt oder auf Dauer nicht guttut, wird deine Hebamme dir einen Positionswechsel vorschlagen.

Hack 5:
Die hohe Kunst des Dammschutzes!

Wie erlebt man eine Geburt möglichst unverletzt? Natürlich kannst du das nur in einem gewissen Rahmen beeinflussen. Ausführliche Infos zum Thema »Geburtsverletzungen« findest du im gleichnamigen Kapitel. Hier eine Zusammenfassung der wichtigsten Aspekte:

- Gerade bei Erstgebärenden ist Dammmassage eine gute Vorbereitung auf die Geburt. Durch diese Massage – eigentlich Dehnung – wird das Gewebe weicher und nachgiebiger. Man kann diese Massage mit den Fingern oder mit einem Epi-No (Dammballon) machen. Dadurch bekommst du auch ein gutes Gefühl für diese Körperregion und bist auf das Druckgefühl am Ende der Geburt vorbereitet.
- Im warmen Wasser ist das Gewebe sehr elastisch und entspannt, weshalb es seltener zu Verletzungen kommt.
- Warme Kompressen, die die Hebamme zum Ende der Geburt auf den Damm auflegt, wärmen und können ihn so auf die Dehnung bei der Geburt des Köpfchens vorbereiten.
- Je langsamer sich das Gewebe dehnt, desto weniger Verletzungen entstehen. Deshalb ist ein vorsichtiges, bewusstes und intuitives Mitschieben in der Geburtsphase wichtig.
- Die Endphase der Geburt ist ein emotionaler Ausnahmezustand. Um dich dieser wilden und intensiven Ekstase hinzugeben, brauchst du idealerweise einen geschützten Raum. So kannst du den Mut fassen, dein Baby aus dir rauszulassen, dich deinen Reflexen hinzugeben, komplett loszulassen und dein Kind aus dir »herauszuatmen«. Im Kapitel »Orgasmic Birth« haben wir diesen besonderen Zustand genauer beschrieben.
- Mit jedem weiteren Kind kommt es zu weniger Verletzungen.

Wochenbett

Wenn dein Baby geboren ist, beginnt das Wochenbett. Es ist eine ganz besondere Zwischen-Zeit, geprägt von gegenseitigem Kennenlernen, ungläubigem Staunen und emotionalen Achterbahnfahrten. Einiges hast du dir schwieriger vorgestellt, anderes leichter, wieder anderes – gar nicht. Sagt dir ja keiner vorher, dass du beispielsweise dein Baby tatsächlich mit auf die Toilette nimmst, wenn du ganz nötig musst, damit es nicht anfängt zu weinen. Manches wollte man auch nicht so genau wissen. Dazu kommt das Unvorstellbarste überhaupt: Die große Liebe zu diesem kleinen Wesen, die dich ab jetzt begleiten wird, solange du lebst …

Kareen: »Wenn du an Wochenbett denkst – was würdest du sagen, was glaubt einem niemand, wenn man vor der Geburt darüber spricht?«

Sissi: »Ich glaube, was viele unterschätzen: Wie schnell der Tag mit Baby vorbeigeht – und es fühlt sich an, als hätte man nicht wirklich was gemacht. Also natürlich habt ihr eigentlich ganz viel gemacht, ihr versorgt schließlich ein Baby und das ist ein 24-Stunden-Job. Aber trotzdem ist da der Anspruch, immer noch mehr zu erledigen …«

Kareen: »Und mit Sicherheit gehört dazu, dass ihr wirklich zwei Wochen richtig im Bett liegt. Und ihr dort auch zum Essen bleibt, weil euch nämlich die Schnittchen in dieser Zeit dorthin serviert werden.«

Sissi: »Das ist unsere medizinische Anordnung an euch: Zehn Tage. IM Bett!!!«

Stillstart

So gelingt der Beginn deiner Stillzeit

Stillen – das Top-Thema nach jeder Geburt. Was man sich als das Einfachste und Natürlichste der Welt vorstellt, entpuppt sich manchmal als gar nicht so easy. Aber hey, keine Panik! Wir bereiten dich auf deinen Stillstart vor und verraten, mit welchen Tricks und Mittelchen der Beginn deiner Stillzeit super gelingen kann.

Auf viele Frauen wirkt das Stillen vor der Geburt sehr romantisch – wie ein Selbstläufer. In der Realität denken allerdings die meisten Mütter in der ersten Stillwoche mehrmals täglich ans sofortige Abstillen. Weil es wehtut, das Baby die Brustwarze nicht richtig in den Mund nimmt oder die Sorge besteht, es käme nicht genug Milch … es gibt tausend Gründe, am Projekt Stillen zu zweifeln.

Kareen: »Gleich vorweg: In der ersten Zeit – eurer Übungs-, Lern- und Trainingsphase – wird es so sein wie bei zwei Anfängern auf dem Tennisplatz oder beim Tanzkurs. Bis das elegant aussieht, dauert es eine Weile. Deine Hebamme wird cool bleiben und dir immer wieder versichern: ›Das geht alles vorbei! So wie am Anfang bleibt es nicht!‹«

Vorbereitung auf das Stillen bereits in der Schwangerschaft

Deine Brustwarzen sind am Anfang deshalb empfindlicher, weil die Schwangerschaftshormone noch im Körper sind und erst ein paar Tage brauchen, bis sie abgebaut sind. Und dein Baby saugt zu Beginn noch anders, weil die Milch noch nicht in Strömen fließt. Es muss jetzt noch kraftvoll saugen; später – wenn der Milchspendereflex eingesetzt hat – sprudelt die Milch ihm richtig entgegen.

Mythos **»Brustwarzen abhärten!«** Auf keinen Fall musst du deine Brustwarzen auf das Stillen »vorbereiten«, indem du sie mit (Zahn-) Bürsten oder Luffa-Handschuhen rubbelst. Es ist ein Mythos, dass die Brustwarzen gerade zu Stillbeginn so empfindlich seien, weil sie noch nicht abgehärtet seien, »noch keine Hornhaut angesetzt hätten«. Don't do this! Du irritierst dadurch die Haut oder verletzt sie gar.

In der Schwangerenvorsorge sollte deine Hebamme einmal einen Blick auf deine Brustwarzen werfen. Natürlich kannst du mit allen Arten und Formen von Brustwarzen stillen! Dein Baby wird sich deine Brustwarzen in perfekte Nuckelform zurechtformen. Wenn es aber wirkliche Schlupf- oder Hohlwarzen sind, dann kannst du zu Hause möglichst oft sogenannte Brustwarzenformer tragen. Dadurch wird – bei einem Gebrauch über einige Wochen – die Brustwarze mehr und mehr herausgezogen und so geformt, dass dein Baby sie nach der Geburt besser fassen kann.
Auch solltest du mit deiner Hebamme sprechen, wenn du Implantate trägst oder andere Brust-OPs hattest. Obwohl bei allen diesen OPs heutzutage darauf geachtet wird, dass der Milchgang erhalten bleibt, ist das dennoch eine wichtige Information für deine Hebamme. Nur ein ganz kleiner Anteil der Frauen (ca. 4 %) kann aus anatomischen Gründen nicht ausreichend stillen, entweder weil ihre Brust bei einer OP verändert wurde oder weil bei ihnen einfach zu wenig Brustdrüsengewebe angelegt ist und dadurch zu wenig Milch entsteht. Teilstillen ist aber natürlich immer möglich!

Sissi: »Du kannst dir ziemlich sicher sein: Du kannst stillen! Deine Brust und deine Warze sind perfekt für dein Baby! Lass das aber alles auf dich zukommen und lege dich nicht jetzt schon auf eine Stilldauer fest (z. B. ›sechs Monate voll, nach einem Jahr abstillen‹). Es kann alles ganz anders kommen – länger, kürzer … alles okay!«

Der Stillstart braucht Zeit, es kann in Einzelfällen auch mal einige Wochen dauern, bis alles eingespielt ist. Nimm dir ganz viel Zeit und Ruhe dafür.

Tipp

Stell dich bereits in der Schwangerschaft positiv auf das Stillen ein, indem du stillenden Freundinnen oder Frauen aus der Familie zuschaust. In unserem Kulturkreis ist das leider nicht mehr so selbstverständlich wie in manch anderen. Und: Höre dir erfolgreiche Stillgeschichten an! Lies etwas dazu. Oder schaue dir gute Still-Videos an.

Hier ein gutes Video zum Thema »Baby richtig anlegen«:

https://globalhealthmedia.org/videos/attaching-your-baby-at-the-breast/

Spezielle Anschaffungen sind fürs Stillen erst einmal nicht erforderlich. Alles, was du unvorhergesehen brauchen könntest, bekommst du über deine Hebamme (etwa ein Stillhütchen oder eine Brustwarzensalbe) oder über eine Apotheke in deiner Nähe (etwa eine Milchpumpe zum Ausleihen).
Bei Frauen, die in der Stillzeit bereits wieder in den Job zurückgehen möchten, kann der Kauf einer eigenen Milchpumpe sinnvoll sein. Probiere aber erst einmal aus, wie das alles bei dir klappt, bevor du teures Equipment kaufst. Eine Milchpumpe ist nur einen Klick entfernt! Gilt auch für Flaschen, Sauger und Muttermilchersatznahrung.

Tipp

Kolostrum ausstreichen. Wenn du einen Schwangerschaftsdiabetes hast, der ja gar nicht so selten – etwa bei ca. 10 % der Schwangeren – vorkommt, ist es ratsam, gegen Ende der Schwangerschaft etwas kostbares Kolostrum (Vormilch) auszustreichen und in kleinen Spritzen aufzuheben. Diese Tropfen, nach der Geburt gegeben, schützen dein Baby signifikant vor gefürchteten Unterzuckerungen!

Anleitung zur Gewinnung des wertvollen Kolostrums:

www.milchwiese.de/blog/praepartale-kolostrumgewinnung-besondere-situationen-in-der-stillzeit

Es ist übrigens ganz natürlich, dass deine Brustwarzen sich in der Schwangerschaft verändern: Durch die Hormonumstellung in deinem Körper werden sie größer und dunkler. Praktisch eingerichtet – so kann dein Baby, das anfangs nur Hell-Dunkel sehen kann, nach der Geburt ganz genau erkennen, wo es hinmuss.

Erstes Anlegen nach der Geburt

Wenn du dein Baby direkt nach der Geburt selbst zu dir genommen oder von der Hebamme auf die Brust gelegt bekommen hast, könnt ihr euch erst mal gemeinsam ausruhen, anschauen und beschnuppern. Ungestörter Hautkontakt ist sehr wichtig für das Bonding. Im Idealfall habt ihr zwei ungestörte Stunden miteinander für das erste Kennenlernen und Ankommen auf dieser Welt. Maßnahmen wie Messen und Wiegen können zunächst warten. Auch andere Dinge wie die Geburt der Plazenta oder eine Naht bei einer Geburtsverletzung können geschehen, ohne dass dein Baby von dir getrennt wird.

Bitte in der Klinik um diese Ruhe und Zeit. Nur manchmal ist das nicht möglich, etwa weil ihr Platz für die nächste Gebärende machen müsst: Seid nicht allzu traurig, ihr könnt das Kuscheln natürlich nachholen! Eure Stillbeziehung ist damit auf keinen Fall gestört!

Kareen: »Dein Baby ist irre kompetent, es bringt alles mit, was es zum Stillen braucht! So wie Katzenbabys schon kurz nach der Geburt zu den Zitzen der Mutter krabbeln, braucht auch dein Baby eigentlich keine Hebamme, die ihm den Weg zur Milchquelle zeigt.«

Schon etwa vierzig Minuten nach der Geburt setzt bei deinem Baby der Suchreflex ein: Es spürt ein Kitzeln am Mund (und sei es durch ein Handtuchzipfel) – schon sperrt es wie ein kleiner Vogel das Mündchen auf und macht mit dem Kopf suchende Bewegungen. Der zweite Reflex ist der Saugreflex, der dann einsetzt, wenn schließlich eine Brustwarze in Babys Mund kommt: Es streckt die Zunge heraus, tastet sich vor und beginnt zu saugen. Neben diesen beiden basalen Reflexen bringt dein Baby noch andere, subtilere Reflexe mit, die etwa Regine Gresens in ihrem sehr empfehlenswerten Buch *Intuitives Stillen* sehr schön beschreibt. So können seine Eltern schon an ganz feinen Signalen erkennen, dass es Hunger hat. Es ist wirklich beeindruckend, was die Biologie da eingerichtet hat, damit Babys stillen können.

Buchtipp Regine Gresens, *Intuitives Stillen. Einfach und entspannt – Dem eigenen Gefühl vertrauen – Die Beziehung zum Baby stärken,* Kösel 2016.

Dein eigenes Bauchgefühl wird dir bestimmt gleichzeitig melden, dass du dein Baby anlegen möchtest. Nimm es also zu dir heran, um es gut unterstützen zu können. Das geht schön bequem und an den Armen gut abgestützt auch in der Rückenlage, die nach der Geburt noch bequem und empfehlenswert ist. Deine Hebamme wird dir das alles zeigen und dich dabei unterstützen.

Sissi: »Wichtig für einen gelingenden Stillstart ist, dass das Kind möglichst in den ersten zwei Stunden nach der Geburt einmal gut an deiner Brust getrunken hat. Das ist bereits ein sicherer Grundstein! Es kann sein, dass deinem Baby dazu zunächst die Kraft fehlt, weil es von der Geburt noch sehr erschöpft ist. Dann ist Hautkontakt zu dir umso wichtiger und du kannst ihm die Brust immer wieder anbieten.«

In den ersten Lebenstagen brauchen Babys für so viele neue Dinge ordentlich Energie (Atmung, Organe, Temperaturregulation etc.), dass sie oft aus Erschöpfung einpennen. Sie können also noch nicht effizient aktiv nach Milch suchen. Sie brauchen Hilfestellung oder sanftes Erinnern. Erst später, wenn sich alles eingependelt hat, regulieren sie durch ihre Nachfrage das Milchangebot.

»Ist denn da überhaupt schon was drin? Da kommt ja noch gar nix!«

Das Kolostrum – die Vormilch, die bereits in der Schwangerschaft gebildet wird – ist quantitativ nicht viel, nur ca. 2 bis 5 ml pro Mahlzeit. Die allerdings sind, so wie die Farbe vermuten lässt, kostbar wie pures Gold! Kolostrum ist wahnsinnig reich an Eiweiß, an Immunglobulin, an Enzymen, an Abwehrstoffen und an vielen bioaktiven Substanzen mehr. Es enthält alles, was so ein Baby am Anfang braucht. Kolostrum ist so kostbar, dass es auch dann, wenn du dich gegen das Stillen entscheidest, eine gute Idee sein kann, es auszustreichen und dem Baby zu geben.

Der Babymagen ist am Anfang nur so klein wie eine Murmel, er entfaltet sich erst in den ersten Lebenstagen. Diese winzige Menge an Kolostrum ist also perfekt auf den Bedarf deines Babys abgestimmt. Daher wird es auch so sein, dass dein Baby ganz oft an deine Brust möchte, um immer wieder ein paar Tropfen Kolostrum zu bekommen, aber natürlich auch, um ganz nah bei dir zu sein und sich durch Nuckeln zu beruhigen. Auch diese Bedürfnisse sind wichtig und dein Baby braucht deine Körpernähe, Wärme und Sicherheit genauso wie das Stillen seines Hungers.

Quatsch **»Du legst zu häufig an!«** Es ist bei Neugeborenen ganz normal, dass sie viele kleine Mengen trinken möchten, da sie – nabelschnurgleich – eine beinahe kontinuierliche Versorgung brauchen. Lass dich deshalb nicht von Menschen aus deinem Umfeld irritieren, die meinen, du würdest dein Kind zu häufig anlegen, oder es gäbe Regeln darüber, wie oft das Anlegen nun »erlaubt« sei! Häufiges Anlegen ist natürlich auch kein Zeichen dafür, dass dein Kind nicht satt werden würde oder du zu wenig Milch hättest. Es ist alles in Ordnung so!

Kareens wichtigste Tipps zum Steigern der Milchbildung:

https://into-life.de/die-10-wichtigsten-tipps-zum-steigern-der-milchbildung-2/

Stillen im ganz frühen Wochenbett

Es ist wichtig, das Baby in den ersten beiden Lebenswochen wirklich häufig anzulegen, die Faustregel lautet mindestens 10-mal innerhalb von 24 Stunden. Das ist oft, viel öfter als die meisten Menschen vermuten, nämlich alle zwei bis drei Stunden. Wenn das Baby nach etwa vier Stunden Schlaf immer noch sehr müde wirkt, stimuliere es etwas, nimm es auf, zieh es eventuell aus und lege es an deine nackte Haut. Spätestens dann werden auch die schläfrigsten Babys aufwachen und zumindest einmal die Brustwarze in den Mund nehmen. Das ist auch für die Hormonrezeptoren wichtig, die somit das wichtige Signal »Milchbildung« erhalten.
Mach dir keine Gedanken, wenn dein Kind in der ersten Woche ab-

nimmt – etwa 7 % vom Geburtsgewicht sind ganz normal. Bis zum vierzehnten Tag haben dann die meisten Kinder ihr Geburtsgewicht wieder erreicht.

Kareen: »Leg die Uhr beim Stillen weg. Halte dich nicht an irgendwelche Minutenvorgaben, wie lange ein Baby zu trinken habe. Auch an das Maß ›die Brust leer trinken‹ kann man sich nicht halten, denn eine Brust ist nie ganz leer. Wichtig ist nur: Dein Baby ist dann satt, wenn es die Warze loslässt und zufrieden wirkt. Weitere Zeichen für Sattheit sind: Spannung in den Händchen lässt nach, das ganze Baby wird schwer und lässt sich gut ablegen. Aber es gibt auch Babys, die lassen die Brustwarze nie ganz los, weil sie das Nuckeln (das non-nutritive Stillen) so sehr lieben.«

Lass dir unbedingt das »richtige Anlegen« zeigen, damit deine Brustwarzen nicht wund werden. Vermutlich sind deine Nippel am Anfang der Stillzeit etwas gereizt, aber das geht vorbei! Beim korrekten Anlegen nimmt dein Baby die Brustwarze richtig in den Mund: Es öffnet ihn weit und dein Nippel landet dann nicht vorne zwischen den Kieferleisten und am harten Gaumen, sondern weit hinten im weichen Teil des Mundes. Dort kann dein Baby sanft und effektiv mit seiner Zunge und seinem Gaumen trinken.

Du kannst dir hier eines unserer Lieblingsvideos zum asymmetrischen Anlegen ansehen:

https://globalhealthmedia.org/videos/breastfeeding-positions/

Tipp

Schutz dank Milch. Streiche vor dem Stillen einige Tropfen Milch aus und verteile sie auf deiner Brustwarze. Damit gibst du ihr einen feinen natürlichen Schutzfilm! Und: Dein Baby ist gut auf das Stillen vorbereitet, weil es die Milch bereits erschnuppern kann. Auch nach dem Stillen haben ein paar Tropfen Muttermilch auf der Brustwarze heilende Wirkung!

Auch dann, wenn du und dein Baby alles richtig machen: Es ist nicht ungewöhnlich, dass deine Brustwarzen in den allerersten Tagen etwas wund werden. Achte so akribisch wie möglich darauf, dein Baby immer korrekt anzulegen. Stillen ist ein gemeinsamer Übungsprozess, mit jedem Tag wird es besser werden, leichter funktionieren und nach und nach auch weniger Aufmerksamkeit erfordern.

Hier ein Video zum Thema »Schmerzen beim Stillen«:

https://globalhealthmedia.org/videos/what-to-do-about-nipple-pain/

Der Milcheinschuss

Der Begriff »Milcheinschuss« beschreibt sehr gut, wie sich diese initiale Milchdrüsenschwellung – so das Fachwort – anfühlt: Plötzlich, oft über Nacht, bekommst du quasi explosionsartig pralle, große, oft auch warme und knubbelig-feste Brüste. Das kann beim ersten Mal wirklich verstörend sein und entbehrt auch nicht einer gewissen Komik – wer hat mich denn über Nacht operiert? Wenn du aber dein Baby – wie oben beschrieben – sehr häufig für kleine Mahlzeiten anlegst, wird dies das unangenehme Gefühl von betonharten, prallen Brüsten abmildern.

Auch den Milcheinschuss gibt es mal wieder in allen Farben und Formen. Manche Frauen – nicht untypisch: Frauen mit eher kleineren Brüsten, also mehr Brustdrüsengewebe als Fettgewebe im Verhältnis – haben über Tage eindrucksvolle Symptome, andere spüren etwas Prallheit und Wärme und mehr nicht.

Es ist übrigens nicht in erster Linie die überbordende Menge an Milch, die die Brüste so anschwellen lässt. Es handelt sich um eine echte Drüsenschwellung durch die erhöhte Durchblutung und die größere Lymphflüssigkeitsmenge – verursacht durch den Absturz des Östrogenspiegels nach der Geburt.

Tipps

- Wechsle beim Anlegen in den ersten zwei Tagen, also noch vor dem Milcheinschuss, oft zwischen den Brüsten hin und her. Wenn die Milch dann da ist, kannst du dein Baby auch ausgiebig an einer

Brust pro Mahlzeit trinken lassen und beim nächsten Mal die andere nehmen.

- Wenn die Brust sehr prall ist und das Baby die Brustwarze gar nicht richtig fassen kann, sondern immer wieder an deiner Brust wie an einem prall aufgepumpten Ball abrutscht, dann hilft es, wenn du deine Brust vor dem Stillen gut durchwärmst (Duschen, feuchtwarme Umschläge, Rotlicht). So klappt das Anlegen meist besser.
- Zum Kühlen der Brust nach dem Stillen kannst du auch Zusätze nehmen, etwa Retterspitz-Lösung, die du im Kühlschrank aufbewahren und mithilfe von Mulltüchern auf deine Brust legen kannst (retterspitz.de). Alternativ sind natürlich auch Gelpads oder Kühlakkus möglich, lege aber unbedingt ein Tuch zwischen Haut und Kühlpad, damit du keine Erfrierungen auf der Haut riskierst. Auch Quarkwickel – ganz normaler Magerquark zwischen Mulltüchern oder direkt auf der Brust – sind sehr angenehm.

Merksatz **»Vor dem Stillen Wärme, nach dem Stillen Kühlung!«**

Was bei extremen Beschwerden auch sehr gut helfen kann, ist eine Lymphdrainage, damit die Lymphflüssigkeit in den Brüsten besser abfließen kann. Probiere auch unterschiedliche Stillpositionen aus (in der Rückenlage, im Vierfüßlerstand) und wechsle häufig die Anlegeposition (Wiegegriff, Rückengriff etc.). Deine Hebamme zeigt sie dir gerne.

Wenn du eine verhärtete Stelle in deiner Brust hast, kann es Erleichterung bringen, wenn der Unterkiefer deines Kindes in Richtung dieser Stelle zeigt (ausführlicher dazu im Kapitel »Milchstau«).

Deine Nippel solltest du schön geschmeidig halten, damit sie nicht spröde und rissig werden. Dafür gibt es neben der Muttermilch gute Pflegeprodukte, wie z. B. den *Nippelbalm* von INTO LIFE, der Lanolin und Sheabutter enthält:

https://shop.into-life.de/into-life-med/nipple-balm

Auch Multi-Mam®-Kompressen oder Silberhütchen können helfen. Letztere bekommst du u. a. hier:

https://babyboxfamily.com/products/silberhutchen

Wochenbett

Der Zauber des Anfangs – bereite dich gut vor

Das Wochenbett ist eine unglaublich intensive Zeit. Dein Baby ist jetzt da! Unfassbares Glück und emotionsreiches Tränenmeer lösen sich ab. Aus allen Körperöffnungen kleckert es, und du kommst aus dem Staunen nicht heraus. Damit ihr die schönen, zarten, bewegenden Augenblicke genießen könnt, ist es gut, vorbereitet zu sein. Besonders das Frühwochenbett braucht besondere Aufmerksamkeit. Dennoch hören wir Hebammen beim Thema Wochenbett ganz oft den Satz: »Warum hat uns das niemand *vorher* gesagt?!«

Der gesetzliche Mutterschutz sorgt in Deutschland für einen geschützten Zeitrahmen: Er beginnt vier Wochen vor dem errechneten ET (Entbindungstermin) und endet acht Wochen nach der Geburt.

Wenn wir Hebammen von Wochenbett sprechen, unterteilen wir es in Früh- (die ersten zehn Tage) und Spätwochenbett (die folgenden sechs bis acht Wochen).

Im Wort »Wochenbett« sind schon zwei sehr wichtige Infos enthalten: das Bett – da liegen Mutter und Kind drin – und die Wochen *im Plural* – das Wochenbett dauert also mehrere Wochen! Meistens acht Wochen! Das ist in allen Kulturen überall auf der Welt gleich: In den ersten Wochen nach der Geburt schonen sich die Frauen, erholen sich von der Geburt, werden umsorgt und gepflegt.

Im Frühwochenbett passieren eindrucksvolle körperliche Rückbildungsvorgänge im Körper der Frau. Aber auch die seelische Heilung von der Geburt und das ausgiebige Bonding mit eurem Baby mit ganz viel Hautkontakt finden statt, und das Stillen wird erlernt. Eine Zeit großer Anpassung und Umstellung. Deshalb besuchen wir Hebammen die Frauen in dieser Zeit meist täglich, und wir werden nicht müde, immer und immer wieder die Wichtigkeit des Wochenbettes zu erklären.

Bettruhe und Versorgtwerden sind medizinisch notwendig!

Die meisten Eltern denken nur bis zur Geburt und verstehen überhaupt nicht, dass sie sich vorher schon um die *Zeit danach* kümmern sollen. Sie halten das für völlig übertrieben: »Wie jetzt? Liegt man da wochenlang nur im Bett rum?«

Kareen: »Du liegst natürlich nicht acht Wochen am Stück nur im Bett. Es ist aber tatsächlich aus medizinischen Gründen absolut notwendig, dass Frauen in der ersten Woche nach der Geburt auch tagsüber überwiegend im Bett liegen: im Bett essen, lesen, dösen, kuscheln, stillen – und hin und wieder mal ins Bad gehen, mehr nicht.«

Komm nicht in Versuchung, nach deiner Rückkehr aus der Klinik zuerst die Kliniktasche auszupacken, eine kleine Wolle-Seide-Handwäsche zu erledigen und dann die Korrespondenz der letzten Tage durchzugehen. Lass das alles links liegen und gehe direkt auf kürzestem Weg in dein Bett. Dort wirst du von deinem Partner, deiner Partnerin mit allem versorgt. Er/sie stellt für dich Schnittchen, Obst- und Gemüsestückchen und andere Leckereien auf einem Tablett am Bett bereit. Das kann sehr gern als medizinische Anordnung verstanden werden!

Einer der wichtigsten Gründe hierfür ist, dass die Schwerkraft noch eine große Belastung für deinen Körper ist: für deinen Beckenboden, der durch die Geburt beansprucht wurde und noch keinen Halt gibt, für deine Gebärmutter, die sich erst wieder zurücksortieren muss. Und auch Geburtsverletzungen – wenn du welche haben solltest – können besser in Ruhe und ohne Anstrengung in einem gemütlichen Wochenbett heilen.

Vorbereitung auf das Wochenbett. Ihr als Paar, als Familie, braucht verbindliche Absprachen, damit du in diesen Wochen gut betreut bist und um dich herum alles läuft: Du wirst weder kochen noch Wäsche waschen oder aufräumen. Regelt und organisiert das unbedingt bereits in der Schwangerschaft. Kurz nach der Geburt wirst du in einer körperlichen, hormonellen und emotionalen Ausnahmesituation sein, sodass du nicht in der Lage sein wirst, klar zu sagen, was du brauchst und was genau dir wichtig ist. Besprecht das also schon vorher, wie ihr das am besten gestaltet und wo ihr evtl. auch Hilfe von außen dazuholen solltet, etwa eine Haushaltshilfe, einen Babysitter oder eine Mütterpflegerin.

Die meisten Menschen denken, dass nach den ersten zwei Wochen die Wochenbettbetreuung beendet ist und man in den Alltag zurückkehren kann. Dass dem nicht so ist, merken die meisten aber recht schnell.
Es ist individuell sehr unterschiedlich, wie lange du brauchen wirst, um wieder im Alltag anzukommen. Einige Frauen sind schon nach drei Wochen wieder fit und stabil, es geht ihnen blendend. Andere brauchen aber wirklich diese acht Wochen oder länger. Da du nicht weißt, zu welcher Gruppe du gehören wirst: Stelle dich schon in der Schwangerschaft darauf ein, dass es diese Zeit brauchen könnte!
Wie schnell du dich regenerieren wirst, hängt natürlich auch von den Umständen einer Geburt ab: Wenn du z. B. einen Kaiserschnitt hattest, dauert es einfach länger. Oft wird in unserem modernen Alltag gleich wieder zur Tagesordnung übergegangen – bedenke aber: Ein Kaiserschnitt ist eine große Bauch-OP, danach braucht der Körper ausreichend Regeneration und sollte nicht zu schnell wieder belastet werden. Das Gleiche gilt für Geburtsverletzungen der Vulva und der Vagina. Und auch das Stillen will erst mal gelernt und eingespielt werden.
Es braucht oft volle acht Wochen, bis eine Stillbeziehung etabliert ist und gut funktioniert. Das ist nicht selbstverständlich und braucht liebevolles partnerschaftliches Mittragen und Unterstützung. Es ist eine intensive Zeit, in der ihr beide an eure Grenzen geht.

Unterstützung durch Haushaltshilfe oder Mütterpflegerin

Erfahrungsgemäß solltest du auf jeden Fall vier Wochen nach der Geburt einplanen, in denen du rundum versorgt wirst. Wenn dein*e Partner*in das nicht so lange leisten kann, oder wenn du alleinerziehend bist, überlege, welche andere Person du bitten könntest. Es ist auch möglich, eine Mütterpflegerin für die erste Zeit bei der Krankenkasse zu beantragen. Das ist eine speziell für das Wochenbett ausgebildete Haushaltshilfe. Einige gesetzliche Krankenkassen in Deutschland übernehmen anteilige Kosten, informiere dich über Bedingungen, Antragsformulare etc. unbedingt schon vor der Geburt. Auch wenn diese Orga mit etwas Aufwand verbunden ist, lohnt es sich auf alle Fälle! Gerade Frauen, die ihr Wochenbett allein bestreiten werden, etwa weil ihr*e Partner*in beruflich sehr eingespannt ist, sollten bereits in der Schwangerschaft mit ihrer Gynäkologin darüber sprechen und sich ggf. eine Verordnung ausstellen lassen. Der Anspruch auf eine Haushaltshilfe wird im SGB geregelt und gilt nur bis zum sechsten Tag nach der Geburt. Nur wenn du eine Indikation hast (etwa Stillprobleme, Geburtsverletzungen, Wundheilungsstörungen), hast du Chancen darauf, dass die Krankenkasse dir – eventuell nach einigen Anläufen und ein bisschen Papierkram – eine Mütterpflegerin bewilligt. Das ist dann eine unheimliche Entlastung für die ganze Familie. Auch häusliche Pflegedienste sind eine Option, die aber oft nicht kurzfristig buchbar sind. Kümmere dich also rechtzeitig – oder bitte am besten gleich deine*n Partner*in, das zu tun.

Zwei warme Mahlzeiten am Tag! Auch wenn der Gedanke an eine fremde Person in der Wohnung zunächst vielleicht ungewohnt oder befremdlich ist oder du sicher bist, dass man das bisschen Haushalt ja wohl schaffen könnte: Denke ernsthaft darüber nach! Es ist einfach wichtig, dass du gut und regelmäßig bekocht wirst: Zwei warme Mahlzeiten am Tag brauchst du! Es gibt auch Lieferservices, die gutes Essen speziell für Frauen im Wochenbett liefern. Sie existieren über ganz Deutschland verteilt: z. B. nurimom.de (Raum Karlsruhe); mothersfinest.org (München); gesundundmutter.de (Hamburg).

Hilfe von Familie und Freunden – ja! Besuch bitte später!

Aktiviert im Vorfeld euer sprichwörtliches »Dorf«, das es braucht, um ein Kind großzuziehen, damit es euch umsorgen und unterstützen kann!

Es ist wichtig, um Hilfe zu bitten: Statt materieller Dinge zur Geburt kannst du dir von Familie und Freunden wünschen, dass sie euch gutes Essen (Suppe, Auflauf, Kekse, Kuchen) vor die Türe stellen. Das entlastet enorm und tut richtig gut. Denn vor lauter Stillen, Babypflege und eigener Pflege kommt ihr in der ersten Zeit kaum zum Selberkochen.

In diesen »Babyflitterwochen« werdet ihr alle – Mutter, Vater, Kind – zusammen viel Zeit im Bett verbringen. Genießt es, voll und ganz damit beschäftigt zu sein, euch kennenzulernen und eure neue Liebesbeziehung zum Kind aufzubauen.

Kareen: »Alle zusammen im Bett! Das ist der einzige, richtige und wichtige Ort, wo ihr die Zeit verbringen werdet!«

Besprecht vorher als Paar, wie ihr euch die Besuche durch Mitglieder eurer Familie (Großeltern, Tanten, Geschwister etc.) wünscht und vorstellt. Kommuniziert unbedingt an diese Menschen schon im Vorfeld, dass ihr nach der Geburt zuerst Zeit für euch brauchen werdet, bevor ihr Besuche empfangen könnt, wenn ihr schon ahnt, dass das in emotionalen Stress ausartet.

Der beste Besuch ist derjenige, der die Situation des Wochenbetts versteht und weiß, wo Hilfe benötigt wird. Da ist dann die Freundin, die Kuchen und Suppe mitbringt, den Geschirrspüler anstellt und gleich noch eine Ladung Wäsche aufhängt, manchmal unterstützender als Großeltern, die erwarten, um 16 Uhr mit Kaffee und Kuchen am Tisch bewirtet zu werden und das Baby bestaunen zu dürfen.

Raus aus der Alltagswelt! Rein ins Wochenbett!

Natürlich gibt es auch Frauen, denen es richtig gut geht im Wochenbett, körperlich und emotional. Egal, was du an medizinischen Diagnosen zu bieten hast, auch dann, wenn du keine gravierenden Geburtsverletzungen und keine wunden Brustwarzen hast: Du hast ein Kind geboren und dir diese Auszeit im Wochenbett verdient! Du darfst liegen, dich ausruhen und dir den Obstteller reichen lassen! Sich das immer wieder zu sagen, ist superwichtig!

Dieses einschneidende, krasse Erlebnis »Geburt« muss erst einmal verarbeitet werden, du musst wieder hier ankommen und verstehen, dass da jetzt ein Baby ist!

Du bist im Wochenbett wahrscheinlich auch sehr dünnhäutig und emotional. Viele Dinge, die du sonst easy wegsteckst (Anrufe, Lärm, dein Newsfeed mit schrägen Nachrichten aus der Welt da draußen), kannst du nun möglicherweise nicht gut aushalten. Du bist komplett im Babykosmos und total eingenommen von der Größe und Intensität dieses Ereignisses. Du schaust dein Baby an und denkst: »Ist es zu fassen? Du bist jetzt mein Baby, und ich für immer deine Mama!«

Deshalb ist es so wichtig, dass Frauen in dieser ersten Zeit vor der rauen Welt da draußen gut abgeschirmt werden. Alle um sie herum sollen einen schützenden Kokon um die Mutter und ihr Baby bauen.

Mythos **»Der Alltag läuft weiter wie gehabt!«** Vergiss es. Man kann meistens nicht sofort nach der Geburt wieder in den Funktionsmodus umschalten und sich wie immer samstags mit der Freundin zum Latte-macchiato-Trinken auf dem Markt treffen.

Übrigens: Uns Hebammen ist es natürlich komplett egal, wie es bei unserem Wochenbettbesuch bei dir aussieht. Räum nicht auf, bemüh dich nicht, morgens rechtzeitig geduscht zu sein und uns frisch geföhnt die Tür zu öffnen. Wir wollen unbedingt, dass du im Bett liegst!

Sissi: »Wenn du um 18 Uhr noch im Schlafanzug bist – umso besser! Dann weiß ich als Hebamme, dass alles richtig läuft!«

Später, nach weiteren Geburten, wenn die älteren Kinder auch versorgt werden müssen, wissen es viele Frauen erst so richtig zu schätzen, dass sie beim ersten Kind nichts anderes tun mussten, als mit ihrem Baby im Bett zu liegen. Deshalb können wir nicht oft genug sagen: Enjoy your Wochenbett bereits beim ersten Kind! Genieße es, dass du dich nur um dein Baby und dich kümmern musst, zelebriere es. Klar hast du viele Fragen zu vielen neuen Themen. Aber dafür sind wir Hebammen da.

Zum Anschauen und Freuen **Bildband mit schönen Fotos!** Es gibt einen wunderbaren, 2017 erschienenen Bildband von Jenny Lewis, *One Day Young*, mit Fotografien von Frauen und ihren Babys unmittelbar nach der Geburt. Da sieht man, wie diese Frauen – auch ohne vorher noch mal ihre Haare oder den Lidstrich gecheckt zu haben – in ihrer echten, natürlichen und umwerfenden Schönheit strahlen.

Paarbeziehung im späten Wochenbett

Auch wenn ihr vor der Geburt besprochen habt, euch die Care-Arbeit (Haushalt, Baby etc.) später fifty-fifty zu teilen, erlebt ihr nach der Geburt einen ersten Realitätscheck. Nach den ersten acht Wochen Wochenbett kehrt schnell der Alltag wieder ein. Da passiert es leicht, dass man sich über banale »Kümmerdinge« in die Haare bekommt: Du möchtest das Kind einfach kurz abgeben, wenn der Partner abends nach Hause kommt, um endlich unter die Dusche zu verschwinden, oder ihr streitet euch darüber, wie die Espressotassen in den Geschirrspüler eingeräumt werden sollen. Wertschätzende und gewaltfreie Kommunikation ist in solchen Situationen besonders wichtig: sich nicht gegenseitig mit Vorwürfen zu attackieren, sondern Wünsche zu äußern und gemeinsam Lösungen zu finden. Ganz wichtig ist hier, dass der hohe Stellenwert der Care-Arbeit von allen gesehen wird: Tag für Tag, rund um die Uhr ein Baby zu versorgen, ist nämlich ein absoluter Fulltime-Job, spätestens jetzt wird das klar (s. auch das Kapitel »Mental Load«).

Klare Absprachen mit deiner Hebamme

Im Idealfall kannst du auf eine Wochenbetthebamme zählen. Bei den Treffen vor der Geburt klärt ihr gemeinsam ab, wann und auf welchem Kanal du sie am besten erreichen kannst, wenn du im Wochenbett Fragen hast. Eine 24/7-Standleitung zu ihr ist natürlich nicht möglich! Und jede Hebamme handhabt das unterschiedlich.

Im Vorfeld erklärt sie dir den Umfang ihrer Betreuung. Hebammen haben unterschiedliche Betreuungsmodelle: Kläre, wie lange ein Hausbesuch ungefähr dauert – bezahlt werden ca. 20 Minuten, mehr macht deine Hebamme dann ggf. unentgeltlich – und wie lange sie für dich ansprechbereit ist, etwa für spätere Beikost- oder (Ab-) Stillberatungen.

Vielleicht hat sie auch Empfehlungen für dich, was du schon vor der Geburt besorgen solltest. Erledige diese Besorgungen im Vorfeld der Geburt. Nichts ist schlimmer, als dass der Partner gleich nach der Rückkehr aus dem Krankenhaus erst mal zum Einkaufen muss, womöglich zum Hauptbahnhof in die Notfallapotheke, weil diese als einzige am Sonntag geöffnet ist.

Im Kapitel »Nestbau« findest du eine Liste aller wichtigen Dinge für deinen Wochenbettkorb, den du immer griffbereit neben deinem Bett stehen haben solltest. Viele nützliche Dinge zur Pflege findest du auch in den Kapiteln »Babypflege« und »Geburtsverletzungen«. Auch zu den Themen »Wochenfluss« und »Stillstart« geben wir dir in diesem Buch alles Wichtige mit.

Fazit

Das Wochenbett ist eine wunderschöne und zauberhafte Zeit, viele Erinnerungen werden daran hängen. Aber sie birgt auch viele Herausforderungen. Plane deshalb gut und sorge für dein Wohlbefinden, deine Betreuung und Versorgung vor. Das ist die halbe Miete, dann kannst du diese Zeit auch so richtig genießen.

Wochenfluss

Was nach einer Geburt alles aus dir rauskleckert

Warum will deine Hebamme bei den Hausbesuchen nach der Geburt deinen Wochenfluss sehen? Und was ist das überhaupt? Sagt einem auch mal wieder keiner vorher. Den meisten Frauen ist das unangenehm – Körperflüssigkeiten zeigt man ja üblicherweise nicht herum. Aber wir Hebammen haben beim Thema Wochenfluss gar keine Berührungsängste. Er gehört ganz einfach zu Geburt und Wochenbett dazu.

Kareen: »Der Wochenfluss zeigt uns viel über die Heilung und Rückbildung der Gebärmutter. Wir wollen also nicht die blütenweiße, frisch gewechselte Vorlage sehen – da gibt es ja nix zu gucken –, wir wollen die blutigen Details!«

Form, Farbe, Konsistenz, Menge des Wochenflusses – alles das gibt uns wichtige Hinweise darauf, ob die Heilung der Gebärmutter nach der Geburt gut vonstattengeht. Das wollen wir alles genau wissen!

Was ist der Wochenfluss überhaupt? Und wie viel Blut ist normal?

Wochenfluss ist die Blutung nach einer Geburt, die sich aus verschiedenen Anteilen, aus unterschiedlichen Blutungsquellen, zusammensetzt. Das Erste, was nach einer Geburt blutet, ist die Plazentahaftstelle, also die Stelle, an der die Plazenta an der Gebärmutterinnenwand festgemacht war. Wenn die Plazenta sich nach der Geburt löst, entsteht dort so etwas wie eine große Wunde. Die dicken, viel Blut führenden Arterien, die bis dahin in die Plazenta liefen,

um das Baby zu versorgen, werden gekappt. Aus dieser Wunde blutet es so lange weiter, bis die Kontraktion der Gebärmuttermuskulatur die Gefäße »zugeschnürt« hat. Zusammen mit der abgestoßenen Gebärmutterschleimhaut verliert eine Frau normalerweise locker einen halben Liter Blut in den ersten 24 Stunden nach der Geburt.
Viele Frauen sind zunächst geschockt, wenn sie ca. zwei Stunden nach der Geburt das erste Mal aufstehen, um pinkeln zu gehen: Wie viel kann da auf einmal an Blut »herausschwappen« und trotz Binden die Beine hinunterlaufen! Auch das Bett kann nach einer Geburt sehr bekleckert sein, wobei in der Hebammenausbildung akribisch darauf geachtet wird, keine »Splatter-Kulisse« zu hinterlassen.

Sissi: »Der Wochenfluss soll fließen, damit die Gebärmutter sich leert und du heilen kannst. Das ist wichtig zu wissen.«

Wenn du siehst, wie viel an Blut aus deinem Körper herauskommen kann, wirst du spätestens dann verstehen, warum wir schon vor der Geburt über die passenden Binden gesprochen haben. Diese sind nämlich wirklich richtig groß: ca. 30 cm lang x 15 cm breit. Marke »Dick und durstig« scheint da die passende Bezeichnung zu sein, auch der Kalauer-Kosename »Surfbretter« ist weitverbreitet.

Blutklumpen in der Unterhose

Viele Frauen sind über die Konsistenz des Blutes geschockt, aber auch hier: Sei beruhigt, das ist ganz normal. Dein Blut gerinnt zum Teil schon im Inneren deiner Gebärmutter und sammelt sich dort. Beim Aufstehen kann dann manchmal schon ein richtig großes Stück an geronnenem, glibberigem Blut aus dir herauskommen, viel mehr als du von deiner normalen Menstruation gewohnt bist. Hebammen nennen dieses geronnene, »koagulierte« Blut auch Koagel.

Sissi: »Das ist manchmal eine richtige Handvoll Blut, wie so ein kleiner Tennisball.«

Viele Frauen erschrecken enorm oder sorgen sich gar, dass da die ganze Gebärmutter rausgefallen ist. Oder dass die halbe Plazenta noch drin war. Oft passiert das, wenn sie auf der Toilette sitzen oder beim Duschen: Der laute Platsch, mit dem das geronnene Blut herausfällt, hat schon etwas Beängstigendes.
Es kann auch sein, dass du in den ersten Tagen nach der Geburt starke Nachwehen hast, gerade dann, wenn du zu solchen »Verklumpungen« neigst. Und es ist manchmal richtige Wehenarbeit, wenn sich ein Koagel durch den Muttermund, der sich nach der Geburt bis auf eine kleine Öffnung ziemlich rasch wieder schließt, durcharbeiten muss. Wenn das allerdings geschafft ist, geht es den Müttern wieder deutlich besser, Nachwehen lassen nach.

Damit alles im Fluss bleibt: Nachwehen, Bauchmassage

Mithilfe der Nachwehen, der Gebärmutterkontraktionen nach der Geburt, sorgt der Körper dafür, dass die Gebärmutter wieder klein wird, und dass alles, was sich noch in ihr befindet, nach draußen befördert wird. Deshalb wird dich deine Hebamme jeden Tag fragen, ob der Wochenfluss läuft. Das ist für sie ein ganz wichtiges Zeichen dafür, dass es dir gut geht, dass dein Körper richtig arbeitet. Der Wochenfluss ist auch nicht nach drei Tagen vorbei, sondern dauert insgesamt drei bis sechs Wochen lang an. Das ist von Frau zu Frau verschieden. Frauen, die früher bei ihrer Menstruation viel Blut verloren haben, bluten auch im Wochenbett etwas mehr. Frauen, die nur kurz geblutet haben, bluten auch im Wochenbett kürzer.
Der Wochenfluss verändert sich auch in seiner Farbe: Zu Beginn ist er kräftig-hellrot, wird dann bräunlicher, orangefarbener, bis er die Farbe von gewöhnlichem Ausfluss annimmt.

Wichtig

Variierende Stärke. Es ist nicht so, dass sich die verschiedenen Wochenflussphasen kontinuierlich entwickeln. Gerade, wenn Frauen nach den ersten zwei Wochen, in denen sie viel gelegen haben, nun mehr und mehr aufstehen, die ersten kurzen Spaziergänge machen, kann noch mal frisches rotes Blut kommen. Die vermehrte Bewegung regt Kontraktionen an und lässt die Blutung manchmal vorübergehend wieder etwas stärker werden.

Wenn der Wochenfluss bei einer Frau stockt, werden wir hellhörig. Wir fragen nach, etwa ob die Frau nach der Geburt bereits zum ersten Mal Stuhlgang hatte. Der Darm ist nämlich zunächst oft etwas unsortiert und träge. Wenn er aber wieder seine Arbeit aufnimmt, kommt auch der Wochenfluss erneut in Gang. Die Peristaltik im Bauch beeinflusst sich gegenseitig.
Eine gute Hebammenmaßnahme ist auch eine Bauchmassage, die hilft, dass sich die Organe im Bauch wieder neu sortieren können – jetzt, wo das Baby Platz gemacht hat. Das kann auch gut dein Partner übernehmen: Ein gutes Öl in die warmen Hände geben und dann im Uhrzeigersinn den Bauch leicht massieren.

Periodenwäsche: der Top-Tipp auch fürs Wochenbett

Wenn dein Wochenfluss nach wenigen Tagen geringer und etwa regelstark wird, kannst du auch gut Periodenunterwäsche benutzen. Diese neuen tollen Dinger hat Kareen Sissi bei ihrem dritten Wochenbett empfohlen – eine Offenbarung!
Damals wurden diese Periodenpanties von dem kleinen, von zwei Frauen geführten Berliner Unternehmen *ooshi* (heißt jetzt *ooia)* entwickelt. Ihr Ziel war, dass frau keine die Vaginalflora störenden Tampons mehr benutzen oder – bei Binden – mit dem unangenehmen Gefühl von Nässe und Fremdkörper in der Unterhose leben muss. Die Lösung waren smarte Hightech-Höschen mit einer besonderen Materialtextur, in die frau einfach reinblutet, ohne dass es sich danach anfühlt.
Gerade Frauen im Wochenbett sind für solche Periodenpanties superdankbar, da sie dadurch nicht wochenlang die feuchten, manchmal auch an Geburtsverletzungen scheuernden Binden verwenden müssen. Diese Panties sind gemütliche Unterhosen ohne Fremdkörper zwischen den Beinen, in denen man nicht schwitzt.

Weil wir Hebammen uns von den *ooia*-Entwicklerinnen immer wieder Höschen mit großer Saugstärke gerade für Frauen im Wochenbett gewünscht haben, gibt es solche jetzt auch zu kaufen. Für die ersten drei Tage nach der Geburt sind die herkömmlichen, großen Binden noch sinnvoll, aber danach wirst du ganz schnell auf die Periodenpanties umsteigen können.
Wichtig auch für den im Wochenbett betreuenden Partner: Lege eine saugfähige Unterlage im Bett unter (das kann eine Inkontinenzunterlage oder ganz simpel ein Handtuch sein). Manchmal bluten die Vorlagen trotz ihrer Dicke eben doch durch. Sorge auch für ein häufiges Wechseln der verschwitzten und/oder bekleckerten Bettwäsche. Das ist für die Frau, die die meiste Zeit des Tages im Bett verbringt, sehr angenehm. Besonders, wenn sie diesen Service unaufgefordert genießen kann!

Wochenflussstau

Wenn ein Wochenfluss schon nach etwa vier Tagen plötzlich stoppt, sind wir Hebammen alarmiert. Und fragen weitere Symptome ab: Manche Frauen entwickeln Kopfschmerzen, einige Druckschmerz auf der Gebärmutter, der Wochenflusses kann streng riechen. Da ist Vorsicht geboten, denn das könnte auf einen Wochenflussstau, einen Lochialstau, hindeuten.
Ein richtiger Lochialstau inklusive aller Symptome bis hin zu Fieber ist allerdings sehr selten! Sissi hatte beim zweiten Wochenbett tatsächlich einen Stau mit Fieber und musste auch ins Krankenhaus. Davor oder danach haben aber weder Kareen noch Sissi das in ihrer langjährigen Hebammenerfahrung bei einer betreuten Frau erlebt.
Manchmal – so scheint es – stockt bei einem Lochialstau auch etwas in der Seele. Vielleicht ist eine Mutter unglücklich im Wochenbett, es gibt unausgesprochene Dinge, die nicht rausdürfen. Dann kann auch auf der körperlichen Ebene nichts abfließen: Manche Frauen entwickeln einen Milchstau, andere einen Wochenflussstau.
Helfen können hier Bauchmassage, Fußbäder oder auch ein schönes warmes lösendes Bad in der Badewanne (ab dem vierten Tag nach der Geburt). Herrlich, gerade auch, wenn der Nacken durch das Stil-

len verspannt ist. Außerdem tut es dem Busen richtig gut, wenn er im warmen Wasser durch und durch erwärmt wird. Dann fließt auch die Milch besser.

Mythos

»Wochenfluss ist hoch infektiös!« Es hält sich immer noch der Mythos, dass der Wochenfluss hoch infektiös sei und Frauen nicht baden dürften, weil das durch den Wochenfluss »verunreinigte« Badewasser der empfindlichen Gebärmutterinnenfläche schaden würde. Das stimmt nicht! Der Muttermund, die natürliche Barriere, beginnt sich ja bereits kurz nach der Geburt wieder zu verschließen. Auch durch deine Brustwarzen kann so schnell nichts »hineinkrabbeln«: Trockne dich nach dem Bad gut ab und streiche evtl. ein paar Tropfen Muttermilch aus.

Kareens und Sissis Tipps

Achte immer darauf, deine Blase regelmäßig zu leeren. Eine Blase, die wie ein Luftballon aufgestellt ist, hindert die Gebärmutter an der Rückbildung. Gehe also ca. alle drei Stunden auf die Toilette, auch wenn du den Harndrang noch nicht spürst. Durch die Schwangerschaft und die Geburt können die nervlichen Reflexbahnen der Blase noch in ihrer Funktion behindert sein: Du merkst nicht, dass du musst, obwohl die Blase voll ist. Andererseits kann es auch sein, dass der Schließmuskel noch nicht wieder richtig funktioniert. Er lässt also nicht dann los, wenn du das möchtest – es kommt nichts, obwohl du spürst, dass die Blase voll ist.

Das kann dir bei solchen Problemen beim Pipimachen helfen: Schaffe dir eine ruhige, entspannte Atmosphäre, schließe die Badtür. Schau, dass es warm ist, lasse den Wasserhahn laufen. Nach einiger Zeit wird sich das alles aber wieder einspielen.

Mythos

»Kein Sex während des Wochenflusses!« Auch das gilt als überholt. Natürlich darfst du Sex haben – so wie du dich fühlst. Schau dazu auch ins Kapitel »Sex nach der Geburt«.

Milchstau

Wie du ihn erkennen und behandeln kannst

Vielen Frauen begegnet er irgendwann im Laufe der Stillzeit und manch einer sogar mehrfach: Der Milchstau ist eines der häufigsten Stillprobleme in den ersten 12 Wochen nach der Geburt. Wir erklären dir, wie er entsteht, mit welchen Symptomen er einhergeht und vor allem, was man dagegen tun kann.

80 % aller stillenden Frauen haben mindestens einmal in ihrer Stillzeit wenigstens einen Anflug von einem Milchstau. Die Ursache des Staus ist in den meisten Fällen eine Störung des Milchspendereflex, der durch Überlastung, Erschöpfung und Stress eingeschränkt wird. Stress macht Verspannung, und das gilt tatsächlich auch für deine Milchgänge: Zu viel Kortisol behindert die Ausschüttung von Oxytocin, das die Milch zum Fließen bringt. Es entsteht ein Rückstau in den Milchgängen oder auch in den Alveolen (die wie viele kleine Weintrauben an den Milchgängen hängen). In der Folge beginnt es an der Stelle zu schmerzen.

Manchmal gibt es auch eine mechanische Ursache: Die Brust wurde z. B. über längere Zeit nicht richtig ausgetrunken, ein zu enger BH oder eine nicht optimal sitzende Babytrage drücken Milchgänge ab. Einige Frauen reagieren auch empfindlich auf Kälte und Zugluft. Eher seltener gibt es einen verstopften Milchgang, etwa durch ein weißlich überhäutetes Milchbläschen, das sich auf der Brustwarze gebildet hat. Oder ein ausführender Milchgang ist durch ein Milchfett oder Talgklümpchen verstopft, das sieht aus wie ein Pickel auf der Brustwarze. Dadurch staut sich die Milch und kann nicht ablaufen. Oft ist es eine Kombination aus beidem: mechanische Ursache und Stress, wobei der Stress meist im Vordergrund steht.

Auch bei Frauen, die bereits vor der Schwangerschaft Brust-OPs hatten (Piercings, Reduktionen, Implantate), können Narben einzelne Milchgänge blockieren, sodass ein Milchstau entstehen kann.

Sissi: »Wenn etwas nicht im Fluss ist, wenn etwas in dir drin zurückgehalten wird – Kummer, Ärger, Stress –, dann entsteht ein Stau. Das ist in den Milchdrüsen genauso wie bei der Tränendrüse oder der Blase.«

Wie äußert sich ein Milchstau?

Viele Frauen fühlen sich schlapp, haben typische Infektsymptome wie Kopf- und Gliederschmerzen, Fieber über 38 Grad mit Schüttelfrost und denken: »Ich glaub, ich werd' krank.« Weil es oft so unspezifisch beginnt, bringt man es meist überhaupt nicht mit einem Milchstau in Verbindung.

Wenn du allerdings darauf achtest (und spätestens, wenn ein paar weitere Stunden vergehen), merkst du, dass es da eine schmerzende Stelle in der Brust gibt – wie ein blauer Fleck, der bei Erschütterungen noch stärker wehtut, meist gerötet ist und sich knubbelig anfühlt. Ein Milchstau kann zu jedem Zeitpunkt der Stillbeziehung auftreten, aber ein typisches Zeitfenster ist ca. drei Wochen nach der Geburt, wenn der Alltag wieder so richtig losgeht. Wenn du Symptome bemerkst, ist es immer ratsam, dich einmal mit nacktem Oberkörper vor den Spiegel zu stellen und die Brüste (auch den unteren Bereich, den du von oben nicht sehen kannst) anzuschauen und abzutasten. Manchmal sieht man erst dann eine leicht gerötete Stelle, an der auch eine Schwellung zu spüren ist.

Es ist sinnvoll, dann baldmöglichst deine Hebamme zu informieren, damit ihr frühzeitig etwas dagegen tun könnt. Alle Maßnahmen, über die wir im Folgenden schreiben, sollten innerhalb von 24 bis 36 Stunden Wirkung zeigen. Wenn das nicht der Fall ist, dann kann es sich auch um eine bakteriell hervorgerufene Brustentzündung (Mastitis) handeln, die evtl. mit Antibiotika behandelt werden muss. In diesem Fall schickt deine Hebamme dich zu deiner Frauenärztin, die einen Ultraschall machen kann.

Sissi: »Je eher du die Maßnahmen ergreifst, desto eher bemerkst du eine Verbesserung. Sei deshalb immer aufmerksam für Veränderungen an deiner Brust, damit du schnell reagieren kannst.«

Symptome

- Krankheitsgefühl (Symptome wie Kopf- und Gliederschmerzen, Schüttelfrost).
- Leicht erhöhte Temperatur, oft auch Fieber über 38 Grad. (Nicht erschrecken, das kann sehr schnell steigen, auch über 39 ist keine Seltenheit.)
- Das Spannungsgefühl in der Brust ist auch nach dem Stillen nicht verschwunden.
- Während des Stillens spürst du einen eher stechenden Schmerz, der sich am Milchgang entlangzieht.
- Die Brust ist sehr druck- und erschütterungsempfindlich.
- Es werden gerötete Stellen auf der Brust sichtbar, oft aber erst am zweiten Tag.

Bis ein Milchstau ausgeheilt ist, dauert es einige Tage bis zu einer Woche. Wichtig ist, dass du dich gut auskurierst, damit er nicht gleich wieder aufflackert.

Ursachen für einen Milchstau

Neben dem durch Stress gestörten Milchspendereflex, den wir zu Beginn des Kapitels erklärt haben, kann ein Milchstau auch dadurch entstehen, dass das Kind auf einmal in größeren Abständen trinkt, die Brust also nicht mehr so häufig entleert.

Deshalb funktioniert es meist auch nicht gut, wenn du abends Milch abpumpst, um »mal 'ne Nacht durchzuschlafen« und dein*e Partner*in nachts mit dem Fläschchen füttert. Deine Brust produziert ja trotzdem in den Nachtstunden Milch, die dann aber nicht getrunken wird. Für eine Nacht kann das okay sein, wenn du das aber regelmäßig machst, kann sich leicht ein Milchstau entwickeln. Ein Baby trinkt auch weniger, wenn es erkältet ist. Außerdem kann es sein, dass die Brust durch ungünstiges Anlegen nicht ausreichend entleert wird, auch die Verwendung von Stillhütchen kann das verursachen.

Kareen: »Die allererste Frage von uns Hebammen ist immer: ›Was war los? Erzähl mal.‹ Und oft findet sich etwas in den letzten Tagen, das einfach zu viel war. Die Schwiegereltern waren zu Besuch, du hast einen halben Tag auf irgendeinem Amt verbracht, um einen der nervigen Anträge abzugeben und bist motzig behandelt worden, dein Partner geht wieder arbeiten und du fühlst dich komplett überfordert … irgendwas, das einfach too much war. Also: Erst mal ins Bett und ausruhen!«

Sissi: »Gut, dass dein Körper dir auf diese Weise ›sagt‹, dass er Ruhe braucht, sonst hättest du einfach weitergemacht.«

Manchmal gibt es auch Missverständnisse in der Paarbeziehung. Die Frau fühlt sich nicht gesehen, in ihren Bedürfnissen nicht ernst genommen, sie bekommt im Wochenbett nicht die Fürsorge, die sie sich wünscht und die sie braucht, und entwickelt deshalb einen Milchstau. Diese Schwierigkeiten treten meist erst in der dritten oder vierten Woche im Wochenbett auf, weil manche Menschen um dich rum vielleicht signalisieren, dass langsam mal wieder Normalität einkehren könnte. Du musst wieder »funktionieren«, vielleicht auch die Geschwisterkinder komplett allein betreuen. Dabei ist es so wichtig, dass eine Frau nach einer Geburt ca. 40 Tage lang (das sind acht Wochen!) umsorgt wird. Lies dazu (noch) mal das Kapitel »Wochenbett«.

Kareen: »Da entwickelt dein Körper also einen Milchstau, damit du wirklich ins Bett darfst! Manchmal muss der Körper echt mit dem Zaunpfahl winken, wenn feine Signale nicht ausreichen.«

Maßnahmen bei einem Milchstau

Früher wurde häufig empfohlen, bei einem Milchstau sofort die Brust mittels einer Pumpe zu entleeren. Heute weiß man, dass es am besten ist, wenn dein Baby gut angelegt ausgiebig an deiner Brust trinkt. Denn ein Baby ist viel effizienter im Entleeren einer Brust als jede Milchpumpe. Und so kann auch in den gestauten Bereichen die Milch wieder fließen. Versuche dein Baby häufiger anzulegen. Wenn das nicht gelingt, kannst du die Milch vorsichtig per Hand ausstreichen.

Nur dann, wenn dein Kind gar nicht oder nicht gut an die Brust will, weil es z. B. krank ist, solltest du deine Brust mithilfe der Pumpe entleeren.
Auch Schmerzen können den Milchspendereflex beeinträchtigen. Du kannst also sehr gern Ibuprofen gegen die Schmerzen und gegen das Fieber einnehmen, das schadet auch deinem Baby nicht.

Wichtig **Ab ins Bett, sofort!** Das ist das Allererste und auch das Wichtigste für dich! So entspannt sich die Allgemeinsituation. Im Bett sollst du lediglich ausgiebig schlafen, stillen und mit dem Baby kuscheln. Alle anderen Aufgaben übernimmt der/die Partner*in.

Damit die Milch besser fließt und um dem Baby das Saugen zu erleichtern, kannst du bereits vor dem Stillen feucht-warme Wickel auflegen. Das weitet die Milchgänge und lässt die Milch besser fließen. Wärme generell macht das Gewebe weich und locker. Du kannst auch vor dem Stillen duschen oder deine Brust vorher kurz (nur ca. 3 Min.) mit Rotlicht aufwärmen.
Gut zum Lösen der muskulären Anspannung bei der Mutter sind: warme Bäder, eine Rückenmassage, das Nadeln der wichtigen Akupunktur-Punkte an der Wirbelsäule oder schlicht das Anlehnen an eine zwischen den Schulterblättern liegende Wärmflasche. Wärmekissen für die Brust oder für deinen Nacken – Kirschkernkissen, die auch fürs Babybäuchlein gut sind – sind ebenfalls eine gute Idee (z. B. aus Sissis BABYBOX unter babyboxfamily.com).

Tipp **Feine Massage!** Was ebenfalls gut wirkt, ist eine kleine Massage der verhärteten Stelle an der Brust vor dem Anlegen. Dafür eignet sich jeder handelsübliche Vibrator. Diese Vibration ist zart und verteilt sich gut in das Gewebe. Ersatzweise kannst du auch eine elektrische Zahnbürste (mit der glatten Seite) verwenden. Dagegen ist das kräftige Ausmassieren der Brust mit der Hand (das »Daran-Herumkneten«) überhaupt nicht gut. Das kann das hochempfindliche Gewebe eher verletzen.

Lass beim Stillen den Unterkiefer deines Kindes in Richtung der verhärteten Stelle zeigen. Probiere dafür ruhig ein paar ungewohnte Stillpositionen aus. Beim Stillen z. B. im Vierfüßlerstand (du beugst dich über das unter dir liegende Baby) werden die Milchgänge in den herunterhängenden Brüsten gestreckt. Das bringt den Abfluss der gestauten Milch in Gang. Die sogenannte Football-Haltung (die Babybeinchen zeigen nach hinten, zu deinem Rücken) hilft dabei, die Außenseite der Brüste, in denen sich mehr Drüsengewebe befindet und die deshalb häufiger von einem Milchstau betroffen sind, zu entleeren. Hol dir dazu auch den Rat deiner Hebamme.
Falls dein Baby Schwierigkeiten hat, an der Brust mit der verhärteten Stelle zu trinken, kannst du es zuerst kurz an der anderen Brust trinken lassen, damit der Milchspendereflex ausgelöst wird – und danach gleich wechseln.

Nach dem Stillen

Quarkwickel auf der Brust sind Kareens Favourite! Zum einen liebt sie die sanfte, kühlende Wirkung von Quark, zum anderen schätzt sie dessen Bestandteile (die Laktobazillen), die die Entzündung regelrecht aus dem Körper ziehen.
Verwende dazu – so, wie es dir angenehm ist – kühlschrankkalten oder zimmerwarmen Quark. Streiche den Quark schön glatt auf ein Mulltuch, klappe eine oder zwei Seiten des Tuchs darauf und lege es auf die warme, verhärtete Stelle in deiner Brust. Wenn du den Quark direkt auf die Haut bringst, kann das Abwaschen etwas umständlich sein, da der Quark, wenn er trocknet, bröselig wird.

Weitere hilfreiche Maßnahmen bei einem Milchstau

- Auflagen mit Retterspitz, eine Lösung aus verschiedenen pflanzlichen Ölen, die du mit Mulltüchern aufbringen kannst.
- Kühlen nach dem Stillen mit einem Coolkissen. Auch Weißkohlblätter eignen sich zum Kühlen.
- Mercurialis-Perennis-Salbe von *Weleda*. Sie sollte in keiner Hausapotheke fehlen. Diese Salbe ist ebenfalls herrlich entzündungshemmend – ein wahres »Busenwunder«!

- Falls du zu wiederholten Milchstaus neigst, kannst du die Einnahme von Lecithin probieren. Das ist ein natürlicher Emulgator, der Fettpfröpfchen in der Milch besser emulgiert. Du bekommst Lecithin in Reformhäusern oder Drogeriemärkten in Form von Granulat, von dem du dir täglich zwei Esslöffel in Müsli, Joghurt oder Suppe rühren kannst.
- Auch Probiotika können bei einer wiederkehrenden Milchstau-Problematik sehr hilfreich sein. Sie haben eine heilsame Wirkung auf das Mikrobiom der Muttermilch, die »Brustflora«. Diese Probiotika gibt es ebenfalls in Form verschiedener Präparate, und weil es kaum gute Mittel mit der perfekten Kombination von schwangerschafts- und stillrelevanten Bakterien gab, hat Kareen kurzerhand selbst eins gemacht, das *MamaBabyFlor* von INTO LIFE.

Wenn deine Hebamme einen Soft-Laser besitzt, kann sie diesen auch bei deinem Milchstau anwenden. Das wirkt entzündungshemmend und fördert die Heilung enorm. Allerdings muss sie diese teure Anwendung – ein Laser kostet in der Anschaffung zwischen 3000 und 5000 Euro – als Zusatzleistung extra abrechnen.
Seit Neuestem gibt es auch die tolle Alternative, dass du dir unter softlaserverleih.de einen Softlaser ausleihen und damit deinen Milchstau selbst oder von deiner Hebamme behandeln (lassen) kannst.

Wochenbett-Depression

Wie erkenne ich, dass ich Hilfe brauche?

Was tun, wenn sich das Kennenlernen von Mama und Baby im Wochenbett – das oft als die schönste Zeit beschrieben wird – so ganz und gar nicht nach Wolke Sieben anfühlt? Was, wenn eher emotionales Blei über den ersten Wochen und Monaten liegt?
Wochenbett-Depressionen sind schon lange kein Tabuthema mehr, wichtig ist nur, sie als solche zu identifizieren und sich rechtzeitig Unterstützung zu holen. Wir erklären dir, wie es zu Depressionen nach der Geburt kommen kann und wie man durch offene Kommunikation und Hilfe von außen wieder Freude am neuen Leben verspürt. Ein wichtiges Kapitel auch für alle Partner*innen, die beste Freundin oder andere Wegbegleiter*innen.

Ungefähr 10 bis 20 Prozent aller frischgebackenen Mütter entwickeln eine Wochenbett-Depression. Sie tritt in unterschiedlichen Schweregraden auf: von milderen Formen bis hin zu schwerwiegenderen, die sogar – ganz selten! – eine stationäre Behandlung notwendig machen können.
Depressionen gelten generell als unterdiagnostiziert. Gar nicht selten nimmt man milde Formen eher als emotionales Auf und Ab des Lebens wahr, als Phasen, die man aus eigener Kraft heraus, dank individueller Resilienz bewältigt. Man würde sie vielleicht gar nicht als Depression bezeichnen, auch weil man dafür schlicht nicht zum Arzt geht und keine Diagnose hört.
Frauen, die zu depressiven Verstimmungen neigen, entwickeln auch im Wochenbett häufiger – früher oder später – eine depressive Episode. Solltest du zu ihnen gehören, kennst du dich mit deinen Gefühlen schon ein wenig aus und hast vielleicht im Laufe deines Le-

bens schon ein paar Kompetenzen erworben und Wege gefunden, mit »deiner Depression« zu leben. Wenn du permanent mit Depressionen lebst und vielleicht auch Medikamente nimmst, hast du vermutlich ein therapeutisches Netz, das dir auch in dieser Lebensphase eine gute Begleitung sein wird.

Woher weiß ich, dass es eine Depression ist?

Viele Frauen stellen die Diagnose »Depression« gewissermaßen selbst – oft aber erst im Nachhinein, etwa dann, wenn das Kind vielleicht schon ein Jahr alt ist, sich die Wogen des späten Wochenbetts langsam glätten und sie im neuen Leben ankommen. Während der depressiven Phase selbst ist ihnen der unverstellte Blick gar nicht möglich, weil sie sich – und das ist ein zentrales Symptom einer Depression – nicht um sich selbst kümmern können und überhaupt nicht realisieren, was mit ihnen los ist. Nicht unbedingt deshalb, weil das Thema so tabuisiert wäre, sondern weil ihnen emotional total der Stecker gezogen ist und keine Kapazität für irgendetwas übrig bleibt – das Leben quasi auf »Funktionsmodus« umgeschaltet ist. Oft denken Frauen heutzutage auch, sie müssten eben alles wuppen (»you can have it all«), und »müdemüdemüde« sei ein in Kauf zu nehmender Dauerzustand. Manchmal ist es aber eben doch mehr als »müde«.

Mythos **»Das ist doch nur ein Baby-Blues!«** Nein, eine Wochenbett-Depression ist kein Baby-Blues, beides sind unterschiedliche Phänomene: Bei einem Baby-Blues, der ab dem dritten/vierten Tag nach der Geburt auftritt, meist dann, wenn die Milch zu fließen beginnt und die Hormone Achterbahn fahren, erleben Frauen typischerweise eine gesteigerte Emotionalität. Sie werden gefühlig und sind »nah am Wasser gebaut«. Es ist eher ein Zuviel an Emotionen, ein Nicht-wohin-Wissen-damit, aber *keine* Wochenbett-Depression.
Ein zentrales Symptom einer Depression dagegen ist die totale Emotionslosigkeit, das komplette Fehlen von Gefühlen außer tiefer Erschöpfung und Verzweiflung.

Kareen: »Man wacht auf, und es ist alles Blei und stumpf. Und du guckst das Baby an und fragst es: ›Was willst du denn jetzt auch noch von mir?‹«

Wochenbettdepressive Frauen kommen in Kontakt mit einem wirklich toxischen Emotionsmix: Du spürst die übersprudelnde Mutterliebe zu deinem Kind vielleicht nicht so, wie du sie dir vorgestellt hast, du kommst an dieses tiefe Gefühl (das trotzdem vorhanden ist) einfach nicht ran. Gleichzeitig schämst du dich dafür, weil du dir das alles so ganz anders gewünscht hast.
In dieser Situation der innerlichen Leere und der Antriebslosigkeit ist es dir oft gänzlich unmöglich, zum Hörer zu greifen und jemanden um Hilfe zu bitten. Du hast keinen Elan und keine Kraft für »Selbstfürsorge«. In diesem Zustand gibt es keine Farben für dich und du fühlst dich komplett leer.

Kareen: »Wenn man noch nie eine Depression hatte, kann man das alles erst gar nicht verorten. Man denkt, man sei einfach nur platt. Alle um einen herum sind glücklich, nur man selbst nicht. Man kriegt es nicht auf die Reihe und weiß nicht, warum. Man zweifelt an sich: ›War das überhaupt die richtige Entscheidung? Vielleicht bin ich gar keine gute Mutter? Irgendwie habe ich mir das alles anders vorgestellt.‹ Das ist die komplette Ernüchterung, bei der man oft erst im Nachhinein erkennt: ›Das war eine schlimme Depression.‹«

Frauen, die hingegen solche depressiven Phasen bereits von früher kennen, haben meist ein recht gutes Gefühl dafür, wann »das System kippt«, also welche Symptome anzeigen, dass die Depression mächtiger wird. Ein typisches Symptom sind zum Beispiel Schlafprobleme. Etwa nicht schlafen zu können, obwohl man so dringend Schlaf bräuchte, auch dann nicht, wenn das Baby einen mal ließe. Auch der soziale Rückzug kann ein solcher Indikator sein: Die beste Freundin ruft an, aber man kann einfach nicht rangehen – selbst die Energie für die allerliebsten Menschen kann man nicht aufbringen.

Sissi: »Natürlich haben wir Hebammen auch die Geburtssituation im Blick: Ob du eine sehr traumatische Geburt hattest, ob dein Baby – aus welchen Gründen auch immer – von dir getrennt und das Bonding unterbrochen wurde – all das kann bei einer Wochenbett-Depression eine Rolle spielen.«

Bei Zweit- oder mehrgebärenden Frauen, die bereits durch Care-Arbeit für größere Kinder und/oder den Spagat zwischen Kind und Job enorm belastet sind und deswegen diese weitere Schwangerschaft wenig genießen konnten, ist die Freude des Lebens oft von diesem Zuviel an Anstrengung überlagert. Manche Frauen gehen also schon erschöpft in ihr Wochenbett hinein – körperlich und psychisch. Auch dadurch können die physiologischen Stoffwechselprozesse im Gehirn aus dem Ruder laufen. Diesen Frauen fehlt es an allem: an Schlaf, an Nährstoffen, an Chi (der Sammelbegriff für Lebensenergie nach der chinesischen Medizin) und sie leiden obendrein unter der kräftezehrenden Geburt und dem Blutverlust. Womöglich fließt in diesem Erschöpfungszustand auch die Milch nicht, es sprudelt keine Lebensfreude. Das Hineinschlittern in die Wochenbett-Depression erscheint dann wie eine logische Konsequenz.

Sissi: »Wir Frauen sind alle so verschieden: Einige werden erst nach einem halben Jahr Mama. Deshalb sind sie keine schlechtere Mutter! Oft brauchen sie einfach länger Zeit, um das Liebesgefühl für diesen neuen kleinen Menschen entstehen zu lassen. Und um in ihrer neuen Rolle anzukommen. Das ist wie mit einem neuen Job.«

Das Umfeld

Die Menschen um dich herum tun sich oft schwer damit, wirklich zu sehen und zu verstehen, wie es dir in deinem Inneren geht. Dass eine Depression eine Erkrankung ist und keine »Befindlichkeitsstörung« ist in vielen Köpfen noch nicht angekommen. Sie ist eben nicht sichtbar – anders als ein Beinbruch. Gerade für Menschen, die noch nie mit psychischen Erkrankungen in Berührung gekommen sind,

ist es schwierig, das zu erkennen, sich einzufühlen und es zu akzeptieren.
Für alle Partner*innen und Freund*innen ist es sehr wichtig, eine Depression nicht als ein »Sich-Anstellen« abzutun. Es hilft nicht, »mal an die frische Luft zu gehen« oder »sich einfach zu freuen, dass das Baby gesund auf der Welt ist«. Empathische Begleitung heißt, wirklich verstehen zu wollen, was die frischgebackene Mutter jetzt gerade braucht und sich auch um ihre Bedürfnisse zu kümmern.
Im Vorfeld ist es wichtig, dass alle Frauen bereits in der Schwangerschaft mit ihrer Hebamme über das Thema Depression sprechen: Gab oder gibt es psychische Erkrankungen in deiner Familie? Hattest du früher, z. B. in der Pubertät, depressive Phasen? Damit hilfst du deiner Hebamme, das später im Wochenbett besser einzuordnen: Handelt es sich »nur« um eine emotionale und körperliche Erschöpfung? Oder gibt es eine statistisch größere Gefahr einer Depression? Manchmal erleben wir es auch, dass wir als Hebammen gar nicht mitbekommen, dass eine Frau unter einer Depression leidet. Viele Frauen machen bei den Besuchen der Hebamme nämlich den Eindruck, als ob es ihnen richtig gut gehe. Sie genießen es während dieser Besuchszeit, dass da jemand ist, der sich um sie kümmert. Aber wie es unter dieser Oberfläche aussieht, können sie gut verstecken. Oder das Vertrauensverhältnis zwischen Frau und Hebamme ist einfach nicht so gut. Manchmal haben sie schlicht zu wenig Zeit miteinander, weil die Hebamme schon wieder auf dem Sprung zum nächsten Wochenbett ist.

Wie und wo kann ich mir Hilfe holen?

Manche Frauen, die bereits mit dem Thema Depression vertraut sind, verfügen vielleicht schon über ein Netzwerk, über das sich Hilfe organisieren lässt. Es gibt auch einige Angebote, über die wir Hebammen Bescheid wissen: Die Charité in Berlin z. B. verfügt über ein ambulantes Team aus Ärzt*innen und Psycholog*innen, die betroffene Frauen im Wochenbett zu Hause besuchen.
Kompetente Betreuung spontan und kurzfristig zu organisieren ist oft gar nicht so leicht – auch für uns Hebammen. Es braucht einigen

Einsatz, um Frauen schließlich gut unterzubringen. Gerade, wenn die Depression für eine Frau im Wochenbett wie aus heiterem Himmel kommt, sie damit vorher noch nie in Berührung gekommen ist, ist es für sie oft ein langer und mühsamer Weg, diese Diagnose anzunehmen und zu verstehen, dass sie Hilfe braucht. Besonders Frauen, die sich (z. B. nach einer langen Kinderwunschphase) ihr Wochenbett so anders vorgestellt haben – voller Mutterglück, Stolz und Liebe –, sind da in einer schwierigen Lage.

Sissi: »Wir Hebammen können es gar nicht oft genug sagen: Die Erholung im Wochenbett nach einer Geburt ist essenziell wichtig. Da geht es nicht nur um körperliche Dinge (Geburtsverletzungen, wunde Brustwarzen), sondern wirklich um die *Erholung* von einer Schwangerschaft, von einer Geburt, die du geleistet hast. Nimm dir die Zeit, um deine Energiespeicher wieder aufzufüllen.«

Manchmal steckt hinter bleierner Müdigkeit im Wochenbett auch ein Nährstoffmangel oder der Blutverlust nach einer Geburt. Mit einer Blutentnahme lässt sich feststellen, ob bei dir ein Bedarf an bestimmten Mineralstoffen oder Vitaminen besteht: Eisen, Vitamin D (das »Sonnenvitamin«) und Omega 3 sind hier heiße Kandidaten. Manches ist relativ banale Stoffwechsel-Biochemie: Damit der Gehirnstoffwechsel – Dopamin und Serotonin spielen hier eine große Rolle – funktionieren kann, sind bestimmte Grundbausteine notwendig: Im Bereich der Nährstoffmedizin gibt es da einiges. In Kareens Buch *Guter Hoffnung* findest du mehr dazu.
Aber Vorsicht: Das ist nur *ein* Baustein in der Begleitung einer Wochenbett-Depression. Es ist natürlich nie ausreichend, ein paar Vitaminpillen einzuwerfen!

Wichtig

Struktur und Entlastung sind sehr wichtig bei einer Depression. Ein strukturierter Tagesablauf gibt den Frauen ein wenig Halt im chaotischen und neuerdings durchs Baby fremdbestimmten Alltag. Auch die Entlastung durch den*die Partner*in und/oder eine externe Haushaltshilfe ist ein wesentlicher Bestandteil. Ganz viel Unterstützung bei den alltäglichen Dingen, der Aufbau einer Versorgungsstruktur – das hilft meist schon enorm.

Damit dein*e Arzt*Ärztin dir ein Rezept für eine Haushaltshilfe ausstellen kann, ist es wichtig, dass eine »Diagnose« auf der Verordnung steht. Für die Frage, ob es sich um eine »echte« Depression handelt, wird zum Beispiel die sogenannte *Edinburgh Postnatale Depression Skala (EPDS)* genutzt. Bei einer Punktezahl über 12 ist eine Wochenbett-Depression sehr wahrscheinlich.

Hier kannst du die Skala einsehen:

www.mutter-kind-behandlung.de/downloads/fragebogen_EPDS.pdf

Auch dein*e Partner*in sollte bei dem Gespräch mit der Ärztin dabei sein. Er*sie sollte es dann auch übernehmen, eine Haushaltshilfe zu organisieren und/oder therapeutische Angebote »abzutelefonieren«. Das verlangt in den meisten Fällen richtig viel Einsatz und Energie, was für die betroffene Person unmöglich wäre.

Wichtig

Wissen im Vorfeld. Wenn du gerade schwanger bist: Gib dieses Kapitel auch deinem*r Partner*in, deiner Freundin zum Lesen. Es ist gut, wenn auch dein Umfeld über ein paar grundlegende Dinge schon im Vorfeld Bescheid weiß. So können alle gemeinsam einen wachen Blick haben, solltest du zu den Frauen gehören, denen es nach der Geburt nicht so gut geht. Auch das Wissen, woher in dieser ersten aufregenden Zeit Entlastung kommen kann, ist so wichtig.

Auch das gibt es …

Eine Wochenbett-Depression muss sich nicht unbedingt im frühen Wochenbett unmittelbar nach der Geburt entwickeln! Auch wenn du längst aus dem »eigentlichen« Wochenbett raus bist und dein Baby

vielleicht schon ein Jahr alt ist, kann dich eine Depression »erwischen«. Oft resultiert sie dann aus einer totalen Überforderung und Erschöpfung, wenn du versucht, alles gleichzeitig zu stemmen und neben dem Kind vielleicht sogar wieder Vollzeit zu arbeiten. Sie ist dann also im Sinne einer klassischen Erschöpfungsdepression zu verstehen.
Auch eine väterliche Wochenbett-Depression ist beschrieben. Alle Elternteile müssen sich in dieser neuen Lebenssituation und in der neuen Rolle zurechtfinden, auch beim Partner kann das manchmal in eine Überforderung münden.

Hilfe und Buchtipp

- *Schatten & Licht e. V.* – Selbsthilfeorganisation zu peripartalen psychischen Erkrankungen: schatten-und-licht.de
  (Die von diesem Verein verwendete Formulierung »mutterseelenallein« beschreibt genau, was eine Depression bedeutet.)
- Ulrike Schrimpf, *Wie kann ich dich halten, wenn ich selbst zerbreche? Meine postpartale Depression und der Weg zurück ins Leben,* Südwest 2013.

Fazit

Die Geburt eines Babys bringt auf allen Ebenen grundlegende Herausforderungen mit sich. Der Vereinbarungsspagat ist für viele Menschen anstrengender als gedacht und eine Verausgabung kann in eine waschechte Depression münden. Oft ist die Wochenbett-Hebamme eine erste Anlaufstelle und Hilfe. Sie hat meist keine psychotherapeutische Ausbildung, aber sie hat einen wachen diagnostischen Blick, ist gut vernetzt und kann den Kontakt zu den Expert*innen herstellen.
Gib deinem Partner und deiner Familie schon vorher Infos über das Thema Wochenbett-Depression an die Hand, damit sie dann reagieren und helfen können.
Und: Hab kein Schamgefühl, das Thema betrifft viele Frauen. Es ist wichtig, sich nicht nur für Schmerzen des Körpers, sondern auch für die der Seele Hilfe zu holen!

Babypflege

Was der Babyhaut guttut

»Babys riechen ja sooo gut!« – Meistens schon, aber true Story: auch nicht immer. Wir erklären dir deshalb, wie du dein Baby am besten pflegen kannst und dabei keine Falte übersiehst.

Beim Thema Babypflege haben alle Eltern viele Fragen: Was braucht man alles? Womit, wann und wie oft pflegt man ein Baby? Reichen Wasser und Lappen? Was ist alles zu beachten?

Kareen: »Das Wichtigste gleich vorweg: Bei allen pflegerischen Handlungen geht es nicht darum, dass du dich an exakt vorgegebene Anleitungen oder Handgriffe hältst, sondern Pflege bedeutet in erster Linie immer, sich dem Baby zuzuwenden, Kontakt aufzunehmen und mit ihm zu kommunizieren.«

In den ersten Tagen nach der Geburt

Die Käseschmiere (Vernix), mit der Babys geboren werden, wird nicht – wie früher üblich – abgewaschen. Sie wird zum Einwirken drangelassen – die beste Creme für die ersten Tage! Nach zwei Tagen verliert sie ihre Schutzwirkung und kann sich mit Keimen besiedeln. Deine Hebamme zeigt dir dann, wie du dein Baby einmal am Tag waschen kannst. Dabei wird den Hautfalten besondere Beachtung geschenkt. Denn die Vernix zieht eben an bestimmten Körperstellen (unter den Armen, hinter den Ohren, am Hals, in den Leisten) nicht vollständig ein und fängt durchaus zu müffeln an. Vernix ist fettlöslich, sie lässt sich am besten mit einem warmen dünnen Waschlappen, auf den du ein paar Tropfen gutes Öl gibst (z. B. Bio-Mandelöl), abwischen.

Die Hautfalten brauchen diese Pflege auch später einmal täglich, weil sich in ihnen immer wieder Fussel und abgestorbene Hautzellen ansammeln. Im schlimmsten Fall können sie wund werden.
Beginne am Kopf, wasche die Augen von außen nach innen, das ganze Gesicht, um den Mund herum und – ganz wichtig: hinter den Ohren! Viele Eltern vergessen das, weil sich der Dreck dort gut versteckt. Hinter den Ohren vermischen sich Hautreste mit Muttermilch, die beim Stillen hinter den Ohren versickert ist. Das riecht dann mit der Zeit nach altem Käse!
Weiter geht es mit den Achseln – hab keine Angst, dabei die Arme richtig hochzuheben. Auch die kleinen Hände nicht vergessen: Hier sammeln sich zwischen den Fingern gern viele Flusen. Dann weiter zum Bauch und zum Intimbereich.
Wenn die Käseschmiere nach ein paar Tagen komplett weg ist, reicht zum Waschen ein feuchter Lappen. Gehe danach mit einem guten Öl auf deinen warmen Fingern noch mal über Babys Haut – besonders natürlich in die Hautfalten. Das Öl kann am besten aufgenommen werden, wenn die Haut leicht feucht ist. Du kannst das auch gern mit einer kleinen Massage, z. B. der Füßchen, verbinden.

Wichtig

Wickelplatz vorbereiten! Babys brauchen es immer schön warm, wenn sie nackt sind. Wir beide sind – auch in den Sommermonaten – große Verfechterinnen der Wärmelampe über dem Wickelplatz. Stell dir daneben immer warmes Wasser bereit, z. B. in einer Thermosflasche! Und praktisch ist es, an der Ölflasche einen Spender zu haben, das geht schneller und zur Not auch mal mit nur einer Hand. So beugst du der Gefahr vor, dass die geöffnete Ölflasche plötzlich umkippt.

Sissi: »Mache dir die tägliche Pflege (›Katzenwäsche‹) zu einem schönen Ritual. Einmal die Woche solltest du dein Baby baden. Erzähle deinem Kind bei allem, was du tust, immer, was da gerade passiert: Ausziehen, Waschen, Einölen, Massieren …

Kommunikation bei der Pflege ist das A und O. Du lernst dein Baby bei der täglichen Pflege sehr gut kennen. Berühren ist mehr als nur Anfassen, du siehst, wie dein Baby reagiert, was es mag oder auch nicht, wie es auf Kälte und Wärme reagiert.«

Beginne mit der Kommunikation während der Pflege gleich am ersten Tag. Selbst wenn dein Baby die Worte noch nicht versteht, ist es doch viel williger, wenn es merkt, dass hier nicht übergriffig und kommentarlos an ihm herumgewerkelt wird. Wenn Pflegeeinheiten von Anfang an quasi »in Absprache« stattfinden, ist das eine gute Vorbereitung für alles Spätere, vielleicht auch Unangenehme (wie z.B. Nägelschneiden).
Für Winterbabys ist eine Wind- und Wettercreme für die kleinen Wangen gut. Wenn es draußen unter 5 Grad kalt ist, sollten die Wangen und die Nase eingecremt werden. Wichtig ist hier, dass die Creme wasserfrei ist und aus hochwertigen, schützenden Fetten oder Ölen besteht. Wenn du nichts zur Hand hast, kannst du auch super den *Nipple Balm* von INTO LIFE benutzen.

Wie säubert man Jungs und Mädchen?

Bei den kleinen Jungs: Die Vorhaut muss nicht zurückgeschoben werden, man lässt sie komplett in Ruhe. Erst ungefähr ab dem zweiten Lebensjahr lösen sich die anatomischen Strukturen voneinander. Nur die Fältchen unter dem Hodensack müssen gesäubert werden. Falls dort noch hartnäckiges Kindspech oder trockene Hautreste kleben, kann man sie mit warmem Wasser und Öl wegwischen.
Zwischen den Vulvalippen der kleinen Mädchen bleiben oft noch Reste der Vernix übrig, diese können nach und nach bei jedem Reinigen sanft entfernt werden, am besten mit Mandelöl. Auch Schleim sondert sich ab, was ganz normal ist, diesen brauchst du nicht akribisch wegzuwischen. Mekonium (Kindspech) und Muttermilchstuhl solltest du jedoch entfernen. Bei der Reinigung des Vulvabereichs hält man sich an die Wischrichtung von vorne nach hinten (weg von der Scheide). Allerdings brauchst du dir keine Sorgen zu machen, dass deine Tochter gleich eine Scheideninfektion be-

kommt, nur weil da mal ein wenig Kacka hinkommt – der flüssig-weiche Muttermilchstuhl verteilt sich eben zwangsläufig in der ganzen Windel und enthält vorrangig Milchsäurebakterien.
Und erschrick nicht, wenn du vielleicht etwas Blut in der Windel deines Mädchens findest. Weibliche Babys können aufgrund der Hormonumstellung in den ersten Tagen nach der Geburt eine erste kleine Menstruationsblutung bekommen. Das ist allerdings nicht zu verwechseln mit dem sogenannten Ziegelmehlsediment, das wie Ziegel eben rosa/orange-rot aussieht. Das sind Salze, die in den ersten Tagen nach der Geburt aus der Niere ausgeschwemmt werden – alles ganz normal und unbedenklich.

Mit der Hebamme abklären! Immer, wenn dir etwas in der Windel komisch vorkommt: Mach ein Foto oder bewahre die Windel auf und zeige sie deiner Hebamme. Sie kann dir genau sagen, was »das Rote« genau ist.

Sieht komisch aus und riecht auch so: der Nabelschnurrest

Der Rest der Nabelschnur trocknet nach und nach aus und fällt zwischen dem 3. und 20. Tag einfach ab. Du musst dich grundsätzlich um nichts kümmern, das macht deine Hebamme. Wichtig ist nur, dass du darauf achtest, dass der Nabelschnurrest nicht feucht wird oder stark gerötet ist. Bedecke ihn nicht mit der Windel, sondern klappe diese runter.
Das tut dem Nabelschnurrest gut: Muttermilch, weil sie heilende Stoffe beinhaltet. Gib sie einfach auf ein Wattestäbchen und tupfe damit den Nabel ab. Oder verwende ein Pflegeprodukt, ein Spray, das keinen Alkohol enthält, z. B. das *Recover-Spray* von INTO LIFE. Der Nabel sollte nicht routinemäßig mit Alkohol gesäubert werden, wie es oft empfohlen wird. Dieser brennt und er tötet alle Bakterien ab – auch die gesunden, die den Heilungsprozess vorantreiben.
Wenn der Nabelschnurrest abgefallen ist, bildet sich manchmal ein Nabelgranulom, eine harmlose Hautwucherung, die aus dem Bauch-

nabel herausschaut. Erschrick nicht: Granulome heilen super, wenn man sie mit normalem Kochsalz behandelt. Einfach 2- bis 3-mal täglich etwas Kochsalz auf das feuchte Granulom streuen und nach wenigen Tagen wirst du kaum noch etwas von dem Granulom sehen. Bitte aber auch hier immer Rücksprache mit deiner Hebamme halten.

Fingernägel schneiden

Bei einem reif geborenen Kind überragen die Fingernägel bereits bei der Geburt die Fingerkuppen ein wenig. Es dauert nur wenige Tage, bis die Nägel so lang sind, dass die Babys sich selbst im Gesicht oder dich beim Stillen kratzen. Da kommt natürlich schnell die Frage auf: Können wir diese winzigen Nägel schneiden? Und, o Gott, wie macht man das denn am besten?

In den ersten Lebenstagen sollen die Nägel nicht geschnitten werden. Einfach deshalb, weil die Fingernägel und die Fingerkuppen sich noch nicht ganz voneinander gelöst haben. Da ist die Gefahr sehr groß, dass man beim Abschneiden der Nägel auch in die Haut hineinschneidet, was ordentlich wehtut und schlimm blutet. Was man aber tun kann: Oft sind auf den weichen Nägeln Streifen zu sehen. An diesen »Sollbruchstellen« kann man rumzupfen und so den überstehenden Nagelstreifen abpulen. Auch eine Nagelfeile darf vorsichtig zum Einsatz kommen, um scharfe Kanten abzuschmirgeln.

Erst drei, vier Wochen nach der Geburt ist das Schneiden der Nägel erlaubt. Am besten lässt du dir von deiner Hebamme zeigen, wie man die Fingerkuppe etwas zurückzieht, um besser an den Nagel zu kommen. Wir empfehlen eine einfache, abgerundete Nagelschere, die es in jedem Drogeriemarkt für wenig Geld gibt. Keine mit einer kreisförmigen Ausbuchtung an der Spitze, damit hast du keine gute Kontrolle, weil der vordere Teil der Schere so grob ist.

Vorsicht übrigens vor Nagelknipsern! Mit ihnen hast du schnell auch einen Teil der Kuppe abgeknipst, weil du nicht richtig abschätzen kannst, wie weit du gehen kannst. Mit einer Schere hast du ein besseres Gefühl dafür.

Tipp

Im Schlaf erledigen. Du kannst das Schneiden der Nägel auch gut erledigen, während dein Kind schläft. Gerade, wenn es im wachen Zustand viel dabei zappeln und sich dabei verletzen würde, kann das eine gute Idee sein – auch, wenn es dazu nicht sein Einverständnis geben kann …

Handschuhe für Babys, die sie am Kratzen hindern sollen, empfehlen wir nicht. Babys sollen sich spüren, sie brauchen den Hand-Mund-Kontakt und ein Gefühl für ihre Händchen. In den Handschuhen wären sie wie in einer Zwangsjacke. Und die Verletzungen, die sie sich eventuell zufügen, sind nicht so gravierend, dass sie eine solche Maßnahme rechtfertigen würden. Mit ein paar Tropfen Muttermilch heilen die kleinen Kratzer sehr schnell.

Popo-Pflege

Hier sind auch wieder Wasser, Lappen und (Mandel-) Öl gefragt. Wische mit einem Lappen oder Babywattepad den Muttermilchstuhl vom Po und gehe dann mit dem feuchten Lappen drüber, gerne auch mit ein paar Tropfen Öl.
Feuchttücher sind für unterwegs eine super Sache, aber für die tägliche Pflege nicht zu empfehlen. Fast alle Feuchttücher enthalten Konservierungsstoffe, die die Hautflora – also auch alle guten Bakterien auf der Haut deines Babys – zerstören und die Haut dadurch anfälliger für Pilzinfektionen machen. Manche Kinder kommen damit besser klar, andere schlechter. Am Anfang ist die Babyhaut noch empfindlich, später im Laufe der Windelzeit wird sie dicker und robuster und stabilisiert sich. Natürlich hat man, wenn man keine Feuchttücher verwendet, den positiven Nebeneffekt der Müllvermeidung. Man kann Feuchttücher, die dann natürlich nur begrenzt haltbar sind, auch selbst herstellen. Oder du verwendest Öltücher, die du vorher etwas nass machst. Probiere aus und finde deinen eigenen Weg. Wichtig ist, dass der Po nach dem Säubern wieder mit einem weichen (Mull-)Tuch getrocknet wird. Lass dein Baby danach ruhig eine Zeit lang auf dem Wickelplatz nackig strampeln, Luft an die Haut

ist super und beschleunigt den Regenerationsprozess, wenn der Po mal gerötet oder gar wund sein sollte. Wenn dein Baby auch mal auf dem Bauch liegen möchte, kannst du währenddessen gut die Pofalte säubern und einölen. Achte immer darauf, dass alle Hautfalten gut trocken sind, bevor du die neue Windel anlegst – Feuchtigkeit in der Windel begünstigt das Wundwerden.
Wenn nur Urin in der Windel ist, reicht es aus, lediglich mit einem Öltuch oder einem etwas eingeölten Wattepad durch die Hautfalten zu gehen. Wasser ist nicht bei jedem Wickeln nötig, zumal das Abwaschen die Babyhaut jedes Mal reizt und austrocknet.

Sissi: »Wenn dein Baby am Po nix hat, braucht es kein prophylaktisches Eincremen des Pos nach jedem Wickeln, es reicht das Säubern und ein leichter Ölfilm danach.«

Eine gute Wundschutzcreme trägst du nur in einer kleinen Menge auf, wenn dein Baby eine Rötung am Po hat oder gar wund ist. Manche Kinder sind fürs Wundsein anfällig, andere haben ihre ganze Wickelzeit lang nie etwas. Probiere auch hier aus, was deinem Baby guttut. Manchen Babys hilft z. B. Beinwellsalbe gut (Sissis Lieblingssalbe!), anderen nicht. Nimm aber nicht jeden Tag etwas anderes, der schnelle Wechsel würde die Haut ebenfalls irritieren. Ausprobieren braucht Geduld und Zeit.

Tipp

Wenn dein Baby zum Wundsein neigt: Lass zuallererst die Feuchttücher weg. Wenn das allein nicht hilft: Teste eine andere Windelmarke. Aber vor allem: Lass den Babypo viel ohne Windel an der Luft atmen, die beste Windel ist keine Windel. Muttermilch ist ein Wundermittel und hilft auch bei wundem Po. Auch Sitzbäder wirken sehr gut, oft reicht schon ein Sitzbad mit etwas Salz aus dem Toten Meer und ein/zwei Tropfen Calendula-Essenz.
Wenn der wunde Po über längere Zeit nicht abheilt, kläre das mit deiner Hebamme oder deinem Kinderarzt ab. Vielleicht hat sich dann nämlich eine Pilzinfektion entwickelt, der sogenannte Windelsoor.

Vorsicht beim Föhnen!

Ein heißes Thema – im wahrsten Sinne des Wortes! Baby lieben es in der Regel, geföhnt zu werden, weil sie das monotone Rauschen an die Geräuschkulisse in der Gebärmutter erinnert (Stichwort »White Noise«) und weil sie die Wärme als angenehm empfinden. Aber Vorsicht: Die heiße Luft des Föns trocknet die empfindliche Haut eines Babys enorm aus und die Gefahr von Verbrennungen ist sehr groß! Unterschätze das nicht! Außerdem kann es passieren, dass kleine Jungs in hohem Bogen in den Föhn pinkeln – gefährlich!

Fazit

Weniger ist mehr! Du solltest bei der Babypflege minimalistisch sein. Eine Flasche gutes Öl und eine kleine Tube Wundschutzsalbe reichen vollkommen aus – mehr brauchst du für den Anfang nicht zu kaufen. Achte dabei immer auf gute Inhaltsstoffe in Bio-Qualität. Meide Pflegeprodukte, die Konservierungsstoffe, Parfüms, Stoffe auf Mineralölbasis etc. enthalten. Das kannst du sehr gut mithilfe der Apps *CodeCheck* (für iOS) oder *ToxFox* (für iOS und Android) überprüfen.

Babyschlaf

Gute Nacht für dich und dein Baby

Kaum ein anderes Thema nimmt in der Babyzeit einen so großen Raum ein wie das Schlafen. Wir geben dir realistische Einblicke in die Babynächte der ersten Wochen und verraten, wie die Schlafenszeit sowohl für dein Kleines als auch für dich möglichst entspannt wird.

Schon während der Schwangerschaft schlafen viele Frauen nicht besonders gut. Die Umstellung der Schlafbiologie ist vermutlich ein evolutionsbiologischer Kniff, damit der »Tiefschlaf« nur gerade so tief ist, dass du dein frisch geborenes Baby (und Gefahren, die ihm möglicherweise drohen könnten) im Schlaf hören kannst.

»Guter Babyschlaf ist nur eine Frage von Training, Angewöhnen oder Rhythmus!« Schön wär's, aber: Nein, du kannst nicht schon vor der Geburt durch irgendwelche Tricks einfädeln, dass dein Baby von vornherein friedlich in seinem Bettchen schläft. Das Wesen, das Temperament und das individuelle Schlafverhalten deines Babys haben da ein wesentliches Wörtchen mitzureden. Ihr wärt übrigens nicht die ersten, die denken, sie hätten den Bogen raus – nur um dann, wie viele andere Eltern, festzustellen, dass manches nicht in eurer Macht liegt. Ob ein Baby viel oder wenig schläft, hängt nicht davon ab, was ihr als Eltern tut oder lasst. Babys kommen mit den unterschiedlichsten Schlafbedürfnissen auf die Welt – sie sind angeboren. Eine große Hilfe ist es dennoch, die individuellen Eigenheiten deines Babys kennenzulernen, damit ihr lernt, was es braucht, um es gut in den Schlaf zu begleiten.

Babyschlaf im Wochenbett

Gerade wenn dein Baby noch ganz klein ist und in den ersten Lebenswochen so viel schläft, wie niemals wieder, solltest du auch für dich tagsüber Ruhezeiten etablieren. Verdunkle das Schlafzimmer, mach es dir neben deinem Baby gemütlich und gönne dir diese Pausen zum Krafttanken und Nachholen des fehlenden nächtlichen Schlafs. Eine Beobachtung, die viele Eltern machen: Schlaf ist »ansteckend«. Wenn du selbst einschläfst, schläft meist auch dein Baby viel besser und länger.

Tipp **Schlafen, wenn das Baby schläft!** Jaja, und staubsaugen, wenn das Baby staubsaugt? Alles richtig, und dennoch ist an diesem sehr bekannten Tipp wirklich eines zutreffend: Du kannst nur dann schlafen, wenn das Baby schläft. Und wenn du eben nachts nicht mehr so viel Schlaf (zumindest am Stück) bekommst, ist es wirklich eine lebensrettende Idee, dass du dich auch tagsüber mit dem Baby ins Bett legst, es dort stillst, um dann gemeinsam zu ruhen. Selbst wenn du nicht richtig fest einschlafen kannst, tut dir und deinem Körper das Ruhen auf jeden Fall gut. Wir wissen natürlich, dass das manchmal leichter gesagt als getan ist. Manchmal ist es unumgänglich, in der Schlafenszeit des Babys tausend liegen gebliebene Dinge zu erledigen oder einfach in Ruhe aus dem Fenster zu starren. Und gleichzeitig ist Schlaf das Allerwichtigste für unsere körperliche und mentale Gesundheit, unterschätze das nicht.

Dein Baby wird erst im Alter von sechs bis acht Wochen langsam (und von ganz allein) einen Tag-und-Nacht-Rhythmus entwickeln. Stress dich nicht schon vorher: Du kannst und musst ihm das »richtige Schlafen« nicht »beibringen«! Genauso kann es einen bestimmten Schlafrhythmus tagsüber mit ein paar Wochen noch nicht »lernen«. Auch dann nicht, wenn das natürlich wünschenswert wäre, denn – klar – unsere eigenen Bedürfnisse sind absolut nachvollziehbar und berechtigt.
Gleichzeitig hilft es deinem Baby, wenn dein Tag eine Struktur hat. Dieser Rhythmus wird deinem Baby später Halt geben. Es ist nur

komplett unsinnig, schon in den ersten wenigen Wochen damit anfangen zu wollen, weil du meinst, dass es sich später vielleicht »rächen« könnte. Zu Beginn und im Wochenbett sind ganz andere Dinge wichtig: Ankommen und Antennen füreinander entwickeln.
Später ist es eine ausgesprochen gute Idee, Rituale einzuführen: Kuscheln, Spielen und Massieren auf dem Wickeltisch z. B., Spieluhr aufziehen, Schlafsack anziehen, danach ins Bett. Sie geben dem etwas größeren Baby Orientierung, es erkennt Muster und weiß: »Aha, jetzt ist Schlafenszeit.«

Die richtige Schlafumgebung

In der ersten Zeit schläft dein Baby am besten in der Nähe seiner Eltern. Eine gute Lösung ist ein kleines mit dem Elternbett sicher verbundenes Beistellbett: Babybay oder ein Kinderbett, bei dem das Gitter auf einer Seite abmontiert und mit dem Elternbett auf gleiche Höhe gebracht wurde (mehr im Kapitel »Erstausstattung«). Meist wird es am Anfang so sein, dass dieses Beistellbett eher als Rausfallschutz (und Universalablage für allen möglichen Kram) dient, als dass das Baby darin wirklich allein liegt. Ein Beistellbettchen hat den Vorteil, dass du dein Baby ganz leicht zum Stillen zu dir holen oder selbst kurz rüberrutschen kannst. Diese Distanz von 20 cm tolerieren die meisten Babys gerade noch so. Um sicher und entspannt zu schlafen, braucht dein Baby deine Nähe.
Während des Schlafes wird das Baby – genau wie wir Erwachsenen, nur erinnern wir uns am Morgen nicht mehr daran – immer wieder wach und kann nur dann ruhig weiterschlafen, wenn es die beschützende Nähe der Eltern spürt. Sein leichter Schlaf ist seine Lebensversicherung, die Gründe hierfür liegen in der Evolutionsbiologie: Ein Baby, das in der Steinzeit allein zum Schlafen abgelegt wurde, war ganz schnell ein von einem Säbelzahntiger gefressenes Baby. Es hatte nur dann eine Chance zu überleben, wenn es immer nah bei den Eltern blieb. Deshalb beschweren sich Babys auch heute noch vehement, wenn sie merken, dass niemand in ihrer Nähe ist.
Auch während seines leichten Schlafes, tief im Unterbewusstsein verankert, vergewissert sich ein Baby ständig, dass es in der sicheren

Nähe der Eltern ist: Es nimmt die Atemgeräusche, die Atemrhythmen der Eltern wahr und kann beruhigt weiterschlafen. Deshalb schlafen Kinder auch sehr gut im Tragetuch. Gleichzeitig stellen diese Reize von außen sogenannte »sensorische Regulationsstimuli« dar, etwa für das Atemzentrum des Babys.

Sicherer Babyschlaf

Der Plötzliche Kindstod ist zum Glück sehr selten, er trifft nur 0,02 % der Babys. Die Forschung kann das Phänomen noch immer nicht ganz erklären, weiß aber inzwischen, welche Faktoren es zu beachten gilt:

- Achte auf eine konsequent rauchfreie Umgebung und rauchfreie Schlafpartner*innen für dein Baby.
- Lege dein Baby zum Schlafen auf den Rücken.
- Stille die empfohlenen fünf bis sechs Monate voll, wenn es dir möglich ist.
- Eine Schlafzimmertemperatur von 16 bis 18 Grad ist optimal. Achte auf atmungsaktive Naturmaterialien in der Kleidung und im Bett sowie auf eine feste, luftdurchlässige Matratze mit einem Spannbettlaken. Setze deinem Baby nach den ersten beiden Lebenswochen kein Mützchen zum Schlafen auf.
- Keine Kissen und Kuscheltiere rund um dein Baby. Ein Nestchen zum Abpolstern des Bettchens ist natürlich okay.
- Lass dein Baby mindestens bis zum ersten Geburtstag in eurem Zimmer schlafen.
- Achte besonders auf diese Faktoren, wenn dein Baby krank ist.

Das sind die theoretischen (und wichtigen) Optimalbedingungen, über die du Bescheid wissen solltest. Zum sicheren Co-Sleeping gibt es wissenschaftlich erarbeitete Protokolle, die du z. B. hier findest:

www.stillen-institut.com/de/abm-protokoll-nr-6-aktualisiert-stillen-und-gemeinsames-schlafen.html

Der Kinderarzt, Wissenschaftler und Autor Herbert Renz-Polster hat viel zum sicheren Babyschlaf publiziert. Für Eltern umfassend aufbereitet, findest du das Material auf seinem Blog: kinder-verstehen.de

Sissi: »Lass dich nicht von Durchschlafgeschichten anderer Mütter verunsichern: Durchschlafen heißt nämlich nicht ›acht oder zehn Stunden am Stück‹. Das tut kein Mensch. Alle Erwachsenen wachen nachts mehrmals auf, können aber allein wieder einschlafen. Das können Babys noch nicht – sie brauchen eine kurze Rückversicherung, einen Schluck Milch und deine Einschlafbegleitung!«

Wichtig **Warte mit dem Kauf teurer Betten bis nach der Geburt!** Wir empfehlen euch, erst einmal abzuwarten, was für ein Schlafverhalten euer Baby mitbringt, bevor ihr euch diverse neue Betten oder Baby-Schlafgelegenheiten kauft. Wenn es nach der ersten Wochenbettzeit weiter im Elternbett schläft und ihr Co-Sleeping praktiziert, braucht ihr vielleicht ein größeres Familienbett statt Stubenwagen oder anderen Babybetten in drei Größen – gerade dann, wenn ihr schon weitere Kinder habt. Wenn euer älteres Baby später gern in seinem eigenen Bett schläft, könnt ihr immer noch ein passendes Kinderbett kaufen. Vielleicht auch ein 1,20 m oder 1,40 m breites Erwachsenen-Bett, das ihr als Ausweichquartier für ein Elternteil in ein anderes Zimmer stellt. Zum Einschlafstillen, Kuscheln, Vorlesen, als Krankenlager und für besonders anstrengende Nächte.

Die Vorteile von Co-Sleeping

Oft wird angenommen, Eltern mit co-sleependen Kindern würden weniger schlafen, das Gegenteil ist aber der Fall: Das Baby wird während der kurzen Auftauchphasen aus dem Schlaf meist gar nicht richtig wach, weil es die sichere Nähe der Eltern spürt. Und auch die Mutter kann – ohne aufzustehen – nach dem Stillen im Halbschlaf wieder leichter in den Tiefschlaf sinken. Meistens gleichen sich die Schlafzyklen so an, mütterlicher und kindlicher Schlaf synchronisieren sich. Das verbessert die Schlafqualität der Eltern: Auch sie schlafen statistisch gesehen deutlich mehr und subjektiv besser.

Kareens und Sissis Tipp **Salzlampe für die Nacht!** Vermeide es, nachts zum Stillen das Zimmer mit Licht zu fluten, dann werden alle richtig wach und können umso schwerer wieder einschlafen. Schaffe dir lieber ein kleines Nachtlicht oder eine Salzlampe an, wenn du sie nicht bereits für die Geburt besorgt hast (s. Kapitel »Kliniktasche«). Sie verbreitet ein schönes, gedämpftes Licht, in dem du dich kurz zum Stillen zurechtfinden kannst, bevor du sie wieder löschst. Die Wellenlänge des rötlichen Lichtes der Lampe fördert übrigens die Ausschüttung von Melatonin, dem wichtigen Schlafhormon.

Kareen: »In den ersten Tagen nach der Geburt wirst du dir wahrscheinlich noch einen ›Stillthron‹ im Bett basteln: Du richtest dich auf, holst das Baby zu dir ran und legst es – im Sitzen an siebenundzwanzig Kissen gelehnt – an. Du bist noch unsicher, ob du alles richtig machst und brauchst acht Arme, um sicherzustellen, dass das Baby perfekt angelegt ist, die Brustwarze gut fassen kann und trinkt. Später, nach ein paar Wochen, wenn sich alles eingespielt hat, tastet das neben dir liegende Baby mit Nase und Zunge nach deinem Nippel und ›dockt‹ einfach an. Dabei wirst du kaum noch aufwachen. Und am Morgen gar nicht mehr wissen, wie oft und wann du nachts denn nun gestillt hast.«

Nutze die Schlafphasen des Babys!

Die meisten Babys schlafen ab einem Lebensalter von zwei oder drei Monaten in der ersten Schlafphase der Nacht, also vor Mitternacht, richtig gut – das sind immerhin vier oder fünf Stunden! Gleichzeitig ist das genau die Zeit, in der wir Eltern gern andere Dinge tun, uns ausruhen, Zeit für uns oder auch Paarzeit genießen. Wenn wir dann um 24 Uhr ins Bett gehen, ist die erste, tiefere Schlafphase des Babys fast vorbei, es wird unruhig, will trinken und braucht unsere Nähe. Und so kommen wir selbst nicht zu einem ruhigen Schlaf, bis zum frühen Morgen werden wir in kürzeren Abständen – manchmal zweistündlich oder auch noch häufiger – vom Baby geweckt.

Deshalb kann es eine gute Idee sein, regelmäßig mit dem Baby gemeinsam ins Bett zu gehen, nach dem Stillen einfach liegen zu bleiben und selbst »vorzuschlafen«. Probiere aus, ob das für dich ein gangbarer Weg ist, um mit diesem gelegentlichen Schlafboost den Schlafmangel auszugleichen.

Sissi: »Ein Kind schön in Ruhe ins Bett zu bringen, (mit oder ohne Stillen) in den Schlaf zu begleiten, ist ein wichtiges Ritual für kleine und große Kinder. Es gibt Kinder, die leicht allein in den Schlaf finden, sie haben die elterliche Begleitung nicht so nötig. Andere wiederum brauchen Unterstützung, um die vielen Eindrücke des Tages zu verarbeiten und wirklich loslassen zu können. Auch bei größeren Kindern ist das die wichtigste Zeit des Tages.«

Kareen: »Klar habe ich das auch oft nervig gefunden, dass ich stundenlang festgetackert mit Kind am Busen im Bett einschlafbegleitet habe und doch eigentlich endlich aufstehen wollte, um mich allein aufs Sofa zu setzen oder unter die Dusche zu stellen. Aber – c'est la vie – so ist das nun mal mit Baby. Bei manchen Dingen im Leben ist die Lösung, sie einfach anzunehmen, auch wenn das erst mal ein ausgesprochen unbequemer Gedanke ist.«

Genieß es, wenn dein Baby mit etwa 3 bis 4 Monaten eine Phase hat, in der es richtig gut schläft. Oft bleibt das nicht lange so – lass dich nicht verunsichern! Wenn dein Kind seinen nächsten sprichwörtlichen Entwicklungssprung macht, mobiler wird, sich zu drehen beginnt und die Welt erkundet, dann wird sein Schlaf vermutlich wieder unruhiger werden. Es braucht in diesen Entwicklungsphasen wieder mehr Milch und die häufigere Rückversicherung der elterlichen Präsenz.

Wichtig

Du hast keine Fehler gemacht! Es ist ganz normal, dass Kinder während der einzelnen Entwicklungsschübe, die sie durchmachen (mit 3 bis 4 Monaten, mit 8, dann mit 12 Monaten und später mit 1,5 bis 2 Jahren, wenn die Sprache sich entwickelt), wieder unruhiger schlafen. Sei nicht verunsichert, wenn es plötzlich »Rückschritte« gibt. Da dachtest du, es ginge bergauf, weil die Nächte leichter wurden und du nur noch zwei- oder dreimal stillen musstest. Und nun ist das Baby auf einmal wieder stündlich wach und braucht dich und den Busen. Das ist normal! Es wird vorübergehen, getreu dem Eltern-Mantra: »Es ist eine Phase, es ist eine Phase, es ist eine Phase …«

Erschöpfte Mütter brauchen Unterstützung!

Und dann gibt es Phasen, in denen Mütter aufgrund des Schlafmangels und der permanenten »Präsenzpflicht« wirklich auf dem Zahnfleisch gehen. Nachts stillst du oft und manchmal endlos, und auch tagsüber kommst du durch die Mehrfachbelastung aus Job, Haushalt und Care-Arbeit nie zur Ruhe (Stichwort »Mental Load«, s. das gleichnamige Kapitel). Hier seid ihr dringend als Paar gefragt und dein sozialer Mikrokosmos der (Wahl-)Verwandten ist wichtig. Schaut, dass ihr euch im Alltag gut organisiert und gemeinsam verinnerlicht, was für eine fordernde Aufgabe die Care-Arbeit ist. Die nicht care-arbeitende Person erledigt idealerweise verlässlich ungefragt Haushaltsdinge und bringt sich in die Fürsorge für das Baby eigeninitiativ ein. Es gibt z. B. den schönen Satz: »Das Tragen ist das Stillen der Partner.« Auch der andere Elternteil kann das Kind beruhigen, eigene Strategien entwickeln und eine feste Bindung zu ihm aufbauen.

Es ist enorm wichtig, dass Mütter Zeit haben, sich zu regenerieren, das ist ein wesentlicher Punkt, der mit verbindlichen Absprachen und Prioritäten innerhalb der Paarbeziehung verbunden ist. Besonders dann, wenn Frauen, um ihr Schlafdefizit zu lindern, sich in andere Nebenbaustellen flüchten oder sich sogar dazu gedrängt fühlen: »Du bist so erschöpft – still doch ab!« Natürlich kann das eine Idee sein, wenn es dein echter Impuls ist. Nur wird das Abstillen allein das Problem nicht lösen. Babys brauchen auch danach nachts ihre (Flaschen-)Milch und vor allen Dingen natürlich die Nähe der Eltern. Du wirst also weiterhin in der Nähe deines Kindes schlafen und seinen Schlaf begleiten.

Grundlegende Tipps

- Mit dem Stillen von Grundbedürfnissen, wie es das Bedürfnis nach Nähe ist, legst du den allerwichtigen Grundstein für alles Spätere. Wenn du auf dein Baby eingehst, eine sichere Bindung zu ihm aufbaust, zahlt sich das später tausendfach aus!
- Von Schlaflernprogrammen, wie sie in Büchern wie *Jedes Kind kann schlafen lernen* propagiert werden, raten wir grundsätzlich ab. Sie basieren auf einer von dem Kinderarzt Richard Ferber Ende der 70er-Jahre erfundenen Technik zur Lösung von Schlafproblemen bei Säuglingen mit dem Element des »kontrollierten Schreien-Lassens«. (Von wesentlichen Teilen hat er sich später distanziert.)
  Ein Kind wird durch eine solche Methode nicht schlafen lernen, sondern etwas ganz verinnerlichen: »Niemand kommt zu mir, wenn ich weine, meine Bedürfnisse werden nicht erhört. Sie sind dann wohl nicht wichtig. Oder falsch.« Größere Kinder können sich verbal ausdrücken und formulieren: »Mama, ich habe Angst. Ich habe schlecht geträumt.« Sie in dieser Situation allein zu lassen, bricht Eltern das Herz. Ein Baby kann das noch nicht sagen, die einzige Möglichkeit zum Äußern intensiver unangenehmer Gefühle ist das Weinen.
- Packe den Tag nicht zu voll: Überprüfe eure Tagesstruktur, falls dein Baby nachts sehr unruhig ist. Wenn es tagsüber durch zu viel Trubel, wie es Kurse oder Erwachsenen-Aktivitäten für dein Baby sind, sehr viel Input erfährt, hat sein Gehirn nachts damit zu tun, all diese Reize zu verarbeiten! Nimm das Tempo aus eurem Alltag raus!

Fazit

Babyschlaf ist ein sehr komplexes Thema. Mit jedem Kind wirst du es unterschiedlich erleben, und es wird dich in den nächsten drei Jahren begleiten. Jede dieser Phasen birgt eigene Herausforderungen. Dieses Kapitel diente dem ersten groben Überblick. Mehr zum Thema »Babyschlaf« findest du in Kareens Buch, das sie zusammen mit Anja Gaca geschrieben hat: *Baby.leicht* (Beltz 2021).

Sex nach der Geburt

Manchmal braucht es Zeit – und manchmal auch nicht

Sex nach der Geburt? Vielleicht fragst du dich schon in der Schwangerschaft, ob »danach« alles wieder wie vorher sein wird und du jemals wieder wüsten Sex haben wirst. Ab wann könnt ihr wieder loslegen? Gibt es etwas zu beachten? Wir verraten's euch!

Wie schnell die Lust auf Sex nach der Geburt wiederkommt, ist von Frau zu Frau sehr unterschiedlich. Vielleicht brauchst du Wochen oder Monate, um den Gedanken daran wieder attraktiv zu finden. Vielleicht sorgst du dich, dass etwas wehtun könnte. Oder du fühlst dich körperlich permanent vom Baby okkupiert und bist schon allein von der Vorstellung, dass außer dem Baby noch jemand anderes Ansprüche an deinen Körper stellen könnte, komplett überfordert. Vielleicht musst du dir auch erst mal deinen Körper zurückerobern und dich wieder zu Hause in ihm fühlen. Andere Frauen wiederum haben schon nach einer oder zwei Wochen im Wochenbett wieder Lust auf Sex – und fragen sich, ob das wohl okay ist.

Tipp

Redet miteinander! Rechne damit, dass auch dein Partner unsicher ist. Er möchte dich vielleicht nicht bedrängen oder hat Sorge, dir wehzutun oder Grenzen zu überschreiten. Tastet euch langsam an alles heran und verabredet klare Signale, welche Körperteile ihr wann wieder an oder in euren Körperteilen schön findet. Und findet vielleicht auch neue Formen von Sex, der nicht immer zwangsläufig »Penis in Vulva« sein muss.

Infektionen! Das, was dir im Krankenhaus beim Entlassungsgespräch erzählt wurde (»Sechs Wochen kein Sex, und aus hygienischen Gründen wird der Gebrauch von Kondomen empfohlen«) kannst du getrost vergessen: Nach drei Tagen ist dein Muttermund wieder geschlossen, und dann kommt da nix in die Gebärmutter rein, womit sie nicht klarkommt, wie sonst im Leben eben auch. Weder Sperma noch Wochenfluss sind hoch infektiös, du kriegst also nicht mal eben so eine Gebärmutterentzündung oder was auch immer die Befürchtung sein könnte – auch wenn sich die meisten Frauen drei Tage nach der Geburt alles, aber keinen Penis in ihrer Vagina vorstellen können!

Was ist anders als zuvor?

Wenn du stillst, kann es sein, dass du weniger Libido hast, einfach, weil du mit einem stets erhöhten Spiegel des Glückshormons Oxytocin unterwegs bist. Oxytocin, das Bindungs-, Liebes- oder Kuschelhormon ist beim Menschen eben auch das Post-Sex-Hormon. Und das reicht oft aus – wozu da noch Sex? Von der Natur ist das natürlich schlau eingerichtet: Bevor ein neues Kind gezeugt wird, soll die Mutter sich doch bitte schön erst mal erholen und sich vor allem um ihr aktuelles kleines Baby kümmern. Natürlich sind diese »Hintergedanken« der Biologie, die auch die Drosselung der Eierstöcke durch das beim Stillen ausgeschüttete Prolaktin beinhalten, keine Garantie dafür, dass nicht doch ein Eisprung stattfinden kann. Alles ist möglich … ihr solltet also frühzeitig wieder über Verhütung sprechen und euch von fachkundigen Menschen beraten lassen, etwa von deiner Hebamme oder deiner Gynäkologin. Denn Achtung: Es gibt Frauen, die, obwohl sie stillen, bereits vier bis sechs Wochen nach der Geburt wieder einen Eisprung haben!

Sissi: »Wenn man bereits Kinder und einen stressigen Alltag hat, ist es mit Sex nach der Geburt wie mit Yoga oder Sport: Man muss sich aufraffen, muss sich dazu verabreden und es einfach machen – ohne große Umstände und ohne groß darüber nachzudenken!«

Ein weiterer Punkt bei stillenden Müttern: Der hohe Prolaktinspiegel führt gemeinsam mit dem niedrigen Östrogenspiegel dazu, dass einige Frauen nicht so feucht werden. Dadurch können Schmerzen beim Sex entstehen. Wenn das bei dir der Fall ist: Legt euch ein schönes Gleitgel parat.
Was hingegen leicht feucht werden kann, sind die Brüste: Das Oxytocin, das beim Sex ausgeschüttet wird, bewirkt einen Milchspendereflex. Sei nicht überrascht, das ist normal! Sprich vorher mit deinem*r Partner*in darüber, damit er*sie nicht irritiert ist.

Wie geht es uns als Paar in dieser neuen Situation?

Das erste Jahr nach der Geburt eines Babys ist für eine Partnerschaft immer eine Herausforderung, auch dann, wenn sie gut gefestigt und von tiefer Liebe und gegenseitiger Wertschätzung getragen ist. Es ist eine sehr intensive Zeit, in der ihr wenig Zeit habt, nicht für euch allein und auch nicht als Paar. Alles muss sich erst einspielen, das Stillen, der Alltag mit Baby und eure neuen Tagesabläufe.

Kareen: »Es ist schon eine neue Phase in der gemeinsamen Sexualität. Fast so wie ein ›neues erstes Mal‹, voller Unsicherheit und unvertrauter Gefühle auf beiden Seiten. Und nach einiger Zeit findet man das vielleicht sogar creepy und hat das Gefühl, dass man gar nicht mehr so richtig weiß, wie es geht, und wird immer unsicherer. Manchmal stimmt bestimmt auch: Wartet nicht zu lang.«

Fazit

Bei all diesen Veränderungen ist es überhaupt kein Wunder also, dass erst mal wenig Raum für Honeymoon-Gefühle auf Knopfdruck ist. Lasst euch Zeit und sprecht über eure Gefühle, Ängste und Verwirrungen, über eure Enttäuschungen, Überforderungen und eure Eifersucht. Es wäre ein Wunder, wenn es sie nicht gäbe. Und: Lacht gemeinsam darüber und nehmt es leicht.

Wochenbett mit Geschwisterkindern

Viele Bedürfnisse auf einmal – so kommt ihr damit klar

Jedes Wochenbett bringt neue Herausforderungen und Überraschungen mit sich. Beim ersten Baby ist es meist mit viel Aufregung und Unsicherheit, dafür aber mit vollem Fokus und viel Zeit für das neue Familienmitglied verbunden. Kommen Geschwisterchen dazu, ist zwar schon viel Wissen und Erfahrung aus dem ersten Wochenbett vorhanden, aber eben auch viel mehr Gewusel in der Wohnung: Weitere Kleinkinder und/oder Schulkinder wollen versorgt, der Haushalt plus alle anderen im Familienalltag anfallenden Aufgaben müssen erledigt werden. Wir verraten dir, wie du ein entspanntes Wochenbett mit Geschwisterkindern vorbereiten kannst.

Kareen: »Beim ersten Wochenbett werden viele Eltern – trotz zahlreicher vorheriger Hinweise aus ihrem Umfeld – überrascht davon, was es bedeutet, ein gutes und entspanntes Wochenbett hinzukriegen. Bei allen nachfolgenden Wochenbetten haben sie es dann verstanden. Doch dann wartet bereits die nächste Herausforderung auf sie: Was macht man jetzt mit der*dem munter auf der Matratze hopsenden Dreijährigen?«

Wir können gar nicht oft genug betonen, wie wichtig ein ausgiebiges und entspanntes Wochenbett für Mutter und Kind ist. Wenn wir wie »Wochenbett-Apostel« auf die Einhaltung dieser Ruhe pochen, hat das nichts mit Strenge zu tun oder dass wir es dir nicht gönnen, rauszugehen und aktiv zu sein. Es geht uns darum, dich zu beschützen und dir den Raum zu schaffen, in dem du dich regenerieren kannst.

Wichtig → **Thema Mental Load!** Spätestens wenn das zweite Kind kommt, wird das Thema Mental Load zu einem spannenden und wichtigen Thema: also die Frage, wer kümmert sich wann um was in der Familie und wer hat den Überblick über alles? Wenn du im Wochenbett bist, ist klar, dass du das nicht leisten kannst. Du kannst z. B. nicht rechtzeitig dran denken, dass das große Kind am Mittwoch zum Schwimmkurs muss. Das ist dann Sache deines Partners / deiner Partnerin und muss im Vorfeld gut besprochen und organisiert werden. »Vorfeld« heißt aber nicht »schnell, schnell, kurz vor der Geburt«. Nehmt euch wirklich Zeit, um dieses Thema in Ruhe zu besprechen, beide Seiten müssen verstanden haben, um was es geht und was genau zu tun ist. Wir kennen diese Problematik nur zu gut und haben schon viele Tränen getrocknet, weil im Wochenbett Absprachen plötzlich vergessen wurden und Dinge nicht funktioniert haben. Das ist ein zentraler Punkt! Lies dazu auch (noch einmal) unser Kapitel »Mental Load«.

Sissi: »Kareen und ich werden dir keine großen Geheimnisse verraten, aber wir können dir erzählen, dass die Organisation alles ist! Und diese Organisation sollte deutlich vor deinem Start ins Wochenbett stattfinden. Vor allem sollte dein Umfeld dafür sensibilisiert werden, was Wochenbett wirklich bedeutet.«

Frühe Planung des Wochenbetts

Bereits ab der 25. SSW kannst du dir über das Wochenbett Gedanken machen. Vor allem, wenn du ein oder mehrere Geschwisterkinder hast, die fremdbetreut werden sollen, sollte die Eingewöhnungsphase zwischen ihnen und der Babysitterin frühzeitig beginnen. Eine Woche vor der Geburt ist es zu spät. Das Kind sollte Zeit haben, sich daran zu gewöhnen, dass die Babysitterin es aus der Kita abholt oder dass es – wenn es noch nicht in der Kita ist – an manchen Vor- oder Nachmittagen mit ihr zusammen ist. Aber auch, wenn jemand aus der Familie (Mutter, Schwester, Onkel etc.) Zeit zum Aufpassen hat, ist es wichtig, dass beide sich im Vorfeld aneinander gewöhnen.

Was ist mit dem Thema Eifersucht?

Kareen: »In meinem Geburtsvorbereitungskurs für Mehrgebärende denken die Frauen beim Thema Wochenbett viel mehr an ihre großen Kinder und gar nicht so sehr an sich selbst. Vorherrschende Frage ist: ›Wie schaffe ich es, dass es meinem großen Kind dabei gut geht, wenn es ein Geschwisterkind bekommt? Bekommt es dann noch genügend Aufmerksamkeit und Liebe von mir? Ist da ausreichend Liebe in mir, um alle Kinder gleichermaßen zu lieben?‹«

Viele Frauen haben bei der Vorbereitung auf das Wochenbett vor Eifersucht einen riesengroßen Respekt. Später, wenn das Baby dann da ist, stellt sich das Thema oft ganz anders dar oder äußert sich anders, als man es erwartet hat.

Kareens und Sissis Tipps

- Die großen Kinder mit ihren Gefühlen – Eifersucht, Verlustangst, Bedürftigkeit nach Liebe – ernst nehmen! Es hilft ihnen nicht, wenn die Erwachsenen ihnen erzählen, wie süß das neue Baby doch sei und wie toll man ganz bald mit ihm spielen könne.
- Die Gefühle der großen Kinder nicht bewerten: Es gibt keine guten und schlechten Gefühle. Auch ein Zwei- oder Dreijähriger ist manchmal sehr bedürftig, kann sich noch nicht in Geduld üben und wird dann fordernder, trotzig und anstrengend. Da ist es wichtig, dass Eltern das große Kind nicht zurechtweisen, sondern versuchen, es zu verstehen: Durch das neue Baby ist sehr viel Unruhe auch in das Leben des großen Kindes gekommen, seine bis dahin festen Abläufe und Strukturen werden durcheinandergewirbelt. Damit muss es erst einmal zurechtkommen. Auf dem Weg dahin kann es eine gute elterliche Reaktion sein, das große Kind in den Arm zu nehmen und verständnisvoll zu sagen: »Ja, das ist jetzt schon doof, dass Mama so wenig Zeit für dich hat …« Dann be-

kommt das Kind ein Ventil für seine Gefühle, du hilfst ihm durch deine Worte, sie zu fassen und zu beschreiben. Das kann sehr entlastend für das Kind sein. Natürlich ist klar, dass im stressigen Alltag ein ruhiges, verständnisvolles Eingehen auf das große Kind nicht jederzeit möglich ist.

- Große Kinder schon frühzeitig – bereits während der Schwangerschaft – in das Thema einbeziehen, natürlich ihrem Alter entsprechend. Erzähle ihnen, wie es war, als sie selbst in deinem Bauch waren, an deiner Brust getrunken haben usw. Nimm sie zu Hebammenterminen mit, vielleicht dürfen sie auch bei einem Ultraschall dabei sein. Sissi erlebt das Miteinander zwischen den einzelnen Familienmitgliedern als wesentlich entspannter, wenn große Kinder einbezogen und nicht von den »Erwachsenenthemen« getrennt werden.
- Auch Bücher können eine tolle Hilfe sein. Neben Bilderbüchern gibt es z. B. *Bald bin ich da!* von Katrin Michel. Hier schreibt das Baby jede Schwangerschaftswoche einen Brief aus Mamas Bauch an sein älteres Geschwisterkind – so kann schon früh eine liebevolle Geschwisterbeziehung entstehen.
- Später im Wochenbett können größere Kinder (ab 2 Jahren) schon in einem gewissen Rahmen mithelfen (z. B. eine Windel anreichen, Babysachen gemeinsam aussuchen, auf das Baby »aufpassen«, wenn sich die Hebamme um die Mutter kümmert; auch das gemeinsame Baden finden viele große Geschwisterkinder sehr spannend).
- Hilft gut, wenn du stillen möchtest, das große Kind aber an dir hängt: Stelle ihm eine Kiste mit besonderem Spielzeug oder Büchern, die es sonst nicht bekommt, zur Verfügung – das lenkt ab.
- Für das spätere Wochenbett, wenn du wieder mehr Zeit für deine großen Kinder hast: Setze dich nicht zu sehr unter Druck, dass du jedem Kind genau dieselbe Menge an »Quality Time« schenkst. Oft reichen schon kurze Momente (eine Viertelstunde) und kleine Dinge, es muss kein ganzer Tag sein.
- Versuche, das schlechte Gewissen und den Perfektionsdrang, die wir Mütter gern haben, ein Stück weit loszulassen. Mehrere Kinder zu versorgen ist ein 24-Stunden-Job, und es ist total okay, wenn

man eurer Wohnung ansieht, dass darin gelebt wird. Auch Nudeln an drei Tagen hintereinander sind nicht schlimm.

Do's und Don'ts im Wochenbett

- Bitte euren Besuch, sich nicht nur auf das Baby zu fokussieren, sondern auch an kleine Mitbringsel für die Geschwisterkinder zu denken.
- Nehmt euch genügend Zeit und Ruhe, damit eure kleine Familie in dieser neuen Situation ankommen kann. Erst später – nach einigen Tagen – kann dann der Kreis um noch mehr Familie und Freund*innen erweitert werden. Wirklich gute Freund*innen verstehen das und stellen einfach Suppe oder Lasagne vor die Tür.
- Umgib dich nur mit Personen, die dir guttun. Das können Zweit- und Mehrgebärende meist besser als Frauen, die zum ersten Mal Mutter werden. Erstere haben es mehr und mehr gelernt, sich ihrer eigenen Bedürfnisse bewusst zu werden und diese ernst und wichtig zu nehmen. Und so können sie die Prioritäten besser setzen.

Orga im Wochenbett mit Geschwisterkindern: Struktur *und* Ausnahmen!

- Das große Kind braucht einen gut strukturierten Tagesablauf, so wie es ihn gewohnt ist, da seine bisherige Welt ja nun gehörig aus den Fugen gerät. Natürlich muss am Tag nach der Geburt das große Kind nicht zur Kita und darf zu Hause bleiben, um das neue Familienmitglied gehörig zu begrüßen. Am nächsten Tag kann es dann evtl. mit Fotos ausgestattet in der Kita davon berichten. Danach kehrt es in seine gewohnten Abläufe zurück.
- Ausnahmen sind jedoch erlaubt: Manchmal sind jetzt auch zwei Folgen der Lieblingsserie hintereinander in Ordnung oder das Essen von Pommes im Familienbett. Hab keine Angst davor, dass das »einreißen« könnte. Besondere Situationen brauchen besondere Lösungen.
- Rechne mit kleinen Einbrüchen in der Selbstständigkeitsentwicklung: Mach dir also keine Sorgen, wenn dein großes Kind plötzlich wieder klein und bedürftig und Baby sein will. Dann braucht

es eben für kurze Zeit wieder eine Windel oder kann nicht mehr allein im eigenen Bett schlafen.

- Verschiebe Neuerungen wie das Abgewöhnen vom Schnuller oder das längere Bleiben in der Kita auf später. Jetzt ist nicht der richtige Zeitpunkt dafür, jetzt sind Ausnahmen gestattet.
- Im späteren Wochenbett, wenn du vielleicht mit mehreren Kindern allein bist: Nimm den Druck raus, gerade bei der Abendroutine muss es nicht perfekt laufen! Gleichzeitiges Stillen (links), Vorlesen und Kuscheln (rechts) und anschließendes gemeinsames Einschlafen im Familienbett sind sehr in Ordnung!
- Trotzdem sind helfende Hände immer super. Wenn du in einer Paarbeziehung lebst: Wechselt euch gut ab und unterstützt euch gegenseitig. Je nach Vorlieben des Babys kann es abends gestillt werden oder der*die Partner*in trägt es im Tuch durch die Wohnung. Mehrere Bezugspersonen zu haben, ist für jedes Kind wichtig. Das können Erwachsene, aber auch Kinder sein.

Wichtig

Unterstützung organisieren! Es gibt beispielsweise Leihomas, an die die großen Kinder natürlich frühzeitig gewöhnt werden sollten. Typische Anlaufstellen für Hilfe nach der Geburt sind auch ehrenamtliche Services wie *wellcome,* die es in ganz Deutschland gibt, oder die örtlichen Kirchengemeinden.

Hier geht es zu den wellcome-Standorten:

www.wellcome-online.de/hilfe-nach-der-geburt

Fazit

Hol dir, wann immer möglich, Hilfe aus dem Familien- und Freundeskreis. Sehr entlastend können auch Vereinbarungen mit Nachbarn oder den Eltern von Kita-Freunden sein, die an bestimmten Tagen in der Woche das große Kind aus der Kita abholen oder mit zum Sport nehmen. Schön, wenn das berühmte »Dorf« zusammenhält!

Nachwort und Dank

Wir danken unseren Hörer*innen für ihre Treue und das umwerfende Feedback – und natürlich allen, die uns und den »Hebammensalon« nun als Leser*innen zum ersten Mal kennengelernt haben. Es ist uns eine Freude, euch etwas für diese aufregende Zeit mitgeben zu können.

Wer noch mehr von unserem Input sucht, kann uns natürlich auf Instagram folgen oder auch Kareens Online-Geburtsvorbereitungskurs mit Video-Livecall-Elementen buchen. Und wer weitere Inspiration, Themen und Links sucht oder alles noch mal im Originalton nachhören möchte, findet hier die gesammelten Hebammensalon-Folgen unseres Podcasts: www.hebammensalon.de

Mehr zum Lesen, mehr Details und hilfreiche Blicke in die Studienlage bietet Kareens Schwangerschaftsbibel *Guter Hoffnung – Hebammenwissen für Mama und Baby*, ebenfalls erschienen im Kösel-Verlag.

Wir danken den Menschen, die zu diesem Buch beigetragen haben, allen voran Melanie Hartmann für die grandiose Transkription der Folgen als Grundlage für dieses Buch und natürlich dem Podcast-Team mit Julia & Lisa; dem Kösel-Verlag mit Annegret Augustin und Karin Stuhldreier; Tanja Maus für die Gestaltung des Buches und Fanny Husten für das glamouröse Coverfoto. Ohne euch ginge nichts, tausend Dank euch allen für eure Geduld, eure Akribie und Liebe zum Projekt. ❤

Ein großer Dank gilt unseren Familien. Ihr habt alle Meltdowns mitgetragen und uns großartig ausgehalten und unterstützt. Ihr seid die größte Liebe und das größte Glück.

RACHEL LYNN SOLOMON

Past Present Future

ROMAN

Aus dem Englischen von Jana Körner
und Anja Samstag

ARCTIS

Triggerwarnung

Past, Present, Future enthält Elemente,
die triggernd oder belastend sein könnten.
Diese sind: Depression, häusliche Gewalt

Die Originalausgabe erschien 2024 unter dem Titel
Past Present Future bei
Simon & Schuster Children's Publishing.

MIX
Papier | Fördert gute Waldnutzung
FSC® C014496
www.fsc.org

Deutsche Erstausgabe
1. Auflage 2024

Übersetzung: Jana Körner und Anja Samstag
Lektorat: Emily Brodtmann
Umschlaggestaltung: Johanna Lohse (W1-Verlage GmbH)
unter der Verwendung des Coverdesigns von Laura Eckes
Coverillustration © 2024 by Laura Breiling
Illustrationen der Innenklappen © 2024 by Laura Eckes
Zitat (S. 7): Nora Roberts, Frühlingsträume
© 2010 Wilhelm Heyne Verlag, München,
in der Penguin Random House Verlagsgruppe GmbH
Illustration Wolfskopf (Innenklappe & S. 187): Omar Mouhib / iStock
Satz: Greiner & Reichel, Köln
Druck und Bindung: GGP Media GmbH, Pößneck
Printed in Germany
ISBN 978-3-03880-096-5

www.arctis-verlag.de

Folgt uns auf Instagram
unter @arctis_verlag

Für diejenigen, die wissen wollten,
ob die Geschichte weitergeht

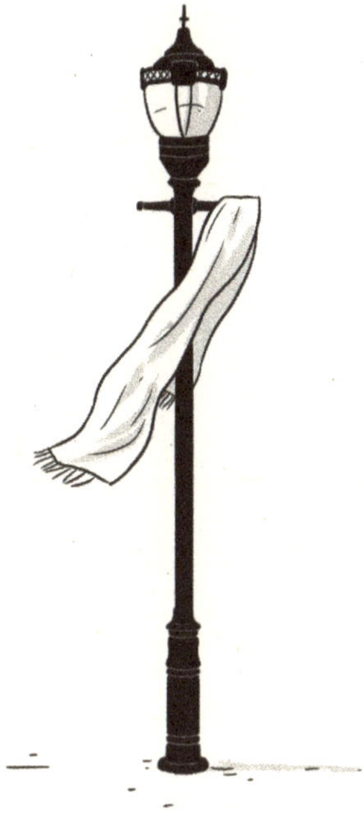

»Ich bin noch nie die Richtige gewesen. Für niemanden.«
Carter trat wieder näher an sie heran.
»Daran wirst du dich gewöhnen.«
Er hob ihr Gesicht an und küsste sie.
»Warum? Warum bin ich die Richtige?«
»Weil mein Leben reicher und so viel bunter geworden ist,
seit du wieder darin bist.«
(*Frühlingsträume* von Nora Roberts)

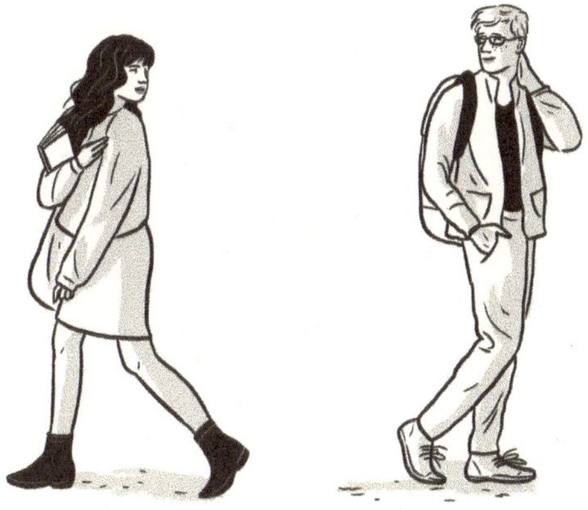

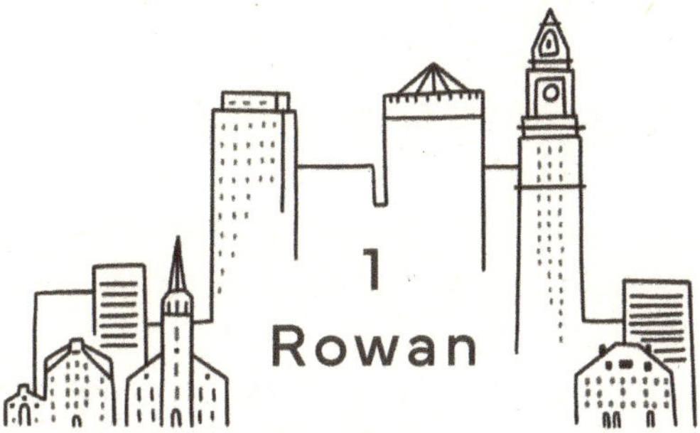

1
Rowan

In Liebesromanen erfahren wir oft nicht, wie es dem Paar ergeht, wenn beide auf unterschiedliche Colleges gehen.

Natürlich liegt das meistens daran, dass sie längst berufstätige Erwachsene sind. Manchmal buhlen die beiden um dieselbe Promotion. Manchmal ist sie Umweltaktivistin und will einen Park vor einem Immobilienunternehmen retten – und dem unanständig charmanten CEO. Oder sie passt als Kindermädchen auf seine drei Racker auf, und er ist ein schamloser Playboy, der seine Verletzlichkeit hinter einer mürrischen Fassade versteckt.

Besonders viele Playboys gibt es auf kleinen Kunsthochschulen an der Ostküste nicht.

»Ich glaube selbst kaum, dass ich das frage«, setzt Neil an und sieht sich mit zusammengekniffenen Augen und düsterer Miene in meinem Zimmer um, »aber meinst du nicht, dass das eventuell zu viele Bücher sind?«

Sofort schaue ich vom Kampf auf, den ich mir mit dem sturen Reißverschluss meines Koffers liefere. »Wie sollen sie mich inspirieren, wenn sie nicht in meiner Nähe sind?«

Wobei er natürlich recht haben könnte – ein Gedanke, den ich mir bis vor drei Monaten niemals erlaubt hätte. Der Koffer ist zu klein und zu voll, und hier gibt es noch tausend Dinge, die ich gerne mitnehmen würde. Zu meiner Verteidigung: Der Großteil meiner Sachen ist schon gepackt und wartet unten im Flur. Das hier ist der letzte Koffer. Der, vor dem ich mich bisher gedrückt habe, weil er für so viel steht.

Da der Reißverschluss sich partout nicht rührt, zerre ich zwei pastellfarbene Nora-Roberts-Taschenbücher aus dem Inneren und halte sie einen Moment lang unschlüssig in den Händen, bevor ich eins zurück ins Regal stelle.

Neil zieht eine Augenbraue hoch und verschränkt die Arme vor der Brust, was ihn aussehen lässt wie eine ernste, extrem süße Statue.

Mit einem widerwilligen Stöhnen stelle ich auch das andere Buch ins Regal.

»Du hast gesagt, ich soll helfen«, erinnert er mich. »Der genaue Wortlaut in deiner SOS-Nachricht heute Morgen war sogar: ›Hab kein Erbarmen mit mir‹.«

»Schon, aber das gilt doch nicht für *Nora*.« Ich widme mich wieder dem Koffer, und nach ein wenig Geruckel geht er endlich komplett zu. »Weißt du, bisher habe ich wirklich beeindruckende Zurückhaltung bewiesen.« Ich laufe zu meinem Kleiderschrank, schiebe ein paar Klamotten beiseite und enthülle einen gewaltigen Stapel Taschenbücher, die ich von Flohmärkten oder aus Secondhandläden habe und nicht mehr im Regal unterbekomme.

Neil sieht nicht mal ansatzweise überrascht aus. »Ach ja, die berüchtigte Zurückhaltung der Rowan Roth. Sie übertreibt niemals. Verbiegt niemals die Wahrheit. Romantisiert niemals etwas.«

Dafür fängt er sich einen demonstrativen Seitenblick ein, und endlich bröckelt die Fassade aufgesetzter Ernsthaftigkeit. Sein Blick wird sanft und ein Grinsen schleicht sich auf seine Lippen.

Die späte Augustsonne fällt durchs Fenster und lässt Neils Sommersprossen leuchten, genau wie die goldenen Strähnchen in seinen roten Haaren. Zu dieser Jahreszeit wird es frühestens um zehn Uhr dunkel, und in letzter Zeit haben wir wirklich jedes Fünkchen Tageslicht ausgenutzt.

Die meisten Leute dachten, unsere Beziehung würde den Sommer nicht überstehen, doch die vergangenen zweieinhalb Monate waren die besten meines Lebens. Und das ist keine Übertreibung. An manchen Tagen hat Neil sich im Two Birds One Scone eingenistet – dem Café, in dem ich arbeite. Dort hat er mit einem Iced Chai in der Ecke gesessen, vertieft in seinen eigenen Ferienjob als Remote-Transkriptor für eine ortsansässige Anwaltskanzlei. Nach Ladenschluss haben wir uns das übrig gebliebene Gebäck geschnappt, sind damit in den Park gegangen oder haben es ins Kino geschmuggelt. Wir waren mit Neils Schwester am Strand oder im Skatepark, hatten Doppeldates mit Kirby und Mara und haben mit seinen Freunden hitzige *Star Wars*-Debatten geführt. Vor ein paar Tagen haben wir meinen neunzehnten Geburtstag mit einer Fährfahrt nach Whidbey Island gefeiert. Haben uns die Bäuche mit Eis vollgeschlagen, viel zu oft in die Sonne geblinzelt, uns gegenseitig Bücher ausgesucht und die ganze Stadt zu Fuß erkundet. Inzwischen sind wir Profis darin, den Sonnenuntergängen nachzujagen, das Verabschieden auszureizen, »noch zehn Minuten mehr« herauszukitzeln und danach noch fünfzehn weitere.

Wirklich perfektioniert haben wir allerdings, das Gespräch über das Unvermeidliche hinauszuzögern: die Tatsache, dass ich morgen nach Boston fliege, während Neil in ein Flugzeug nach New York steigt.

Ich wende mich vom Kleiderschrank ab. »Dir gefällt es doch, mir sagen zu dürfen, was ich tun soll.« Ich lege ihm den Zeigefinger mitten auf die Brust und lasse ihn langsam nach oben wandern.

Ihn zu necken ist immer noch eine meiner Lieblingsbeschäftigungen.

Neil läuft schon wieder rot an, und seine langen Wimpern flattern. Am Anfang unserer Beziehung habe ich befürchtet, er würde vielleicht irgendwann nicht mehr rot werden. Umso glücklicher macht es mich, wenn ich ihm seine Gefühle immer noch so deutlich vom Gesicht ablesen kann. »Aber nur, weil du es mir sonst niemals erlauben würdest.«

Als ich ihn am T-Shirtkragen zu mir ziehe, packt mich ein vertrautes Kribbeln. Eigentlich soll es nur ein flüchtiger Kuss werden, doch in der Sekunde, als unsere Lippen aufeinandertreffen, zerfließe ich.

Seine Hände landen in meinen Haaren. Er intensiviert den Kuss, während ich ihn rückwärts drücke und den Koffer beiseiteschiebe, damit wir Platz auf dem Bett haben. Dann sitze ich auf seinem Schoß, sein erdiger Geruch scheint mir die Neuronen im Hirn neu zu vernetzen, und mit jedem rauen Atemzug verzehre ich mich bereits nach dem nächsten. Nach seinen Fingerspitzen über dem Gürtel meines Hemdkleids. Meinem Mund an seiner Kehle.

Irgendwas hat dieser Kerl an sich, dass ich jedes Mal beinahe den Verstand verliere. Ich kann immer noch nicht glauben, dass das alles wirklich passiert.

Wie aufs Stichwort erklingt genau jetzt ein Klopfen an meiner halb offenen Tür. Neil und ich springen zurück auf die Füße, streichen uns die Kleider glatt und tun ausgesprochen beschäftigt: Ich schiebe den Reißverschluss vom Koffer konzentriert hin und her, Neil steht blitzschnell am Schreibtisch und inspiziert den Becher mit dem Aquarellbild von der Seattler Skyline, in dem ich meine Stifte aufbewahre.

Auch das haben wir mittlerweile perfektioniert, fast so sehr wie meine Eltern ein Gespür dafür entwickelt haben, wann wir die jugendfreie Zone verlassen.

Inzwischen ist es ein echter Running Gag, wenn auch ein frustrierender: Es scheint uns einfach nicht vergönnt, ein bisschen Zweisamkeit zu genießen. Als wir am letzten Schultag – oder genau genommen am Tag danach, immerhin war es schon nach Mitternacht – miteinander geschlafen haben, hätten wir wohl beide nicht gedacht, dass wir mal eine Beziehung führen würden. Ich bin am besagten Morgen jedenfalls nicht mit der Absicht aufgewacht, meinen Langzeitrivalen Neil McNair zu küssen, geschweige denn ihn mit in mein Zimmer zu nehmen. Aber es hat sich richtig angefühlt, mich auf ihn einzulassen. Da war dieses neue hartnäckige Ziehen in mir, und ich konnte einfach nicht genug von ihm bekommen. Ich wollte lange, potenziell hitzige Unterhaltungen über Gott und die Welt führen und gleichzeitig herausfinden, auf wie viele Arten unsere Körper zusammenpassen. Denn obwohl wir in einer Nacht von null auf hundert beschleunigt haben, gibt es immer noch viel Neuland für uns. Übersprungene Etappen, die wir hoffentlich irgendwann bald erkunden.

Das Problem an der Sache: Seine Schwester hat gerade ein Alter erreicht, in dem ihre Mutter sie ruhigen Gewissens auch mal einen Tag lang allein zu Hause lässt. Und meine Eltern arbeiten hier unten in ihrem Arbeitszimmer. Ein paar Mal haben wir uns auf der Rückbank meines Honda Accord verknotet, zumindest, bis ein Polizist gegen das Fenster gehämmert und uns damit so verschreckt hat, dass wir es seitdem nicht noch mal probieren wollten.

Jetzt kommt Dad ins Zimmer und winkt Neil freundlich zu, bevor er sich zu mir umdreht. »Ro-Ro?« Er lehnt sich an den Türrahmen. »Bist du bald fertig? Wir sollten allmählich los, wenn wir um fünf da sein wollen.«

Bevor ich antworte, schaue ich mich im Raum um. Zur Pinnwand über meinem Schreibtisch, an die ich Fotos meiner Freundinnen, Auszeichnungsrosetten und die Liste gepinnt habe, die Neil und ich am letzten Schultag geschrieben haben: *Rowan Roths Erfolgsrezept für die Highschool … und danach!* Zu meinem Jahrbuch mit Neils Liebesgeständnis – viel zu wertvoll, um damit durchs Land zu reisen, denn ich würde es nicht verkraften, wenn es verloren ginge.

Und zu Neil, der dasteht mit seinem verlegenen süßen Grinsen und einer Haarsträhne, die ihm einfach stur vom Kopf absteht.

Ja und nein.

Theoretisch bin ich fertig, aber ich bin auch unsicher, ob ich all das tatsächlich hinter mir lassen kann.

»So fertig, wie's geht.« Doch als ich die Zimmertür hinter Neil zuziehe, fühlt es sich plötzlich an, als würde dahinter so viel mehr zurückbleiben als nur ein paar Bücher.

Meine Eltern bestehen vor meiner Abreise auf einer kleinen Abschiedsfeier: ein Picknick am Green Lake mit Bohnenburgern und gegrilltem Mais. Meine besten Freundinnen Kirby Taing und Mara Pompetti sind schon da und freuen sich vermutlich diebisch über ihre paar Wochen Extrasommer, weil das Semester an der University of Washington erst Ende September losgeht.

Dad ist froh, etwas zu tun zu haben, und zündet den Grill an, während Mom kompostierbare Teller verteilt. Neils Mom Joelle gesellt sich mit einer Tupperdose voll gewürfelter Wassermelone und einem großen Sonnenhut zu uns. Bei einer Familie von Rotschöpfen wird Sonnenschutz halt großgeschrieben.

Als wir letzten Monat zu fünft essen waren, habe ich festgestellt, dass es gar nicht so furchtbar peinlich ist, wenn die eigenen Eltern die Mutter des Freundes kennenlernen. Mit meinen Ex-Freunden haben wir das nicht gemacht, dafür fühlten sich die Beziehungen nicht ernst genug an. Das wäre bestimmt eher seltsam geworden, so nach dem Motto: *Und, was haltet ihr von den durchdrehenden Hormonen unserer Kids?* Aber die drei haben sich sofort verstanden, sich über das Seattler Viertel Waterfront ausgetauscht (gemischte Meinungen) und darüber, ob die Seahawks dieses Jahr bei den Playoffs eine Chance haben (nein).

Wir brauchen ein paar Minuten, bis wir es uns gemütlich gemacht und alle Umarmungen und Begrüßungen abgearbeitet haben. Überall um uns herum spielen Leute Krocket, sie führen ihre Hunde Gassi oder fahren Inliner, manchmal sogar beides gleichzeitig. Alle wollen den vielleicht letzten schönen Tag des Jahres noch mal so richtig auskosten. Denn in Seattle kann man nie wissen.

»Wenn mir nicht bald jemand verspricht, dass das hier nicht das Ende ist, fange ich eventuell an zu heulen«, bemerkt Mara. Ihre welligen blonden Haare hat sie in einen Messy Bun gebunden, das kurze Sommerkleid betont ihre vom Tanzen definierten Waden. Aus dem Augenwinkel beobachte ich, wie Neil und mein Dad unbeholfen zusammen vor dem Grill stehen, als hätten sie beschlossen, dass Männer so eben eine Verbindung aufbauen. Trotzdem muss Joelle eingreifen und die beiden warnen, als die Burger langsam zu dunkel werden.

Kirby sitzt neben Mara auf einer Parkbank und legt ihr einen Arm um die Schulter. »Das wird schon. Überleg mal, nur noch einhundertzweiundzwanzig Tage, bis wir uns alle wiedersehen.«

»Dadurch soll ich mich besser fühlen? Das ist eine Ewigkeit.«

Ich schnappe mir eine Dose LaCroix-Wasser mit Passionsfruchtgeschmack und öffne sie. »Dann denk einfach dran, wie oft ich dir in den letzten Jahren so richtig auf die Nerven gegangen bin. Außerdem bist du eh zu beschäftigt, um mich zu vermissen. Wie viele Credits willst du noch mal machen?«

»Nur zweiundzwanzig«, erwidert sie unschuldig. »Ich will die ganzen Vorbereitungskurse am liebsten ganz schnell abhaken.« Im Gegensatz zu Mara macht Kirby erst mal nur die für Erstis empfohlenen fünfzehn Credits. Weil sie sich noch nicht auf ein Hauptfach festgelegt hat. Und weil sie dafür bekannt ist, so viel wie möglich mit so wenig Aufwand wie nötig zu erledigen.

»Ich finde ja immer noch, dass du mit mir zusammen *Die Anthropologie der Eiscreme* hättest belegen sollen«, meint sie. »Wenn sich allerdings rausstellt, dass wir da gar kein echtes Eis essen dürfen, raste ich aus.«

Während wir uns weiter über unsere Stundenpläne für den Herbst unterhalten, werden Burger und Mais herumgereicht. Mein Seminar für Kreatives Schreiben ist das Einzige, wegen dem ich schon ganz aufgeregt bin, weil es von einer Literatur-Ikone gehalten wird, deren Romane ich diesen Sommer regelrecht verschlungen habe. Ich habe mir vorgenommen, mich am College nicht mehr für meinen Traumberuf zu schämen, und Miranda Everetts Seminar – in dem es von angehenden Autoren und Autorinnen nur so wimmeln wird – ist mein erster Schritt in diese Richtung.

Mara beißt in ihren Burger. »Sollte deine Mitbewohnerin cooler sein als wir, behalt das bitte für dich.«

»Hey, sprich nur für dich selbst.« Kirby tut, als würde sie sich Boxhandschuhe überstülpen. »Ich persönlich finde es aufregender, wenn man seine Feinde kennt.«

»Ich würde euch niemals ersetzen!«

Neil rutscht mit einem vollen Teller neben mir auf die Bank. Unsere Eltern sind in eine Unterhaltung über die steigenden Kosten von Schulbüchern vertieft. Sein Knie stupst gegen meins. »Ich auch nicht. Wer sonst könnte uns so gnadenlos wegen unserer Beziehung aufziehen wie du, Kirby?«

Es stimmt: Meine Freundinnen wussten schon vor mir, wie ich für Neil empfinde, und lassen sich jetzt keine Gelegenheit entgehen, Witze über unseren vierjährigen Konkurrenzkampf und das Spiel zu reißen, bei dem wir endlich begriffen haben, was für Vollpfosten wir doch waren. Aber sie meinen es nur gut, natürlich.

Kirby strahlt. »Ich gebe mein Bestes.«

»Seattle wird sich ohne euch total leer anfühlen«, sagt Mara, während Kirby die Zähne in einen buttrigen, krossen Maiskolben schlägt. Genau in diesem Moment begreife ich etwas: Ich war so mit Packen und Organisieren beschäftigt, dass mir gar nicht wirklich klar war, dass ich in vierundzwanzig Stunden nicht mehr hier wohnen werde.

An diesem Ort habe ich mein ganzes Leben verbracht. Diese Stadt ist genauso ein Teil von mir wie mein lästiger Pony oder meine Vorliebe für Vintage-Kleidung. Beweisstück A ist das lavendelfarbene Hemdkleid mit Blumenmuster, das ich letzten Monat bei Red Light gefunden habe und heute trage.

Ob Shoppen in Bostoner Secondhandläden ohne meine besten Freundinnen wohl genauso viel Spaß macht?

Gerade als ich den Bohnenburger schwer im Magen liegen spüre, reckt Mom ihr Glas in die Höhe und zieht so die ganze Aufmerksamkeit auf sich. »Auf euch, Rowan und Neil, und auf all die Abenteuer, die euch im nächsten Jahr am anderen Ende des Landes erwarten. Wir vermissen euch jetzt schon, aber wir sind uns sicher, dass ihr Großes erreichen werdet.«

Joelle hebt ihren eigenen Becher. »Wie lieb von dir, Ilana. Auf spannende Erfahrungen und Begegnungen mit neuen Menschen, und aufs Nach-Hause-Kommen und das Erzählen all der tollen Erlebnisse.«

»Aufs Probieren echter New Yorker Pizza«, ruft Neil.

»Und aufs Erkunden der unabhängigen Buchläden in Boston«, füge ich hinzu, obwohl ich einen Knoten im Hals habe. »Und darauf, dass wir uns nie schämen, in der Romance-Abteilung gesehen zu werden.«

Alle stoßen an. Trinken einen Schluck. Die Kohlensäure kribbelt mir im Magen, und ich versuche, meine blankliegenden Nerven für den Rest des Tages im Zaum zu halten. Denn schon in ein paar Stunden wird das hier – mein Leben in Seattle – wirklich und wahrhaftig enden. Ich dachte, ich hätte Frieden damit geschlossen, mir neben all der Aufregung, die ich mit an die Ostküste nehme, auch genug Platz für Trauer eingeräumt. Doch gerade bin ich mir da nicht so sicher.

Vielleicht muss man sich im Angesicht einer drastischen Veränderung aber auch genau so fühlen.

Als die Sonne allmählich den Himmel hinab wandert, muss Joelle los, um Neils Schwester Natalie bei einer Freundin abzuholen. Auch meine Eltern, die ewigen Frühaufsteher, können die ersten Gähner nicht mehr unterdrücken. Genau aus diesem Grund sind wir vorsorglich mit zwei Autos hergefahren. Kirby und Mara merken, dass Neil und ich gerne noch ein bisschen Zeit für uns haben wollen, darum umarmen sie uns fest und nehmen mir das Versprechen ab, mich sofort nach der Landung zu melden.

Inzwischen ist es etwas frisch, aber noch reicht es, auf der Picknickdecke näher zu Neil zu rutschen. Zur Not habe ich auch seine graue Sweatshirtjacke dabei, die ich ihm auf keinen Fall zurückgeben werde, aber sie ist im Auto. Seine Körperwärme ist sowieso viel besser.

»Auf einer Skala von eins bis zehn, wie wahrscheinlich ist es, dass unsere Eltern beste Freunde werden, wenn wir weg sind?« Er legt mir den Arm um die Schultern und zieht mich an seine Brust.

»Mindestens eine Neun. Ist aber doch süß. Ich will nicht, dass sie einsam sind.« Ich seufze, viel gequälter als erwartet. Eigentlich dachte ich, wir könnten den Abend ohne Therapiesitzung ausklingen lassen, aber da habe ich mich wohl geirrt.

»Du machst dir Sorgen. Willst du drüber sprechen?«

»Ach, nur die übliche Angst vor dem Ungewissen. Jeder einzelne Aspekt wird vollkommen neu sein. Den Campus kann ich mir vorstellen, aber nicht das Wohnheim oder die Seminarräume. Ich habe keine Ahnung, wie Fahrkarten in Boston aussehen oder ob die Professorinnen und Professoren mich mögen oder wo ich sitzen werde, wenn ich dich anrufe.«

»Hilft es, dich dran zu erinnern, dass du nicht alles bis ins letzte Detail geplant haben musst?«

»Ja, aber es ändert auch nichts daran, dass ich es gerne möchte«, nörgele ich.

Ein paar gedankenverlorene Herzschläge lang fährt er mir mit den Fingern durch die Haare. Ein sanfter Rhythmus. »Erinnerst du dich noch ans zweite Jahr, als wir mit dem Englischkurs diese Exkursion gemacht haben, um uns eine moderne Neuaufführung von *Macbeth* anzugucken, und wir dann am Ende plötzlich nebeneinandersaßen?«

»Nicht den Namen aussprechen, das bringt doch Unglück! Du meinst das schottische Stück!«, rufe ich sofort. Aber als ob ich mich nicht an alles erinnern würde. An jeden Augenblick der letzten vier Jahre. »Das, in dem alle Charaktere bei McDonald's gearbeitet haben und Lady Macbeth die ganze Zeit versucht hat, sich den Ketchup von den Händen zu wischen? Klar weiß ich das noch. Sollte mich wohl entschuldigen, was? Ich glaube, ich habe versucht, mit Sean die Plätze zu tauschen.«

Sein Lachen, das ich so liebe, vibriert mir beinahe greifbar durch die Wange. »Du hast mich mal gefragt, ob ich weiß, wann genau ich Gefühle für dich entwickelt habe. Ich glaube, das war der Moment. Während des ganzen Stücks konnte ich hören, wie die anderen sich drüber lustig gemacht haben. Aber du warst ganz still. Du hast aufgepasst, weil es eben für die Schule war, ob nun Exkursion oder nicht. Wenn du gelacht hast, dann aufrichtig. Echt. Das Stück war grauenhaft, aber du hast es ernst genommen. Und ein paar Mal hast du zu mir geguckt, um zu sehen, ob ich auch lache.«

»Hast du«, sage ich, als dieser vermeintlich belanglose Tag wieder vor meinem inneren Auge Form annimmt. Das dunkle Theater, mein Erzfeind direkt neben mir. Der Stolz, der mich erfüllt hat, weil wir den Humor verstanden haben, weil wir unausstehliche Schlauberger waren. Immer noch sind. »Und zwar eigentlich jedes Mal zur selben Zeit.«

»Stimmt. Und ich habe mich dir so verbunden gefühlt, weil du wissen wolltest, ob ich die gleichen Sachen lustig finde wie du. Außerdem … hast du wirklich gut gerochen. Auf dem Weg nach Hause habe ich gedacht: ›Puh, sieht aus, als hätt's mich voll erwischt.‹ Ich war völlig fertig.« Mit dem Daumen fährt er mir über den Hals, und es wäre so einfach, jetzt die Augen zu schließen und einzuschlafen, während der Himmel sich verdunkelt. Dann vergräbt er die Nase in meinen Haaren und atmet tief ein. »Immer noch hinreißend.«

Ich stoße eine Mischung aus Lachen und Jaulen aus, als er das macht, und tue, als wollte ich ihn wegstoßen.

»Ich bin schon seit Jahren verliebt in dich«, fährt er fort, als wüsste er genau, dass ich diese Bestätigung gerade brauche. Und ich nehme jedes Wort und schließe es direkt in mein Herz. »Daran wird auch die Entfernung nichts ändern.«

Wir drehen uns auf der Decke. Neil zieht mich auf sich und küsst mich. Es dauert nicht lange, dann drücke ich mich drängender gegen seine Jeans und bin froh, dass im Park nicht mehr viel los ist. Auch *das* hier werde ich vermissen. Die Situationen, in denen unser sehnsüchtiges Keuchen sich miteinander vermischt. Sein Stöhnen, wenn ich ihm die Lippen auf die Stelle zwischen Hals und Schulter lege. Seine Hände auf meinen Hüften, meine auf seinen Wangen, als würde die Zeit, wenn wir uns nur fest genug halten, schneller verstreichen.

Ich habe nicht erwartet, mich *so* schnell *so* sehr in jemanden zu verlieben, *so* kurz bevor unsere Leben unterschiedliche Richtungen einschlagen. Auch wenn meine Gefühle die ganze Highschool-Zeit über in mir geschlummert haben, hat diese Nacht im Juni die vergangenen vier Jahre in einen völlig neuen Fokus gerückt. Als würde ich sie jetzt durch die rosarote Brille betrachten. Ich habe zwar nie damit gerechnet, dass ich meine College-Zeit mit einem festen Freund starten würde, aber ich kann mir auch nicht vorstellen, wie es wäre, wenn wir uns ein Ablaufdatum gesetzt hätten. Manche Paare aus unserer Abschlussklasse haben das gemacht, um vollkommen unbelastet ins Studium zu gehen. Klar habe ich mich manchmal gefragt, ob wir uns wohl bis August noch trennen sollten, damit ich mir darüber keine Gedanken mehr machen muss.

Aber eigentlich ist Neil McNair zu daten, gar nicht so anders, als mit ihm zu konkurrieren. Bloß fallen wir jetzt am Ende übereinander her.

Schon nach den ersten paar Wochen habe ich festgestellt, wie *einfach* es ist, mit Neil zusammen zu sein. Genau darum bin ich jetzt wahrscheinlich auch so überzeugt davon, dass das Universum uns diesen Sommer an der Nase herumgeführt und zweieinhalb

Monate Glückseligkeit beschert hat, nur um diese Fernbeziehung noch schmerzhafter zu machen.

All die Jahre habe ich mit Plänen und Tagträumen verbracht und mir geschworen, mich zu ändern, mehr im Augenblick zu leben. Trotzdem erwischt es mich jetzt völlig unvorbereitet. Meine Nerven liegen vollkommen blank, Unsicherheit und ein Anflug von Übelkeit haben sich in meinem Inneren zu einem unangenehmen Knäuel verknotet.

Mich plagt die Angst davor, dass wir, wenn ich heute Abend abreise, für immer verlieren, was wir diesen Sommer hatten.

Irgendwann müssen wir trotzdem zum Auto zurück, das jetzt fast verlassen auf dem Parkplatz steht, obwohl wir vor Stunden noch ewig nach einem freien Platz gesucht haben. Neils Haare sind wunderbar zerzaust, und in mir kribbelt immer noch alles von der sehnsüchtigen Spannung zwischen uns. Als könnten meine Knochen und Muskeln die Vorstellung nicht ertragen, ihn gehen zu lassen.

Die Fahrt ist viel zu kurz. Nach etlichen Umwegen und »nur noch fünf Minuten«, aus denen letztendlich irgendwie dreißig geworden sind, halten wir vor seinem Haus. Es kostet mich mehr Überwindung denn je, den Motor abzustellen und die Handbremse anzuziehen. Dann legt sich eine unheilvolle Stille über das Auto.

»Wir haben uns die letzten vier Jahre fast jeden Tag gesehen.« Stur starre ich geradeaus. Wenn ich ihn ansehe, kann ich mich womöglich nicht zurückhalten. »Wir sind ganz schön verwöhnt.«

Aus dem Augenwinkel sehe ich, wie Neil den Kopf schüttelt. »Ne ne. *Ich* bin doch die meiste Zeit vor Sehnsucht vergangen und habe mich gequält, weil das Mädchen, das ich mag, mich nicht ausstehen konnte. *Du* hast einfach dein Leben gelebt und dich nur flüchtig von einem Kerl mit zu vielen Sommersprossen ärgern lassen.«

»Kann sein. Aber selbst bevor wir zusammengekommen sind, konnte ich mir nicht vorstellen, dich mal einen Tag lang nicht zu sehen. Habe ich dir das nie erzählt?« Jetzt drehe ich mich doch zu ihm um, und der Ausdruck auf seinem Gesicht verrät mir, dass ich das wohl nicht getan habe. »In den paar Wochen vor unserem Abschluss habe ich morgens immer deine Nachrichten gelesen und war jedes Mal ein bisschen traurig, weil das bald zu Ende gehen würde.«

Er schenkt mir ein typisches Neil-McNair-Grinsen. »Und du willst mir erzählen, dass du als Expertin in Sachen Liebesromanen nicht begriffen hast, dass du über beide Ohren in mich verliebt bist?«

»Tja, na ja, niemand ist perfekt.«

Als er meine Hand nimmt, ist sein Blick wieder ganz ernst. »Du fehlst mir jetzt schon.« Wir verschränken unsere Finger miteinander. »Ist das komisch?«

Ich schüttle den Kopf. »Wir schreiben und telefonieren ganz oft. Ich habe schon das Zugticket für Ende September.«

»Und zu Thanksgiving komme ich nach Boston.«

»Warum fühlt es sich an, als wäre es bis dahin noch eine ganze Ewigkeit?«

Plötzlich habe ich Angst, dass wir das alles nicht intensiv genug besprochen haben. Dass wir den Sommer über zu viel Zeit im Augenblick verbracht haben, wenn wir doch besser Pläne mit farblich gekennzeichneten Tabellen hätten ausarbeiten sollen.

Genau das hätte Highschool-Rowan getan, aber vielleicht bin ich so nicht mehr.

»Wir schaffen das.« Neils Stimme klingt fest, und unter seinem Blick werde ich mich niemals nicht *gesehen* fühlen. »Ich kann es kaum erwarten, dir New York zu zeigen. Vorausgesetzt natürlich, dass ich mich nach einem Monat schon genug auskenne.« Ein zartes Lächeln. »Ich liebe dich, Erzwo.«

»Ich liebe dich auch.« Ich halte ihn fest. Atme tief ein. Ein Kuss noch, dann noch einer. »Flieg vorsichtig und vergiss mich nicht.«

»Niemals.«

Ich versuche, die Statistiken über Fernbeziehungen zu stoppen, die mir durch den Kopf rasen, als er die Beifahrertür öffnet, einen Kuss auf zwei Finger drückt und sie sich ans Herz hält. Nur dank des Ehrgeizes, den ich im Konkurrenzkampf mit Neil in den letzten vier Jahren entwickelt habe, kann ich meine Angst jetzt beiseiteschieben und durch grimmige Entschlossenheit ersetzen.

Wir werden zu der Gruppe gehören, die es schafft.

Immerhin sind wir für unseren Kampfgeist bekannt.

Neil,

kaum zu glauben, dass wir jetzt fast am Ende angekommen sind.
Du wirst mir fehlen, wie einem eine lästige Mücke fehlt, die zwischen Fenster und Fliegengitter festsitzt. Man ist nicht wirklich glücklich, dass sie da ist, aber wenn das Surren irgendwann aufhört, ist es eben doch irgendwie komisch.
Ich mache nur Spaß. Du bist viel netter als eine Mücke, was für den letzten Schultag eine ziemlich seltsame Erkenntnis ist, aber so ist es jetzt nun mal.
Von den Wahlen bis zu Challenges im Sportunterricht – du hast mich wirklich auf Trab gehalten. Echt gemein, dass ich gerade heute herausfinde, dass sich unter all dem ein anständiger Mensch verbirgt. Lass dir das jetzt nicht zu Kopf steigen, aber ... ich bin froh, dass wir uns verbündet haben, auch wenn wir am Ende nicht gewinnen sollten.
(Aber wie sollten wir nicht?!)
Ganz tief im Inneren denke ich, dass ich all das vielleicht vermissen werde. Ein klein wenig.
Ganz viel Glück nächstes Jahr. Viel Erfolg für die Zukunft.
(Natürlich meine ich das ironisch.)

Rowan »Erzwo« Roth

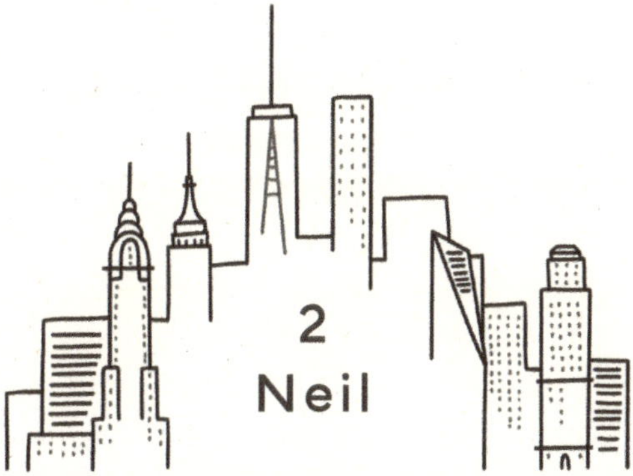

2 Neil

»Bitte bringen Sie Ihre Sitze in eine aufrechte Position und klappen Sie die Tische hoch«, ertönt die Stimme der Flugbegleitung, und obwohl ich erschöpft bin, reagiere ich sofort. An Regeln halte ich mich nun mal sehr penibel, selbst 2415 Meilen weit von zu Hause entfernt, wie ich am Flugstatus auf dem Bildschirm vor mir ablesen kann.

Vor dem Fenster ist kaum eine Wolke in Sicht, am Horizont nichts als breite Streifen blauen Himmels. Ich verrenke mir den Hals, um einen Blick auf die Stadt zu erhaschen, die unter mir Form annimmt. Die Insel, die in den East River hinausragt – oder ist das der Hudson? –, die Gebäude darauf, die wie Bauklotztürme hochragen. Eine zum Leben erwachte topografische Karte.

»Ich bin zum ersten Mal in New York«, erkläre ich der Dame mittleren Alters neben mir, als ich versehentlich gegen ihre Armlehne stoße, dabei hat mein Eifer mich mit Sicherheit längst verraten. Es ist auch mein erster Flug überhaupt, aber das einer Fremden gegenüber zuzugeben, ist mir eindeutig zu peinlich. Sie zieht bloß die Augenbrauen hoch und murmelt »Glückwunsch«.

Wie es wohl sein muss, diese Strecke so oft zu fliegen, dass die Aussicht irgendwann nicht mehr so beeindruckend ist? Ich bin mir ziemlich sicher, dass ich auch beim hundertsten Flug der überdrehte Passagier wäre, der das Gesicht gegen die Scheibe presst und es nicht erwarten kann, den ersten Blick auf das Reiseziel zu erhaschen.

Seitdem ich das erste Mal von der Stadt gehört habe, habe ich von New York geträumt. Meine Mom ist in der Nähe von Philadelphia aufgewachsen und hat als Teenagerin die langen Wochenenden dort verbracht. Ich habe mir immer gewünscht, wir hätten Verwandtschaft an der Ostküste, um einen Grund zu haben, hinzufahren. In ihren Erzählungen hat es jedes Mal geklungen, als sei es wie ein Freizeitpark, eine einzigartige Sinneserfahrung – das Essen, die Stimmung und all die verschiedenen Sprachen, die man auf den Straßen hört, wie man sich nie wirklich einsam fühlt, ganz gleich zu welcher Uhrzeit. Von den Geschichten konnte ich gar nicht genug bekommen. In meiner Vorstellung hat es ausgesehen wie in all den Filmen mit der berühmten und inzwischen klischeehaften Szene auf einem Gehweg in New York City: Alle eilen – versunken in ihrer eigenen Welt – die Straße entlang, immer *wohin unterwegs*. Ich liebe die Vorstellung, von diesem Strom der Zielstrebigkeit erfasst zu werden. Von diesem Ehrgeiz.

Immer wenn die Einsamkeit drohte mich einzuholen, habe ich mich einfach daran erinnert, dass diese Flutwelle mich eines Tages mitreißen würde.

Als ich älter wurde, setzte ich mir die New York University als Ziel. Wir konnten es uns nicht leisten, vorher hinzufahren, doch das war nicht wichtig – das erstklassige Linguistik-Programm der NYU schien genau richtig. Ich war sicher, dass ich dafür bestimmt sei.

Das Einzige, das gegen New York spricht, ist, dass Rowan Roth nicht hier ist.

Gestern habe ich ihr gesagt, dass sie mir jetzt schon fehlt, aber in Wahrheit habe ich sie bereits den ganzen Sommer über vermisst. Jedes Mal wenn sie lächelte, lachte, mich auf diese Art ansah, die mein Herz höher schlagen lässt – also etwa neunundneunzig Prozent der Zeit, die wir zusammen verbracht haben –, fühlte sich wie etwas an, das ich sicher in meinem Koffer verstauen muss, um es wieder hervorholen zu können, wenn wir im tiefsten Winter stecken.

Falls wir überhaupt so lange zusammenbleiben, hat mich diese leise Stimme nie vergessen lassen, auch wenn es nicht sonderlich schwer war, sie zu ignorieren.

Jetzt da die Flugzeugreifen aufsetzen und wir zum Stehen kommen, ist die Stimme wieder etwas lauter.

Ich schreibe Rowan und meiner Mom, dass ich gut gelandet bin, und stelle meine Uhr auf Ostküstenzeit um. Eine Digitaluhr wäre sicherlich praktischer, doch diese hier hat meinem Opa mütterlicherseits gehört, der sie mir zum sechzehnten Geburtstag geschenkt hat. Das Silber ist zwar inzwischen stumpf und das Band abgetragen, aber sie tickt noch einwandfrei. Dann warte ich, bis ich dran bin, mein Handgepäck aus dem Gepäckfach zu hieven.

Natalie hat mir schon ein Foto von Lucy, unserer neun Jahre alten Golden-Retriever-Dame geschickt, die es sich auf meinem Bett gemütlich gemacht hat. *Sorg dafür, dass sie mich nicht vergisst*, schreibe ich Natalie und sie antwortet mit *mache ich* und noch einem Foto, auf dem Lucy mit einem unserer alten Fotoalben posiert.

Der Flug war ruhiger als in meiner Vorstellung, die Reiseübelkeit konnte ich mit Tabletten und der Serien-Verfilmung von *Krieg und Frieden* (eines meiner Lieblingsbücher, womit Rowan mich liebend gern aufzieht) im Zaum halten.

»Du bist ein Adliger aus dem neunzehnten Jahrhundert, gefangen im Körper eines Achtzehnjährigen«, hat sie letzten Monat gemeint und mir wieder einen dieser Blicke zugeworfen. Dunkelbraune Augen, ein Mundwinkel hochgezogen, nichts als Unfug im Kopf. »Schätze, ich stehe wohl auf ältere Typen.«

Jetzt bahne ich mir mit hochgezogenen Schultern den Weg durch den Flughafen und tue so, als wäre ich Vielflieger, während ich der Beschilderung zur Gepäckausgabe folge. Meine Mom hatte mir ursprünglich beim Umzug helfen wollen, aber Natalie ist im Sommer vom Skateboard gefallen und hat sich den Arm gebrochen, was eine unvorhergesehene Krankenhausrechnung zur Folge hatte. Ich versicherte ihr immer wieder, dass es in Ordnung sei, dass ich allein klarkommen werde, doch die Schuldgefühle waren ihr deutlich anzusehen, als ich meine Koffer packte und auch als sie beim Picknick gestern die meiste Zeit mit Rowans Mom redete, die vermutlich gerade in Boston mit ihrer Tochter aus dem Flieger gestiegen ist.

Meine Koffer erkenne ich gleich, was in mir die trügerische Hoffnung weckt, dass sich der Rest dieser Reise genauso einfach gestaltet. Doch als ich sie vom Band hieve, stelle ich fest, dass es wohl doch eine ganz schöne Herausforderung wird, das New Yorker U-Bahn-System mit zwei riesigen Koffern und einem vollgestopften Rucksack auf Anhieb zu bewältigen.

Mein Blick bleibt an den Schildern für Mitfahrdienste und Taxis hängen, und sofort geht das Kopfrechnen los. Ich habe die Highschool-Zeit über gejobbt, und mit Krediten, dem College-Nebenjob und der großzügigen finanziellen Unterstützung durch das College sollte ich es relativ entspannt durch das erste Studienjahr schaffen und es mir sogar gelegentlich erlauben können, essen zu gehen oder andere Dinge zu unternehmen. Außerdem gibt es ja noch das Preisgeld von der Pirsch – dem Spiel, das die Abschlussklasse an unserer Schule jedes Jahr spielt, das Rowan und ich gewonnen haben und durch das wir schließlich zusammengekommen sind. Sie besteht darauf, dass ich der eigentliche Gewinner bin, weil ich die Ziellinie zuerst überquert habe. Das Geld habe ich trotzdem kaum angerührt. Und für günstige Flüge im Dezember habe ich mir auch schon einen Google-Alert eingerichtet.

Trotzdem beschleicht mich ein beklemmendes Gefühl dabei, ähnlich wie der Druck, der mich durch die Highschool begleitet hat. *Mach mehr. Streng dich doller an. Bald wird sich alles auszahlen.* Ich habe es den Sommer über ziemlich gut ausblenden können, aber jetzt wo ich von Unbekanntem umgeben bin, kriecht es mir den Hals hinauf und schnürt mir die Kehle zu.

Ich bin erst seit einer Dreiviertelstunde in New York. Wenn ich mir jetzt schon Sorgen um Geld mache, halte ich hier keine Woche durch.

Entschlossen beiße ich die Zähne zusammen, packe die Griffe meiner Koffer und bahne mir den Weg zum AirTrain, der zur U-Bahn-Station Jamaica Station fährt. Als ich aussteige, rechne ich damit, direkt bei der U-Bahn rauszukommen – aber nein. Ich blicke zwischen den Schildern hin und her, die einen zeigen zurück zum Flughafen, auf den anderen sind Symbole für die Linien E, J und Z, die die Straße runter zeigen. Google Maps traue ich nicht recht, und ich will sicher sein, dass ich mich nicht verlaufe.

»Entschuldigung, geht es dort –«

Der Typ rauscht an mir vorbei, bevor ich auch nur den Satz beenden kann. Mit knallrotem Gesicht spreche ich wen anders an. »Sorry, hallo, fährt die Bahn zum Washington Square Park?«

Die Frau zieht sich einen Kopfhörer aus dem Ohr. »Was?« Ich wiederhole die Frage. »Du nimmst die E bis West Fourth und Washington Square. Kann man nicht verfehlen.«

»Vielen, vielen Dank.«

Als ich den Bahnsteig schließlich finde, schnaufe ich vor Anstrengung, und das schweißnasse T-Shirt klebt mir am Rücken. Ein paar Minuten Zeit zum Durchatmen.

NEIL

Ist es albern, wenn ich noch nicht mal in der Stadt bin und schon Fotos von der U-Bahn-Station mache?

Rowans Antwort lässt nicht auf sich warten.

ROWAN

ja, aber das ist einer der gründe, wieso ich dich so sehr liebe.

Ich kann immer noch nicht glauben, dass wir so etwas tun, uns einfach so schreiben – ohne Gehässigkeiten oder Sticheleien. Als ich ihr meine Gefühle in ihrem Jahrbuch gestanden habe, hatte ich eigentlich damit gerechnet, dass sie mir ins Gesicht lachen würde. Oder mich bemitleidet – das wäre allerdings noch schlimmer gewesen. Ich habe mir ganz rational eingeredet, dass die Schulzeit vorbei war und ich nur kurz mit der Blamage würde leben müssen. Dass ich wahrscheinlich über sie hinweg sein würde, bis der Sommer vorbei war, weil ich sie nicht mehr jeden Tag sehen würde.

Aber dann haben wir zusammen in der dunklen Bücherei getanzt. Mit der Glasur im Two Birds One Scone gekämpft. Sie hat meine Sweatshirtjacke getragen und ihren Text beim Open Mic vorgelesen und mich im Museum of Mysteries zum letzten Hinweis der Pirsch getroffen. Wir haben gestritten – was auch sonst –, bevor sie mich zum ersten Mal geküsst hat. Ein Kuss, der meine Neuronen permanent umgelenkt und mir ROWAN FUCKING ROTH quer über den präfrontalen Cortex tätowiert hat. Und dann sind noch eine Reihe anderer Sachen zum ersten Mal passiert.

Vierundzwanzig Stunden und unsere Beziehung hatte sich komplett verändert.

Ihre Nachricht genügt, um etwas von der übrigen Anspannung in meiner Brust zu lindern. Die Linie E fährt geräuschvoll ein, was die Leute auf dem Bahnsteig anscheinend kaltlässt. Ich zerre meine Koffer in die Bahn und sichere mir einen leeren Sitzplatz, wobei mein ganzer Körper noch vor Adrenalin kribbelt.

Plötzlich grinse ich übers ganze Gesicht, so breit und albern, dass ich gar nicht erst versuche, es zu unterdrücken. Ich sitze in der U-Bahn nach Manhattan, wo ich auf mein Traum-College gehen werde. New York hat für mich immer Freiheit bedeutet, und nun bin ich endlich hier.

Dann wankt ein Typ ins Abteil, streckt den Arm nach einer der Haltestangen aus und kotzt auf den Sitz neben mir.

Auch wenn New York meine Begeisterung offenbar etwas mildern wollte, schaffe ich es ohne weitere Katastrophen bis in die Stadt.

Das Studentenwohnheim ist ein prachtvolles Backsteingebäude an der Westseite des Washington Square Parks, irgendwie sowohl eindrucksvoll als auch einladend, wobei letzteres an den violetten NYU-Flaggen liegen mag, die im Wind flattern. Was mir bei meinen Recherchen zur NYU besonders gut gefallen hat, ist die Tatsache, dass es eigentlich keinen richtigen Campus gibt. Keinen von Bäumen gesäumten Hof wie ihn andere Colleges haben. Die ganze Stadt ist der Campus. Dutzende Gebäude, die sich über mehrere Blöcke erstrecken, die meisten davon hier in Greenwich Village.

»Sie schmeißen dich raus, wenn jemand hört, wie du ›Greenwitch‹ statt ›Gren-itch‹ sagst«, hat Mom mich gewarnt, und ich musste ihr schwören, dass ich es nicht wagen würde. Dabei habe ich, wie jeder gute angehende Lexikograf, die Etymologie schon vor Jahren nachgeschlagen und gelernt, dass es vom altenglischen Wort *Gren-evic* stammt und höchstwahrscheinlich nie »Greenwitch« ausgesprochen wurde.

Dieser Funfact verschafft mir zwar vermutlich nicht auf einen Schlag einen neuen Freundeskreis, aber andererseits: Wenn nicht hier, wo dann?

Nachdem ich mich angemeldet und meine Schlüssel bekommen habe, warte ich auf den Aufzug, der mich in den fünften Stock bringt. Im Wohnheim herrscht reger Einzugstrubel, die meisten Türen sind sperrangelweit offen und auf den Fluren stehen mehr Umzugskartons als ich je gesehen habe. Etwas, das ich nicht bedacht habe, aber hätte ahnen sollen: Alle sind mit ihren Eltern hier.

Für das stechende Heimweh ist es noch zu früh, und eins schwöre ich mir: Egal was es kostet, irgendwann wird Mom mich besuchen.

Das Wohnheim ist mit aus Tonpapier ausgeschnittenen New Yorker Wahrzeichen dekoriert: die Freiheitsstatue, das Empire State

Building und die Brooklyn Bridge. Und da, auf der Tür von Zimmer 608, steht mein Name: NEIL MCNAIR.

Im Sommer habe ich kurz mit dem Gedanken gespielt, meinen Namen legal ändern zu lassen, habe aber einen Rückzieher gemacht, bevor die Gebühr fällig wurde. Ich war noch nicht bereit, selbst nachdem ich so viel Zeit damit verbracht hatte, mich selbst davon zu überzeugen. Die Vorstellung, einen anderen Nachnamen als meine Schwester zu haben, die selbst noch zu jung ist, um sich an alles zu erinnern, was mit unserem Vater vorgefallen ist – das konnte ich nicht ertragen.

Ich habe mir gesagt, ich könne warten, bis ich wirklich sicher bin, und selbst jetzt, wo ich meinen ganzen Namen auf der Tür sehe, kommt es mir nicht merkwürdig vor. Ich hatte gedacht, ich würde ohne jede Verbindung zu dem Mann ins College starten wollen, der mir den Nachnamen gegeben hat, aber ich bin achtzehn Jahre lang Neil McNair gewesen. Es steht auf den Auszeichnungen für schulische Leistungen, auf Leistungsnachweisen und dem Abschlusszeugnis. Ja, es ist sein Name. Aber meiner ist es auch.

Ich höre die Stimmen, bevor ich jemanden im Zimmer sehe – zwei Männer mit starkem New Yorker Akzent, die eine laute, aber nicht aufgebrachte Unterhaltung führen, ob über Baseball oder Football, kann ich nicht genau sagen. Ich bin erschöpft und verschwitzt, muss dringend duschen, und das Adrenalin ist Nervosität gewichen. Ich werde den Großteil des Jahres neben einem Fremden schlafen, was natürlich ein ganz normaler Teil des College-Lebens ist, und trotzdem kommt es mir wie eine verdammt große Sache vor, die hier einfach dem Zufall überlassen wird.

Obwohl ich den Schlüssel in der Hand habe, klopfe ich zögerlich an die Tür. Ich will ja niemanden stören. Als sie aufgeht, sehe ich mich zwei breitschultrigen Männern gegenüber, die einander wie aus dem Gesicht geschnitten sind: braune Haare und blaue Augen, lässig in Jeans und T-Shirt gekleidet, wobei einer gut zehn Zentimeter größer und vermutlich dreißig Jahre jünger ist.

Skyler Benedetti, gebürtig aus Staten Island, ist der Student, dem ich über die Mitbewohner-App der NYU bereits im Sommer geschrieben habe. Von mir kam ein ganzer Paragraf, von ihm bloß:

SKYLER

geil Mann freu mich drauf!! ✌

»Hey, ich bin Neil«, sage ich unbeholfen winkend. Ich zeige auf den Namen an der Tür, als bräuchte ich den als Beweis.

»Hey!« Er richtet sich ganz auf – langsam frage ich mich, ob diese Betten überhaupt lang genug für ihn sind –, und begrüßt mich mit einer Mischung aus Handschlag und High five. Er trägt ein T-Shirt der New York Yankees und hat das symmetrischste Gesicht, das ich je gesehen habe. »Skyler. Freut mich, dich kennenzulernen!«

»Sorry, ich hoffe, ich störe nicht …«

»Nee, mein Dad und ich haben grad drüber geredet, dass ich damit klarkommen würde, mit einem Giants-Fan zusammenzuwohnen, aber nicht mit einem Mets-Fan.« Er macht ein ernstes Gesicht. »Sag nicht, du bist Mets-Fan.«

»Sport, ähm, ist nicht so mein Fall.«

Ich nutze die Gelegenheit und gucke mich im Zimmer um. Die Seiten sind gespiegelt: Betten, Schreibtische mit hölzernem Bücherregal darüber und zwei kleine Schränke. Die Wände sind schlicht weiß bis auf den NYU-Wimpel, den Skyler gerade aufhängt. Auf einem der Betten liegt eine schlichte blaue Steppdecke, darauf quillen ein Koffer und eine Reisetasche über. Ich schleppe meinen größeren Koffer zum anderen Bett.

»Das ist wohl die sicherste Wahl. So ersparst du dir lebenslange Enttäuschung«, sagt Skylers Dad schmunzelnd. Er streckt die Hand aus. »Marc Benedetti. Sind deine Eltern hier irgendwo?«

Ich räuspere mich. *Ausatmen.* Das ist keine Prüfung. »Ich bin aus Seattle hergeflogen. Meine Mom wollte mitkommen, aber sie konnte sich nicht freinehmen.« Das klingt besser als *wir konnten es uns nicht leisten.*

»So ein Glück«, meint Skyler ganz dreist vor seinem Dad. Fertig mit dem Wimpel, zieht er nun ein Sweatshirt aus seiner Reisetasche vom Bett, auf dem Staten Island Technical Highschool prangt und darunter eine Möwe. Mir entgeht nicht, dass die Abkürzung seiner Schule SITHS lautet, was mich als heimlichen – wobei eigentlich gar nicht so furchtbar heimlichen – *Star-Wars*-Nerd wahnsinnig neidisch macht. »Mein Dad ist besessen davon, seine Glanzzeiten aufleben zu lassen. Er war früher auch hier.«

»Die gute, alte Zeit.« Marc lehnt sich mit funkelnden Augen gegen Skylers Schreibtischstuhl. »Habe ich dir die Geschichte erzählt, wie meine Freunde und ich einander herausgefordert haben, nackt um Mitternacht durch den Washington Square Park zu rennen?«

Ein Stöhnen von Skyler deutet darauf hin, dass er die Geschichte bereits viele Male gehört hat. »Ja, leider.«

Sein Dad legt die Hand aufs Herz. »An dem Abend habe ich deine Mutter kennengelernt. Das war die romantischste Nacht meines Lebens.«

»Belassen wir es dabei«, kommt es von Skyler. »Bitte verschreck meinen Mitbewohner nicht, Dad.«

Ich kann nicht anders, als darüber zu lachen, während ich den Reißverschluss meines Koffers öffne und Handtücher, Kopfkissen und meine Bettwäsche heraushole. Einen Moment lang frage ich mich, wann wohl die Glanzzeiten meines Vaters waren und wie die ausgesehen haben mögen. Ich erlaube mir nicht oft, an ihn zu denken, doch die Konfrontation mit den Benedettis hier im Zimmer, in dem ich die nächsten neun Monate wohnen werde, macht es unvermeidlich.

Ich weiß, dass meine Eltern eine Zeit lang glücklich waren. Sie haben sich mit Anfang zwanzig bei der Arbeit an einer Baumarktkasse kennengelernt, aber mein Dad träumte davon, eines Tages einen eigenen kleineren Eisenwarenhandel zu eröffnen. Als Mom schwanger wurde, waren sie erst ein Jahr zusammen. Eigentlich hatte sie studieren wollen, sobald sie genug Geld gespart hatte, doch das musste sie aufschieben und stattdessen im Baumarkt die Spätschichten übernehmen. So konnte Dad tagsüber arbeiten, und Moms Schwester half dabei, mich zu versorgen. Sie hatten beide nicht viel Verwandtschaft – die Eltern meiner Mom waren Einzelkinder gewesen und von Philly nach Seattle gezogen, als sie sechzehn war. Dad stammt zwar aus dem Nordwesten, hat aber keine Geschwister, und seine Eltern waren deutlich älter. Sie hatten nicht viel Geld, aber nach allem, was Mom mir über diese Zeit erzählt hat, spielte das keine Rolle. Sie hatten einander und wollten zusammen eine Familie gründen.

Dann kam der Eisenwarenhandel, den mein Dad eröffnet hatte, und der nicht wirklich Gewinn machte. Das Trinken. Die Wutausbrüche.

An dem Abend, an dem er kurz vor Ladenschluss ein paar Kids beim Klauen erwischte und dann den Schläger hinter dem Ladentisch hervorholte, hat sich unser Leben für immer verändert.

Das Gericht hatte den Sachverhalt geprüft und die Überzeugung erlangt, dass es sich beim Tatbestand um ein Verbrechen handelte. Viele komplizierte Wörter, die selbst ein Elfjähriger mit einem Hang zu Wörtern kaum verstehen konnte.

Schwere Körperverletzung.

Eine fünfzehnjährige Gefängnisstrafe.

Unser Leben, komplett verkorkst.

Das meiste davon halte ich gedanklich schön unter Verschluss. Ich habe es geschrumpft und verborgen, damit es kaum mehr als ein winziger Fleck war – unendlich klein und doch irgendwie immer da.

Marc holt etwas aus dem Auto, während Skyler weiter auspackt, gemächlich T-Shirts faltet und ein paar knittrige Hemden aufhängt. Was mich bei meiner jahrelangen Erfahrung im Umgang mit Secondhand-Anzügen nicht wundert: Hemden sind immer knittrig, egal wie man sie gefaltet im Koffer hatte. Doch Skyler scheint das nicht zu stören, er summt vor sich hin und fährt sich gelegentlich mit der Hand durchs gekonnt zerzauste Haar.

»Du kommst also von hier?«, frage ich, als sei die Antwort nicht offensichtlich, und ziehe das Laken über meine Matratze.

»In Staten Island geboren und aufgewachsen. Und stolz drauf.« Den letzten Teil sagt er, als ob er sich sorgt, dass ich etwas dagegen haben könnte, und ich bekomme den Eindruck, dass der Bundesstaat New York ein essenzieller Teil seiner Persönlichkeit ist.

»Dann weiß ich also, wen ich fragen muss, wenn ich mich verlaufe.«

Lässig winkt er ab. Alles an Skyler wirkt lässig: Die lockere Körperhaltung, wie er mit seinem Vater redet und seinen Mini-Kühlschrank einstöpselt, statt den Laptop zu laden, bevor ich ihm einen Überspannungsschutz anbiete, von denen ich zwei eingepackt habe. »New York ist entspannt – der Großteil von Manhattan ist ein Gitter. Von Nord nach Süd verlaufen die Avenues, von Ost nach West die Streets. Das wird dir mehr helfen, als du denkst.«

Er rollt einen Kunstdruck aus, der wie eines dieser alten motivierenden Poster designt ist, ein Kätzchen auf der Tischkante, das versucht, einen Fisch aus einem Fischglas zu angeln. Statt einem inspirierenden Spruch steht oben drüber fett *Here for a good time, not for a long time.*

»Ich bin an der Gallatin School«, sagt Skyler. »Da kann man sich seinen Schwerpunkt selbst ganz frei aussuchen. War ich richtig begeistert von, besonders nachdem ich gesehen habe, dass letztes Jahr jemand mit dem Schwerpunkt Orange den Abschluss gemacht hat. Einfach nur die Farbe Orange. Und was ist mit dir?«

»Das ist ziemlich cool.« An der NYU wird man zu einem bestimmten Programm zugelassen, und nur wenige fangen noch unentschlossen an. »Ich mache Linguistik, was sehr viel weniger aufregend klingt als Orange.«

»Mist. Dann gebe ich mir in deiner Gegenwart besser Mühe mit der Grammatik, was? Wenn ich nämlich ganz ehrlich bin, sag ich da öfter mal was Verkehrtes.« Er zieht suggestiv eine Augenbraue hoch und grinst verschmitzt. »Mit der anderen Art *Verkehr* hab ich allerdings keine Probleme.«

Die Sache ist die: Grundsätzlich habe ich keine Schwierigkeiten mit meinem Selbstwertgefühl, aber bei manchen Typen weiß ich einfach, dass es mir schwerfällt, eine Beziehung aufzubauen, so als gäbe es eine Art unausgesprochene Hierarchie – und ich stehe nicht gerade an der Spitze. Das hat nichts mit dem korrekten Sprachgebrauch zu tun. Meine besten Highschool-Freunde Adrian Quinlan, Sean Yee und Cyrus Grant-Hayes sind jetzt an der UC Davis, der Western University und der University of Washington. Letzte Woche hat Sean ein Foto von einem Computerlabor in unseren Gruppenchat geschickt, und wir Nerds haben es alle total gefeiert. Früher waren wir die Vorsitzenden der Schülervertretung, der Schach- und Roboter-AG und des Anime-Fanclubs. Wir haben uns sogar Quad genannt, als Abkürzung für Quadriga, weil wir – na ja, kaum eine Überraschung – zu viert waren. Sie sind tolle Typen, aber keiner von uns bildet sich ein, unglaublich beliebt zu sein. Wir haben nicht über Beziehungen geredet und nur selten anzügliche Bemerkungen zum Thema Sex gemacht – hauptsächlich, weil keiner von uns welchen hatte.

Skyler Benedetti wirkt auf mich zwar nicht wie jemand, der sich nahtlos in meinen alten Freundeskreis einfügen würde, aber vielleicht spielt das hier in New York gar keine Rolle.

»Es wird spät«, sagt Marc, als er mit dem letzten Koffer zurückkommt, auf seine Uhr guckt und dann gegen die Tür klopft. »Willst du mit uns einen Happen essen, Neil?«

»Ich will mich nicht aufdrängen.« Ich sehe zu Skyler, falls er Zeit mit seinem Dad allein verbringen will.

»Tust du nicht. Am Ende des Jahres sind wir bestimmt wie Brüder.«

Ich versuche mir vorzustellen, wie ich mich in diese Familie sehr großer, sehr selbstbewusster Männer einfüge. Ich habe keinen Grund Nein zu sagen, selbst wenn sie bloß höflich sind.

»Gern«, sage ich daher nach einem Moment. »Abendessen klingt gut.« Besorgt, was für einen Eindruck ich wohl mache, frage ich: »Könnte ich erst schnell duschen gehen?«

Nachdem ich den Flug abgewaschen habe, verschlägt es uns zu meiner Freude in eine Pizzeria, in der Marc ein wenig zu laut verkündet, dass die Pizza nicht so gut ist wie in Staten Island. Allerdings können er und Skyler sich auch nicht einigen, welche Pizzeria denn nun die beste ist. Sie diskutieren und zanken miteinander auf eine geübte, liebevolle Art. Als Marc nach meiner Familie fragt, erwähne ich nur Mom, Natalie und Christopher, Moms Freund, und niemand fragt nach meinem Dad. Marc lädt mich für Thanksgiving zu ihnen nach Hause ein. Ich kann nicht glauben, dass ich hier Pizza esse und diese Unterhaltung mit zwei Leuten führe, die vor wenigen Stunden noch Fremde waren.

Vier Jahre an der Highschool – vielleicht sogar noch länger – habe ich davon geträumt, irgendwo hinzugehen, wo keiner meine Vergangenheit kennt. In eine wunderschöne Stadt voller Möglichkeiten. An einen Ort, den ich mir in Gedanken so lange ausgemalt habe, dass ich Sorge hatte, er würde niemals mit meiner Vorstellung mithalten können.

Den Großteil meines Lebens bin ich von Wörtern fasziniert gewesen, aber ganz gleich wie tief ich mein Vokabular durchforste, ich kann keine präzise Wortwahl finden, die dieses Gefühl beschreibt. Also entschließe ich mich für etwas einfaches:

Endlich.

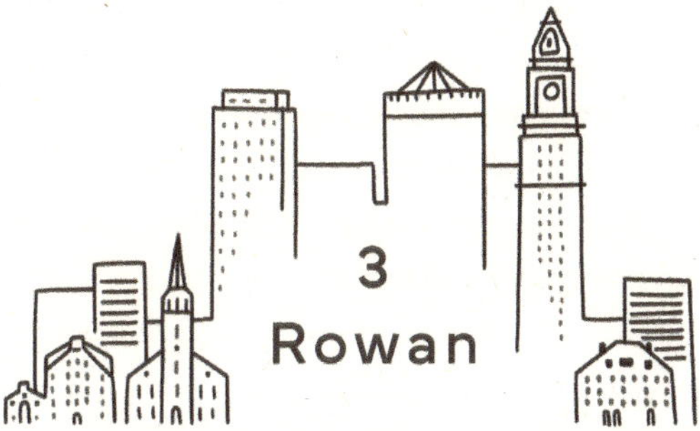

3 Rowan

Als ich die Tür aufschließe, bin ich sicher, im falschen Zimmer gelandet zu sein. Es sieht nämlich aus, als würden hier schon zwei – oder sogar ein halbes Dutzend – Menschen leben: Auf beiden Betten liegen Kleiderhaufen, an drei von vier Wänden hängen Fotos und Lichterketten, auf den Schreibtischen türmen sich Notizbücher und Ordner.

Das Einzige, was fehlt, ist meine Mitbewohnerin.

»*Dios mío*«, keucht meine Mutter und bedenkt die Wände mit einem besonders boshaften Blick. »Das war aber nicht sehr rücksichtsvoll.«

»Vielleicht wusste sie nicht, dass ich ausgerechnet heute einziehe.« Ich schiebe ein Bügelbrett beiseite und spieße beinahe einen Stoffpinguin auf, der auf einem Stapel Lehrbücher hockt. »Oder irgendwann sonst.«

So behutsam wie möglich verfrachte ich einen Haufen Pullis von dem Bett, das vermutlich mir zusteht, zum anderen. Ziemlich beeindruckend, was sie in der kurzen Zeit mit diesem Zimmer angestellt hat. Obwohl ich Kirby und Mara etwas anderes versprochen habe, hatte ich irgendwie die Hoffnung, dass aus mir und meiner Mitbewohnerin lebenslange Freundinnen werden würden. *Ich war am College Rowans Mitbewohnerin*, würde sie bei der Rede auf meiner Hochzeit erzählen, *in guten wie in schlechten Zeiten*. Dann würden wir uns zuzwinkern und an all die Schwierigkeiten denken, in die wir damals geraten sind. Doch Paulina Radowski aus Sacramento hat nie auf meine Freundschaftsanfrage bei Instagram reagiert und ist mir heute immer noch genauso fremd wie an dem Tag, an dem ihr Name in einer E-Mail mit der Betreffzeile *Mitbewohnerin gefunden!* in meinem Postfach aufploppte.

Mom klammert sich an ihre Handtasche, als müsste sie sie vor dem Chaos schützen. »Es ist … nett hier.«

Ich verdrehe die Augen und lasse meinen dunkelblauen Rucksack auf einen Schreibtischstuhl fallen. »Es soll ja auch keine Luxuswohnung sein. Das gehört doch dazu.«

Mom und ich stehen uns zwar nah, aber so viel Zeit wie auf diesem Trip haben wir … na ja, noch nie allein verbracht. Meine Eltern funktionieren nur als Einheit, was vielleicht daran liegt, dass sie zusammen arbeiten. Sie haben mir immer vertraut, womöglich weil ich gute Noten hatte und mich aus Ärger rausgehalten habe. Manchmal scherzen sie, dass sie kaum Arbeit mit meiner Erziehung hatten. Ich bin nicht sicher, wie es sich für Mom anfühlen muss, ihr einziges Kind an einem College am anderen Ende des Landes abzusetzen.

Sie hilft mir dabei, so viel wie möglich auszupacken, dann erstellen wir eine Liste von allem, was wir noch brauchen. Ich bin der Meinung, wir sollten die öffentlichen Verkehrsmittel auf die Probe stellen, doch sie besteht darauf, ein Auto zu mieten, also beschwere ich mich nicht.

An ganzen zehn Colleges habe ich mich beworben und dann für die Emerson entschieden, weil es scheint, als würde Kreativität hier am meisten wertgeschätzt werden. Der Schwerpunkt liegt auf Geisteswissenschaften, und allein auf dem Weg durchs Wohnheim hierher habe ich bereits Flyer für Theateraufführungen, Comedyshows und allerlei andere Aktionskunst entdeckt. Ein kleines Restrisiko bestand natürlich, da ich ja vorher noch nie hier war. Das gleiche Risiko ist Neil ebenfalls eingegangen, denn auch er war vorher noch nie in New York. Beim Gedanken an Boston hatte ich immer einen romantischen, schneebedeckten Ort vor Augen. Diese brütende spätsommerliche Hitze habe ich nicht erwartet. Aber die grünen Wiesen überall und die Sonne, die die historischen Pfade in bernsteinfarbenes Licht taucht, gefallen mir trotzdem. Schon beim ersten Schritt auf den Campus ist mir der Kontrast zwischen himmelhohen Klinkerbauten und den neueren, energieeffizienteren Gebäuden aufgefallen. Da wusste ich sofort, dass die Entscheidung richtig war.

Mom und ich halten bei Target, und selbst an dieser Küstenseite ist die Vertrautheit, die dieser Laden mit sich bringt, irgendwie beruhigend. Die größeren Teile haben wir uns für diese Shopping-Tour aufgespart, so ist es einfacher. Auf dem Rückweg zum Campus machen wir einen Umweg durch Beacon Hill, und ich kann überhaupt nicht aufhören, aus dem Fenster zu starren, weil ich jedes noch so kleine Detail dieser neuen Stadt in mich aufsaugen will. Unebene Kopfsteinpflasterstraßen. Dunkelrote Reihenhäuser. Traumhaft schöne alte Straßenlaternen, die mich in der Zeit zurückreisen lassen. Ich liebe einfach alles.

Als wir zurückkommen, ist von Paulina Radowski immer noch keine Spur.

»Im Ernst, zu meiner College-Zeit war das alles noch nicht so kompliziert«, sagt Mom, als wir uns mit einem Spannbettlaken abmühen. Sie hält inne, um sich eine dunkle Locke hinters Ohr zu streichen und die orangefarbene Brille hochzuschieben. »Badeschlappen? Seit wann braucht man zum Duschen besonderes Schuhwerk?«

»Vielleicht hat man sich früher nicht so viele Gedanken über Fußpilz gemacht«, murmle ich.

Meine Wohnheimbetreuerin kommt vorbei und stellt sich vor. Sie heißt Lexie und ist angehende Comedian im dritten Jahr.

»Dann bist du bestimmt lustig!«, ruft Mom, und ich verziehe peinlich berührt das Gesicht.

Lexie setzt bloß ein geübtes Lächeln auf, das wirkt, als bekomme sie solche Aussagen oft zu hören. »Ach, manchmal. Hätten Sie gedacht, dass die meisten Komödien aus Tragödien entstanden sind?«

Das Tragischste an dieser Situation ist Moms Kommentar, als Lexie wieder verschwindet: »Sie wirkt nett. Vielleicht werdet ihr beide ja Freundinnen.«

Das ist total typisch für sie, und trotzdem ärgere ich mich darüber. »Ich schätze, sich mit der Wohnheimbetreuerin anzufreunden, ist so ähnlich, als wäre ich die Lieblingsschülerin meiner Englischlehrerin. Weiß nicht, ob das der Ruf ist, den ich anstrebe.«

Offenbar sind wir beide etwas hangry, darum machen wir uns auf zur Mensa. Wenn ich an eine Wohnheimmensa gedacht habe, habe ich mir immer bloß ein trauriges Buffet vorgestellt. Aber das hier ist schon ein anderes Level: Es gibt eine Sandwich-Bar, eine Nudel-Bar, eine Bau-dir-deinen-eigenen-Burrito-Bar. Vegetarische Optionen im Überfluss, alles mit Symbolen für mögliche Allergene ausgewiesen. Es ist wunderschön.

»Wann kann ich einziehen?«, witzelt Mom, als wir uns für Burrito-Bowls anstellen. Dann, als wir uns setzen: »Es ist dir doch nicht zu peinlich, mit deiner Mutter zusammenzusitzen, oder?«

Überall um uns herum sieht man Erstis in der gleichen Situation. Manche starren stumm auf ihre Teller, während die Eltern plappern, andere sind in ihre Handys vertieft. Ein paar wenige Studierendengrüppchen gibt es auch, aber alles in allem ist es recht ruhig.

»Natürlich nicht.« Dieses Mal ist mein Lächeln aufrichtig. »Ich bin froh, dass du hier bist. Danke.«

Es ist zwar alles neu und anders, aber die unterschwellige Aufregung ist stärker als die Angst. Ich glaube, mir wird es hier richtig gut gefallen, und zwar nicht nur wegen dieser köstlichen Burrito-Bowl.

Wir sprechen über meine Seminare und über die Bücher, an denen sie und Dad gerade arbeiten. Gemeinsam haben sie schon mehr als dreißig Kinderbücher herausgebracht, meine Mutter als

Autorin, mein Vater als Illustrator. Und trotzdem findet Mom das Seminar für Kreatives Schreiben, das ich belege, weniger spannend als den Spanischkurs.

»Da geht es bestimmt viel um Grammatik«, meint sie. »Und ums Lesen.«

»Zwei Dinge, die ich liebe.«

Ein heiteres Lächeln. Mom ist in Mexiko geboren und die Tochter eines mexikanischen Vaters und einer russisch-jüdischen Mutter, ich hatte allerdings schon seit dem ersten Highschool-Jahr kein Spanisch mehr und spreche es daher leider nicht sonderlich gut. Früher fand ich das furchtbar, aber vielleicht bin ich gerade deshalb jetzt besonders motiviert, es zu lernen. Um mich diesem Teil meiner Kultur verbundener zu fühlen.

»Da ist noch eine Sache, über die ich mit dir reden wollte«, sagt Mom. Mit einem Wink meiner kompostierbaren Gabel – eventuell unterscheiden Boston und Seattle sich doch gar nicht so sehr – gebe ich ihr zu verstehen, dass sie fortfahren soll. »Es geht um Neil.«

Ich deute auf mein Handy, das mit dem Display nach oben auf dem Tisch liegt. »Er meinte, er ist mit seinem Mitbewohner und dessen Vater essen gegangen. Bin gespannt, wie es dazu gekommen ist.«

»Gut. Das ist gut.« Dann stochert sie auf eine Art in ihrem braunen Reis herum, die mir sagt, dass jetzt etwas wirklich Ernstes folgt. Sie räuspert sich. »Du weißt, wie toll wir ihn finden, Ro, und zwar von Anfang an. Er war immer so freundlich zu dir und uns. Und selbstverständlich ist es ganz goldig, wie sehr er die Riley-Bücher liebt.«

Natürlich haben wir vorher schon mal ein Neil-Gespräch geführt. Als ich im Juli eines Abends spät nach Hause gekommen bin, war sie noch wach und saß in ihrem Arbeitszimmer. Sie kam heraus und fragte, ob ich vorsichtig sei. Ich beruhigte sie, erzählte aber auch, dass ich nachgedacht hatte und es für sinnvoll hielt, mir die Spirale einsetzen zu lassen. Da sie das ähnlich sah, machten wir einen Termin. Sie begleitete mich zur Frauenärztin und blieb den Rest des Tages bei mir auf der Couch, während ich darauf wartete, dass die Krämpfe nachließen.

»Aber«, meint Mom jetzt. Ein Wort, so bedeutungsschwer wie ein ganzer Roman. »Ihr seid noch nicht lange zusammen …«

»Fast drei Monate.« Diese Zeitspanne kommt mir auf einmal schrecklich kurz vor. Zu diesen drei Monaten zählt nicht die Zeit, die wir in der Schule damit verbracht haben, uns gegenseitig auszustechen. Oder all die Male, die ich im Unterricht seine Sommersprossen gezählt habe, nur um mir später einzureden, dass meine Gefühle für ihn nichts weiter als gesunde Neugier waren.

Selbst am Abschlusstag – bloß achtundvierzig Stunden, nachdem wir unsere Beziehung offiziell gemacht hatten – fühlte es sich schon an, als wären wir bereits viel länger zusammen. Nach meiner Rede als Zweitbeste hat er hinter dem Podium im Vorbeigehen meine Hand gedrückt, sodass niemand es sehen konnte. Während seiner eigenen Rede hat er darüber gesprochen, was wir erreicht haben und was die Zukunft für uns bereithält. Dabei ist sein Blick öfter zu mir gehuscht als beabsichtigt. Ich war überzeugt, dass ich nie etwas Schöneres gesehen hatte als diesen Jungen in seiner Abschlussrobe, der mich mit purer Zuneigung im Gesicht anstrahlte. Auf jedem Foto von diesem Tag lächeln wir breit und berühren uns sanft.

Jetzt ist Mom dazu übergegangen, die Serviette zu zerpflücken. »Es fällt mir nicht leicht, das zu sagen. Dein Vater und ich haben schon drüber gesprochen, und …«

»Ihr zwei habt euch über meine Beziehung unterhalten?«

»Na ja, natürlich. Das mit euch ist sehr schnell sehr ernst geworden. Du kannst sicher verstehen, dass es uns ein wenig überrumpelt hat, von diesem Jungen zu hören, den du immer verabscheut hast. Und dann bringst du ihn plötzlich mit nach Hause und stellst ihn als deinen Freund vor.« An dieser Stelle werden meine Wangen ganz heiß. »Wir glauben nur, … dass jetzt vielleicht nicht der richtige Zeitpunkt ist, sich so fest zu binden.«

Mit einer vollen Gabel auf halbem Weg zum Mund erstarre ich. Es kann nicht sein, dass sie tatsächlich sagt, was ich denke, das sie sagt. Aber ich muss ganz sichergehen. »Moment mal. Schlagt ihr mir vor, meinem Freund fremdzugehen?«

Entsetzt reißt sie die Augen hinter ihrer Brille auf. »Nein! Natürlich nicht. Wir würden nie … *nein*«, versichert sie mir und versucht, das Ganze mit einem zögerlichen Lachen abzutun. »Wir glauben nur, dass du hier ungeheuer viele neue Menschen treffen wirst. Menschen aus der ganzen Welt, mit so vielen verschiedenen Geschichten. Ich will nicht, dass du das Gefühl hast, Neil würde dich bei all dem einschränken – nicht nur auf der romantischen Ebene. Ich wünsche mir für dich, dass du hier vier tolle Jahre verbringst. Bloß könnte das schwierig werden, wenn du immer wieder auf dein Zimmer rennst, um den nächsten Videocall anzunehmen, oder deine Wochenenden dafür opferst, nach New York zu fahren, anstatt sie mit deinen Leuten hier zu verbringen.«

Ich lasse ihren Vortrag auf mich wirken. Klar, irgendwo in meinem Unterbewusstsein habe ich mit diesen Befürchtungen selbst auch zu kämpfen. Aber ich habe sie immer beiseitegeschoben. Wir haben den ganzen Sommer über nur im Moment gelebt, da fühlten sich alle Bedenken an wie Zeitverschwendung.

»Ich kann auch mit Neil zusammen sein *und* hier an der Emerson Spaß haben.« Meine Stimme klingt schnippisch. Ein Anflug von Zorn, zusammengebissene Zähne. So spreche ich normalerweise nicht mit meinen Eltern. »Ich werde mich nicht die ganze Zeit über mit meinem Handy im Zimmer verkriechen. Ihr müsstet doch am besten wissen, dass ich nicht so ein Mädchen bin, das sich durch eine Beziehung vom College ablenken lässt. Das habe ich in der Schulzeit ja wohl mehr als deutlich gemacht.«

»Natürlich hast du das. Du bist klug. Aber jetzt ist die Situation eine andere. Du bist hier ganz auf dich allein gestellt. Es geht um deine Ausbildung, deine Zukunft. Das ist die wichtigste Zeit deines Lebens, auch wenn es sich nicht so anfühlt.«

Der Zorn wächst, und eine ungewohnte Frustration zieht mir die Brust zusammen. Ich kann nicht glauben, dass wir diese Unterhaltung führen. »Mom. Das weiß ich. Habe ich das nicht in den letzten Jahren bewiesen, auch wenn ich mich mit jemandem getroffen habe?« So patzig reden wir sonst nie miteinander, darum will ich dieses Gespräch umso dringender beenden. Kritik von meinen Eltern hat mich noch nie so sehr getroffen. »Ich habe so hart hierfür gearbeitet. Daran ändert Neil doch nichts.«

»Wir wollen nur nicht, dass du dich zu sehr in deinen Schwärmereien verlierst. Du weißt schon … bei all den Büchern, die du liest. Du musst dich jetzt noch nicht festlegen. Mehr sagen wir gar nicht.«

Ein nicht sehr subtiler Seitenhieb auf mein Lieblingsgenre, von dem sie erst vor Kurzem erfahren haben. Jahrelang habe ich meine Begeisterung für Liebesromane verheimlicht, aus Angst, ich könnte in der Familie und im Freundeskreis dafür verurteilt werden. Inzwischen haben meine Eltern es weitgehend akzeptiert, sich sogar ein paar Bücher von mir empfehlen lassen, aber hin und wieder macht es den Eindruck, als hätten sie es lieber, wenn ich ein anderes Genre favorisieren würde.

Wenn sie wirklich nicht *mehr sagen* wollen, warum fühlt es sich dann an, als würden sie so viel mehr andeuten?

Mom fliegt erst morgen wieder zurück und kommt in einem Hotel in der Nähe unter. Ich will nicht, dass unser Trip mit dieser Stimmung endet. Aber als sie fragt, ob ich mir eine der Comedyshows der Ersti-Woche ansehen will, lüge ich und behaupte, ich wäre zu müde und wollte lieber sichergehen, dass ich fit bin für die morgigen Einführungsveranstaltungen.

Den Rest des Abends spiele ich im Aufenthaltsraum im siebten Stock Cards Against Humanity mit ein paar anderen Erstis: Greta aus Los Angeles, Minato aus Tokio und Ben aus Quincy »hier gleich um die Ecke«. Paulina taucht immer noch nicht auf, und langsam mache ich mir doch Sorgen um sie. Während Neil mir

Fotos schickt, die er heimlich von den fragwürdigen Postern seines Mitbewohners geschossen hat, gehe ich im Kopf immer wieder Moms Worte durch. Und nehme mir selbst ein Versprechen ab.

So sehr ich Neil auch liebe, ich werde mir diese College-Erfahrung nicht durch unsere Fernbeziehung versauen lassen. Ich will uns nicht auf ein Podest hinter Sicherheitsglas stellen, aber es muss doch einen gesunden Mittelweg geben. Wir passen gut zusammen, und ich wäre eine Närrin, wenn ich das aufgeben würde, nur weil wir nicht in derselben Stadt leben.

Nichts spricht dagegen, dass ich beides haben kann.

ROWAN

sag mir noch mal, warum ich ein seminar um 8 uhr morgens belegt hab

NEIL

Weil du Kreatives Schreiben schon seit Jahren belegen willst und dir die Gelegenheit nicht entgehen lassen kannst, von dieser Professorin zu lernen?

ROWAN

äääätzend. vergangenheits-rowan war ne ganz schöne nervensäge

NEIL

Eine süße Nervensäge.

ROWAN

willst du mich verführen?

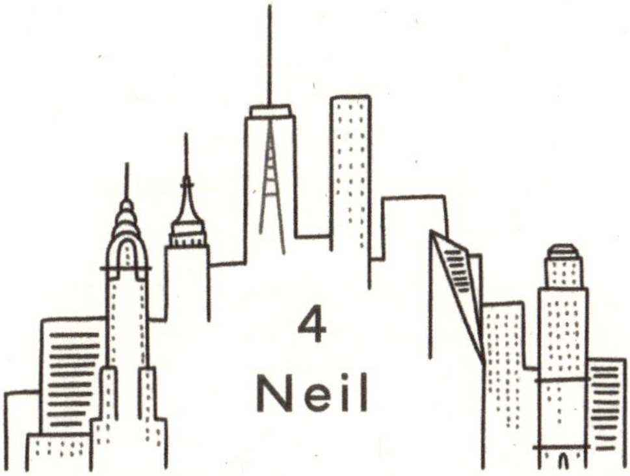

4 Neil

Es gibt nur wenige Dinge, die ich mehr liebe als den Beginn eines neuen Schuljahrs. Neue Ordner, frische Hefte und angespitzte Stifte verheißen neue *Möglichkeiten*.

In der Highschool bedeutete September immer auch, Rowan Roth wiederzusehen, das Mädchen, das mich das ganze Jahr aufgezogen hatte und das ich trotzdem auf mysteriöse Weise – und dann gar nicht mehr so mysteriöse Weise – die ganzen Sommerferien über vermisst hatte.

Meine Familie hat Schulmaterial normalerweise immer im 1-Euro-Shop oder im Schlussverkauf der Drogerie besorgt, obwohl wir das meiste Jahr für Jahr weiterbenutzt haben. Doch jeden August ist Mom mit uns zu Office Depot gefahren, dem Bürobedarf-Laden in Ballard, weil sie wusste, wie sehr ich es dort liebe.

»Such dir eine Sache aus«, sagte sie, während Dad grummelte, es gehöre verboten, so viel für einen Kugelschreiber zu verlangen. Wenn er überhaupt mitkam, denn meistens blieb er lieber im Bett, weil er angeblich zu müde war. Irgendwann ergänzte Mom die Bedingung um »Was immer du willst, solange es weniger als zwanzig Dollar kostet«, nachdem ich versucht hatte, die erste vage Aussage auszunutzen, um einen ergonomischen Schreibtischstuhl zu bekommen, den ich mit neun definitiv nicht brauchte.

Ich ging die Entscheidung immer so logisch an, wie ich konnte.

Ich wählte nichts zu Einfaches, nicht bloß Papier oder Stifte. Und warum das Dreierset mit etwas besseren Textmarkern, wenn ich viel länger etwas von der Zwölferpackung hatte?

Bevor ich nach New York gekommen bin, habe ich mir erlaubt, eine teure Sache vom Preisgeld der Pirsch zu kaufen: einen neuen Laptop, um den schwächelnden Dell zu ersetzen, der gen Schulabschluss immer lauter geschnauft hat. Daran, dass die Tasten vom neuen Computer nicht kleben, muss ich mich allerdings noch gewöhnen.

Nach einer Woche voller Einführungsaktivitäten, darunter ein Busausflug zu Bed Bath & Beyond und eine Willkommensveranstaltung in einem Theater im Norden von Manhattan Island, gehen die Seminare endlich los. Diese »Die Stadt ist dein Campus!«-Einführung der NYU hat mir zwar gefallen, aber jetzt will ich richtig loslegen. Wirklich, da gibt es ein paar Sätze, die inzwischen so übertrieben oft gefallen sind, dass Skyler und ich schon angefangen haben, Witze darüber zu machen: *Warst du schon bei der Statue of Liberty? Die ist praktisch Teil vom Campus. Oder das Restaurant Olive Garden am Times Square? Unser Campus.*

Neben dem Seminar für Wissenschaftliches Schreiben, das für alle Erstis Pflicht ist, habe ich Psychologie für Anfänger und Grundlagen der Linguistik belegt, auf das ich mich aus offensichtlichen Gründen am meisten freue. Auf der Middleschool sorgte meine Affinität für Wörter – und leider auch die Angewohnheit, im Alltag bei jeder Gelegenheit hochgestochene Wörter einzubauen – für genervtes Augenrollen und resigniertes Seufzen. Auf der Highschool dann etwas weniger, doch ab und zu kringelten Lehrer in meinen Aufsätzen immer noch Wörter ein und schrieben *Ausdruck?* daneben. Dabei gibt es so viele interessante und treffendere Fremdwörter.

Vor einigen Jahren habe ich versucht, möglichst viele unübersetzbare Wörter auswendig zu lernen, weil mich die Art und Weise so fasziniert, wie sie mit der Kultur zusammenhängen. Zum Beispiel »*Psithurism*«: Griechisch für das Geräusch raschelnder Blätter.

Oder »*Gluggaveður*«: Isländisch für Wetter, das zwar schön aussieht, aber am besten von drinnen genossen wird.

Hier könnte ich endlich die Leute treffen, die von Sprache genauso begeistert sind wie ich.

Ich wache viel früher als notwendig auf und beschließe, dass ein Morgenspaziergang die leichte Aufregung bestimmt beruhigen wird. Das ist schließlich einer der Gründe, aus denen ich hier bin – um die Stadt zu erkunden. Danach frühstücke ich in der NYU-Mensa am Union Square und ziehe dabei wieder die Karte auf meinem Handy zurate. Bis zum Linguistikseminar ist es ein gutes Stück, daher sollte ich ausreichend Zeit einplanen. Es gibt verschiedene U-Bahnen, die ich nehmen kann – wird also kein Problem sein.

Als ich allerdings an der Station am Union Square ankomme, informiert mich ein Schild, dass beide U-Bahnen umgeleitet wurden.

»Verdammte Bahnen«, murmelt ein Anzugträger mit Telefon am Ohr, dreht sich um und sprintet in die andere Richtung.

Schnell sehe ich wieder aufs Display. Das Gebäude ist weniger als zehn Blöcke entfernt, und ich habe fünfzehn Minuten. Noch kann ich es schaffen.

Dann stelle ich jedoch fest, dass ein Block in New York City nicht das Gleiche ist wie ein Block in Seattle. Bei meinem Spaziergang habe ich darauf nicht geachtet, und das bereue ich nun zutiefst. Während ich den University Place entlang renne und Leuten mit Aktentaschen und Einkaufstüten ausweiche, steigt Panik in mir auf. Ich wage es kaum, die Worte zu denken: *Zu spät.* Unglaublich, dass ich zu meinem ersten Seminar, meinem *Lieblingsfach*, von dem ich jahrelang geträumt habe, wirklich zu spät kommen werde.

Vor dem Gebäude werde ich langsamer, dann verbringe ich eine qualvolle halbe Minute vor der Tür damit, abzuwägen. Reingehen und die Blamage riskieren? Oder umkehren und meiner Betreuerin panisch eine Mail schreiben, dass ich das Seminar wechseln und den Linguistik-Kurs erst nächstes Semester belegen möchte?

Nein, ich habe schon so lange darauf gewartet. Dieser Kurs ist der Grund, wieso ich hier bin.

Die Tür quietscht laut, als ich sie öffne, und sofort zuckt mein ganzer Körper zusammen. Alles verstummt, der Professor bricht mitten im Satz ab.

»Willkommen, bitte setzen Sie sich«, sagt Dr. Liu. »Sie sind bestimmt ein Erstsemester. Ich weiß, es kann anfangs schwierig sein, sich zurechtzufinden.«

Das sorgt hier und da für Gelächter. Meine Ohren glühen, und ich bin sicher, dass jeder Zentimeter sichtbare Haut knallrot geworden ist.

Seine Worte klingen eigentlich recht freundlich, doch durch seinen Tonfall wirken sie irgendwie herablassend. So, wie er *Erstsemester* sagt, fühle ich mich auf einmal unfassbar winzig. In diesem Kurs sind hauptsächlich Studierende im zweiten und dritten Jahr, und ich wurde nur zugelassen, weil ich mich mit so vielen Credits aus meinen AP-Kursen eingeschrieben habe. Es ist ein Privileg, hier zu sein, und ich habe es schon verkackt. Fünfzehn Minuten nach Semesterbeginn habe ich mich bereits selbst als Problemstudent abgestempelt.

Ich setze mich – möglichst schnell und leise – auf den nächstbesten Platz und ziehe den Reißverschluss meines Rucksacks langsam Zahn für Zahn auf, um so wenig Lärm wie möglich zu machen. Ich werde ihn einfach mit meinem Semantikwissen in Staunen versetzen und ihm beweisen, wie sehr ich mich meinem Studium verschrieben habe.

Erst als ich mein Heft heraushole und es vor mich lege, den Stift über der ersten Zeile, fällt mir auf, dass ich von Laptops umgeben bin. Niemand macht handschriftliche Notizen. Meinen neuen Laptop habe ich auf dem Zimmer gelassen, weil ich nicht wollte, dass er kaputt geht, wenn ich ihn durch die ganze Stadt schleppe. Irgendwie bin ich nicht mal auf die Idee gekommen, dass alle ihre Notizen so machen würden, obwohl es jetzt nur allzu offensichtlich ist. Eigene Laptops waren im Unterricht an der Westview nicht erlaubt, aber natürlich machen die Leute hier das so.

Denn das hier ist nicht Westview. Das hier ist das College.

Und irgendwie habe ich das Gefühl, bereits durch die erste geheime Prüfung gefallen zu sein.

Als ich mich für das Herbstsemester eingeschrieben habe, fand ich es fast lachhaft, dass das gesamte Semester bloß aus drei Kursen besteht. Ich habe sogar meiner Ersti-Betreuerin geschrieben und gefragt, ob ich noch einen weiteren belegen könne. Sie hat mir geraten, es besser bei drei Kursen zu belassen, aber darauf zu achten, mindestens fünfzehn Credits zu bekommen, weil meine finanzielle Unterstützung davon abhängt. Nachdem ich nun den Lehrplan für Linguistik und den für Psychologie für Anfänger gesehen habe, verstehe ich es. Die Literaturlisten sind ellenlang, was in mir etwas von dieser Erster-Schultag-Kribbeligkeit auslöst, die ich bisher vermisst habe.

Also werde ich wohl, wenn ich wieder auf meinem Zimmer bin, den Abend mit Lesen verbringen, denn ich habe mir fest vorgenommen, ein paar Kapitel vorzuarbeiten. Auf der Highschool hat es nicht gereicht, nur das Allernötigste zu tun. Das war durchschnittlich. »Befriedigend.« Ich habe immer nach mehr gestrebt – zum Teil, weil Rowan dasselbe tat.

Rowan. Mir war nicht klar, wie sehr ich mich jeden Tag darauf gefreut habe, sie im Unterricht zu sehen, bis ich mich jetzt in Linguistik umsehe und sie nicht da ist. Wir haben uns erst vor einer Woche verabschiedet, und trotzdem habe ich mir schon eine Countdown-App aufs Handy geladen, die mich daran erinnert, dass sie in zweiundzwanzig Tagen nach New York kommt. Als ich ihr einen Screenshot davon geschickt habe, hat sie mit einem identischen Screenshot geantwortet.

»Guten ersten Tag gehabt?«, fragt Skyler später und blickt vom Laptop auf.

»Nicht schlecht.« Ich lasse meinen Rucksack auf meinen Stuhl fallen. »Und du?«

»Musste erst um zwölf zum Seminar, also ja, ich würde sagen, das war ein ziemlich guter erster Tag. Der Prof in Wissenschaftliches Schreiben wirkte die ganze Zeit richtig high, also wird das bestimmt ein Kinderspiel.« Mir entgeht nicht, dass Skyler viel mehr erzählt als ich. Ich wünschte, ich hätte etwas von seinem entspannten Selbstbewusstsein. Er rollt mit dem Schreibtischstuhl durchs kleine Zimmer auf mich zu. »Mann, wie kann es sein, dass meine Zimmerhälfte jetzt schon wie ein Gefahrengutunfall aussieht und deine noch so makellos? Erklär mir das mal einer.«

Ich sehe zum Klamottenberg auf seinem Bett, und das Lachen sprudelt einfach aus mir heraus. »Wie kann es sein, dass deine Seite *so* unordentlich ist? Wir sind erst – was – fünf Tage hier? Das ist fast schon beeindruckend.«

»Was soll ich sagen, ich bin ein Künstler. Oder vielleicht war das jahrelange Gemecker meiner Eltern, dass ich mein Zimmer aufräumen soll, doch nicht ganz unbegründet.« Skyler nickt zum Foto von Rowan und mir in unseren Abschlussroben, das an der Wand über meinem Schreibtisch hängt. Kirby hat uns in dem Moment fotografiert, in dem Rowan mir den Absolventenhut vom Kopf zieht und meine Wange küsst. Rowan fand es kitschig und hat gestöhnt, als ich es drucken ließ, aber ich mag, wie es sie einfängt – wie selbstsicher sie ihre Zuneigung zeigt, obwohl wir einander angeblich wenige Tage zuvor noch gehasst haben. »Deine Freundin?«

Ich nicke. »Sie studiert in Boston. Kreatives Schreiben an der Emerson. Sie ist unverschämt talentiert.«

»Sieht süß aus. Sehr süß.«

»Bist du mit jemandem zusammen?«

Kopfschütteln. »Ich bin single. Hab auch nicht vor, daran in nächster Zeit was zu ändern. Ich halte mich an genau eine Regel und die besteht aus vier einfachen Worten.«

»Die da lauten?«

Er grinst und zählt sie an den Fingern ab. »Freunde. Mit. Gewissen. Vorzügen. Keine Ahnung, ob ich überhaupt der Typ für ernste Beziehungen bin.« Das ergibt Sinn. Ich habe ihn diese Woche in der Mensa immer mit verschiedenen Mädchen gesehen, und vor ein paar Tagen hat er mir geschrieben, dass er erst morgens zurückkommt und ich nicht auf ihn warten soll. Gefolgt von dem Hinweis, dass er »im Verkehr feststeckt«, und einem zwinkernden Emoji.

»Oh. Ich schätze – also, unsere Beziehung ist schon ernst«, sage ich, doch noch während ich es ausspreche, frage ich mich, was »ernst« überhaupt bedeutet. Die Tatsache, dass wir miteinander geschlafen, »Ich liebe dich« gesagt, entschieden haben, eine Fernbeziehung zu führen? Wir haben nie darüber gesprochen, wie ERNST unsere Beziehung tatsächlich ist, aber es fühlt sich an, als wären an dieser Stelle Großbuchstaben angebracht. Mir ist es ernst, und ich bin ziemlich sicher, dass es ihr auch so geht.

»Das ist toll, Mann. Freut mich für dich.« Und er sieht dabei wirklich aufrichtig aus. Dann springt er auf und schlüpft in seine Nikes. »Ich gehe ein bisschen Dampf ablassen nach dem Seminar.« Ich verkneife mir die Frage, wie viel Dampf sich denn an einem Tag anstauen kann, an dem in erster Linie Lehrpläne ausgeteilt werden. »Ultimate Frisbee. Eine Gruppe von uns spielt im Washington Square Park. Du solltest mitkommen.«

Ich schaue auf die Uhr. »Oh... danke, aber ich bin gleich zum Videocall verabredet mit –« Ich nicke zum Foto an der Wand. Ich will unbedingt hören, wie Rowans Seminar für Kreatives Schreiben ist.

»Bist du sicher? Das wird geil.«

Selbst wenn Ultimate Frisbee nicht nach etwas klingt, für das ich ein besonderes Talent besitze, sollte ich die Einladung vielleicht nicht ausschlagen. Nach allem, was ich über die NYU gelesen habe, ist das College einer dieser Orte, wo man seinen eigenen Weg gehen muss.

In Linguistik war ich zu schüchtern, um mit irgendwem zu reden, und Psychologie für Anfänger ist eine so große Vorlesung, dass ich mir nicht vorstellen kann, dort enge Freundschaften zu schließen. Allerdings gibt es kleinere Diskussionsrunden, die sich alle zwei Tage treffen. Ich sollte häufiger Ja sagen, so wie Skyler. Mir ist zwar klar, dass wir völlig verschieden sind – immerhin ist er, im Gegensatz zu mir, ein sehr aktives Mitglied der NYU-Dating-Szene –, aber ich sollte eindeutig mehr wagen.

»Na ja …« Mit einem letzten Blick zum Foto an der Wand treffe ich eine Entscheidung. Rowan wird das verstehen – sie würde vermutlich sogar wollen, dass ich gehe. »Gib mir einen Moment.« Schnell tippe ich eine kurze Nachricht, in der ich frage, ob wir verschieben können.

Meine Vermutung bestätigt sich eine Minute später.

ROWAN

omg, ja klar, mach jungskram.
schick bitte fotos 🥺

»Alles klar«, gebe ich nach. Was zieht man eigentlich zu diesem Spiel an? Habe ich so etwas überhaupt im Kleiderschrank? »Bin dabei.«

Am College geht es um neue Erfahrungen, und so lande ich mit einem halben Dutzend fremder Leute und genau einem knallroten Frisbee auf dem Rasen im Washington Square Park.

Auf dem Weg sehen wir ältere Männer Schach spielen, Kids Skateboard fahren und Touris Fotos vom berühmten Triumphbogen machen – Fotos, die ich selbst auch schon geschossen habe, weil es wirklich eine beeindruckende Architekturikone ist. Skyler hat mich direkt allen aus unserer Runde vorgestellt. »Es ist cool, dass so viele deiner Freunde von der Highschool auch hier studieren«, sage ich.

Er wirft mir einen fragenden Blick zu. »Ich kenne keinen von denen von der Highschool. Akshay habe ich heute Morgen in der Mensa getroffen, Donovan war mit mir bei Wissenschaftliches Schreiben und Thanh und Robbie wohnen am anderen Ende unserer Etage.«

Ich bin schockiert und auch beeindruckt, dass er in so kurzer Zeit so viele Leute nicht nur kennengelernt, sondern sich auch mit ihnen angefreundet hat. Dann klopft er mir auf die Schulter und fängt an, die Regeln zu erklären.

Theoretisch ist das Spiel ganz simpel: Wirf das Frisbee, fang das Frisbee. Man spielt wie beim Fußball das improvisierte Spielfeld rauf und runter, und an beiden Enden des Felds gibt es eine Endzone. Ich habe die letzten paar Jahre jeden Morgen Gewichte gestemmt. Als Rowan das herausgefunden hat, hat sie mich ewig damit aufgezogen. Aber ich weiß, dass es ihr gefällt, denn sie starrt sehr oft heimlich, und manchmal auch gar nicht so heimlich, meine Arme an. Sie ist furchtbar schlecht darin, das zu kaschieren, und das liebe ich an ihr. Echt unglaublich, wie häufig sie glaubt, mit etwas durchzukommen, weil sie meint, sie würde sich schlau anstellen, dabei ist sie unglaublich leicht zu durchschauen.

Trotz meines Trainings habe ich in mein sportliches Können jedoch wenig Vertrauen. Ich habe zwar Muskeln, bin aber nicht überdurchschnittlich groß, und auch meine Koordinationsfähigkeit lässt zu wünschen übrig. Außerdem kann ich nicht leugnen, dass ich einen Teil meiner Muskelmasse bloß aufgebaut habe, weil es viel zu viel Spaß gemacht hat, Rowan im Sportunterricht zu quälen. Doch nichts davon hilft mir hier draußen.

Ich stecke meine Brille in die Tasche meiner Sporthose, obwohl ich ohne kaum etwas sehen kann. Aber wenn ich hier mit vier neuen Freunden herausgehe, ist es mir das wert.

Wir bilden zwei Dreierteams. Ich spiele mit Skyler und Donovan und hoffe inständig, dass ich ihnen nicht nur zur Last falle.

»Das packen wir«, ruft Donovan und hält die Hand in die Mitte unseres Kreises. Seine Bizepse sind so groß wie mein Kopf. »Bobcats auf drei!« Das Maskottchen der NYU. »Eins, zwei –«

»Bobcats!«, schreien Skyler und ich laut, und vielleicht hat so ein Kreis einfach was Ansteckendes. Vielleicht ist es wirklich so leicht, weil Sport klasse ist! Sport fördert den Kameradschaftsgeist, Teamwork und – ähm sportliches Verhalten? Das und all die anderen tollen Dinge, die ich nie erlebt habe, weil es in all den Jahren nie eine Kraft gegeben hat, die stark genug war, mich von meinen Büchern fortzuziehen.

Ich schaffe das. Ich kann ein Sportler sein.

Wir positionieren uns in unserer Endzone, denn das andere Team hat beim Münzewerfen gewonnen, beziehungsweise Frisbeewerfen, weil keiner von uns Münzen dabei hatte. Skyler schmeißt das Frisbee hoch in die Luft, Akshay fängt und passt schnell zu Robbie. Ich stürme vorwärts und versuche, Thanh den Weg zu versperren, der in Richtung unserer Endzone rennt. Robbie wirft ihm das Frisbee zu. Mein Verteidigungsversuch scheitert. Sie gewinnen einen Punkt.

»Schon okay«, sagt Skyler. »Wir wärmen uns ja erst auf!«

Das Spiel ist schnell, und beide Teams sammeln Punkte. Einer meiner Pässe zu Skyler gelingt mir so grandios, dass er wie ein Golden Retriever in die Luft springt und sich dabei so athletisch dreht, wie ich es vielleicht noch nie im Leben gesehen habe. Fast rechne ich damit, dass er es mit dem Mund fängt. Später hole ich selbst sogar auch einen Punkt, obwohl Donovan fast neben mir steht, als er mir das Frisbee zuwirft.

Ich will gar nicht zählen, wie oft ich das Frisbee nicht bekommen habe, meine Kurzsichtigkeit ist da auch nicht gerade hilfreich. An den Knien habe ich Grasflecken, und so verschwitzt war ich ewig nicht, aber es macht Spaß. Ich habe *Spaß* mit diesen Leuten, die ich vor einer Woche nicht mal kannte, und das ist eigentlich echt genial.

»Pass auf!«, schreit Donovan plötzlich, und in diesem Moment wird klar, dass ich eindeutig kein Sportler bin.

Denn selbst ohne Brille sehe ich eins alarmierend klar und deutlich: Das Frisbee rauscht direkt auf mein Gesicht zu.

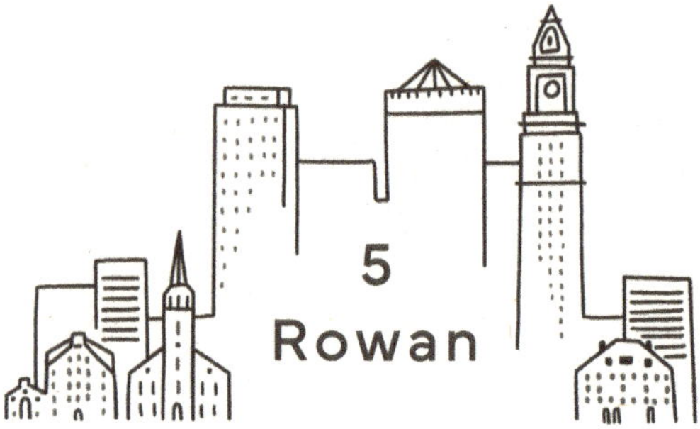

5 Rowan

Ich weiß nicht, wohin ich mich setzen soll, dabei scheint genau das gerade die wichtigste Entscheidung meiner noch jungen College-Karriere zu sein.

Okay, vielleicht bin ich dramatisch. Aber auch realistisch.

Menschen sind Gewohnheitstiere. Unzählige Male haben die Lehrkräfte in der Schule uns gesagt, dass wir uns setzen können, wohin wir wollen, und trotzdem haben wir jeden einzelnen Tag am selben Platz gesessen. Haben uns geärgert, wenn jemand etwas an der Sitzordnung geändert hat, um näher am neuen Schwarm zu sitzen oder Abstand zu Leuten zu gewinnen, mit denen man gerade im Clinch lag. Darum ist dieser Kreis aus einem Dutzend Stühle, der mehr an Kindergarten als an College erinnert, ein nachvollziehbarer Grund für ein klassisches Rowan-Roth-Kopfzerbrechen.

Die Hälfte der Stühle ist bereits belegt, doch als die Tür hinter mir zufällt, sieht eine Blondine in einem übergroßen Chenille-Pulli in meine Richtung und hält mit ihrem Stift über einem Notizbuch inne.

»Darf ich mich hier hinsetzen?« Ich deute auf den leeren Platz neben ihr.

»Mach ruhig.« Sie trägt ein Septum-Piercing und hat einen glatten, geraden Pony, auf den ich sofort neidisch bin, weil mein eigener nie kooperiert.

Tatsächlich sehen alle im Raum aus, als hätten sie für den ersten Tag besonders sorgsam Outfits ausgewählt, die wirken, als hätten sie kaum einen zweiten Gedanken daran verschwendet. Ich entdecke Jumpsuits, schlichte Blazer und sorgfältig aufgetragenen Lidschatten, Statement-Schmuck und frisch gefärbte Haare und sogar eine absichtlich schief aufgesetzte Melone. Natürlich fällt mir das alles bloß auf, weil ich genau die gleiche Absicht hatte, als ich heute Morgen das Vintage-Kleid mit Zitronenmuster vom Bügel gezogen und mich für den Lederhaarreifen, die Strumpfhose und gerade genug Make-up entschieden habe, um ausgeruht zu wirken.

Ich lasse meinen Rucksack auf den Boden fallen und setze mich auf den Stuhl. »Danke.« Seit der Grundschule musste ich keine neuen Freundschaften mehr schließen. Aber hier an der Emerson bin ich die einzige Schülerin von der Westview, also muss ich ganz von vorne anfangen.

Mit ein paar Leuten habe ich mich auf der Einführung unterhalten, bei einigen Gruppenessen war ich auch schon, aber entweder mich hat plötzliche Schüchternheit ereilt, oder es hat bisher mit niemandem so richtig gefunkt. Das hier fühlt sich an wie meine erste echte Gelegenheit.

Entgegen meiner Hoffnung, dass ich mich sofort mit meiner Mitbewohnerin anfreunde, ist Paulina gerade mal lange genug aufgetaucht, um sich vorzustellen und dann wieder zu verschwinden. Sie war auf keiner der Kennenlern-Veranstaltungen unserer Etage und war auch nicht da, als ich gestern Abend eingeschlafen bin. Allerdings sah es heute Morgen schon so aus, als hätte jemand in ihrem Bett gelegen. Entweder ist mein Schlaf außerordentlich tief, oder sie hat ein Talent dafür, sich durchs Zimmer zu bewegen, als wäre sie bei einem Juwelenraub.

Also nehme ich all meinen Mut zusammen und drehe mich wieder zu dem Mädchen neben mir, auch wenn ich sie vielleicht beim Schreiben störe. »Hey. Ich bin Rowan.«

Zu meiner Überraschung legt sie den Stift weg und lächelt mich an. »Kait, K-a-i-t. In der Grundschule gab es nämlich vier andere Kates in meiner Klasse, und ich war eine überhebliche kleine Zicke. Bist du auch im ersten Semester?«

Ich nicke. »Und ein bisschen nervös«, gebe ich zu. »Ich habe zwar auch viel Erfahrung darin, eine überhebliche kleine Zicke zu sein, aber keine Ahnung, was mich hier erwartet.«

Als Kait lacht, entspanne ich mich ein wenig.

Zwei Stühle weiter lehnt sich ein blauhaariges Mädchen vor, und mich trifft eine sehr intensive Parfümwolke. »Ich habe gehört, Professorin Everett ist *tough*, aber wenn man sich gut mit ihr stellt, kann das die ganze Karriere beeinflussen. Vor Jahren hatte sie mal eine Studentin, die heute angeblich eine ihrer engsten Testleserinnen ist.«

»Soll uns das die Angst nehmen? Weil ich jetzt nämlich weiß, was auf dem Spiel steht, und es sicher versauen werde«, sagt Kait. Meine Wahl, mich neben sie zu setzen, war absolut richtig.

Zwei Minuten vor Seminarbeginn betritt Professorin Everett den Raum. Sie ist eine weiße Frau Mitte dreißig mit dunklen Locken, die sie in einen lockeren Dutt gebunden hat. Sie trägt eine schwarze Hose und einen cremefarbenen Pullunder. Ein paar schlichte Ketten hängen ihr um den Hals, und sie sieht mit sanften Augen durch ihre transparente Brille. Sie wirkt entspannt, cool, völlig ungezwungen. Als würde sie hier gleich eine Yogasession einlegen und nicht zwanzig nervöse College-Studierende unterrichten.

Miranda Everett hat zwei Romane geschrieben. Der erste, *Morgenröte*, war sogar für den National Book Award nominiert. Aber in Interviews betont sie unermüdlich, dass ihr Fokus immer auf dem Unterrichten liegen wird. Als ich mich im Sommer für die Veranstaltungen eingeschrieben habe, war dieses einjährige Seminar meine erste Wahl. Sobald die Zusage kam, habe ich ihre beiden Bücher regelrecht verschlungen. Sie sind atmosphärisch und modern – in Reviews oft als »leichte Literatur für Millenials« bezeichnet –, voller ausgearbeiteter Charaktere, die mir klar gemacht haben, dass ich von ihr wirklich noch eine Menge lernen kann.

»Guten Morgen zusammen«, sagt sie mit warmer, heller Stimme. »Ich bin Miranda, und das hier ist die Einführung in Kreatives Schreiben. Schön, dass Sie es alle aus dem Bett und pünktlich hergeschafft haben. Sieht aus, als wären Sie zumindest halbwegs wach – das ist für den ersten Tag manchmal schon ziemlich viel verlangt.« Verhaltenes Kichern erklingt, als wäre niemand ganz sicher, ob das angebracht ist. Everett lässt die Schultern rollen und holt tief Luft. »Ich möchte, dass Sie in diesem Seminar *durchatmen* können. Und hoffentlich quäle ich Sie nicht zu sehr – Schreiben ist auch ohne eine arschige Professorin schon qualvoll genug. Wenn das geklärt ist …« Sie zieht eine Stoppuhr aus ihrer Umhängetasche und platziert sie auf dem Tisch. »Ich stelle jetzt mal zehn Minuten ein. Schreiben Sie einfach, was Ihnen einfällt. Egal was. Sie können Notizbücher benutzen oder Laptops, was Ihnen besser passt. Ich habe nur eine Regel: Es gibt kein Zurück. Kein Überarbeiten. Was auch immer Ihnen in den Sinn kommt, schreiben Sie es auf.«

Sie stellt die Zeit ein und setzt sich an den Tisch, immer noch völlig gelassen.

Alle sehen sich im Raum um. Mir schwirren eine ganze Handvoll Fragen durch den Kopf: Wird das benotet? Gibt es ein generelles Oberthema? Soll ich doppelten Zeilenabstand nutzen oder …

Doch dann, nachdem sich der erste Schock und die Verwirrung gelegt haben, fangen wir an zu schreiben.

Zumindest tut das der Rest des Seminars. Finger fliegen über Tastaturen, Stifte kratzen über Papier, aber mein Cursor blinkblink-blinkt mich bloß an.

Ich versuche, mich nicht so sehr von der vagen Aufgabenstellung verunsichern zu lassen oder davon, dass alle anderen schon so vertieft wirken. Mit den Fingern trommle ich auf die Tastatur und warte darauf, dass die Inspiration mich packt. Dass mir etwas einfällt. *Irgendwas.*

Als die Stoppuhr klingelt und ein paar Leute aus ihrer Trance reißt, habe ich gerade mal einen Satz fabriziert.

`Der Seminarraum ist klein und spärlich dekoriert, aber wenn man hier mit anderen Autorinnen und Autoren im Kreis sitzt, fühlt man sich`

Ich korrigiere: Ich habe gerade mal einen *halben* Satz fabriziert.

Eine geistlose, wenig originelle Beschreibung dessen, was ich vor mir habe. *Man* hätte heute Morgen wohl besser mehr Kaffee trinken sollen, dann wäre man vielleicht nicht ganz so langweilig.

»Also? Wie war das für Sie?«, fragt Professorin Everett.

»Stressig«, ruft ein Kerl und erntet Gelächter.

»Ich würde gerne jede Sitzung so beginnen, um die Kreativität wachzurütteln und die Stimmung zu lockern. Meiner Erfahrung nach kriegt man den Kopf richtig schön frei, wenn man Richtlinien mal ignoriert und sich selbst etwas Spielraum lässt. Außerdem gibt es schon genug Aufgaben mit konkreten Zielen. Dabei kann man schnell mal vergessen, aus welchem Grund man eigentlich schreibt. Nämlich aus der puren Freude daran. Sie müssen diese freien Schreibübungen nicht einreichen, es sei denn, Sie entscheiden, sie für eine unserer anderen Aufgaben zu nutzen. Grundsätzlich sind sie nur für Sie selbst.«

Aufgeregtes Gemurmel erhebt sich im Raum, und wir alle kommen zu der gleichen Erkenntnis: Miranda Everett ist die Beste, und wir können uns richtig glücklich schätzen, in diesem Seminar zu sein.

Ganz bewusst entspanne ich meine angespannten Schultern. Genau aus diesem Grund bin ich hier: um von der Besten zu lernen. Um zu einer Person zu werden, die sich von freien Schreibübungen nicht einschüchtern lässt.

Everett erklärt den Seminaraufbau: Unsere Mitarbeit wird ein Drittel unserer Note ausmachen, und sie wünscht sich, dass wir im Laufe des Jahres immer mutiger werden und unsere Arbeit mit den anderen teilen.

»Jetzt machen wir noch eine kleine Vorstellungsrunde. Bitte erzählen Sie unserer Gruppe nacheinander, wie Sie heißen, welche Pronomen Sie nutzen, in welchem Jahr Sie sind und warum Sie dieses Seminar belegt haben.«

Sie deutet auf die Person neben sich, die freundlich winkt. »Ich bin Tegan, dey/demm. Im zweiten Jahr. Und, na ja …« Dey zögert und läuft rot an. »Ich will mich nicht einschleimen oder so, aber ich habe *Morgenröte* echt geliebt.«

Obwohl Everett das sicherlich schon tausendmal gehört hat, wirkt sie ehrlich gerührt. »Vielen Dank, Tegan. Das freut mich riesig.« Mit einem Augenzwinkern fügt sie hinzu: »Sie sind dabei, sich eine sehr gute Note zu sichern.«

Nach Sierra, Felix und Noor bin ich dran: »Rowan, sie/ihr. Ich bin ein Ersti, und obwohl ich schon seit Jahren schreibe, habe ich mich erst letztens getraut, vor anderen zuzugeben, dass ich Autorin werden möchte.« Selbst hier im Seminar, in dem uns das Schreiben alle verbindet, macht mich dieses Geständnis noch nervös. »Seht ihr? Ich muss mich noch dran gewöhnen, das laut auszusprechen.«

»Schön, dass Sie hier sind«, sagt Professorin Everett. »Über das Schreiben zu sprechen und der Welt zu verkünden, dass Sie Ihre Leidenschaft zum Beruf machen wollen – das sind große Schritte. Sie können sehr stolz auf sich sein.«

Und einfach, weil sie es sagt, bin ich das auch.

»Kait, sie/ihr, Ersti«, macht Kait neben mir weiter. »Ich schreibe, weil … das billiger ist als Therapie?«

Den Rest der ersten Sitzung nutzt Everett, um uns den Studiengang genauer vorzustellen und uns verschiedene Richtungen aufzuzeigen. Sie erklärt uns, wie wir später mit dieser Ausbildung Karriere machen können, ob wir nun Bücher schreiben oder Essays, im Marketing oder ganz woanders landen. Kreatives Schreiben kann uns viele Türen öffnen.

»Für unsere nächste Sitzung am Donnerstag würde ich Sie bitten, einen offenen Text zu verfassen, der mir mehr über Sie persönlich verrät. Erzählen Sie mir, wie es Sie heute in diesen Raum hier verschlagen hat, aus der Ich-Perspektive. Maximal tausend Wörter.«

Schnell notiere ich mir das in einem meiner neuen Notizbücher. Auf der Highschool mussten die Lehrkräfte bei Aufsätzen auch immer ein Minimum vorgeben. Hier im Seminar für Kreatives Schreiben sitzt niemand, der einen kurzen Absatz schreiben und einreichen würde und dann das gleiche Lob für weniger Arbeit erwartet.

Trotz meines anfänglichen Aussetzers schießt mir jetzt neues Adrenalin durch die Adern, und ich freue mich schon darauf, mich nachher auf dem Zimmer wieder vor ein leeres Word-Dokument zu setzen. In meinen schlimmsten Vorstellungen war Everett eine abweisende Literaturtussi, total von sich selbst eingenommen. Aber sie ist das genaue Gegenteil.

Neben mir schiebt Kait den Laptop in ihre Tasche. »Das war … wow.«

»Ich weiß. Ganz anders, als ich erwartet hab, aber genau so, wie ich es mir gewünscht hab.«

Kait nickt energisch, und das Neonlicht bricht sich in ihrem Piercing. »Miranda Everett ist eine richtige Ikone.«

Auf einmal wittere ich eine Chance. »Ich will mich nicht aufdrängen oder so, aber hast du hiernach vielleicht Lust auf Lunch oder einen Kaffee?«

»Ich hab um zwölf noch ein anderes Seminar.«

»Oh. Klar. Sorry.«

»Aber danach hätte ich Zeit. Wie sieht es um halb drei aus? Kaffee im Lion's Den?«

Ich grinse breit. »Klingt super.«

Noch nie war ich mit einer Person befreundet, die selbst auch schreibt.

Ich glaube, ich werde es hier richtig lieben.

Das Lion's Den ist eins der Campus-Cafés. Ich mache mich auf den Weg dorthin, als mein – zu meiner Erleichterung sehr gesprächslastiger – Spanischkurs zu Ende ist. An meine plötzliche Freiheit hier am College muss ich mich noch gewöhnen. Ich kann mich einfach *mitten am Tag* zum Kaffeetrinken verabreden, ohne irgendwem Bescheid sagen zu müssen.

»Kann sein, dass ich ziemlich verwöhnt bin«, warne ich Kait, als wir uns mit unseren Bechern an einen freien Tisch setzen. Lichterketten hängen kreuz und quer an der Cafédecke, die Wand hinter uns ziert eine abstrakte Wandmalerei. »In Seattle habe ich Teilzeit in einem Café gearbeitet, und wir nehmen Kaffee da sehr ernst.«

»Dafür ist Seattle auch ziemlich bekannt, oder?« Sie hebt sich den Becher an die Lippen. »Kaffee, Musik …«

»Das Wetter, Kleinbrauereien, Äpfel …«

»Äpfel?«

»Jap. Im Bundesstaat Washington ist man sehr stolz auf seine Äpfel.«

Ich erfahre, dass Kait Donnelly aus Hartford, Connecticut, kommt – »wo wir sehr verwöhnt sind, was Meeresfrüchte angeht« –, und dass wir im selben Wohnheim sind, sie im zweiten Stock, ich im siebten.

»Ist Kreatives Schreiben auch dein Schwerpunkt?«, will ich wissen und nippe an meinem Haselnuss-Latte. Nicht so gut wie der aus dem Two Birds One Scone, aber ganz akzeptabel.

»Du meinst, ob ich ebenfalls zu einer ewigwährenden Existenz als gequälte Literaturseele verdammt bin?«, sinniert sie. »Jap. Nicht, dass wir zwangsläufig für unsere Kunst leiden müssen, oder so. Ich tue das allerdings manchmal und habe mich damit abgefunden.«

Das bringt mich zum Lachen, obwohl ich Schreiben selbst noch nie so empfunden habe. Zumindest nicht bis heute Morgen. »Was schreibst du denn, das dich so quält?«

»Ziemlich viel Fanfiction«, erklärt sie. »Liest du so was? Oder schreibst du sogar selbst? Dann musst du mir unbedingt verraten, welche Charaktere du so shippst.«

Ich schüttele den Kopf. »Kenne mich mit Fanfiction nicht so aus, aber ich bin offen für Empfehlungen.« Möglichst unauffällig rücke ich meinen Haarreifen zurecht, weil er sich langsam aber sicher in mein Hirn bohrt. »Ich lese und schreibe Liebesromane.«

Die Worte gehen mir immer noch nur mit einem kleinen Zögern über die Lippen. Dieses Geständnis, das ich so lange unter Verschluss gehalten habe, aus Angst, dass man mich dafür verurteilt.

»Das ist echt cool. Dann kennst du dich ja mit zwiegespaltenen Reaktionen aus.«

»Ja, manche Leute reagieren richtig scheiße darauf! Und das, obwohl die meisten so was natürlich noch nie gelesen haben.«

»Ein paar aus meinem Freundeskreis denken, dass ich nur drüber schreiben will, wie heiße Leute vögeln.«

Ich huste verlegen. »Kann ich mir vorstellen.«

»Zugegeben, manchmal stimmt das auch«, fährt Kait fort. »Aber ich mag eine gute Fluff-Story genauso gerne wie jeder andere auch.« Sie zwirbelt eine blonde Strähne zwischen den Fingern. »Mein Freund Gabriel versteht das einfach nicht. Er denkt, es ist totale Zeitverschwendung, weil davon sowieso nichts wirklich veröffentlicht wird. Selbst wenn ich ihm erkläre, dass viele erfolgreiche Bücher vorher Fanfiction waren.«

»Geht dein Freund auch auf die Emerson?« Plötzlich sehne ich mich sehr nach Neil. Er hat nicht nur Verständnis für meine Liebesromanliebe – wenn auch erst nach einem etwas holprigen Start –, sondern inzwischen sogar mein Lieblingsbuch von Nora Roberts gelesen. Und noch ein paar andere.

»Er ist zu Hause. Auf der UConn.«

»Ich bin auch in einer Fernbeziehung.« Schön, dass wir das gemeinsam haben. »Neil ist an der NYU.«

Sie tippt auf ihrem Handy herum und zeigt mir ein Foto von den beiden … vor dem Kolosseum in Rom. Gabriel hat dickes dunkles Haar, ein herzliches Lächeln und ein Augenbrauenpiercing. Ich bin ziemlich sicher, dass vor dieser Kulisse einfach jeder gut aussehen würde, mit den antiken Ruinen und dem strahlend blauen Himmel.

»Sorry, wollte nicht mit unserem Urlaub angeben«, meint Kait, und ihre Wangen laufen leicht rot an. »Wir sind im Sommer mit dem Rucksack durch Europa gereist. Die besten vier Wochen meines Lebens.«

»Gib ruhig an. Das klingt *großartig.*« Ich gestikuliere, damit sie mir mehr Fotos zeigt: Kait und Gabriel, wie sie Nudelteig ausrollen, durch den Louvre spazieren, Arschbomben ins Mittelmeer machen. »Und ihr seid … einfach so durch Europa gefahren? Nur ihr beiden?«

»Hat ein bisschen gedauert, unsere Eltern weichzuklopfen, aber ja. Wir sind seit dem zweiten Highschool-Jahr zusammen, und alle gehen davon aus, dass wir irgendwann heiraten.« Das sagt sie ganz beiläufig, und ich bin nicht sicher, ob es daran liegt, dass sie selbst auch davon überzeugt ist, oder ob sie es für so albern hält, dass man es sowieso nicht ernst nehmen kann. »Aber ich habe das Gefühl, bis zu dieser Reise habe ich ihn gar nicht richtig *gekannt.*«

»Wow.« Mehr kann ich dazu gerade nicht sagen, denn ich bin versunken in der Vorstellung, so etwas eines Tages auch mit Neil zu erleben.

Vielleicht ist eines Tages ja sogar schon nächsten Sommer?

Klar, wir werden wieder zusammen in Seattle sein, aber das ist nicht das Gleiche, wie auf einer Reise ununterbrochen Zeit miteinander zu verbringen. Ich stelle ihn mir in Europa vor, dank seiner Liebe zu Sprachen ganz und gar in seinem Element, während wir all die Orte erkunden, von denen wir bisher immer nur gelesen haben … und mir tut das Herz fast weh, so glücklich macht mich das.

Kait wedelt mit der Hand und deutet auf mein Handy. Ich muss ein paarmal blinzeln, um wieder in die Realität zurückzufinden. Boston. September. Es dauert nicht lange, bis ich eins meiner Lieblingsbilder von Neil finde, von vor ein paar Wochen im Two Birds One Scone. Er liest ein Buch, die späte Nachmittagssonne fällt durchs Fenster und lässt seine roten Haare leuchten. Mehr Neil geht kaum: Er ist so vertieft in seinen Bukowski, dass der Rest der Welt für ihn nicht mal mehr existiert.

»Wie lange seid ihr schon zusammen?«, fragt Kait.

»Oh … ähm, seit Juni.« Mein Gesicht fängt an zu brennen, als wäre unsere Fernbeziehung weniger wert, weil wir noch nicht so lange zusammen sind. »Wir waren irgendwie die meiste Highschool-Zeit über Rivalen. Dann, am letzten Schultag, ist mir klargeworden, dass ich schon eine ganze Weile Gefühle für ihn habe.«

»Enemies to Lovers.« Kait lächelt wissend. Denn natürlich begreift eine Autorin, wie wichtig gute Tropes sind. »So was sieht man doch gerne.«

Danach unterhalten wir uns über Everetts Bücher. Kait liebt *Morgenröte*, mir gefällt ihr zweites besser, *Helvetica*. In *Morgenröte* gibt es so viele Charaktere und einen allwissenden Erzähler. *Helvetica* ist viel intimer. Zwei ziellose Mittzwanziger an unterschiedlichen Enden der Welt, eine Freundschaft, die sie mit Briefen aufrechterhalten wollen, während sie mit Beziehungen und Karriere und dem Erwachsenwerden zu kämpfen haben. Es hat mich gnadenlos zerstört, und obwohl ich total begeistert war, ist mir wieder bewusst geworden, warum ich Liebesromane bevorzuge: Egal wie schlimm der Herzschmerz zwischendurch auch ist, es gibt dieses unausgesprochene Verprechen, es bis zum Ende wieder zu richten.

Mom macht sich Sorgen, dass ich meine College-Zeit nicht voll auskoste. Aber hier sitze ich und beweise, dass es keine Rolle spielt, dass mein Freund in einem anderen Staat ist. Na ja … eine kleine Rolle spielt es schon, aber ich lasse mich von der Tatsache nicht davon abhalten, meine sozialen College-Fühler auszustrecken.

Zusammen schlendern Kait und ich zurück zum Wohnheim, dann verabschieden wir uns, weil sie zu einer Versammlung will und ich mit Neil zum Videocall verabredet bin.

Als ich ins Zimmer komme, sitzt Paulina am Schreibtisch und stopft Bücher in ihren Rucksack. »Hey«, sagt sie locker, ohne den Blick zu heben. »Wollte gerade los.«

Sie ist weg, bevor ich dazu komme, eine Antwort zu formulieren. Ihr Desinteresse trifft mich. Habe ich sie irgendwie gekränkt? Ich habe eine ihrer Sukkulenten in einem Pinguintopf von der Fensterbank genommen, aber doch nur zum Lüften. Sie hat sie am nächsten Tag zurückgestellt. Deswegen kann sie doch nicht wütend sein. Oder war das ein klassischer passiv-aggressiver Move?

Scheint, als wäre mir eine lebenslange Freundschaft mit meiner Mitbewohnerin nicht vergönnt.

Ich pfeffere meinen Haarreifen aufs Bett. Verdammt, dieses Ding den ganzen Tag zu tragen, ist eine echte Qual. Dann mache ich es mir bequem und öffne ein neues Word-Dokument, stülpe mir Kopfhörer über die Ohren und warte darauf, dass mich meine Schreib-Playlist davonträgt. Als die Smiths erklingen, trommle ich auf der Tastatur herum und denke an Everetts Forderung. Nichts allzu Kompliziertes für unsere erste Aufgabe.

Was hat dich heute hergebracht?, habe ich mir noch im Seminar notiert, als bestünde die Gefahr, dass ich die Aufgabenstellung sonst vergesse.

Eine Reihe von Bildern ploppen vor meinem inneren Auge auf. Liebesromane, die ich auf Flohmärkten gefunden habe. Wie ich sie hinter verschlossener Tür verschlungen habe. Jetzt sitze ich hier, fühle mich endlich wohl mit meiner Leidenschaft … und habe einen kompletten Aussetzer.

Als ich wieder auf das schmerzhaft leere Dokument schaue, blinkt der Cursor mich an. Verspottet mich. Darum fange ich an zu tippen:

`Was mich heute hergebracht hat, war`

Das klingt total kindisch, als würde ich gerade lernen, wie man aus einer Frage eine Antwort formuliert.

Ich schnaube und starte einen neuen Versuch.

```
Ich liebe Liebesromane schon, seit ich ein klei-
nes Kind war und

Kreatives Schreiben an der Emerson zu belegen,
scheint mir
```

Schreiben ist mir nie schwergefallen. Das soll nicht arrogant klingen, es ist eben eine Tatsache. Die Worte sind immer einfach aus mir … herausgeflossen. Ich habe Essays geschrieben über den Bürgerkrieg und *Der scharlachrote Buchstabe* und Zellatmung. Ich habe an meinem Liebesroman über Anwälte geschrieben, obwohl ich so gut wie nichts über unser Rechtssystem weiß. Da kann ich doch wohl über mich schreiben – die Person, die niemand besser kennen sollte als ich selbst.

Ich wechsele zu Spotify. Vielleicht muss ich meiner Playlist ein paar neue Songs hinzufügen. Ein bisschen New Wave natürlich, und ein paar Lieder von den Free Puppies!, Neils Lieblingsband. Als ich zufrieden bin, spiele ich eine Weile an meinem Stuhl herum, bis ich akzeptiere, dass die Emerson uns mit billigen, unbequemen Stühlen ausgestattet hat und ich beim nächsten Mal lieber in die Bibliothek oder ein Café gehe.

Dann fragt Neil, ob wir unser Gespräch verschieben können, weil sein Mitbewohner Ultimate Frisbee mit ihm spielen will. Ich bin nur ein klein wenig enttäuscht, denn er sollte die Gelegenheit auf jeden Fall wahrnehmen. Wir können auch später noch quatschen. Eigentlich passt mir das sogar ganz gut. Schließlich habe ich immer noch keinen einzigen Satz zustande gebracht, den ich nicht verabscheue.

Es gibt keinen Grund, warum mir etwas so Grundlegendes solche Schwierigkeiten bereiten sollte. Aber es ist nun mal die erste Aufgabe des Jahres, und ich will Everett um jeden Preis beeindrucken.

Eine Stunde später, nachdem ich mir Essen aufs Zimmer geholt habe, weil ich auf leeren Magen nicht schreiben kann, bekomme ich eine weitere Nachricht von Neil:

NEIL

Möglicherweise habe ich mir eine kleine okulare Verletzung zugezogen.

Darauf folgt ein Foto von ihm mit einem blauen Auge. Ich lasse die Gabel in meine Lo-mein-Nudeln fallen und presse mir eine Hand übers Herz.

ROWAN

ultimate frisbee spielt man doch nicht mit dem kopf! tut mir leid, ist es sehr schlimm?

Ich vermisse ihn. Der Schmerz trifft mich heftig und unvorbereitet. Wäre ich jetzt bei ihm, könnte ich ihm ein Kühlpack ans Gesicht halten, ihm durch die Haare streichen und sagen, dass er einen Film aussuchen darf und ich verspreche, mich nicht darüber zu beschweren.

Ich kann es kaum erwarten, in zwei Wochen endlich nach New York zu fahren. New York im Herbst, ein Meg-Ryan-Pulli und ein Junge, der mich ansieht, als wäre ich seine Sonne.

Keine Eltern, keine Geschwister, keine Ablenkung. Nur zweieinhalb Tage voller Glück.

Ein Klopfen an der Tür lässt mich zusammenzucken.

»Spieleabend startet in zehn Minuten, falls du Lust hast«, ruft Lexie, die Wohnheimbetreuerin fröhlich, und ich speichere mein Dokument – völlig sinnlos, weil es nichts Brauchbares enthält –, klappe den Laptop zu und folge ihr auf den Flur.

Rowan,

ich freue mich so, Sie in meinem Seminar zu haben. Ich finde Liebesromane auch toll und denke oft, dass ihnen in der Literaturwelt die angemessene Aufmerksamkeit verwehrt wird.

Trotzdem muss ich zugeben, dass ich gehofft hatte, in diesem ersten Text mehr von Ihnen zu erfahren. Er kommt mir ein wenig dünn vor, und ich habe das Gefühl, als würde ich bloß aus der Ferne lesen, als hätten Sie eine Mauer um sich errichtet. War das Ihre Intention? So oder so möchte ich Ihnen für den nächsten Text gerne ans Herz legen, die Zügel etwas lockerer zu lassen. Lassen Sie Ihre natürliche Stimme zu Wort kommen.

Ich freue mich schon auf Ihre nächste Einreichung.

– M. E.

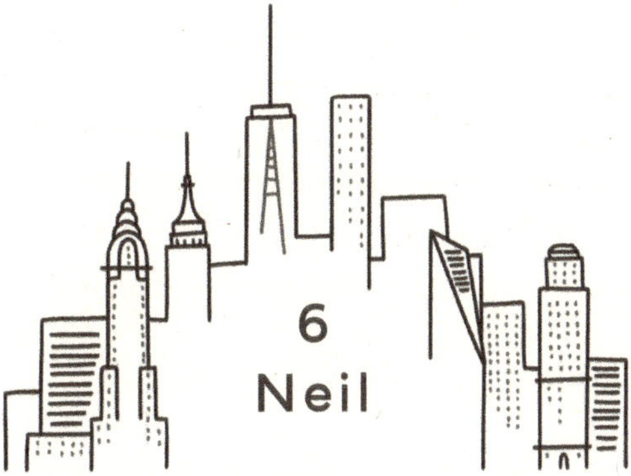

6
Neil

Sie sieht aus wie ein herbstlicher Fiebertraum: die Cordjacke in Apricot, der gestreifte Rollkragenpullover und dazu kurze, schwarze Stiefel. Der Jeansrock betont ihre Kurven. Das lange Haar ist wie vom Wind zerzaust – und das, obwohl sie stundenlang im Zug gesessen, vermutlich die Strähnen immer wieder um die Finger gewickelt und wie immer an ihrem Pony herumgespielt hat. Die Angewohnheit habe ich mir eingeprägt, lange bevor ich meine Gefühle in Worte fassen konnte.

Und das Beste: ihr breites, völlig unkontrolliertes Lächeln, das mich wie ein Magnet anzieht.

Ich schlucke die plötzlich in mir aufsteigende Nervosität herunter, während hinter ihr Leute aus dem Zug herausströmen und den Bahnhof Penn Station am Freitagnachmittag in ein wahres Chaos verwandeln. In besonders sorgenvollen Momenten hatte ich Angst, dass die Entfernung es zwischen uns komisch machen oder ein Monat Trennung uns irgendwie verändern würde. Wir haben uns zwar andauernd geschrieben und uns alle paar Tage per Videocall gesehen, aber Rowan ist jemand, den man in strahlender Farbe sehen muss. Natürlich nehme ich das, was ich kriege, aber ein Bildschirm wird ihr eben nicht gerecht.

Im Nu steht sie vor mir, schlingt mir die Arme um den Hals, und ich ziehe sie in eine stürmische Umarmung.

Dieser Duft, Erdbeershampoo und etwas Süßes und *Zuhause*.

»Herzlich willkommen in New York«, sage ich und streife mit dem Mund ihr Ohr. Ich spüre ihr Erzittern und erinnere mich daran, wie empfindlich sie an dieser Stelle ist. Auch das habe ich mir sofort eingeprägt, als ich es herausgefunden habe, denn sie soll immer wieder so erzittern.

»Hat die Stadt sich schon auf mich gefreut?«

»Also, *ich* definitiv.«

Ich weiß nicht, wie lange ich mich noch gedulden kann, also küsse ich sie hier, mitten im Bahnhof.

Sofort durchströmt mich Wärme von Kopf bis Fuß. Glücksgefühle pur. Sie verkörpert alles Gute, das ich vermisst habe. Nach meinem holprigen Start hier in New York habe ich entschieden, dass ich, wenn Rowan in Boston ihr Bestes gibt, hier eindeutig das Gleiche tun kann. Ich vergrabe die Hände in ihrem Haar, lasse sie ihren Rücken hinunterwandern und auf ihrer Hüfte liegen, wo der Jeansstoff sich an sie schmiegt. Ihr atemberaubendes Seufzen. Ihr intensiver Duft. Wie kann es sein, dass sie noch toller ist als in meiner Erinnerung?

Sie krallt die Hände in den Kragen meiner Jeansjacke, ihre Lippen auf meinen öffnen sich. Ich habe noch gedacht, ich wäre für das Wetter mit knapp zwanzig Grad – was hier als eine untypisch kühle Septemberwoche gilt – zu warm angezogen, doch das ist es wert, wenn sie sich so an mich klammert und mich näher zu sich zieht.

Rowan Roth, hier mit mir in New York.

Jemand pfeift uns im Vorbeigehen hinterher, und wir verkneifen uns beide das Lachen, als wir uns voneinander lösen.

Die letzten Wochen über habe ich mich in New York eingelebt, zumindest soweit das als Zugezogener möglich ist. Es ist mir zwar etwas peinlich, wie oft ich (noch) nach dem Weg fragen muss, aber zumindest hat niemand mehr in der U-Bahn neben mich gekotzt. Stattdessen habe ich letzte Woche einen spontanen Breakdance-

Wettbewerb miterlebt – und das werte ich als Erfolg. Hier zu sein, hat in mir dieses unvergleichliche Gefühl von Eigenständigkeit geweckt. Ich weiß noch, wie ich das erste Mal allein auf Natalie aufpassen oder allein den Bus nehmen durfte. Ein Vorgeschmack auf Eigenverantwortung, was sich damals monumental angefühlt hat.

Die ganzen Veranstaltungen und Clubs können zwar ganz schön verlockend sein, doch ich muss mich weiter voll auf das Studium konzentrieren. Unterricht, Hausaufgaben, Videocalls mit Rowan, der College-Nebenjob – bei dem ich an drei Nachmittagen die Woche in der Bobst Library, der Bibliothek der NYU, Bücher zurückstelle – und noch mehr Hausaufgaben. Ich kann es mir nicht leisten, von meiner Routine abzuweichen.

Zumindest bisher nicht.

Rowan keucht, als sie mein Gesicht genauer ansieht. »Ich kann es nicht glauben. Du siehst –«

»Höllisch gut aus?«

Der fleckige, lilafarbene Bluterguss um mein Auge verblasst nur langsam, und Skyler denkt sich bei jeder Gelegenheit alberne Ursachen dafür aus. »Fünf riesige Typen«, behauptet er, wenn wir uns sehen – meist beim Frühstück oder Abendessen. Vielleicht hat Ultimate Frisbee uns tatsächlich zusammengeschweißt. »Und er hat es ganz allein mit ihnen aufgenommen.«

Vorsichtig fährt Rowan mit der Fingerspitze über die Haut direkt unter meinem Auge. »Na ja, klar, gerade dachte ich eigentlich eher, dass du aussiehst, als wärst du mit einem Mafiaboss in eine Prügelei geraten, weil du ein Date mit seiner Tochter hattest.«

»Das klingt wie die Handlung eines Liebesromans.«

»Davon gibt es so um die fünfzig. Tut es noch weh?«

»Nicht mehr«, antworte ich. Vor allem nicht, wenn sie mich so berührt. Vielleicht sollte ich öfter Ultimate Frisbee spielen. »Das Leben als Rotschopf ist immer wieder eine Freude – ständig blaue Flecken, die nicht verschwinden wollen. In einer Zombie-Apokalypse gehöre ich bestimmt zu den ersten Todesopfern.«

»Ach, ich bin auch viel zu schwach, um so was zu überleben. Zum Beispiel esse ich manchmal die Rinde vom Sandwich nicht mit. Wir können zusammen als Feiglinge sterben.«

Ich verschränke meine Finger mit ihren, während wir weiter unsere schlechtesten Eigenschaften preisgeben, die uns in jedem Weltuntergangsszenario komplett nutzlos machen würden. Dass sie nicht einschlafen kann, wenn sie nicht unter einem Berg aus Decken verschwindet. Meine mangelnde Hand-Auge-Koordination. Ihre Vorliebe, brühend heiß zu duschen.

Als wir ihr Gepäck in meinem Zimmer abladen, haben meine Nerven sich beruhigt.

Obwohl es schon drei Uhr nachmittags ist, ist unser erstes Ziel ein Bagel-Laden ein paar Blöcke entfernt, denn niemand liebt Frischkäse mehr als Rowan, und trotzdem habe ich das Gefühl, dass es ihr nicht reichen wird, egal wie dick sie den Käse auf den Bagel schmieren. Meine Vermutung ist korrekt: Nachdem sie ihren Bagel aufgegessen hat, nimmt sie sofort meinen mit Honig-Walnuss-Aufstrich ins Visier und fragt, ob sie abbeißen darf.

»Das ist hochgradig unfair. Diese Bagels werden mich in meinen Träumen verfolgen, bis ich das nächste Mal wiederkomme. Ich werde Sonette über diese Bagels schreiben.« Sie zieht die Augenbrauen zusammen. »Und herausfinden, wie genau man Sonette schreibt.«

»Ich bin mir sicher, dazu gibt es Seminare an der Emerson.«

»Das könnte tatsächlich sein.«

Von dort aus laufen wir in den Norden von Manhattan, legen einen Zwischenstopp bei der Levain Bakery ein und nehmen zwei der riesigen Cookies mit in den Central Park. Wir plaudern ausgelassen, wobei die Unterhaltung nicht oberflächlich ist – sie erzählt mir vom Buch, an dem ihre Eltern arbeiten, und ich zeige ihr Fotos von Lucy, die mir Natalie regelmäßig schickt. *Lucy erweitert ihren Horizont*, mit einem Japanisch-Buch. *Lucy nutzt die Macht*, mit meinem *Star Wars*-Poster im Hintergrund. *Lucy beim Pumpen*, die Vorderpfoten auf meinen Hanteln drapiert.

»New York steht dir«, sagt Rowan, als wir uns auf eine Parkbank mitten in einen Pulk aus Touris und Straßenständen setzen, die alles von T-Shirts und Kunstdrucken bis zu leuchtenden Schlüsselanhängern von der Freiheitsstatue verkaufen. »Vielleicht lag es daran, wie lässig du die MetroCard durchgezogen hast, aber es ist leicht, mir dich hier vorzustellen.«

»Vermutlich weil du mich jetzt gerade hier siehst?«

Sie knufft mich gegen den Arm. »Es ist leicht, sich vorzustellen, dass es dir hier gut geht, wollte ich damit sagen. Ich kenne niemanden, der es mehr liebt zu lernen, und hier gibt es einfach *so viel* – du wirst dich niemals langweilen. Du wolltest schon immer nach New York und du hast es, verdammt noch mal, geschafft. Du bist … einfach genau, wo du sein solltest. So sehr ich dich auch vermisse.«

»Das ist das Schlimmste an New York. Die Tatsache, dass du in Boston bist.«

Wir blinzeln in die späte Nachmittagssonne und beobachten ein Trio Jongleure, die Bälle in die Luft werfen, während das Publikum Münzen in einen Becher fallen lässt. Vielleicht ändert es sich mit zunehmendem Herbst- und Winterwetter wieder, aber gerade erfüllt mich eine Art Energie, die ich nicht immer spüre, wenn ich in meinem Zimmer hocke und lerne.

»Aber es gefällt dir«, sagt sie, doch in ihrer Stimme schwingt eine leise Unsicherheit mit. »Oder?«

Rowan weiß, warum New York mir so wichtig ist, wofür dieses Ziel während der Highschool stand. Vielleicht ist der einzige Grund, warum es meiner Vision nicht gerecht wird, dass *ich* meiner Erwartung nicht gerecht werde – weil ich direkt in eine Routine verfallen bin, genau wie die ganze Highschool-Zeit über.

Ich habe darauf gewartet, dass die Freude mich packt, so wie sie es normalerweise am Anfang vom Schuljahr immer getan hat. Sie ist natürlich da, bloß unter etlichen Schichten Stress begraben und in noch mehr Schichten Angst eingepackt.

»Es ist einschüchternd«, gestehe ich nach einer langen Pause. »Aber auch toll. Natürlich ist es toll. Man kann so ziemlich alles zu jeder Tageszeit machen. Draußen sind immer Leute unterwegs, auch wenn ich keiner von ihnen bin.«

»Was meinst du damit?«

»Ich war bisher ziemlich auf die Seminare und Hausaufgaben konzentriert. Ich bin ... ich bin irgendwie nicht so viel unterwegs gewesen und habe die Stadt erkundet, wie ich es mir vorgestellt hatte. *Noch nicht*«, ergänze ich schnell.

»Du kannst doch beides tun«, sagt Rowan, und vielleicht ist es wirklich so einfach. Ihre dunklen Augen werden groß, und sie sieht mich mit diesem wissenden Blick an. »Wenn man nur studieren würde, um zu lernen, dann würden das bestimmt nicht so viele Leute machen. Ich weiß, du hast hart dafür gearbeitet, aber es ist okay, dir auch mal etwas Spaß zu erlauben. Diese Gelegenheit bekommen wir nur einmal.«

»Etwas Spaß erlauben«, wiederhole ich, als sei das ein fremdes Konzept. »Das kann ich probieren. Nein, ich *werde* es definitiv probieren.«

»Sehr gut. Ich erwarte einen detaillierten Bericht.«

Ich verputze meinen ganzen Cookie und nehme mir fest vor, dass ich Ja sagen werde, ganz gleich, was Skyler als Nächstes vorschlägt. Selbst wenn es Bungee-Jumping vom Empire State Building ist. Ich werde in einen der Clubs an der NYU reinschnuppern – irgendwas, das mich aus meinem Zimmer holt.

Irgendwie hat es sofort etwas Beruhigendes, mir selbst die Erlaubnis zu geben.

»Was ist mit der Emerson? Ist es so, wie du es dir erhofft hast?«

»Es geht richtig künstlerisch zu, das mag ich«, erzählt sie. »Alle sind in tausend Clubs, und es dreht eigentlich immer irgendwer einen Studentenfilm auf dem Flur. Und mir gefällt, was ich bisher von Boston gesehen habe. Natürlich kann nichts Seattle toppen, aber Boston schlägt sich wacker.« Sie leckt sich einen Schokoladenklecks aus dem Mundwinkel. »Die Seminare sind auch gut. Und mein Seminar in Kreatives Schreiben ... also, die Professorin ist unglaublich. Sie gibt uns am Anfang jeder Stunde zehn Minuten zum freien Schreiben, das war ziemlich neu für mich. Aber ich ...« Sie stockt, fährt sich durch den Pony und weicht meinem Blick aus.

Ich habe nur wenige Male erlebt, dass Rowan Roth nervös ist.

Einmal in der Neunten bei der Klassensprecherwahl.

Dann im AP-Kurs Chemie in der Elften, als unsere unfreiwillige Zusammenarbeit im Labor mit einem Feuer geendet hat.

Und schließlich mein Favorit: kurz bevor sie mich das erste Mal geküsst hat.

Bei unseren Konkurrenzkämpfen hat sie immer ein selbstsicheres Gesicht gewahrt. Lange Zeit habe ich bloß ihren Ehrgeiz gesehen – und den Ärger, wenn mein Ehrgeiz ihrem gleichkam. Erst vor kurzem durfte ich das Mädchen dahinter kennenlernen, mit ihren Ängsten und der Verletzlichkeit, die sie der Welt nicht immer zeigt.

Was immer sie mir gleich anvertraut, es muss ernst sein.

»Du kannst es mir sagen«, ermutige ich sie sanft, ohne sie unter Druck zu setzen.

Sie nickt und holt dann tief Luft. »Mein erster Text ... war nicht so gut wie gehofft.« Sie zieht einige gefaltete, zusammengetackerte Zettel aus ihrer Tasche und reicht sie mir.

Rowan fällt es nicht leicht zu zeigen, was sie geschrieben hat. Essays und Projektarbeiten sind kein Problem, aber alles auch nur ansatzweise Persönliche ist allein für sie bestimmt. Zumindest war es das, bis sie mich im Juni das erste Mal ihren Liebesroman hat lesen lassen, an dem sie die letzten Jahre gearbeitet hat. Und dann hat sie uns beide überrascht und einen Ausschnitt daraus beim Open Mic vorgelesen.

Die Fragestellung für diese Seminaraufgabe war trügerisch einfach, und Rowan hat sie in der ersten Zeile fettgedruckt: *Was hat Sie heute in dieses Seminar verschlagen?* Ich lese erst ihren Text und danach das Feedback ihrer Professorin, das sich furchtbar angefühlt haben muss, egal wie freundlich verpackt es auch sein mag. Ich spüre Rowans Schmerz, das scheußliche Unbehagen. Wenn man, so wie wir, auf Bestnoten gedrillt ist, dann kann man sich nicht auf das Positive konzentrieren. Man hat nur Augen für die roten Vermerke auf einem Blatt Papier, und nur das Negative zählt. Fast so, als würde der Rest gar nicht existieren.

»Das tut mir leid, Erzwo«, sage ich. »Ich weiß, so hattest du dir das nicht vorgestellt.«

»Glaubst du, es ist schlecht geschrieben?«

»Nein!« Ich lege meine Hand auf ihre und sehe ihr in die Augen. »Überhaupt nicht. Aber ich weiß, wie du normalerweise schreibst. Möglicherweise entspricht das hier einfach nicht deinem normalen *selbst auferlegten* Standard.«

Sie kaut auf der Unterlippe herum. »Das klingt plausibel. Und es stimmt. Und dann ist die Kritik auch noch wirklich nett. Ich weiß nicht, warum ich deshalb so aufgewühlt bin.«

»Wie hast du dich gefühlt, als du den Text eingereicht hast?«

»Nicht toll.«

»Vielleicht hast du dir selbst zu viel Druck gemacht?«, schlage ich vor. »Es war dein erster Text, und du wolltest deine Professorin beeindrucken. Das verstehe ich – mir ging es ganz genauso. Vielleicht hast du dich auch zurückgehalten, weil du sie noch nicht gut genug kennst?«

»Wahrscheinlich eine Mischung aus beidem. Vermutlich habe ich mir mal wieder zu viele Gedanken gemacht. Die alte Rowan ist mit voller Wucht zurück.« Sie seufzt. »Oh Gott. Haben wir uns beide selbst ausgebremst? Du in New York und ich beim Schreiben? Was stimmt denn mit uns nicht?«

Ich kann nicht anders, als darüber zu lachen, denn sie könnte recht haben. »Keinen Schimmer. Es ist jetzt einfach anders. Auf der Westview kannten wir die Regeln. Kleine Fische plötzlich im großen Teich.« Ich unterstreiche meine Worte mit einer ausladenden Geste auf den Park um uns.

»Es ist unfair, dass nicht einfach alle aus der Highschool hier bei uns sind. Das würde den Teich vertrauter machen.«

»Willst du wirklich Brady Becker in deinem Schreibseminar sitzen haben?«

»Na gut, nicht *alle*.«

»Wenn du dich dadurch besser fühlst, ich bin am ersten Tag zu spät zu Linguistik gek–«

»Neil NcNair? *Zu spät?*«, keucht sie gespielt entsetzt, und ihre Lippen umspielt ein Schmunzeln. »Kein Problem, ich schreib dir eine Entschuldigung für den Dozenten.«

»Ja, mir entgeht die Ironie dahinter auch nicht. Seitdem habe ich mich nicht mehr so richtig getraut, irgendwo mitzumachen.« Es ist wahr, und ich bin nicht gerade stolz darauf. Von allen Seminaren habe ich für Psychologie für Anfänger am häufigsten bis tief in die Nacht gebüffelt, und das lag nur zum Teil am vorgegebenen Lesepensum.

Ich habe es als naturwissenschaftliches Pflichtfach gewählt, und es hat mich wirklich überrascht. Wir haben mit dem Gehirn angefangen, weil nichts, was wir lernen, einen Sinn ergeben würde, wenn wir nicht verstehen, wie die Kommandozentrale unseres Körpers funktioniert. Ich habe angenommen, dass die Vorlesung groß und unpersönlich werden würde, ohne viel Beteiligung, aber Professor Bayer ist mit voller Leidenschaft dabei. In den ersten Vorlesungen haben sich noch viele der anderen Studierenden auf ihren Laptops mit Social Media oder Onlineshopping abgelenkt, jetzt schreiben fast alle ganz fleißig mit.

Obwohl ich auf der Highschool AP-Kurse in Chemie und Biologie belegt habe – Bestnoten in beidem selbstverständlich –, habe ich mich meistens in den Geisteswissenschaften besser aufgehoben gefühlt. Und trotzdem merke ich jetzt, dass auch der menschliche Verstand und die uralten Fragen nach Veranlagung und Umwelt wirklich spannend sein können – oder die Frage, ob wir gut oder böse auf die Welt kommen. Wie wir Entscheidungen treffen und unseren moralischen Kompass ausrichten.

Fragen, die mir helfen könnten, meine eigene Familie besser zu verstehen, falls das überhaupt möglich ist.

»Du kommst da schon noch hin«, sagt Rowan. Ich wünschte, ich hätte so viel Vertrauen in mich wie sie. »Es ist merkwürdig, an einem Ort zu sein, wo einen niemand kennt, oder? Keine gemeinsame Vergangenheit zu haben.«

»*Dich* nicht bei mir zu haben, die mich antreibt, besser zu werden.«

In ihrem Blick liegen Wärme und Verständnis, zwei Eigenschaften, die ich so an ihr liebe. »Ich vermisse es«, sagt sie sanft. Dann scheint ihre Stimmung sich zu erhellen. »Ich hätte da übrigens eine Idee«, spricht sie weiter und tippt mir mit dem Zeigefinger gegen die Brust. »Etwas, das dieses Jahr einfacher machen könnte.«

Neugierig ziehe ich die Augenbrauen hoch.

»Ich war noch nie in Europa. Du warst noch nie in Europa. Was, wenn wir nächsten Sommer die Arme-Studierende-backpacken-durch-Europa-Geschichte ausprobieren, und damit unser erstes Collegejahr abschließen? Eine meiner Freundinnen hat das mit ihrem Freund gemacht und meint, es hätte sie total verändert. Du kannst den Fremdsprachen-Nerd raushängen lassen, und ich kann so tun, als würde ich es nicht verdammt heiß finden, wenn du fehlerfrei für uns auf Französisch bestellst.«

Ein Grinsen breitet sich auf meinem Gesicht aus. Ich habe es sofort vor Augen: Espresso trinken in italienischen Cafés, uralte Burgruinen erkunden. Rowan an meiner Seite.

Leider kann ich mir auch die enormen Kosten ausmalen.

»Klingt super«, sage ich, obwohl mein Magen sich bereits zusammenzieht.

»Echt?« Jetzt grinst sie auch, setzt sich auf die Kante der Parkbank und zappelt aufgeregt mit einem Bein. Ihre Freude ist ansteckend, und einen Moment lang denke ich, ich würde zu allem Ja sagen, wenn es bedeutet, dass ich sie so zu sehen bekomme. »Ich weiß, es wird nicht billig. Wir können einen Flug mit tausend Zwischenlandungen nehmen und natürlich in Hostels übernachten. Und es wäre erst im Sommer, also haben wir genug Zeit zum Sparen.«

»Ich glaube, das geht. Ich habe noch fast das ganze Preisgeld von der Pirsch und – wir können ja einen Budgetplan erstellen.« Wenn es eine perfekte Verwendung für das Preisgeld gibt, dann das. Ohne Rowan hätte ich schließlich niemals gewonnen.

Die ganze Highschool lang hat mein Leben nur aus Neins bestanden. Wenn das etwas ist, das Rowan sich für uns wünscht – und je länger ich darüber nachdenke, desto mehr will ich es auch –, dann werde ich tun, was ich kann, um es zu ermöglichen.

»Wenn es sein muss, werde ich in Paris nur Croissants essen.«

»Und in Belgien nur Schokolade.« Ich lasse eine Hand auf ihr Knie sinken und umklammere es. »Oder – oh! Wir könnten nach Basel in der Schweiz. Das ist dicht an der Schweizer Grenze zu Frankreich und Deutschland, und die Schweiz hat vier Landessprachen, was wirklich ziemlich faszinierend ist und …« Ich halte inne. »Ich glaube, ich habe noch nie so oft *Schweiz* gesagt wie eben gerade.«

»Erstens liebe ich einfach, dass du so was weißt. Und zweitens: Das klingt fantastisch.«

Ich habe nie viel übers Reisen nachgedacht. Irgendwie hatte ich immer zu viele andere Prioritäten, um Platz für Fernweh zu lassen. Aber *oh Gott*, auf einmal ist er da, der Wunsch, die Welt zu erkunden – wieso sollte man so viele Sprachen lernen, und das auch noch in der Freizeit, wenn da nicht tief im Inneren das Fernweh schlummert?

Die Tatsache, dass Rowan schon so weit im Voraus für uns Pläne schmiedet … plötzlich ist mein Herz zu groß für meinen Brustkorb.

»Und nur damit du es weißt«, sagt sie, »für mich wirst du nie ein kleiner Fisch sein.«

»Soll das eine Anspielung sein?«

Sie zuckt bloß unschuldig mit den Schultern, als ich sie für einen weiteren Kuss an mich ziehe.

Dieses Mädchen. Sie könnte den dunkelsten Tag in strahlendes Licht tauchen.

Schließlich gehen wir zurück Richtung Downtown. Heute Morgen habe ich es geschafft, Karten für eine neue Musical-Adaption von *Romeo und Julia* zu besorgen, und als die Lichter gedimmt werden und der Vorhang aufgeht, liegt in der letzten Reihe des Theaters ihre Hand in meiner, und ich kann endlich vollkommen entspannen. Plötzlich ist es wieder genauso, wie es den ganzen Sommer über war: Wir beide passen auf eine Weise zusammen, wie wir es immer getan haben.

Nur dass wir jetzt neue Städte kennenzulernen haben. Allein und gemeinsam.

Und vielleicht nächsten Sommer noch so viele mehr.

7
Rowan

Es ist fast elf, als wir zurück in Neils Wohnheimzimmer kommen. Nach dem Musical waren wir voll im Literatur-Leistungskurs-Modus und haben jede Facette analysiert und mit dem Theaterstück verglichen.

»Schade, dass ich deinen Mitbewohner nicht kennenlerne«, sage ich, als Neil die Tür hinter uns schließt und das Licht anschaltet. Skyler ist übers Wochenende nach Hause gefahren, das hat Neil mir bei meiner Ankunft erzählt. »Andererseits, wenn wir das Zimmer dadurch ganz für uns haben, ist es vielleicht doch nicht so schade.«

Vor fünf Jahren war ich mit meinen Eltern für eine Lesereise in New York, doch jetzt hier mit Neil zu sein, erscheint mir fast unwirklich. Er hat mich mit zögerlichem Selbstvertrauen durch die Stadt gelotst und dabei möglichst unauffällig auf Google Maps gespäht, als wollte er beweisen, dass er sich auskennt. Ich bin eifersüchtig auf New York, diese Wolkenkratzer und Straßen und U-Bahnwaggons, die jeden Morgen gemeinsam mit Neil aufwachen dürfen.

Erst war ich nicht ganz sicher, warum ich meinen Text überhaupt mitgebracht habe. Aber als Neil ihn gelesen hat, wurde mir klar, dass ich jemanden brauche, der diese Niederlage mit mir zusammen verarbeitet. Jemanden, der mich versteht und weiß, wie untypisch so ein Feedback für mich ist. Und wie sehr es mir unter die Haut geht.

Ein Teil von mir befürchtet, dass Neil wegen Everetts Feedback enttäuscht sein könnte. Immerhin ist es irgendwie ein Beleg meiner Unvollkommenheit, gleich zu Beginn meiner College-Karriere. Wir waren immer gleichauf – aber jetzt ist Neil nicht mehr mein Konkurrent. Und eigentlich darf ich mich über die Kritik nicht wundern. Immerhin habe ich das leere Dokument so lange angestarrt, bis meine Netzhaut gebrannt hat und ich mir endlich unter Qualen ein paar Sätze aus den Fingern ziehen konnte. Höchstens tausend Wörter waren die Vorgabe. Ich habe kaum die Dreihundert geknackt.

Der Ausdruck auf seinem Gesicht, während er erst den Text und dann Everetts Reaktion gelesen hat, war jedoch so weit von Enttäuschung entfernt, dass ich mich frage, warum ich überhaupt Zweifel hatte. Er hat mir nicht gesagt, ich würde überreagieren oder dass ich es beim nächsten Mal besser mache, oder dass das Feedback gar nicht so schlimm ist. Er wusste genau, warum es mich so aufwühlt.

Was noch besser war: Der Ausdruck auf seinem Gesicht, als ich Europa erwähnt habe. Etwas, auf das wir hinfiebern können, wenn die Entfernung uns mal wieder zu viel wird.

Jetzt gerade allerdings … jetzt gerade habe ich Neil ganz für mich.

Ich knöpfe meine Cordjacke auf, steige aus den Stiefeln und mache mir bewusst, dass wir tatsächlich das erste Mal wirklich *allein* sind. Neil beobachtet mich. Schluckt schwer. So sehr ich die Jeansjacke an ihm liebe, sie macht sich bestimmt auch wahnsinnig gut über der Stuhllehne. Zum ersten Mal habe ich freie Sicht auf Neils Oberkörper. Auf das schlichte schwarze Hemd, das am Kragen offensteht. Auf die Sommersprossen, die ich so vermisst habe.

Er sieht so gut aus, vor allem mit den wuscheligen Haaren, die bald mal einen neuen Schnitt vertragen könnten. Als ich die Finger darin vergrabe, stößt er ein tiefes Brummen aus. Seine Augen fallen für einen Moment zu, und er legt mir beim Ausatmen die Hände an die Taille. Streicht mit den Daumen über meinen Rock.

»Darauf hab ich schon den ganzen Tag gewartet«, sage ich.

»Wohl eher den ganzen Monat.« Mit verruchtem Blick und halb geschlossenen Augen zieht er mich noch näher an sich und streicht mit der Hand meinen Rücken hinauf. »Und das Beste daran: Niemand wird uns unterbrechen.«

Diese Freiheit berauscht mich, alles fühlt sich gleich noch intimer an. Behutsam nehme ich ihm die Brille von der Nase und lege sie auf den Schreibtisch, bevor ich ihm einen Kuss gebe, den ersten richtigen Kuss seit Wochen.

Er ist langsam und innig, die Art Kuss, der dem anderen zu verstehen gibt, dass man alle Zeit der Welt hat, ihn zu küssen. Neil erkundet mit der Zunge meinen Mund, neckt mich. Beißt mich erst sanft in die Unterlippe, dann fester, weil ich vor Kurzem gemerkt habe, dass mir das gefällt. Er ist entschlossen, die verlorene Zeit wiedergutzumachen. Das Seufzen, das seiner Kehle entrinnt, spüre ich bis in die Knochen, erfüllend und perfekt.

Bei unserem letzten Sex, an einem erschlichenen Nachmittag in meinem Zimmer, während meine Eltern sich zum Arbeiten in ein Café verzogen hatten, hatten wir ständig im Hinterkopf, dass das wahrscheinlich für eine ganze Weile die letzte Gelegenheit sein würde. Neil hat mich eine sehr lange Zeit eindringlich angestarrt, als wollte er sich jedes einzelne Detail genau einprägen.

Dieses Mal liegt das ganze Wochenende noch vor uns.

Bevor wir weitergehen, hält er inne. Er umfasst meine Wange, fährt mir mit dem Daumen über die Haut. Sein Blick ist lodernd und intensiv, verliert aber nie, niemals seine grundlegende Sanftheit. »Ich liebe dein Gesicht. Alles daran. Dich nur über Video zu sehen, reicht nicht.« Ein Kuss landet auf meiner Nasenspitze, als wüsste er, dass ich ihretwegen manchmal unsicher bin. Mit Komplimenten war er noch nie sparsam, doch dieses hier fühlt sich anders an. Bedeutsamer. »Es gibt nicht genug Pixel, um dir gerecht zu werden.«

Danach bemühen wir uns nicht mehr, das Tempo zu drosseln. Unsere Oberteile landen auf dem Boden. Meine Strumpfhose verheddert sich mit seiner Jeans. Dann steige ich mit nackten Beinen ins Bett, und Neil legt sich neben mich.

»Kleines Bett«, stelle ich fest.

»Daran ist doch nichts auszusetzen.«

Er fährt mit dem Finger den Saum meines BHs nach, bevor er ihn mir auszieht und ich mich ihm entgegendrücke, als er mir Küsse auf den Hals und die Brust haucht. Ich streiche über jedes Sommersprossengrüppchen. Seine Haut ist so warm, als würde jedes einzelne Gefühl direkt darunter pulsieren. Lust. Zuneigung. Bewunderung.

Am Anfang unserer Beziehung war Neil schüchtern, gelegentlich sogar ein wenig unsicher. Zu sehen, wie er über den Sommer immer selbstsicherer geworden ist, sollte mich nicht überraschen. Denn wenn Neil McNair irgendetwas nicht auf Anhieb beherrscht, gibt er alles, um es zu erlernen.

Er keucht, als ich meine Hüften gegen seine presse, seine Zähne landen auf der empfindlichen Haut an meiner Schulter. Das ist eins der Dinge, die ich so liebe: Am Anfang ist er noch ganz und gar ritterlich, bis seine Gefühle zu stark werden und er sich mir vollkommen hingibt. Wenn er so ist, kann ich nicht genug von ihm bekommen. Wenn er sich von seinen Instinkten treiben lässt. Von seiner Lust. Wenn er sich in mir verliert und einfach nur *fühlt*. Verglichen mit dem zugeknöpften Kerl mit Brille und dem unerschöpflichen Wortschatz ist es das Heißeste, was ich mir vorstellen kann.

»Noch nicht«, murmelt er, und ich höre genau, dass ihn diese Worte jedes Fünkchen Selbstkontrolle kosten. Seine Haare sind schon ganz zerzaust, Röte zieht sich über seine Wangen und den Hals hinab. »Wir können uns doch Zeit lassen.«

»Ich weiß, ich weiß. Du hast mir nur so gefehlt.«

Er ändert seine Position auf mir, beugt sich hinab und küsst meine Taille, meinen Bauch, meine Hüfte. »Ist es okay, wenn ich …?« Er haucht einen Kuss auf den Bund meiner Unterhose. Dann noch einen, tiefer dieses Mal, und die Hitze seines Atems beendet die Frage für ihn.

»Ich hab noch nie …«, setze ich an. Neil ist zwar nicht mein Erster, aber das habe ich noch nie getan. Nicht mit ihm und mit niemandem sonst. »Sicher, dass du das willst?«

Bei dem Ausdruck auf seinem Gesicht könnte man denken, ich hätte die offensichtlichste Frage in der Geschichte der Menschheit gestellt. »Rowan. Das wollte ich schon den ganzen Sommer über. Ich glaube nicht … Ich glaube, ich habe es nie *nicht* gewollt.«

»Dann … okay«, hauche ich. Ob er wohl das Verlangen in diesen zwei Wörtern hören kann? Denn auf einmal kann ich an nichts anderes mehr denken. Wenn mein Exfreund es angeboten hat, habe ich mich nie ganz wohl dabei gefühlt. Ich wollte mich nicht so entblößen.

Diese Unsicherheit ist jetzt wie weggeblasen.

Neil schiebt den Daumen unter das letzte Stück Stoff, das uns voneinander trennt, und zieht es mir über die Beine. Und dann, weil er nun mal Neil ist, legt er meine Unterhose ordentlich gefaltet auf unseren Strumpfhosen-Jeans-Haufen. Mein Atem geht bereits schwer, als er sich zwischen meinen Beinen platziert.

Das Gefühl besteht nur aus Wärme, eine völlig neue Ebene der Intimität, die an etwas tief in meinem Inneren zupft. Ich stütze mich auf die Ellbogen und beobachte ihn, doch lange halten meine Muskeln das nicht durch, also lasse ich mich wieder in die Matratze sinken und den Kopf aufs Kissen fallen.

Aber nach ein paar Minuten, als die anfängliche Überraschung verflogen ist, – und auch einige Zeit später noch, während Neil versucht, seinen Rhythmus zu finden –, schweifen meine Gedanken ab.

Zu meiner nächsten Schreibaufgabe. Ob ich dieses Mal wohl das leere Dokument besiegen werde?

Zu meinem Zug am Sonntag. Wann muss ich am Bahnhof sein, damit ich ihn nicht verpasse?

Ich kneife die Augen zusammen, um mich auf den Moment zu konzentrieren.

Neil macht unbeirrt weiter. Es fühlt sich zwar gut an, aber leider nicht so wirklich *großartig*. Irgendwie frustrierend.

»Immer noch in Ordnung?«, fragt er.

»Mhm. Ja. Nur …« Ich bin unsicher, wie ich es ausdrücken soll. Bei unserem ersten gemeinsamen Mal konnte ich die Führung übernehmen. Aber aus irgendeinem Grund (vielleicht, weil das hier für uns beide Neuland ist) fühle ich mich gerade total verloren.

»Oh«, macht er, und diese einzelne Silbe trieft nur so vor Ernüchterung. Sein Gesicht ist auf diese wunderschöne Weise errötet, die mir beinahe Schmerzen bereitet. Er ist so zärtlich, wie er mir mit den Fingerspitzen über die Schenkel fährt, mit den Daumen über die Hüften streicht. »Sollen wir was anderes probieren?«

Den ganzen Sommer über haben wir uns danach gesehnt, allein zu sein. Und jetzt, als wir es sind … Was, kriegen wir plötzlich Lampenfieber? Ich hatte so gehofft, dass dieser Trip mir dabei hilft, einen klaren Kopf zu bekommen. Ich will *hier* sein, bei ihm, und doch bin ich mit den Gedanken ganz woanders.

Gerade als ich nach Neils Schulter greife, um ihn zu mir zu ziehen, geht der Feueralarm los.

Sofort sitzen wir kerzengerade im Bett.

»Ähm«, mache ich über das Plärren der Sirene hinweg, denn das Timing könnte wirklich nicht schlechter sein.

Neil springt förmlich von der Matratze und schmeißt mir mein Oberteil zu, schnappt sich dann sein eigenes.

»Das ist bestimmt nur eine Übung.« Er reißt seinen Kleiderschrank auf und wirft mir eine Jogginghose zu, weil er genau weiß, welch akrobatische Verrenkungen nötig sind, um in die Strumpfhose zu kommen.

Wir müssen die Treppe nehmen, fünf Stockwerke, gemeinsam mit dem Rest des Wohnheims. Manche tragen Pyjamas, andere sehen aus, als wären sie gerade mitten in den Party-Vorbereitungen gewesen. Und alle wirken angepisst.

So kurz vor Mitternacht ist in New York ganz schön viel los. Ein Schleier aus Lärm und hellen Lichtern, lautem Gehupe und Sirenen in der Ferne. Auf dem Gehweg lachen und schreien Menschen und schieben sich an uns vorbei. Es dauert einen Moment, bis ich mich zurechtfinde.

Zitternd schlinge ich die Jacke enger zu, dann zieht Neil mich an sich. Aber es könnte schlimmer sein: Da drüben steht ein Mädchen nur in Bademantel und Flipflops und mit tropfnassen Haaren.

Ein Wohnheimbetreuer kommt herübergelaufen und spricht die ganze Gruppe an.

»Sieht aus, als hätte jemand Popcorn zu lange in der Mikrowelle gelassen und damit den Alarm ausgelöst«, erklärt er und erntet Stöhnen aus allen Richtungen. »In ein paar Minuten dürfen wir wieder rein.«

Als wir zwanzig Minuten später zurück im Zimmer sind, ist es schwer, wieder in Stimmung zu kommen.

»Tut mir leid«, sage ich, als Neil die Tür schließt. »Nicht wegen dem Feueralarm, sondern wegen … vorher.«

Zwischen seinen Brauen erscheint eine kleine Falte. »Dir muss nichts leidtun. *Mir* tut es leid.«

Ich schüttle den Kopf, weil ich nicht weiß, warum ich nicht mit den Gedanken hierbleiben konnte, und ein stechendes Schuldgefühl nistet sich in meiner Magengegend ein. »Schon gut. Ehrlich.«

»Ich bin einfach froh, dass du bei mir bist, egal ob mit oder ohne Klamotten.« Er schlingt die Arme um mich und streicht mir mit den Lippen übers Ohr.

Denn natürlich reagiert er total süß.

»Ich liebe dich.« Es hat mir so gefehlt zu sehen, wie seine Miene weich wird, wenn ich das sage.

»Von ganzem Herzen.«

So schön es ist, im selben Bett einzuschlafen, das unbehagliche Gefühl vom Vortag lastet auch Samstagmorgen noch auf mir.

Gestern Abend hat Neil mich an sich gezogen, und wir haben *Das Erwachen der Macht* geguckt, weil wir uns vorgenommen haben, nach und nach alle Filme zu gucken, seit Neil so schockiert darüber war, dass ich nie auch nur einen *Star-Wars*-Film gesehen habe.

Das restliche Wochenende über besichtigen wir wie Touris das Museum of Natural History und die Freiheitsstatue, die er sich beide noch aufgespart hat, um sie mit mir zu sehen. Als wir abends wieder zurück im Wohnheim sind, erkläre ich, dass ich total kaputt bin, und er stimmt mir zu. Es ist zwar die Wahrheit, aber ich bin auch besorgt, was passiert, wenn wir es noch mal versuchen.

Vielleicht war unser erstes Mal so schön, weil es eben so wunderbar unbeholfen war, dass nichts anderes daran heranreichen kann.

Dieser Gedanke nistet sich ein, und so sehr ich es auch möchte, ich werde ihn nicht mehr los. Wir hatten unseren großen romantischen Moment am letzten Schultag, unsere epische Liebesgeschichte endete damit, dass wir uns nach jahrelanger Rivalität unsere Gefühle gestanden haben. Wir sind ein Paradebeispiel für die Enemies-to-Lovers-Trope: Am Anfang waren wir Feinde, dann wurden wir ein Paar. Wir haben die gleichen Reden geschwungen wie all die Charaktere aus meinen Liebesromanen. Die typischen Liebesgeständnisse. Schluss, Absatz, ENDE in Großbuchstaben.

Aber was kommt danach?

Sonntagnachmittag setzt Neil mich nach einem Abschieds-Bagel an der Penn Station ab, und als der Zug einfährt, frage ich mich, warum ich ihn jetzt mehr vermisse als vor drei Tagen.

KIRBY

Also

Mal ganz theoretisch

Was würdet ihr machen, wenn eure Mitbewohnerin eine Portion Mensa-Lasagne von vor zwei Wochen im Minikühlschrank vergessen hat?

ROWAN

kirby kunthea taing. bist du die mitbewohnerin in diesem szenario?

MARA

IST SIE, UND SIE SOLLTE SICH SCHÄMEN

KIRBY

🙈🙈🙈🙈🙈

ROWAN

@Mara wenigstens ist deine mitbewohnerin kein mysterium

ich *vermute*, dass sie hier schläft, aber sehen tu ich sie kaum

KIRBY

Wow. Was für eine Schande. Tut mir echt leid, liebe Rowan, dass es zwischen dir und deiner Mitbewohnerin nicht sofort Klick gemacht hat und ihr daher noch keine ewigwährende Freundschaft schmieden konntet, die sowieso niemals so stark hätte werden können wie die ewigwährende Freundschaft, die du mit diesen zwei brillanten jungen Damen aus der Highschool geschmiedet hast

Die angeblich auch superheiß sein sollen

MARA

Eigentlich will sie sagen: tut mir leid, und vielleicht hat sie nur Schwierigkeiten, sich einzugewöhnen? Vielleicht taut sie auf, wenn du es am wenigsten erwartest.

♥ 2

ROWAN

ich vermisse euch beide so sehr.

KIRBY

Selbst mein Chaos?

MARA

Selbst Kirbys Chaos?

ROWAN

vor allem das <3

8
Neil

»Langsam habe ich den Eindruck, du hast offiziell die Gestaltung meiner Freizeit übernommen«, sage ich am nächsten Samstag zu Skyler, als wir an der Second Avenue aus der Linie F steigen – und das weder in Nolita noch in Bowery. Tatsächlich haben wir ganze fünf Minuten diskutiert, bis er sein Handy gezückt, auf der Karte reingezoomt und sie so lange ausgerichtet hat, bis alles nur noch wie ein Haufen bunter Linien und Punkte aussah.

»Man nennt mich auch den Großmeister der Fröhlichkeit.« Skyler zieht seine MetroCard durch und tritt mühelos durch das Drehkreuz. »Und ich nehme diesen Titel *sehr* ernst.«

»Dein letzter Vorschlag hat mir das hier eingebrockt.« Ich zeige auf mein Auge.

»Das ist was anderes. Halt dich heute einfach vom Bierpong-Tisch fern, dann verletzt du dich auch nicht.«

Als Skyler vorhin gefragt hat, ob ich schon auf irgendwelchen Partys war, habe ich von meinem Kapitel über Kognition im Psychologie-Buch aufgeblickt und ihn bloß blinzelnd angesehen. »Das müssen wir ändern«, hat er gesagt und entschlossen mit der Hand gegen die Rückenlehne meines Stuhls geklopft. »Heute Abend.«

Ehrlich gesagt befürchte ich, er könnte denken, ich wäre eine Klette, obwohl er ganz offensichtlich andere, interessantere Leute kennt – welche mit besserer Hand-Auge-Koordination –, die garantiert ständig auf irgendwelche Partys gehen. Er hat zwar noch keine seiner Bekanntschaften mit in unser Zimmer gebracht – zumindest nicht, soweit ich weiß –, aber wenn man bedenkt, wie kontaktfreudig er ist, hat er wahrscheinlich jede Menge Optionen – sowohl mit als auch ohne gewisse Vorzüge. Ich will nicht, dass er glaubt, er müsse mit mir befreundet sein, nur weil wir uns ein Zimmer teilen.

Dann fällt mir wieder ein, dass ich mir vorgenommen habe, mehr rauszukommen und zu erleben. Das ist bisher nur noch nicht passiert, weil ich für einen Linguistiktest lernen musste.

Ich darf Spaß haben.

Und das werde ich versuchen.

»Du hast überhaupt nicht erzählt, wie es mit deiner Freundin lief«, sagt Skyler, als wir die Treppe zur Straße hochlaufen. Die Luft ist schon eisig, der frostige Oktober hat den milden September vertrieben.

»Es war gut.« Ich stopfe die Hände in die Hosentaschen und hoffe, dass ich lässig klinge. »Natürlich war der Abschied hart, aber es war gut, sie hier zu haben. Richtig gut. Hoffentlich lernst du sie nächstes Mal kennen.«

Das beschert mir eine hochgezogene Augenbraue. »Sicher? Du studierst Linguistik im Hauptfach und hast gerade dreimal nacheinander ›gut‹ gesagt.«

Darüber habe ich schon die ganze Woche nachgedacht. Ich kann die Erinnerung an den ersten Abend einfach nicht abschütteln – vor allem, weil ich nicht sicher bin, *was genau* überhaupt passiert ist. Meine … na ja, Leistung war wohl nicht sonderlich befriedigend, dabei wollte ich so sehr, dass sie es genauso genießt wie ich, denn oh Mann, das *habe* ich. Es war nicht gelogen, als ich ihr erzählt habe, dass ich mir das schon den ganzen Sommer ausgemalt habe. Und in der Realität war sie so viel großartiger, als mein primitives Hirn es sich jemals hätte ausmalen können. Wie sie jeden meiner Sinne erfüllt hat, war eine beinahe außerkörperliche Erfahrung.

Auch wenn Rowan beharrlich behauptet, dass es ihr gefallen hat, hätte ich besser abliefern müssen.

Zum Glück kann ich die Unterhaltung in eine andere Richtung lenken, indem ich Skyler frage, wie er damit vorankommt, sein eigenes Hauptfach zusammenzustellen. Daraufhin plappert er fröhlich drauflos, bis wir auf der Avenue B vor einem schmalen Backsteingebäude mit einem äthiopischen Restaurant im Erdgeschoss stoppen. Wir sind uns einig, dass die Wohnung definitiv im East Village ist, und bei der monatlichen Miete würde mir mit Sicherheit das Herz stehen bleiben.

Er klingelt, pfeift eine Melodie, die ich nicht kenne, dann werden wir mit einem Surren in den zweiten Stock gelassen.

Die Wohnung ist winzig, und die Leute kleben förmlich aneinander, tanzen, quatschen, trinken und lachen. Wenn so der New Yorker Wohnungsmarkt aussieht, dann bleibe ich nur zu gern bis zum Abschluss im Wohnheim. Auf dem Küchentisch stehen Flaschen und Snacks verteilt, die Musik ist voll aufgedreht, und der krautige Geruch von Gras schlägt uns entgegen. Es ist so berauschend, dass ich mich vom vielen Passivrauch beinahe high fühle, meine Gedanken verschwimmen und meine Muskeln ganz locker werden. Meine bisherige Definition von Partys war, mich mit Adrian, Sean und Cyrus bei einem von ihnen zu Hause zum Zocken oder Filmgucken zu treffen, während sie mich über Rowan ausquetschen und ich mich weigere zuzugeben, dass ich Gefühle für sie habe. Wenn wir richtig einen draufmachen wollten, sind wir vielleicht mal Bowlen gegangen.

Mein Vater hat ein starkes Alkoholproblem, folglich hatte ich nie großes Interesse am Trinken. Für ihn war es immer eine Art der Selbstmedikation, manchmal hat es seine Wut besänftigt, manchmal ist er dadurch aber auch noch jähzorniger geworden. Als Skyler jetzt jedoch zwei Bierflaschen mit dem Flaschenöffner an seinem Schlüsselbund öffnet, nehme ich eine davon doch dankend entgegen. Eins ist in Ordnung, sage ich mir, denn ich bin nicht mein

Vater, und ich kenne meine Grenze. Der Geschmack ist gar nicht so schlecht, kühl und erfrischend, mit einem Hauch Säure. Außerdem haben meine Hände so etwas zu tun.

Glücklicherweise ist Skyler so groß, dass man ihn unmöglich in der Menge verlieren kann. Es ist nicht so, dass ich mich in großen Menschenmengen unwohl fühle. In der Zwölften war ich Co-Schulsprecher und habe oft Reden vor der ganzen Schule halten müssen. Aber Rowan war fast immer an meiner Seite, und schon lange bevor wir zusammengekommen sind, hat es das leichter gemacht.

Skyler schlingt den Arm um ein Mädchen mit brauner Haut und dunklem, lockigem Haar mit Mittelscheitel. Sie trägt eine abgeschnittene Jeans und ein Tanktop mit V-Ausschnitt und hält lässig eine E-Zigarette in der Hand. »Das ist Adhira, eine Freundin von mir. Wir waren zusammen auf der Highschool.«

»Einen Jahrgang auseinander«, ergänzt Adhira. Sie atmet eine Wolke Blaubeerdampf aus. Eine Studentin im zweiten Studienjahr. Das ergibt Sinn – die meisten Leute auf dieser Party sehen etwas älter aus. »Schön, dass ihr es zu unserer kleinen Fete geschafft habt.«

»Ist das deine Wohnung?«

Sie nickt und wird etwas verlegen. »Unsere Eltern unterstützen uns bei der Miete«, flüstert sie laut. »Und wir sind ihnen zu ewigem Dank verpflichtet.« Adhira ist objektiv betrachtet umwerfend, und mir entgeht nicht, dass Skyler den Blick nicht von ihr abwenden kann. Ich beobachte sein Gesicht. Ob da etwas zwischen den beiden läuft? »Wir, also ich und meine Mitbewohnerin – sie ist da drüben. Zoe!«, ruft sie, und eine kleine blonde Frau eilt zu uns. »Zoe, Skyler und Skylers Mitbewohner, Neil. Skyler und Neil, das ist meine beste Freundin Zoe, die Heldin meines Lebens und Zimmerpflanzenmörderin.« Mit einer Geste in Richtung des schlaff herabhängenden Farns in der Küchenecke unterstreicht Adhira ihre Worte.

»Es ist nicht meine Schuld, dass wir hier kaum Tageslicht bekommen«, sagt Zoe. Ihr Blick bleibt kurz an mir hängen. »Wie bist du zu dem blauen Auge gekommen? Sieht schmerzhaft aus.«

»Indem ich richtig scheiße in Ultimate Frisbee bin«, antworte ich, und zeitgleich sagt Skyler: »Ein Tourist hat ihn gefragt, wo lang es zum Times Square geht.«

Dann fragt Zoe Adhira mit einem Nicken in Skylers Richtung: »Das ist der arme Kerl, dem du die Unschuld genommen hast?«

Adhira grinst und zieht wieder an ihrer E-Zigarette. »Daran war nichts unschuldig.«

»Mir war nicht klar, dass das hier eine Reise in die Vergangenheit wird«, sagt Skyler und lehnt sich mit klimpernden Wimpern dichter an Adhira.

Bei jedem sonst hätte das unerträglich kitschig gewirkt, aber irgendwie lässt es Adhira erröten.

Jetzt klickt es bei mir. »Ihr zwei wart auf der Highschool zusammen?«, frage ich.

Adhira nickt. »Drei selige Wochen, bis meine Familie in den Frühlingsferien nicht in der Stadt war. Unsere Beziehung hat die Entfernung nicht überlebt.« Sie stupst Skyler an. »Schön zu sehen, dass du es endlich aus Staten Island rausgeschafft hast.«

»Du kannst sagen, was du willst, aber du bekommst nirgendwo bessere Bagels. Oder Pizza. Oder Pasta. Staten Island ist ein kulinarisches Paradies.«

»Und niemand ist ein größerer Fan als du.«

»Im Ernst, langsam habe ich das Gefühl, ich habe mich für das falsche College entschieden«, sage ich. »Ist es zu spät, um mich irgendwo auf Staten Island einzuschreiben?«

Skyler schlägt gespielt frustriert die Arme über dem Kopf zusammen. »Hör mal, eines Tages wirst du es mit eigenen Augen sehen und dann kapierst du es auch.«

Hinter seinem Rücken formt Adhira mit den Lippen *Nein, wirst du nicht*, und ich muss mir ein Lachen verkneifen. »Was ist dein Hauptfach?«, fragt sie. »Ich studiere Psychologie.«

»Linguistik. Ich belege aber gerade auch ein Einführungsmodul für Psychologie«, antworte ich. »Für dich bestimmt ziemlich einfach, aber mich haut es grade voll um.«

»Nein, ich habe es geliebt! Professor Bayer?«, fragt sie, und ich nicke. »Habt ihr schon die Projektarbeit zu unbekannten Psychologinnen und Psychologen gemacht?«

»Damit haben wir gerade angefangen.« Der Professor hat uns eine Liste mit dutzenden weniger bekannten Namen gegeben und uns aufgefordert, das Semester über eine Projektarbeit über jemanden zu schreiben, von dem wir noch nicht gehört haben. Nach etwas Googlen habe ich mir Lawrence Kohlberg ausgesucht, einen Amerikaner mit jüdisch-deutschen Wurzeln, der sich auf die Moralentwicklung spezialisiert hat. Spannenderweise waren viele der Leute auf der Liste jüdisch – etwas, das ich unbedingt auch Rowan noch erzählen muss. »Ich habe Lawrence Kohlberg. Er hat eine Menge zur Moralentwicklung gemacht, die ich noch zu verstehen versuche. Kennst du ihn?«

»Nee. Ich hatte Karen Horney –«

»Geiler Name«, fällt Skyler ihr ins Wort, was ihm allgemeines Augenrollen beschert.

»… die eine der ersten Psycholog*innen* war. Ihre Arbeit war zu der Zeit richtig bahnbrechend, und ich bin quasi besessen von ihr – na, eher von der Vorstellung, dass die Psychologie der Frau nicht über die von Männern definiert werden sollte. Sie hatte diesen *fetten* Streit mit Freud, weil seine Theorien so männerdominiert sind und ehrlich gesagt auch ziemlich widerlich.« Dabei schüttelt es sie am ganzen Körper. »Je tiefer man eintaucht, umso stärker wird die Meinung zu Freud. Ich hätte jedenfalls nichts dagegen, seinen Namen niemals wieder zu hören.«

»Oh, ich weiß noch nicht, ob ich da weitermache«, sage ich, denn so spannend es klingt, mein Herz gehört noch immer der

Linguistik. »Es ist eigentlich nur für die Credits in einer der Naturwissenschaften.«

»Alles klar.« Ein Schulterzucken. »Na ja, wenn du dich mal über Freud auslassen willst, weißt du, wo du mich findest.«

Danach entsteht eine Gesprächspause, in der Skyler mit seiner Bierflasche den Flur entlang deutet. »Bekommen wir eine Führung?«

»Natürlich.«

Adhira und Zoe zeigen uns die Wohnung – modern, gerade frisch renoviert, die Wände voll mit altmodischen Art-déco-Postern –, bis Skyler ein altes Jahrbuch in Adhiras Zimmer findet und sie anfleht, es angucken zu dürfen. Zoe sieht mich wissend an, verschwindet aber in der Menge, als jemand nach ihr ruft.

Ich trinke einen Schluck Bier und gehe zurück ins Wohnzimmer. Gar nicht so schlecht, dass ich mir durch den Alkohol meines Körpers nicht mehr so bewusst bin. Mich leichter fühle. Mehr würde ich nicht wollen, aber durch den leichten Schwips stecke ich nicht mehr so in meinem Kopf fest, kann entspannt mit einem Typen aus meinem Linguistikseminar plaudern und mit jemand komplett Fremden eine Unterhaltung über das bald anlaufende *Star-Wars*-Spin-off führen, auf das wir natürlich schon ganz gespannt sind.

Etwa zwanzig Minuten später findet Skyler mit einer vollen Bierflasche zu mir zurück. »Adhira hat mich gerade darüber informiert, dass Zoe wissen will, ob du single bist.«

Ich verschlucke mich fast. »Zoe will … *was*?«

Ein Grinsen umspielt seinen Mund. Er findet das eindeutig amüsant. »Keine Sorge, ich habe ihr gesagt, dass du vergeben und bis über beide Ohren verliebt bist. Aber es sieht aus, als wären die News noch nicht bis zu dem Mädel da drüben durchgedrungen. Die guckt dich nämlich an, als würde sie heulen, wenn du sie nicht zum Tanzen aufforderst.«

Als ich mich umdrehe, guckt sie hastig weg. »Das bildest du dir ein.«

Skyler drückt sich das Bier ans Herz. »Ich schwöre es. Du könntest hier richtig *abräumen*, wenn du single wärst.«

Das muss ich erst mal auf mich wirken lassen, die Verwunderung vermischt sich mit dem Alkohol und bringt mein Hirn etwas durcheinander. Denn daran, dass es mir mit Rowan zu hundert Prozent ernst ist, besteht kein Zweifel. Allerdings habe ich vorher kaum nennenswerte Erfahrungen gesammelt.

Meine Freundin vor ihr, Bailey, – na ja, zusammengekommen sind wir, weil ich gehört habe, wie sie ihren Freundinnen erzählt hat, dass sie nicht allein zum Abschlussball gehen will. Da ich auch gerne zum Abschlussball wollte, habe ich sie gefragt, ob wir zusammen gehen. Daraus haben sich ein paar Dates entwickelt, aber so richtig Klick gemacht hat es nie. Wie sich herausgestellt hat, waren wir so unbeholfen, dass wir uns in der Schule nicht mal angucken konnten, und da hat es mich nicht sonderlich überrascht, als sie ein paar Tage nach dem Abschlussball wieder Schluss gemacht hat.

Dass Rowan meine Gefühle erwidert, hat mich allerdings komplett umgehauen.

Die Unterhaltung mit Skyler ruft in mir sofort eine Welle von Schuldgefühlen hervor, obwohl Rowan und ich darüber geredet haben. Uns war klar, dass uns im Studium auch mal andere attraktive Menschen über den Weg laufen würden. Mir hat bloß noch nie jemand komplett Fremdes so geschmeichelt, und ich glaube fast schon, dass das alles nur ein Scherz ist.

»Verstehe ich nicht«, sage ich daher zu Skyler. »Merken die nicht, dass ich in der Highschool voll der Nerd war?«

»Das ist es ja. Keiner hier weiß, wie du auf der Highschool warst, und es interessiert auch keinen. Du bist nett, gut aussehend und – das soll keine Beleidigung sein – du wirkst ziemlich harmlos. Darauf fahren sie in der echten Welt voll ab.«

In der *echten Welt*. Und doch fühlt sich die NYU wie ein eigener Mikrokosmos an, der Westview nicht ganz unähnlich. Auch wenn die Stadt unser Campus ist.

»Außerdem erhöht das blaue Auge deinen Coolness-Faktor.«

»Langsam bekomme ich den Eindruck, dass du zu nichts außer erbarmungslosem Optimismus fähig bist.«

Da hüpft Adhira auf uns zu, zum Glück ohne Zoe. »Tanz mit mir«, befiehlt sie Skyler, statt ihn zu fragen.

Er fährt sich demonstrativ durchs Haar. »Weil du mich vermisst hast? Weil du die Tage gezählt hast, bis ich in die Stadt ziehe? Weil du …«

»Weil ich niemanden sonst kenne, der die Mighty Mighty Bosstones unironisch hört. Außerdem habe ich es extra für dich in die Playlist gepackt.« Sie rollt mit den Augen. »Ska hätte nie in sein dürfen. Den grässlichen Musikgeschmack hast du von deinen Brüdern.«

»Sie sind ziemlich talentierte Musiker«, sage ich. »Zumindest habe ich den Eindruck.«

Kurz herrscht Stille, dann bricht Skyler in Gelächter aus und schlingt den Arm um meine Schulter. »Du bist gerade mein neuer Lieblingsmensch geworden.«

Er stellt seine Flasche auf die Arbeitsplatte und folgt Adhira ins Gedränge. »Mach es nicht noch schlimmer!«, ruft sie mir zu. Skyler zwinkert mir zu und richtet seine Aufmerksamkeit dann wieder ganz auf sie.

Ich beobachte eine Weile, wie mühelos die beiden zusammen schunkeln, wobei er einen Finger hinten in eine der Gürtelschlaufen ihrer Shorts gehakt hat. Gelegentlich sagt er etwas, das sie zum Lachen bringt, und sie krallt sich in sein Hemd und rückt näher an ihn.

Auf einmal vibriert das Handy in meiner Hand.

ROWAN

ich vermisse dich. ist bald thanksgiving?

Ich wünschte, wir könnten uns schon eher sehen, aber ich habe das Ticket nach Boston bereits gekauft, weil ich sicher war, dass die Preise garantiert durch die Decke gehen würden, und wir einander auch Mitte Dezember zu Hause sehen. Jetzt da wir entschlossen haben, nach Europa zu reisen, wollen wir Geld sparen.

Je länger ich darüber nachdenke, desto besser gefällt mir die Vorstellung. So sehr, dass ich an die damit verbundenen Kosten fast nicht denken will. Ich habe etwas recherchiert – es gibt Wege, wie man das kostengünstig hinbekommt. Sie hat so gestrahlt, als sie davon erzählt hat, dass ich nicht wüsste, wie ich es ertragen sollte, sie zu enttäuschen.

NEIL

Unverschämterweise nicht.
Aber die Countdown-App sagt,
bloß noch 38,5 Tage.

Wir sehen uns zwar bei Videocalls und telefonieren alle paar Tage, aber manchmal habe ich das Gefühl, die Technik legt uns Steine in den Weg. Da ist die Person, die du liebst, in Hochauflösung, sie lächelt und lacht über deine Witze, aber berühren kannst du sie trotzdem nicht. Dabei ist das alles, was ich mir gerade wünsche: Rowan in meinen Armen, auf der überfüllten Tanzfläche an mich gedrückt.

ROWAN

nur damit du es weißt, ich habe vor,
dich in mein zimmer zu sperren und nie
wieder gehen zu lassen

also natürlich nicht auf eine gruselige weise

Jetzt male ich mir etwas anderes aus. Wir zwei allein in ihrem Zimmer im Wohnheim, meine Hände in ihrem langen Haar und mein Mund auf ihrem. Eine Chance zu beweisen, dass das, was in New York passiert ist, bloß eine Ausnahme war.

NEIL

Alles klar. Der Rest von Boston kann warten.

Auch wenn Skyler wohl gern hätte, dass ich mit ihm und einem Dutzend seiner engsten Freundinnen und Freunde Pickleball im College-Team spiele, habe ich etwas noch Besseres gefunden: die Linguistics League.

Der Club trifft sich mittwochabends im Linguistikgebäude, und es ist eine überschaubare Gruppe – etwa fünfzehn Leute mit Pizza-Kartons, Zwei-Liter-Flaschen Softdrinks und verstreuten Bechern und Servietten. Genau das fehlt mir, um meine Liebe zur Sprache wieder aufflammen zu lassen und das Selbstvertrauen zu gewinnen, im Seminar den Mund aufzubekommen. Kostenlose Pizza ist da bloß ein nettes Extra.

Ich nehme mir ein Stück und will gerade die Person neben mir fragen, ob wir bloß herumsitzen und über Etymologie quatschen, als ein langhaariger Typ vorne im Raum »Hallo, hallo!« ruft und es augenblicklich still wird.

»Meine lieben Vertrauten und neuen Gesichter, da dies unser erstes Treffen im neuen Semester ist, lasst uns mit einer Vorstellungsrunde beginnen.« Er deutet auf sich. »Ich bin Jay, der Präsident unserer kleinen aber feinen Truppe, und neben mir sitzt eure Vize-Präsidentin Chinara.« Das Mädchen neben ihm winkt, und plötzlich fühle ich mich in die Zeit der Sitzungen unserer Schülervertretung zurückversetzt, die Rowan und ich geleitet haben.

»Wenn ihr noch nicht bei einem unserer Treffen wart, könnt ihr euch auf billiges Essen, hervorragende Kameradschaft und jede Menge nerdige Gespräche einstellen«, spricht Jay weiter und erntet ein paar Lacher. »Das Wichtigste zuerst: Wer zum Geier sind wir? Stellt euch in der Sprache eurer Wahl vor, in welchem Jahr ihr seid und woher ihr kommt. Mal sehen, ob wir den Raum schaffen, ohne dass sich Sprachen wiederholen.« Er räuspert sich und dann: *»Soy Jay y nací en Miami, pero Nueva York es mi hogar.«*

Chinara ist die Nächste und stellt sich auf Dänisch vor, glaube ich zumindest. Der Reihe nach stellen alle Studierenden sich vor, einige in ihrer Muttersprache, andere vermutlich in später erlernten Sprachen. Ein Typ namens Tyler wählt Englisch, und alle seufzen amüsiert auf, dann sagt er: »Was denn, ihr habt nicht gesagt, dass Englisch tabu ist.«

Als ich dran bin, bin ich einen Moment lang unsicher. Zum Entsetzen meiner Betreuerin hatte ich auf der Highschool AP-Kurse in Spanisch, Französisch und Latein. Die einzige Sprache, die ich kann und die noch nicht benutzt wurde, ist Italienisch, aber die beherrsche ich nicht so gut, dass ich mich unterhalten könnte. Wenn es allerdings einen Augenblick gibt, um es auszuprobieren, dann wohl jetzt.

»Mi chiamo Neil, vengo da Seattle, e sono … un primo anno?« Bestimmt nicht fehlerfrei, aber alle scheinen es zu verstehen.

»Excelente!«, sagt Jay. »Machen wir weiter. Letztes Jahr haben wir viele Diskussionen über Sprache versus Wahrnehmung geführt und was nun was beeinflusst – und nein, Tyler, darauf kommen wir nicht zurück. Wir wollen die Neuen nicht vergraulen.«

Tyler lässt die Hand wieder sinken.

Ich nehme mir zwar fest vor, mitzumachen, während Jay die Diskussion zu aktuellen Themen in der Welt der Linguistik lenkt, aber es ist nicht so einfach wie gedacht. Ich bin der einzige Neue, der Eindringling – und alle anderen kennen sich ganz offensichtlich. Wie albern von mir zu denken, ich würde hier perfekt reinpassen, und ich hasse den Wunsch, jetzt lieber mit einem Buch in meinem Zimmer zu sitzen.

Als alle zusammenpacken, plaudern sie noch privat. Ich versuche, mit irgendwem Blickkontakt aufzunehmen, probiere es mit einem Lächeln, aber ich werde das Gefühl nicht los, mich in einen eingefleischten Freundeskreis zu drängen.

»Hast du Mills im Abschlussprojekt? Er soll *richtig* übel sein.«

»Nee, Gott sein Dank habe ich Kubiak.«

Eigentlich habe ich erwartet, hier sofort dazuzugehören, doch als ich gehe, fühle ich mich genauso unsichtbar wie vorher. Bloß in mehreren Sprachen.

Stimmt mit mir vielleicht irgendwas nicht, dass ich an diesem riesigen College in dieser riesigen Stadt noch keinen Ort gefunden habe, der zu mir passt? Auf der Party mit Skyler habe ich mich schon amüsiert, habe mich sogar ganz bewusst unter die Leute gemischt, bevor wir nachts um zwei nach Hause gewankt sind, aber ich weiß nicht recht, ob ich das jedes Wochenende könnte. So nett Skyler auch ist, ich werde den Gedanken einfach nicht los, dass wir zwei zu verschieden sind. Ich weiß, dass ich Glück habe, was meinen Mitbewohner angeht. Letzte Woche hat Cyrus geschrieben, dass seiner ein Meerschweinchen von Zuhause reingeschmuggelt hat. *Wisst ihr, wie viel ein Meerschweinchen kackt???*, hatte er gefragt. *ES HÖRT GAR NICHT AUF. ÜBERALL IST KACKE.*

Das schwere Gefühl der Erschöpfung zerrt zwar an mir, doch irgendwie bin ich noch nicht bereit, zurück auf mein Zimmer zu gehen. Abends durch New York City zu schlendern, kommt mir nicht annähernd so gefährlich vor, wie ich früher gedacht habe. Selbst an einem Sonntagabend sind überall Leute unterwegs, zu zweit und in Grüppchen und manche sogar ganz allein. Ich komme nicht umhin, mich zu fragen, ob nicht irgendwer die gleiche Ziellosigkeit verspürt wie ich. Morgen ist die Abgabefrist für eine Linguistikhausarbeit, die erst halbfertig ist. In der Highschool habe ich zwar oft Nachtschichten eingelegt, aber ich weiß nicht, ob ich das heute durchstehe.

Ich überlege, Rowan anzurufen, bis mir einfällt, dass sie vielleicht schon schläft, und rufe wegen der drei Stunden Zeitverschiebung stattdessen Mom an.

»Neil, Spatz«, ruft sie nach dem ersten Klingeln, und so peinlich ich den Kosenamen normalerweise finde, macht er mir gerade gar nichts aus. »Schön, deine Stimme zu hören. Wie geht's dir?«

»Gut, Mom.« Ich weiche irgendwelchem Müll auf dem Gehweg aus und setze mich auf eine Bank. »Laufe bloß gerade nach Hause und dachte, ich höre mal, was du so treibst.«

»Wir sind gerade vom Abendessen mit Christopher zurück.« Im Hintergrund kann ich die Stimme meiner Schwester hören. Gelächter. »Und du? Ist doch ganz schön spät bei dir.«

»Ich war bei einem Treffen vom Linguistik-Club.«

»Könnte dieses College noch passender für dich sein?«

Ich stimme in ihr Lachen ein, doch es klingt merkwürdig hohl, obwohl ich mir verzweifelt wünsche, das wäre es nicht. Ich zwinge mir etwas Optimismus auf. »Ja, wer hätte das gedacht?«

An die Zeit, als mein Dad verhaftet und verurteilt wurde, erinnere ich mich nur noch verschwommen – Bilder aus kindlicher Sicht und späteren detaillierten Erklärungen –, doch was ich weiß, ist dies: Sein vom Gericht bestellter Anwalt hat versucht, das Strafmaß auf gefährliche Körperverletzung zu reduzieren, doch angesichts der Tatsache, dass er einen Minderjährigen angegriffen hatte, dass der Minderjährige einen Monat lang im Koma gelegen und einen langen Weg bis zur Genesung vor sich hatte, blieb es bei schwerer Körperverletzung.

Dass das Verhältnis zu meinem Dad so kompliziert ist, liegt nicht nur daran, dass er im Gefängnis sitzt oder an der entsetzlichen Gewalt dem Jungen gegenüber. Es liegt auch an allem, was vorher passiert ist – an den kleinen Dingen, die mir schmerzhaft deutlich gemacht haben, dass ich nicht der Sohn bin, den er gerne hätte.

Ganz plötzlich musste Mom uns beide allein erziehen, einen Sechstklässler und ein Kindergartenkind. Ihre Eltern und Schwester haben ausgeholfen, während Mom ihre Prüfung zur Rechtsassistentin abgelegt hat. Erst zwei Jahre nach Dads Verurteilung reichte sie die Scheidung ein, weil sie das Gefühl hatte, unsere Familie müsse ihren eigenen Weg gehen, obwohl wir ihn zu dem Zeitpunkt noch mehrere Male im Jahr besuchten – meiner Meinung nach eindeutig zu oft.

Ich hätte sauer auf sie sein können, dass es so lange gedauert hat. Doch habe ich nichts gespürt als Kummer, der sich mit der Hoffnung für unsere Zukunft vermischt hat. Moms und meine Beziehung wurde enger, so eng, dass ich ihr vermutlich viel zu viel aus der Schule erzählt habe. Denn sie hat Rowan sofort erkannt, als sie während der Pirsch bei mir zu Hause war.

Jetzt kommt Christopher auch ans Telefon. »Hey, hey«, sagt er auf seine unbeschwerte Art. Es ist seine übliche Begrüßung. Früher war sie mir unangenehm, weil diese Überschwänglichkeit fast schon heuchlerisch klang. Doch dann habe ich gelernt, dass Christopher einfach so ist: immer aufrichtig optimistisch. »Ich brauche deinen Grips. *Unbeschriebenes Blatt.* Zehn Buchstaben, der dritte ist ein B.«

Er ist ein leidgeprüfter Kreuzworträtsel-Fan, und unsere Liebe zu Wörtern hat uns einander nähergebracht. »Tabula rasa«, sage ich nach einem Augenblick. »Dir ist schon klar, dass mich zu fragen genauso Schummeln ist, wie die Antwort zu googeln, oder?«

»Jaaa.« Er zieht das Wort lachend in die Länge. »Aber es *fühlt* sich nicht so an.«

Christopher ist Buchhalter, ein paar Jahre jünger als Mom und war nie verheiratet. Natalie und ich wollten ihm anfangs nicht so recht eine Chance geben, aber er ist das komplette Gegenteil von Dad. Er ist klug, hat ein sonniges Gemüt und redet mit mir genauso gern über Bücher wie mit Natalie übers Skateboarden. Er und Mom haben sich über eine Dating-App kennengelernt, bei der sie sich dank der Überredungskünste ihrer Freundinnen angemeldet hatte. Sie sind seit zwei Jahren zusammen, und obwohl Mom eine Weile gebraucht hat, um sich damit wohlzufühlen, bleibt er meistens über Nacht bei uns. Genau das hat Mom verdient, und ich könnte mich nicht mehr für sie freuen.

Wir plaudern übers College und das Wetter in Seattle.

»Überraschend oft bewölkt«, sagt er. »Du verpasst richtig was.«

»Warte mal«, mischt Mom sich ein. »Nat will dir Hallo sagen.« Kurzes Geraschel, dann nimmt meine Schwester das Handy.

»Ich bin in dein Zimmer gezogen«, verkündet sie. »Ich habe alle Wände kotzgrün gestrichen, bis auf eine, auf der ist jetzt ein Wandgemälde von einem Einhorn. Und statt einem Bett ist da nur ein riesiger Sitzsack, aber auf den kommt man nur, wenn man über die Rampe skatet.«

»Ausgezeichnet. Einhörner sind meine Lieblingsfabeltiere.«

Ein Stöhnen. »Ich vermiss dich, du Trottel. Und Lucy auch.«

»Ich euch auch. Du machst Mom doch nicht zu schwer zu schaffen, oder?«

»Ich benehme mich wie ein Engel. Einzelkind zu sein, ist eigentlich ziemlich cool. Und ich habe das Schultheaterstück als Eichhörnchen Nummer Drei gerockt. Alle meinten, dass ich das beste Eichhörnchen war.«

»Tut mir leid, dass ich nicht dabei war. Schickst du mir Videos davon?«

»Mache ich, aber Mom hat irgendwas mit ihrem Handy angestellt, deshalb ist alles unscharf.«

Aus irgendeinem Grund trifft mich die Tatsache, dass meine Mutter nicht gut mit Technik umgehen kann, mitten ins Herz. »Ja, das klingt ganz nach ihr.«

Kurze Stille. Schlurfende Schritte. »Christopher holt das Erweiterungsset für Dominion raus. Vielleicht darf ich etwas länger wach bleiben, wenn ich meine Karten richtig ausspiele. Im wahrsten Sinne des Wortes. Ich muss los.«

Ein mir völlig neuer Schmerz macht sich in meiner Brust breit. Meine Freunde und ich haben ihr das Spiel beigebracht, und dann haben Natalie und ich es Mom gezeigt. Wir waren alle ein bisschen zu besessen davon. Ich habe mir geschworen, dass es niemals mein Ziel sein würde, die Rolle meines Vaters einzunehmen, doch ich wollte auf jede erdenkliche Weise als Bruder für meine Schwester da sein.

Jetzt frage ich mich, ob ich das stille Versprechen durch meinen Umzug gebrochen habe.

»Wir vermissen dich!«, sagt Mom und dann zu Natalie: »Glaub nicht, ich hätte das nicht gehört.«

»Tschüss, Neil! Lern nicht zu viel!«, ruft Christopher im Hintergrund, und dann bricht die Verbindung ab.

EIN CAREPAKET:

- *Eine eingeschweißte Tüte New Yorker Bagels*
- *Eine Tasse, bedruckt mit einer Karte von Greenwich Village*
- *Ein leicht abgenutzter Reiseführer über Rucksackreisen durch Europa aus dem Strand Bookstore*
- *Ein dunkelblau-grau gestreifter Schal*
- *Eine Notiz in Schönschrift:*

Ein kleines Stück NYC
für mein Seattle Girl
in Boston.

Dein Neil

9 Rowan

Neils Carepaket kommt genau zum richtigen Zeitpunkt, gerade als ich das Feedback für meinen nächsten Text bekommen habe und dringend ein bisschen Ablenkung brauche. Und das Beste daran: Der gestreifte Schal, den er damals am kältesten Tag in Seattle getragen hat, als ich meine Gefühle für ihn noch mit Feindseligkeit verschleiert habe, riecht immer noch nach *ihm*.

»Irgendwann hast du ein komplettes Outfit zusammen und brauchst mich gar nicht mehr«, sagt Neil vom Bildschirm aus. Wir versuchen, zusammen zu lernen, aber das tatsächliche Lernpensum bisher ist fragwürdig – vor allem, weil er eins meiner Lieblingsshirts trägt. Das schwarze mit dem Schriftzug QUIDQUID LATINE DICTUM SIT, ALTUM VIDETUR.

Eine andere fragwürdige Sache: Wie Paulina mal wieder aus dem Zimmer gerauscht ist, als ich meinte, dass ich gleich mit meinem Freund telefonieren will. Als hätte ich damit angedeutet, dass sie verschwinden soll – wollte ich ganz sicher nicht. Das Ganze würde mich wohl weniger treffen, wenn ich wüsste, was ich falsch gemacht habe. Ihre Sukkulenten habe ich nicht noch mal angerührt, und als ich eine ihrer Pinguinsocken unter meinem Bett gefunden habe, habe ich sie in ihren Wäschekorb getan. Ich versuche wirklich, eine anständige Mitbewohnerin zu sein, aber sie gibt mir nicht viel, womit ich arbeiten könnte.

»Genau, deine ganzen Klamotten liegen ausgebreitet auf meinem Bett, und immer wenn ich mich einsam fühle, kuschle ich damit.« Ich richte die Kamera auf Neils Sweatshirtjacke, die ich vorhin zufällig auf die Matratze geworfen habe. Wenn ich so drüber nachdenke: Die Heizung hier drinnen ist Mist, also schnappe ich mir die Jacke und ziehe sie an. Sie ist das weichste Kleidungsstück, das ich (mehr oder weniger) besitze. Hoffentlich ist Neil klar, dass er sie niemals wiederbekommt. »Im Ernst. Danke. Ich sage dir, seit letzter Woche ist es ungefähr zehn Grad kälter geworden. Ich habe schon gedacht, dass ich den Winter nicht überlebe. Achtzehn Jahre in Seattle haben mich nicht mal ansatzweise auf echte Jahreszeiten vorbereitet.«

»Der pazifische Nordwesten ist schuld, dass unsere Körper arm und schwach sind.« Dann denkt Neil einen Moment lang nach, scheint etwas zu tippen. »*Friolero* … ich wusste, dass es dafür ein Wort gibt. Das ist Spanisch und wird benutzt, wenn jemand sehr anfällig für Kälte ist.«

»*Friolero*. Das gefällt mir. Genau das bin ich. Na ja, genau genommen *friolera*. Dafür reicht mein Spanisch gerade noch so.« Ich schlinge mir die Sweatshirtjacke enger um den Oberkörper. »Fast so gut wie eine echte Umarmung.«

Wir konzentrieren uns wieder aufs Lernen. Neil klebt sorgfältig Haftnotizen in sein Linguistikbuch, während ich Spanischvokabeln auf Karteikarten schreibe.

»Kommst du voran?«, fragt er nach zehn Minuten.

»Rasend schnell. Du?«

Er wirft mir einen eindringlichen Blick zu, dessen Gewicht ich sogar durch die Kamera spüre. »Oh ja, sehr. Vor allem, wenn du mich alle zwei Minuten anguckst.«

»Woher willst du das wissen, wenn du nicht selbst guckst?«

»Mein peripheres Sehen funktioniert einwandfrei«, behauptet er, und unterdrückt offensichtlich ein Lachen. »Komm, wir machen noch zwanzig Minuten ohne Ablenkungen.«

Drei Minuten später sieht er wieder auf. »Du guckst mich ja immer noch an!«

»Tut mir leid! Du bist einfach so süß, wenn du dich konzentrierst!«

Bis Mitte Oktober habe ich noch zweimal Feedback von Everett bekommen. Ihre Kritik ist immer ausgesprochen freundlich, genauso warmherzig wie sie selbst, aber in der Highschool haben mich nun mal Bestnoten angetrieben. Auch wenn hier eher die Beteiligung als der Inhalt benotet wird, fühlt sich ihre Kritik an wie ein Kopftätscheln und ein *Entschuldige, aber du bist nicht gut genug.*

Gehen Sie hier noch ein wenig mehr in die Tiefe.

Können wir hier mit mehr sensorischen Details spielen?

Ich will Ihre Stimme hören, schreibt sie im neusten Feedback zu einem Text über eine elementare Kindheitserinnerung. Komplett lustlos habe ich achthundert Wörter darüber geschrieben, wie ich mit meinem Grandpa eine Doku über den Zweiten Weltkrieg gucke. Mein Plan war, daraus eine detailliertere Geschichte über mein eigenes Holocaust-Wissen und darüber zu machen, dass ich mich noch an den exakten Moment erinnern kann, als ich davon erfahren habe.

Als ich sie jetzt erneut lese, erkenne ich allerdings, wie unbeholfen sie ist, richtig oberflächlich. Überhaupt nicht das, was ich damit eigentlich rüberbringen wollte.

Wäre Everett gemein und arrogant, dann würde ich sie vermutlich nicht so dringend beeindrucken wollen. Klar, in meinen vier Jahren an der Westview habe ich auch schon mal Arbeiten eingereicht, die keine Bestleistungen waren. Aber die Lehrkräfte kannten mich und mussten mich nicht nur anhand eines schlechten Textes bewerten.

Für Everett bin ich ein unbeschriebenes Blatt.

Bei unserer nächsten Schreibaufgabe sollen wir ein Genre, mit dem wir nicht sonderlich vertraut sind, mit einem Genre kombinieren, das wir lieben. Ziel ist es, zu demonstrieren, dass man sich beim Schreiben nicht auf ein einziges Genre beschränken kann. Ich habe mich für eine Science-Fiction-Kurzgeschichte entschieden. Sie handelt von einem einsamen Mädchen, das sich in einen Jungen verliebt, mit dem sie sich über die Computer auf ihrem Raumschiff anonyme Nachrichten hin- und herschickt. Bloß weiß sie nicht, dass er ihr bester Freund ist.

Dieses Mal überlasse ich nichts dem Zufall und gehe meine Kreativblockade so logisch an, wie es nur geht. Denn als Schreibblockade kann man sie nicht wirklich bezeichnen ... ich habe zwar geschrieben, aber nicht sonderlich *gut*. Darum werde ich eben nach und nach alle Aspekte ausmerzen, bis ich das eigentliche Problem isoliert habe.

Problem Nummer eins: mein Wohnheimzimmer. Es animiert mich nicht gerade zu inspirierenden Ergüssen, darum arbeite ich jetzt in der Bibliothek, mit Kopfhörern und einem suppenschüsselgroßen Haselnuss-Latte mit Extraschlagsahne (der mich vor dem möglichen Problem Nummer zwei bewahrt: keine Kreativität bei leerem Magen). Ich wähle einen Fensterplatz für natürliches Tageslicht (mögliches Problem Nummer drei) und trage einen riesigen Pullover mit Zopfmuster, der einfach perfekt für ein Schreibsession-OOTD ist. Die Kleiderwahl ist eigentlich keins meiner potenziellen Probleme, aber sich richtig zu kleiden, schadet bestimmt nicht.

`Das Raumschiff ist`

Verdammt. Wie sehen Raumschiffe aus?

Zehn Minuten und eine intensive Google-Bildersuche später widme ich mich wieder dem Word-Dokument.

`Das Raumschiff ist schlicht und glatt, von den Bedienfeldern geht ein sanftes blaues Leuchten aus.`

Nein, nein. Ich sollte mit den Charakteren anfangen, nicht mit dem Setting. Bei Liebesromanen geht es nur um die Charaktere, darum gefallen sie mir so gut.

Oder sollte ich mit dem Setting anfangen, weil ich mich außerhalb meines üblichen Genres bewege?

`Für Amara war das Raumschiff schon immer ihr Zuhause gewesen. Sie wusste zwar nicht, wofür all diese Knöpfe und Hebel und Monitore da waren, aber`

Moment. Ist es antifeministisch von mir, wenn sie nicht weiß, wie man das Raumschiff bedient?

`Amara kannte jeden Knopf und Hebel und Monitor, als hätte sie sie schon ihr Leben lang bedient – denn genau das hatte sie.`

Ich reiße mir die Kopfhörer aus den Ohren, weil ich kein Mensch mehr bin, der mit Musik schreiben kann, aber so höre ich zu viele Flüsterunterhaltungen, um mich konzentrieren zu können. Und da das Licht trotz Fensternähe nicht sonderlich gut ist, wechsle ich den Platz. Dann die Etage. Ich verschütte einen Schwall Latte auf meine Jeans und rubble über den Fleck, bis ich nach fünf Minuten aufgebe. Das hier ist kein Prokrastinieren, ich versuche nur, die Ablenkungen auszumerzen.

~~Selbst in einer Galaxie brillanter Sterne war Amara einsam~~

~~Amara konnte sich niemandem so richtig öffnen, außer ihrem besten Freund~~

~~Amara und alle anderen an Bord ihres beschissenen Raumschiffs sollten bei einer glühenden Explosion sterben~~

`Amara und ihr bester Freund wargfghfhafahsfasflksahfda`

Ich presse mir die Hände an die Stirn und zwinge mich, tief durchzuatmen. Mit Perfektionismus hatte ich schon früher zu kämpfen, aber das hier sollte mir leichtfallen. An Everetts Seminar gefällt mir am besten, dass Genreliteratur nicht nur akzeptiert, sondern auch gerne gesehen ist. Das ist bei Weitem nicht in allen Studiengängen der Fall, die sich mit dem Schreiben befassen. Ich habe mehrere hundert Liebesromane gelesen und einen eigenen geschrieben. Ich bin mit jemandem zusammen, den ich liebe. Wenn irgendwer dazu in der Lage sein sollte, jetzt einen Liebesroman zu verfassen, dann ja wohl ich.

Es sei denn …

Eine seltsame, unangenehme Erkenntnis schlängelt sich durch mein Hirn.

Ich habe noch nie geschrieben, während ich verliebt war.

Klar, Beziehungen hatte ich auch vorher schon – aber immer ohne Liebe, ohne dieses überwältigende Der-Magen-schlägt-Purzelbäume-und-die-Augen-leuchten-wie-Sterne-Gefühl, das ich bei Neil habe. Es ergibt keinen Sinn, dass ich gerade jetzt nicht mehr darüber schreiben kann, wo ich weiß, wie es sich anfühlt. Ich sollte inspirierter sein, die Worte sollten nur so aus mir heraussprudeln. Meine Finger sollten wie von selbst über die Tasten fliegen.

Und trotzdem habe ich nach einer Stunde nur einen einzigen Absatz zustande gebracht und hasse Amara mit jeder Faser meines Körpers.

Ein Schatten legt sich über meinen Tisch, und sofort überkommt mich eine Welle der Erleichterung.

»Hey! Rowan«, ruft Kait, und als ein mehrstimmiges *PSCHT* von allen Seiten kommt, flüstert sie: »Hey.« Sie trägt fast den gleichen Pullover wie ich, was meine Theorie bestätigt.

»Hey. Ich sitze an meinem Text für Everett.«

»Oh, damit bin ich gerade fertig geworden. Brauchst du eine Testleserin?«

Ein wenig zu hastig klappe ich den Laptop zu, weil sich alles in mir sträubt, zuzugeben, wie sehr die Aufgabe mich im Schwitzkasten hat. Uäh. Jetzt denke ich schon in Floskeln. »Bin noch nicht so weit.«

»Versteh ich. Manche Sachen müssen ein bisschen länger köcheln als andere.«

»Wie läuft das Seminar denn sonst so für dich?«, frage ich. »Was du letzte Woche über das Muschelsammeln in Maine vorgelesen hast, hat mir total gefallen.« Die eigene Arbeit im Seminar vorlesen: noch so eine Sache, die ich mich bisher nicht getraut habe.

Kaits Wangen laufen rot an. Sie ist nicht oft verlegen, aber wenn doch, dann normalerweise als Reaktion auf ein Kompliment. »Danke. Das Seminar ist nicht so schwer, wie ich dachte, ehrlich gesagt. Everett war am Anfang ein bisschen einschüchternd, aber ich glaube, tief im Inneren ist sie ein Softie.«

»Ich wünschte, ich könnte das Gleiche behaupten.« *Nicht so schwer, wie ich dachte.* So eine Person war ich auch mal. »Keine Ahnung, ob ich mich auch so gut mache.«

»Na ja, wenn du mich was von dir *lesen* lassen würdest, könnte ich vielleicht helfen.«

Ich ziehe eine Grimasse und schlürfe am letzten Rest meines Latte, und Kait lacht.

»Versteh schon. Dank meiner Fanfiction fällt mir der Part vermutlich leichter, auch weil ich ja nur unter einem Pseudonym schreibe.« Sie setzt sich auf den Stuhl mir gegenüber.

»Kostet dich das nie Überwindung?«

Sie zuckt die Schultern. »Manchmal schon.«

»Aber … du magst es. Oder?«

»Ich mag das Ergebnis«, meint sie. »Nein, nein, ich liebe Schreiben. Nur nicht immer bedingungslos, weißt du? Da gibt es auch ein paar negative Emotionen. Dieses: ›Ist das wirklich gut genug, oder verschwende ich nur meine Zeit?‹ Oder: ›Werde ich wirklich irgendwann mal was veröffentlichen, oder mache ich mir selbst was vor?‹« Sie stößt ein Seufzen aus und lässt den Kopf auf den Tisch fallen, die kurzen blonden Haare auf der Platte ausgebreitet. »Vielleicht bin ich heute auch nur schlecht drauf. Gabriel wollte mich eigentlich über Thanksgiving besuchen. Vorhin hat sich rausgestellt, dass er den Flug aber nicht gebucht hat, als ich ihn drum gebeten habe. Jetzt ist er zu teuer, und die Züge sind schon ausgebucht. Das wird also nichts.«

»Oh nein, das tut mir leid«, sage ich ehrlich betroffen.

Sie hebt den Kopf wieder und legt das Kinn auf den Unterarm. »Schon okay. Ich meine, ist natürlich nicht okay, aber es wird wieder. Im Dezember sehen wir uns eh, aber trotzdem. Es ist echt hart.«

»Als wäre alles, was man je über Fernbeziehungen gehört hat, wahr.«

»Wie ich es hasse, wenn das passiert.«

Ich werfe einen Blick aufs Handy, weil mir klar wird, dass ich nicht weiß, was Neil heute Abend vorhat. Natürlich können wir nicht ständig genau wissen, was der andere gerade macht, und ich mache mir auch keine Sorgen – wirklich nicht. Aber selbst nach meinem Besuch kann ich mir nicht immer so recht vorstellen, wie er seine Zeit verbringt, und dadurch fühlt sich unsere Distanz noch größer an.

»So spannend ein Freitagabend in der Bibliothek auch ist, Tegan hat mir geschrieben, dass ein paar Leute sich im Common Park treffen, und zwar für eine … wie hat dey es genannt?« Sie wischt über ihr Display. »Ah. ›Eine beschwipste Reise in unsere literarische Vergangenheit‹, sie wollen also ein paar alte Texte rauskramen. Klingt großartig und grausam. Ich kann mich nur nicht entscheiden, ob ich die Version von *Die Chroniken von Narnia* mit mir in der Hauptrolle mitbringen soll, die sehr offensichtlich nicht selbst ausgedacht ist, oder die Sherlock-Slashfics. Oh, oder vielleicht ein bisschen satanisch angehauchte Poesie?«

Kait hat viele Facetten, wie ich gerade feststelle.

»Oh Mann, die Auswahl ist zu groß«, sage ich. »Und alles ist viel zu peinlich.«

»Darum geht's doch«, meint Kait mit Trällerstimme und stupst mit ihrem Ärmel gegen meinen. »Wir wollen über uns selbst lachen.

Ein bisschen Dampf ablassen.« Sie zieht die Brauen hoch. »Vielleicht hilft es dir ja auch dabei, ein bisschen Abstand zu deinem aktuellen Text zu gewinnen.«

Mein zugeklappter Laptop und der einsame Absatz sind keine besonders guten Motivatoren zum Weiterarbeiten.

»Bin dabei.« Ich schlinge mir Neils Schal um den Hals und folge Kait aus der Bibliothek.

Um diese Uhrzeit ist der Boston Common Park so gut wie leergefegt. Ein paar Jogger sieht man noch auf ihrer Abendrunde und einige wenige College-Kids, die vermutlich auf dem Weg zur nächsten Party sind. Laut Tegans Nachricht, die mich auch erreicht hat – wie ich nach einem Blick aufs Handy festgestellt habe (das für volle Konzentration auf »Nicht stören« stand) –, sollen wir zum Pavillon kommen.

In Seattle gibt es auch ein paar tolle Parks, aber der Common und der Public Garden sind schon ein anderes Level. Weitläufige Grünflächen, Herbstlaub in voller Farbenpracht, von Mohnrot über Gerbera-Orange bis hin zu Sonnenblumengelb. Manchmal muss ich mir tagsüber ganz bewusst Zeit nehmen, das alles auf mich wirken zu lassen. Es hat schon etwas, von diesen Gebäuden und ihrer Geschichte umgeben zu sein. *Weißt du noch, diese seltsame Sache, die wir damals im Geschichtsunterricht gelernt haben? Die ist hier passiert.*

Im Pavillon ist es dunkel, darum benutzen wir alle unsere Handydisplays und ein paar Feuerzeuge, um den Weg zu erhellen. Bei Tageslicht ist die weiße Kuppel beinahe malerisch, um zehn Uhr abends hat sie allerdings etwas Unheimliches an sich. Trotzdem ein Ort, der sich meiner Meinung nach perfekt für einen Antrag eignet.

Bei diesem Gedanken gerät mein Autorinnenhirn ins Stolpern. Ist das kitschig oder süß? Romantisch oder klischeehaft?

Mist, vielleicht bin ich wirklich kaputt.

»Kait! Rowan!«, ruft Tegan im Flüsterton und winkt uns zu sich. Ich bin beeindruckt, dass dey uns im Dunkeln überhaupt erkennt. Wir hechten die Pavillonstufen hinauf.

Insgesamt sind wir zu acht, also fast vollzählig. So spät am Abend im fast verlassenen Park fühlt es sich an, als würden wir gleich eine Séance abhalten und nicht aus unseren Highschool-Tagebüchern vorlesen. Dass wir dabei im Kreis sitzen, tut sein Übriges.

Sierra reicht mir eine Weinflasche. »Ist kein besonders guter, tut aber, was er soll.« Ihre Texte sind in unserem Seminar die literarischsten – so sehr, dass ich manchmal nicht sicher bin, was sie bedeuten. Im Ernst, sie klingen echt wundervoll, aber ich weiß nie, worum es geht.

»Ein bisschen flüssiger Mut kann nicht schaden.« Ich schütte mir einen Schwall in einen Plastikbecher und reiche die Flasche an Kait weiter, deren Portion noch etwas großzügiger ausfällt.

Sie hebt den Becher in die Runde. »Prost.«

Ein paar meiner alten Texte liegen in Notizbüchern zu Hause in Seattle unterm Bett, aber ich habe auch viele auf dem Laptop. Einzelne Kapitel von Büchern, die ich wieder habe fallen lassen, sobald sie mich gelangweilt haben, Gedichte voller Herzschmerz, Listen mit Namen, die ich mag.

Das meiste davon hat noch nie jemand zu Gesicht bekommen.

Heute Abend wird sich das ändern. Wenn ich denn den Mut aufbringen kann.

»Liebe Mit-Emersonier«, sagt Tegan feierlich, und sofort verebben alle Gespräche. Dey trägt einen dunklen Trenchcoat, das Handylicht erhellt deren Nasenring und den entschlossenen Ausdruck in deren Gesicht. »Wir haben uns heute Abend hier versammelt, um einer altehrwürdigen Tradition nachzugehen. Einer Tradition, die womöglich so bekannt ist wie die Boston Tea Party oder der Mitternachtsritt von Paul Revere: Wir werden uns über die literarischen Ergüsse unserer vorpubertären Hirne amüsieren.«

Wir alle senken feierlich die Köpfe.

»Es versteht sich von selbst, aber ich sage es dennoch: Das hier ist ein Safe Space. Was in diesem Pavillon passiert, bleibt in diesem Pavillon. Lest nichts vor, von dem ihr nicht wollt, dass andere darüber lachen. Aber seid auch keine Ärsche, okay? Wir alle waren einst sanfte Seelen mit großen Träumen. Und bitte nur stillen Applaus nach jedem Stück. Wir wollen niemanden stören.« Tegan macht es vor und klatscht lautlos in die Hände. Dann grinst dey verschmitzt. »So. Wer ist unser erstes Opfer?«

Kaits Hand schießt in die Höhe. »Ich kann heute Abend eine göttliche Energie in diesem Pavillon spüren«, sagt sie. »Also fange ich an. Eins vorweg: Ich war ein sehr bizarres Kind.« Noch ein Schluck Wein. »Dieses Gedicht trägt den Titel ›Kessel und Feuer‹.«

Ein paar Leute johlen. Kait tippt auf ihrem Handy herum und räuspert sich dann äußerst dramatisch.

»Kessel brodelt, Feuer zischt.
Du siehst mich an, ob Tag, ob Nacht,
Ahnst du denn nicht, was das mit mir macht?

Ich klau dir eine Locke,
einen Nagel von den Zehen
Und das T-Shirt, in dem ich dich gestern gesehen.

Zum Hexengebräu der richtige Zauber
Zwingt dich in die Knie,
mehr wollte ich nie.

Zum Schluss noch etwas Brühe hinein,
ich rühre im Nu,
und dann kostest du.«

Dank des Alkohols geht uns das Lachen leicht über die Lippen.

Kait schiebt das Handy in ihre Tasche und verbeugt sich kurz, während wir ihr leise applaudieren. »Danke.«

»Du hast eine Gabe«, verkündet Tegan.

»Die Gabe, meinen Eltern den letzten Nerv zu rauben.«

»Ich bin verwirrt«, sage ich. »Geht es um Gift oder einen Liebestrank?«

»Unklar.«

»Ich frage mich, ob es da eine versteckte Bedeutung gibt«, meint Sierra, ganz die Analystin. »Warum der Zehennagel, wenn man doch an Fingernägel so viel einfacher kommt?«

Wieder brechen wir in Gelächter aus.

Als Nächstes meldet sich Felix und teilt eine herzzerreißende Ode an seinen Hund aus Kindertagen, bei der uns allen die Tränen kommen. Dann ist Owen dran, der am ersten Tag im Seminar die Melone aufhatte. Er zieht ein abgewetztes Notizbuch aus der Tasche und liest einen Auszug aus einer Kurzgeschichte vor, in der bis auf ihn alle von Aliens besessen sind.

»Wer möchte als Nächstes?«, fragt Tegan.

Ich kaue auf der Innenseite meiner Wange. Einerseits will ich mich wirklich überwinden, aber andererseits bin ich vielleicht noch nicht so weit.

Ich muss ans Bernadette's denken, die Bar in Seattle, in der ich bei einer Open-Mic-Veranstaltung im Juni aus meinem Roman vorgelesen habe. Damals hat meine Lieblingsautorin Delilah Park im Publikum gesessen. Und mir zugehört. Irgendwie habe ich es trotz meiner Puddingbeine auf die Bühne geschafft und die Worte über die Lippen bekommen.

Klar ... Neil war natürlich auch da. Zu der Zeit hat mir das nur noch mehr Angst eingejagt, aber vielleicht hat mich seine Anwesenheit in Wahrheit eigentlich sogar ermutigt.

Dieser Mut fehlt mir hier in Boston.

Es sei denn, ich kann ihn aus mir selbst schöpfen.

Darum hebe ich den Arm, zunächst noch schüchtern, dann strecke ich ihn mit mehr Überzeugung in die Luft. Vielleicht liegt es am billigen Wein oder an der literarischen Gesellschaft, aber das hier macht *Spaß*. »Ich will was lesen.«

»Bist du etwa immer noch nicht zufrieden, Belinda?« Axel warf verzweifelt die Hände in die Luft.

Ich spürte, wie meine Wangen ganz heiß wurden. Ob vor Wut oder Lust, war mir allerdings nicht vollkommen klar. Doch was ich dann sagte, war vermutlich das Unvorhersehbarste, was ich je gesagt hatte und jemals sagen würde:

»Verdammt, Axel! Ich wünschte, du würdest mich endlich einfach mal küssen.«

Auf einmal wurde sein Gesichtsausdruck ganz sanft. Und seine Antwort verblüffte mich mehr als nur ein bisschen. Ich hatte erwartet, dass er aufstand und ging, mich vielleicht in eine Kröte verwandelte oder etwas in der Art. Doch was er tat, war so weit davon entfernt, jemanden in eine Kröte zu verwandeln, wie es nur ging.

»Dein Wunsch ist mir Befehl«, murmelte er und lehnte sich zu mir.

»In eine Kröte verwandeln!« Kait wischt sich glucksend eine Träne von der Wange. »Oh mein Gott. Du armer, süßer Engel.«

Früher war Schreiben so einfach, oder? Allein in meinem Zimmer, ohne Druck von irgendwem außer mir selbst. Und das kann man nun wirklich nicht als Druck bezeichnen. Ich habe geschrieben, weil ich es einfach geliebt habe. Auch wenn ich heute drüber lache, das Mädchen von damals war so sorgenfrei. Klar, sie hat ihre Leidenschaft vor allen verheimlicht, aber wenn sie allein mit einer leeren Seite war, dann war das … *magisch*.

Je später es wird, desto chaotischer wird es. Mir schwirrt angenehm der Kopf, und das Lachen verdrängt die jugendliche Angst. Wir reden über das Seminar, über unsere Vergangenheit, unsere pathetischsten Erfolgsträume.

»Mindestens den National Book Award«, ruft Tegan, und darauf stoßen wir an.

Felix: »Mindestens die *New York Times.*«

»Ich will, dass meine Texte mindestens einem Menschen wirklich was bedeuten«, meint Noor, und wir murmeln zustimmend, weil sich das wohl jeder von uns wünscht.

Plötzlich fegt ein viel zu helles Licht über den Pavillon, das ganz sicher aus keinem unserer Handys kommt.

»Hallo? Ist da jemand?«, ertönt eine ruppige Stimme.

»Scheiße. Die Cops.« Sierra lässt hastig den Wein in ihrer Tasche verschwinden, und Tegan sammelt schnell die Becher ein.

Wir wurden erwischt.

»Es wäre nämlich sehr ärgerlich, wenn ich jetzt ein paar Minderjährige beim rechtswidrigen Alkoholkonsum erwischen würde«, hören wir erneut die Stimme.

Irgendwer kreischt auf, dann schreit jemand: »*Lauft*!«

Wir rauschen in die Nacht davon, unsere Schritte donnern über das Gras, dann den Gehweg, niemand hält an, um Luft zu holen. Wir sprinten weiter, bis wir sicher im Eingangsbereich unseres Wohnheims stehen, wo Kait und ich uns nur angucken müssen, um in schallendes Gelächter auszubrechen.

Bisher war ich mir noch unsicher, aber jetzt besteht kein Zweifel mehr: Ich gehöre hierher.

NEIL

Bist du gerade alleine?

ROWAN

meine mitbewohnerin ist doch eh nie da, also ja. langsam glaub ich, dass sie eigentlich 30 ist und sich nur als studentin ausgibt, um einen mutmaßlichen drogenring zu zerschlagen wie channing tatum in 21 jump street

(nein, ich hab das original nicht gesehen, da gab es mir einfach zu wenig channing tatum)

NEIL

Bin ich auch.

(also alleine, nicht eigentlich 30 und so weiter)

Ich habe mich gefragt ... könntest du mir eventuell deine momentane Garderobe beschreiben?

ROWAN

ist das die neil-mcnair-version von »was hast du gerade an?«

NEIL

🤭 Bin ich so leicht zu durchschauen?

ROWAN

vielleicht ein bisschen, aber das liebe ich an dir und im grunde ... könnte ich gerade eine kleine lernpause vertragen 😉

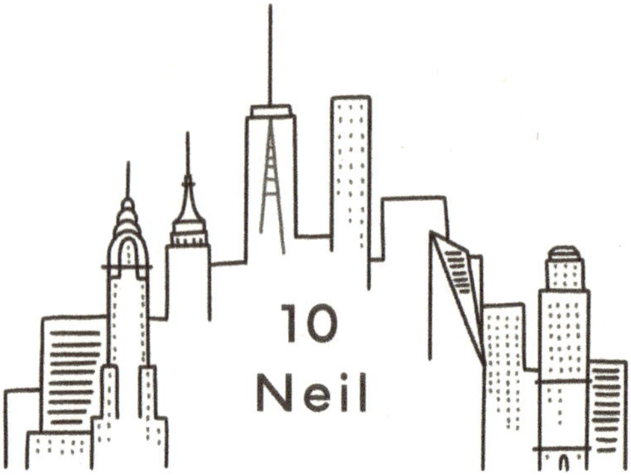

10
Neil

Mir glühen schon die Wangen, als ich in mein Kissen sinke und der Handybildschirm in meiner Hand aufleuchtet. Nach dem Abendessen war Skyler nicht auf unserem Zimmer, und ich witterte eine Gelegenheit. Dieses Gebiet haben andere in Fernbeziehungen bestimmt schon längst erkundet.

Eben habe ich dafür gesorgt, dass das Zimmer nicht zu warm oder zu kalt ist, noch mal geprüft, dass die Tür abgeschlossen ist, und meinen Schreibtisch aufgeräumt. Ich weiß nicht, wie genau man sich auf ein Sexting-Date mit seiner Freundin vorbereitet, aber das scheint mir zumindest ein guter Ausgangspunkt zu sein.

Als bräuchte ich mehr Gründe, sie zu lieben, scheint sie sofort mit der Idee einverstanden zu sein.

NEIL

Wie wäre es ... wenn du mir ein Foto schickst?

Nur wenn du willst

ROWAN

soll das ein ... sexy foto sein?

NEIL

Vielleicht

Als das Foto aufploppt, muss ich unwillkürlich lachen, aber das tut meiner Vorfreude keinen Abbruch.

Es ist ein Screenshot eines Word-Dokuments, ein Ausschnitt des Buchs, an dem sie die letzten paar Jahre gearbeitet hat. Das über Hannah und Hayden, eine Workplace-Romance in einer Anwaltskanzlei.

`Er packte den Saum ihres Kleids und schob ihn Stück für Stück ihre Oberschenkel hinauf.`

`»Langsam«, flehte Hannah beinahe verzweifelt. »Ich will das hier genießen.«`

NEIL

Ich liebe es. Du siehst wahnsinnig heiß aus.

ROWAN

im schlafanzug mit zerzaustem haar und ohne make-up?

Dieses Mal schickt sie ein Foto von sich. Sie liegt auf dem Bett, ihr wildes, dunkles Haar auf dem Kissen ausgebreitet. Die Wimpern gesenkt. Die Unterlippe schmollend vorgeschoben. Ihre Halsbeuge. Und – fuck. Das T-Shirt, das sie trägt, hängt gerade tief genug, um ein wenig Dekolleté zu zeigen. Das Foto ist sofort mein neues Lieblingsbild.

NEIL

Oh Gott, ja. Du bist immer verdammt atemberaubend, einfach umwerfend. Dein Gesicht. Dein Körper. Alles an dir.

Ich hoffe sie weiß, dass ich es ernst meine, und dass ich mich zurückhalten muss, nicht noch »und deine Persönlichkeit auch« hinterherzuschieben – was zwar natürlich stimmt, aber in diesem Moment nicht so ganz passt.

ROWAN

was du nicht siehst, ist, dass ich
keine unterwäsche trage

Ein Stöhnen rutscht mir heraus, als ich mit der Hand meine Jeans hinunterfahre und mich schon vor Verlangen nach ihr verzehre.

NEIL

Und welchem Zweck dient das genau?

ROWAN

haha ziehst du mich jetzt auf?
du weißt genau welchem.

Natürlich ziehe ich sie auf. Sie herauszufordern, wird immer meine Lieblingsbeschäftigung bleiben.

Diese Richtung haben wir dabei allerdings bisher noch nie eingeschlagen, und vielleicht merkt Rowan, dass es sich für mich noch nicht natürlich anfühlt.

Das heißt allerdings nicht, dass ich nicht experimentierfreudig bin.

NEIL

Am letzten Schultag, als wir gerade in die Bücherei
einbrechen wollten, um deine überfälligen
Bücher abzugeben, und wir plötzlich angefangen
haben, über Sex zu reden, hast du Masturbation

angesprochen. Während du dich über die Doppelmoral ausgelassen hast, habe ich auf einmal nur noch dagegen angekämpft, nicht auf der Stelle in Flammen aufzugehen – was ziemlich peinlich gewesen wäre.

ROWAN

du wolltest mich

NEIL

So sehr. Und du musst mir glauben, dass ich nicht nur auf *diese* Weise ständig an dich gedacht habe, aber manchmal ...

ROWAN

das gefällt mir

Mein gesamtes Blut schießt mir zwischen die Beine.

ROWAN

dieser perfekte gentleman im anzug, heimlich scharf auf das mädchen, das er angeblich nicht ausstehen kann

Bevor ich antworten kann, ploppt eine weitere Nachricht auf.

ROWAN

was würdest du tun, wenn du jetzt hier wärst?

Der Reißverschluss meiner Jeans ist bereits offen, die Hand steckt in der Boxershorts. Seit dem Foto von ihr bin ich hart, und wenn das so weitergeht, wird das schnell vorbei sein. Diesen Weg will ich nicht einschlagen.

Mit den Fingern der anderen Hand trommele ich auf dem Handy und überlege, wie ich die Bilder in meinem Kopf in zusammenhängende Worte übersetze.

NEIL

Dich gegen deine Tür drücken und so viel von dir küssen, wie ich nur kann.

Ich habe eine Reihe ihrer Liebesromane gelesen und hätte definitiv genug Vorstellungskraft, doch ich bin mir unsicher, wo die Grenzen sind. Ob wir wirklich alles sagen können und ob das den Reiz ausmacht.

Vielleicht ist das unsere Chance, das, was passiert ist, als sie in New York war, neu zu schreiben.

NEIL

Ich würde dich an der Hüfte packen und dich an mich ziehen, damit ich die Stelle küssen kann, an der du so gern geküsst wirst, diese kleine Kuhle an der Halsbeuge. Dann würde ich dich zum Bett ziehen.

Einem Hotelbett mit gigantischen Kopfteilen und den weichsten, flauschigsten Decken, die du dir vorstellen kannst.

Ich starre auf die Nachricht und erschaudere kurz bei meiner Wortwahl. *Flauschig* ist nicht gerade erotisch.

Aber es scheint sie nicht zu stören.

ROWAN

genial. so viel platz, um sich breitzumachen

NEIL

Aber ich will nicht, dass wir uns breitmachen.
Ich will keinen Platz zwischen unseren Körpern.
Ich will neben dir sein. Auf dir. Unter dir.
Wo immer du mich willst.

ROWAN

überall. ich will dich überall spüren

du bist übrigens richtig gut darin

NEIL

Hättest du weniger von mir erwartet?

Die eigentliche Frage ist doch,
wer ist besser?

ROWAN

ich glaube, hierbei können wir beide gewinnen

außerdem glaube ich, dass du gleich sehr
dankbar sein wirst, dass ich so viele liebesromane
gelesen habe 😇

NEIL

Das bin ich jetzt schon.

ROWAN

zurück zu dem bett. ich bin oben, nagle dich auf der matratze fest und ziehe langsam meine sachen aus. die reinste qual, denn du willst mich nackt, aber mir macht es mehr spaß, dich warten zu lassen.

NEIL

Das ist Folter. So nennt man das. Jeder Moment, den meine Hände nicht deine Haut berühren: reinste Folter.

ROWAN

dabei haben wir doch so viel zeit. die wollen wir voll auskosten.

als wir beide ausgezogen sind, küsse ich dich. deinen mund. deinen hals. deine schultern. deine brust runter. alle meine lieblingssommersprossen.

NEIL

Du hast Lieblingssommersprossen?

ROWAN

ja. alle siebentausend.

endlich ... schließt sich meine hand um dich, und dich erfüllt erleichterung, zumindest anfangs. dann brauchst du mehr.

ich behalte mein langsames tempo bei. auf und ab. ein bisschen fester. ein bisschen schneller. ich liebe, wie du dich anfühlst, wie deine augenlider flatternd zufallen, während du dich an meinem nacken festhältst, die hand in meine haare krallst. du bringst bloß noch meinen namen über die lippen, dann nichts mehr.

und dann lasse ich los.

aber nur, damit ich mich runterbeugen und dich in den mund nehmen kann.

Verdammte. Scheiße. Ich stelle mir vor, wie sie genau das tut, und bewege meine Hand schneller. Ihre Kurven, und wie sie sich jedes Mal, wenn ich sie anfasse, irgendwie noch besser anfühlt als beim Mal davor. Wie süß sie ist. Die unfassbar weiche Haut ihrer Oberschenkel. Wie sie geschmeckt – *fuck* … wie sie geschmeckt hat.

Wie sie sich vielleicht gerade berührt, die Augen geschlossen und die Wangen gerötet, eine Vorstellung, die mich fast um den Verstand bringt.

NEIL

Das würde mir gefallen. So sehr.

Aber lange nicht so gut, wie wenn ich mit der Hand deinen Oberschenkel nach oben gleiten und darauf warten würde, dass du auf diese Art nach Luft schnappst, die mir verrät, wie dringend du willst, dass ich dich anfasse. Das ist das heißeste Geräusch auf der ganzen Welt.

Ihre nächste Nachricht besteht aus zwei Worten.

Zwei perfekte, fatale Worte.

ROWAN

so feucht

Beim bloßen Anblick dieser Worte auf dem Display verliere ich beinahe die Kontrolle. Ich beiße die Zähne zusammen, verenge den Griff und zwinge mich, langsamer zu machen. Die Nachricht hätte genauso gut in Neonschrift an der Zimmerdecke stehen können, so wie sie den Alarm in dem Teil meines Hirns ausgelöst hat, der für Sex zuständig ist. Wie der heißt, haben wir in Psychologie bestimmt gelernt, nur dass ich mich gerade nicht erinnern kann. Auch egal.

Benommen fange ich meine fast überwältigende Lust wieder ein. Ich will nicht, dass das hier schon vorbei ist.

NEIL

Ich wünschte, ich könnte dich spüren.

ROWAN

stellst du dir das vor?

NEIL

Nein.

Ich stelle mir vor, wie es wäre, dir gerade zuzusehen.

Ohne nachzudenken, schicke ich die Nachrichten ab, mein Atem geht schnell und heftig, und ich konzentriere mich bloß auf das, was diese mutigere Version von mir tun würde. Was ich mich im echten Leben vielleicht nicht auszusprechen traue. Ich zerbreche mir nicht den Kopf – ich erlaube mir einfach, zu *fühlen*. In meiner

Vorstellung können wir beide versaut und süß sein. Verdorben und gut zueinander. Ich will sie auf jede nur denkbare Weise.

Die Technologie verleiht uns eindeutig mehr Mut. Wenn uns diese Unerschrockenheit in der Gesellschaft des anderen schon nicht gelingen wollte, dann immerhin jetzt. Dieser Abend ist genug. Dieser Abend ist alles, was wichtig ist.

ROWAN

kannst du jetzt sofort in den zug steigen?
es sind bloß vier stunden

Ich lache und spüre dann, wie schmerzhaft ich sie vermisse.

NEIL

Nicht sicher, ob ich so lange durchhalte.

Plötzlich fängt das Handy in meiner Hand an, so stark zu vibrieren, dass ich augenblicklich aufrecht sitze. Sie ruft an. *Rowan ruft an.*

Vielleicht ist es ein Versehen und sie ist unabsichtlich mit dem Finger draufgekommen.

»Rowan?«, melde ich mich atemlos.

»Hey.« Ihre Stimme ist genauso rau. Verdammt hinreißend. »Ich dachte nur – ich bin fast – und ich wollte dich hören. Und ich dachte … vielleicht willst du mich auch hören?«

Alles in meinem Körper zieht sich zusammen, wie ein Gummiband, das zum Zerreißen gespannt ist. »Ja«, stoße ich hervor, und der Augenblick der Erlösung rast immer schneller auf mich zu.

Sie kommt einen Moment vor mir, ihr Stöhnen reißt mich mit über die Zielgerade. Kein Zögern. Keine Hemmungen. Sie atmet mir heftig und berauschend direkt ins Ohr, wodurch sie irgendwie näher klingt als je zuvor.

Wir hören einander eine Weile lang zu, lauschen den leisen, zufriedenen Seufzern.

»Das war ...«, setzt sie an und lacht dann.

»Richtig, richtig gut?«

»Ja. Puh. Ich liebe dich.«

Ich liebe sie. Ich liebe sie in diesem Moment so sehr – nicht nur, was wir gerade gemacht haben, sondern diese verletzliche Seite an ihr. Dass ich derjenige bin, dem sie sich so öffnet, wird für mich immer unfassbar bleiben, und ich bin nicht sicher, ob ich es in Worte fassen könnte.

»Nächstes Mal«, sagt sie unschuldig, »machen wir das Ganze über Video.«

Die Wochen bis Thanksgiving verschwimmen vor Prüfungen, Lesepensen und verschobenen Telefonaten, weil ich oder sie oder beide lernen müssen. Ich gehe zu einem weiteren Treffen vom Linguistik-Club, bis ich einsehe, dass die Truppe ein viel zu eingeschworenes Team ist. Nach dem Abend am Handy fühle ich mich Rowan näher als je zuvor, was reicht, um mich durchhalten zu lassen, auch wenn wir nicht so viel Zeit füreinander haben.

Dann schickt sie mir zwei Tage vor Thanksgiving um die hundert weinende Emojis und schreibt, dass sie krank ist und glaubt, ich sollte besser nicht kommen. Ich antworte, dass ich genau deshalb kommen sollte: um sie zu pflegen.

ROWAN

nein nein nein, niemand sollte mich so sehen
müssen. es bricht mir zwar das herz,
aber ich will dich nicht anstecken

So sehr diese Realität schmerzt, so sehr mir die Idee, sie zu pflegen, auch gefällt, verstehe ich es. Trotzdem gewinnen Frust und Enttäuschung in mir die Oberhand, aber ich kann nicht sauer auf Rowan sein – es ist nicht ihre Schuld. Bis zu den Winterferien sind es nur noch zwei Wochen. Das schaffen wir, auch wenn mir die Ernüchterung darüber den restlichen Tag schwer im Magen liegt.

Als ich Skyler davon erzähle, lädt er mich noch mal zu Thanksgiving bei sich zu Hause ein. Eigentlich habe ich es für einen Scherz gehalten, als sein Vater es bei meinem Einzug erwähnt hat, aber der Kerl lässt nicht locker.

»Es ist wirklich kein Problem, noch ein weiteres hungriges Maul zu stopfen«, sagt er. Er hat zwei ältere Brüder und zwei jüngere Schwestern.

Die Vorstellung, mit einer großen, liebevollen Familie um den Esstisch zu sitzen … ich weiß nicht recht, ob ich dazu gerade in der richtigen Verfassung bin.

»Ich sollte wahrscheinlich für die Abschlussprüfungen lernen«, sage ich, obwohl wir wohl beide wissen, dass das eine fürchterliche Ausrede ist.

Als er schließlich geht und ich alleine im leeren Wohnheimzimmer sitze, frage ich mich, ob es zu spät ist, meine Meinung zu ändern.

An Thanksgiving verbringe ich den Vormittag dann also mit Lawrence Kohlberg und seinen Stufen der Moralentwicklung, die im Lehrbuch anhand eines Beispiels erklärt werden, das sich Heinz-Dilemma nennt.

Die Geschichte handelt von Heinz, einem Mann mittleren Alters, dessen Frau im Sterben liegt. Das einzige Medikament, das sie retten könnte, kostet zweitausend Dollar, in der Herstellung aber nur zwanzig. Heinz versucht sein Bestes, um das Geld zusammenzukratzen, kommt jedoch nur auf tausend Dollar – die der Apotheker sich weigert, anzunehmen.

Heinz bleiben drei Optionen, um das Dilemma zu lösen:

Er stiehlt das Medikament nicht, denn Diebstahl ist illegal.

Er stiehlt das Medikament, soll aber vom Richter bestraft werden.

Er stiehlt das Medikament, soll aber nicht vom Richter bestraft werden.

Die dritte Option entspricht der höchsten Stufe der Moralentwicklung, der Erkenntnis, dass richtig und falsch keine fixen Konzepte sind. Das Leben von Heinz' Frau ist wichtiger als das Geld der Apotheke und noch wichtiger als jegliche Konsequenzen, die Heinz drohen könnten, wenn er das Gesetz bricht.

So interessant es auch ist, so schwer fällt es mir, die Geschichte zu lesen. Ich kann nicht anders, als Parallelen zu meinem Dad zu ziehen, aber egal wie oft ich das Dilemma durchlese, ich finde keine Rechtfertigung für sein Handeln. Es gibt keine Erklärung für seine heftigen Stimmungsschwankungen, als ich klein war. Dafür, wie er manchmal nicht aus dem Bett gekommen ist und ich insgeheim froh darüber war, denn wenn er erst mal aufgestanden war, hat er immer tausend Gründe gefunden, wütend zu werden.

»Dad ist heute bloß einfach sehr müde«, hat Mom dann oft gesagt, und ich bin zu dem Schluss gekommen, dass einfach alle Erwachsenen so sind. Dass ihre Erwachsenen-Jobs und ihre Leben so stressig sind, dass sie manchmal eben zum Ausgleich den halben Tag schlafen müssen.

Diese Art von Gewalt kann ich immer noch nicht nachvollziehen, vor allem nicht bei einem Menschen, von dem ich die Hälfte meiner Gene habe. Das ist etwas, das mir vor allem nachts Angst eingejagt hat, wenn die Bäume Schatten auf meine Zimmerwände geworfen haben, und ich verzweifelt Antworten finden wollte, die niemand hatte. Das ist auch der Grund, weshalb ich mir für die Schule eine neue Identität erschaffen und mich in einen gleichmütigen Streber verwandelt habe. Ich wollte mich nicht durch meinen Vater definieren lassen, oder dass irgendjemand Schlüsse zieht, zu was für einem Menschen mich das macht. Als würde Dads Verbrechen etwas über meine eigenen Moralvorstellungen aussagen. Tut es nicht, aber mein jüngeres Ich wusste das natürlich noch nicht.

Um nichts in der Welt hätte er je Therapie oder Medikamente in Betracht gezogen. Er ist ein Mann, der an klare Grenzen zwischen Geschlechtern glaubt, und »über Gefühle reden« ist etwas, das seiner Meinung nach zu »weibisch« ist. Keines meiner Interessen deckt sich mit seinen – weder die Tanzstunden, zu denen meine Mom mich verdonnert hat, damit meine Koordination auch mit Brille wieder besser werden konnte, noch meine Bücher oder schulischen Leistungen. Er konnte das Interesse nicht mal vorspielen, so wie es in meiner Vorstellung Eltern tun, die stolz die mit Tusche gemalten Kunstwerke ihrer Kinder am Kühlschrank aufhängen. Bei Lyle McNair gab es stets nur ein »Du machst immer noch diesen Mädchenkram?« und »Guck mir *verdammt noch mal* in die Augen, wenn ich mit dir rede« und tausend andere Dinge, die zu schmerzvoll sind, um sie zu wiederholen. Dinge, bei denen ich selbst jetzt noch die Augen zusammenkneifen muss, wenn die Erinnerung mich überkommt.

Trotzdem kann ich mich nicht davon abhalten, den Kriterienkatalog für psychische Störungen durchzublättern und zu versuchen, eine Diagnose zu stellen.

Dabei ist es zwecklos. Die Therapeutin, bei der ich einige Jahre war, hat mir genau erklärt, wieso es mir nicht guttun würde, wenn ich versuche, das Verhalten meines Vaters zu rationalisieren. Ich weiß, dass nichts in dem Buch entschuldigen oder erklären kann, was er getan hat – weder die Straftat an sich noch seinen Umgang mit uns. Dass ich *nicht sein Sohn* war, als er mich beim Üben für die Tanzstunde erwischt hat, oder dass er die Secondhand-Bücher in meinem Regal auseinandergenommen hat. Seine Launen, so unberechenbar, dass Mom jedes Mal versucht hat, meine Schwester und mich aus dem Haus zu schaffen, wenn er wieder lauter wurde. Er hat nie die Hand gegen einen von uns erhoben – zumindest nicht, dass ich wüsste.

Um uns die Herzen zu brechen, war es auch gar nicht nötig, körperlich zu werden.

Ich klappe das Buch zu und frage mich, warum ich mich so hin- und hergerissen fühle zwischen dem Verlangen, es zu verstehen, und dem schlichten Wunsch, es möge endlich alles aufhören.

Am Freitag nach einem Abend mit Truthahn und Stuffing aus der Mensa und einem Telefonat mit Mom, die bei meinen Großeltern in Oregon ist, schlafe ich viel zu lange, viel länger als sonst. Und obwohl ich den ganzen Tag über total neben der Spur bin, verbringe ich den Nachmittag wieder mal mit Lesen.

Nach ein paar trägen Stunden wandert mein Blick vom Linguistikbuch zum Fenster. Scheiß drauf. Da draußen muss irgendwas los sein, das besser ist als das hier. Schließlich ist Freitagabend in New York.

Es ist … Schabbat.

Natürlich. Eigentlich habe ich mir vorgenommen, mich in der jüdischen Gemeinde an der NYU blicken zu lassen, aber bisher war ich so beschäftigt, dass es irgendwie in den Hintergrund gerutscht ist. Am Schwarzen Brett auf meiner Etage hängt sogar ein Flyer, an dem ich täglich bestimmt dreimal vorbeilaufe.

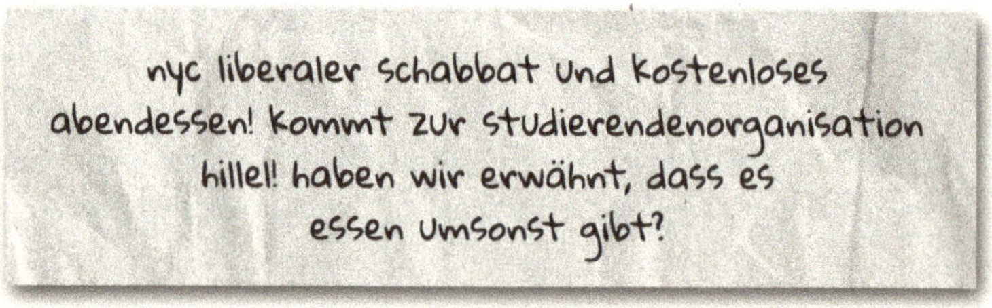

Die wissen eindeutig, wie man die Aufmerksamkeit armer Studis bekommt.

In New York gibt es viel mehr jüdische Menschen als in Seattle, und ich verspüre gleichzeitig ein Gefühl von Dazugehörigkeit und Anderssein, wenn ich unterwegs an Chassiden vorbeilaufe, Männern mit Schtreimeln, langen schwarzen Mänteln und Schläfenlocken, die pe'ot heißen. Wir ähneln einander zwar, unterscheiden uns jedoch in dieser Ähnlichkeit auch. In meiner Familie gab es kein regelmäßiges Schabbatessen, aber die Roths machen es jede Woche, und ich war im Sommer oft dabei. Von all den Dingen, die ich so gern mit Rowan gemacht habe, steht das auf der Liste fast ganz oben.

Das Bronfman Center for Jewish Life ist bloß fünf Minuten entfernt, und trotzdem ertappe ich mich dabei, wie ich im Stechschritt hinlaufe.

»Schabbat schalom«, sagt das Mädchen am Eingang mit einem freundlichen Lächeln.

»Schabbat schalom«, antworte ich, und sofort macht mein Herz einen freudigen Satz. Hier bin ich willkommen, egal wie jüdisch ich bin, egal wie streng ich mich an den Schabbat halte.

Der Raum ist klein, vier Stuhlreihen mit dünnen Gebetbüchern auf jedem Platz. Als ich jünger war, bin ich mit Mom ständig in die Synagoge gegangen. Die letzten Jahre über waren wir immer seltener dort – es gab immer irgendeinen Test, für den ich lernen musste, oder eine zusätzliche Schicht für Mom, die wichtiger war. Mein Dad ist nicht jüdisch und hatte nie Interesse an Religion, doch es war die eine Sache, die er nicht verurteilte. Ein kleines Stück Freiheit.

Auch albern, es als Freiheit anzusehen – etwas, das er uns erlaubt hat, ohne deshalb später wütend zu werden.

Tja, und schon wieder denke ich an ihn.

Während der Highschool-Zeit habe ich mich so sehr abgelenkt, dass er mir manchmal den ganzen Schultag lang nicht in den Sinn gekommen ist. Ich bin zum Lernen in die Bücherei gegangen, und vielleicht hat er es dann zur Oberfläche geschafft, weil mich etwas an ihn erinnert hat, aber die meiste Zeit blieb er vergraben.

Zu Hause war es unmöglich, ihn zu vergessen. Wir sind zwar keine großen Fans von Familienfotos, aber er steckt in der TV-

Bank, die er gebaut hat, oder in der neu verputzten Wand, in die er ein Loch geboxt hat, als ich neun war.

Doch in der Schule brauchte ich an nichts davon zu denken. Die Schule gehörte *mir*.

Am College klappt das nicht mehr.

Während ich jetzt die richtige Seite für den Abendgottesdienst aufblättere, dankbar für die Transliteration, entdecke ich ein bekanntes Gesicht. Ein Mädchen mit blondem Zopf, die ihren Schal abnimmt und sich in die hintere Reihe setzt.

Zoe. Adhiras Mitbewohnerin, die Skyler auf der Party gefragt hat, ob ich single bin.

Schnell gucke ich weg und hoffe, dass sie mich nicht gesehen hat.

Der Gottesdienst fängt an. Lecha Dodi mochte ich schon immer am liebsten. Hier hat es eine andere Melodie, als ich sie gewohnt bin, doch sie ist leicht zu lernen. Am Ende stelle ich fest, dass ich die neue Melodie vielleicht sogar lieber mag. Es gibt so viele Versionen, und doch bedeuten sie alle das Gleiche. Manchmal summe ich ganz unbewusst vor mich hin und weiß gar nicht, welches Lied es ist … bis mir auffällt, dass es Hashkiveinu oder Ahavat Olam ist.

Mir wird bewusst, dass ich gar nicht weiß, mit welcher Version dieser Gebete Rowan aufgewachsen ist, und plötzlich will ich sie unbedingt fragen, wenn ich sie das nächste Mal sehe.

Nach dem Gottesdienst folge ich dem Grüppchen Studierender zum kostenlosen Essen in einen Raum mit einem halben Dutzend runder Tische, auf denen jeweils in der Mitte ein mit einem Tuch bedeckter Laib Challa liegt. Heute gibt es ein kleines Buffet mit einer Milchspeise.

Ich nehme an einem der Tische Platz und sage »Schabbat schalom« zu allen, die sich bereits gesetzt haben.

Zoe kommt einen Moment später unsicher winkend herüber. »Hey. Dachte ich doch, dass du das bist. Neil, oder?«

Ich nicke.

»Zoe«, sagt sie, als würde mein Schweigen daran liegen, dass ich ihren Namen vergessen habe. »Ist es okay, wenn ich mich setze?«

»Sicher – natürlich.«

Der Rabbi spricht den Kiddusch, dann lädt er alle, die es praktizieren, ein, ihre Hände an den im Raum dazu aufgestellten Stationen zu waschen. Nach dem Segen über das Brot wird das Challa herumgereicht, und alle brechen ein Stück ab.

Als Zoe mir den Laib reicht, muss sie mein Unbehagen spüren, weil ich mich beim Blickkontakt schwertue. »Ach, wegen der Party«, sagt sie und zieht eine Grimasse. »Ich schätze mal, Skyler hat dir gesagt, was ich Adhira gefragt habe. Ich hoffe, du hast dich deshalb nicht unwohl gefühlt. Ehrlich gesagt treffe ich bloß echt viele Fuckboys, aber du wirktest so … nett.«

»Fällt Skyler zufällig in die Kategorie?«

»Skyler ist eine ganz eigene Kategorie.«

»Das würde ihm gefallen.«

Der Rest unseres Tisches geht zum Buffet, aber ich habe den Eindruck, dass Zoe noch etwas sagen möchte.

»Die Geschichte, die ich von Adhira gehört habe …« Sie verstummt und spielt mit einem Stück Challa. »Ich will nicht, dass es zwischen dir und deiner Freundin komisch wird, versprochen. Als ich dich hier gesehen habe, wurde ich ziemlich nervös. Ich wollte nicht, dass du glaubst, ich würde dich stalken.«

»Das habe ich nicht gedacht, versprochen.«

Ihre Miene wird ernst. »Ich wurde letztes Jahr betrogen, und das war richtig beschissen. Ich würde nie im Leben wollen, dass jemand glaubt, ich würde mit ihrem Freund flirten oder so.«

Sofort erfüllt mich Erleichterung – natürlich nicht, weil sie betrogen wurde, sondern weil wir vielleicht doch Freunde werden können.

Allmählich glaube ich, ich könnte ein paar mehr Freundschaften gebrauchen.

»Tut mir leid, dass dir das passiert ist«, sage ich.

Sie versucht, es mit einem Achselzucken abzutun, aber ich sehe, wie sehr es sie noch immer beschäftigt. »Tja. Danke. Ich schätze, er hat angenommen, was im Auslandssemester passiert, bleibt im Auslandssemester.« Sie beißt kräftig in ihr Challa. »Aber nein, wie sich rausstellt, ist Fremdgehen immer noch Fremdgehen, ob nun hier oder in Prag.« Sie deutet zum Buffet. »Wollen wir?«

Wir stehen auf, füllen unsere Teller und plaudern. Als wir zum Tisch zurückkehren, fällt mir auf, dass kein Teller so voll ist wie meiner.

Da Zoe sich schon verletzlich gezeigt hat, kann ich nicht anders, als auch etwas mit ihr zu teilen. »Ich hätte nichts dagegen, eine jüdische Freundin zu haben, mit der ich zu solchen Veranstaltungen gehen kann. Ich habe hier noch niemand sonst kennengelernt.«

»Das … klingt eigentlich ziemlich schön«, sagt sie sichtlich erleichtert. »Vielleicht könnten Adhira und ich ein Purimfest schmeißen!«

Den restlichen Abend quatschen wir mit den anderen beiden an unserem Tisch – Chaim aus Orange County, der Geschichte studiert, und Marnie aus Toronto, die BWL studiert. Ich erfahre, dass Zoe aus Upstate New York kommt und Adhira letztes Jahr während der Einführungswoche kennengelernt hat. Sie studiert Biologie im Hauptfach – »was es noch trauriger macht, dass ich alle Pflanzen umbringe«, bemerkt sie. Ich erzähle ihr von Rowan, von Seattle, vom ersten Schabbatessen mit den Roths und wie aufgedreht ich wegen ihren Schriftsteller-Eltern war.

Am Ende tauschen wir alle Handynummern aus, und endlich habe ich das Gefühl, dass dieses College und diese Stadt genau der Ort sind, wo ich hingehöre.

11
Rowan

»Du siehst anders aus.«

Ich verdrehe die Augen. »Ich sehe aus wie immer, Kirby.«

»Wir haben dich vermisst!« Mara hüpft von Kirbys Bett, wo sie alte Magazine durchgeblättert hat, und zieht mich in eine feste Umarmung. Dann lehnt sie sich zurück und mustert mich. »Sie hat recht. Du siehst anders aus.«

»Okay, ja. Ich habe mir den Pony selbst geschnitten, und es war furchtbar, und man sollte wirklich meinen, ich hätte meine Lektion inzwischen gelernt. Schön, dass es euch auffällt.«

Wenn jemand sich *nicht* verändert hat, dann die beiden. Auch wenn wir uns monatelang nicht gesehen haben – so lange waren wir seit Jahren nicht getrennt –, wird mir eins klar: Mit meinen besten Freundinnen hier zusammen in Kirbys Zimmer zu sein, das ist völlig normal. So war es schon immer. Über ihrem Schreibtisch hängt eine Fotocollage, bei deren Arrangement wir ihr vor ein paar Jahren geholfen haben, als sie sie online entdeckt hatte und nachmachen wollte. Auf einem Ehrenplatz in ihrem Bücherregal steht eine kleine Figur von Angkor Wat, die sie bei einer ihrer Familienreisen nach Kambodscha gekauft hat, direkt neben ein paar Tanzauszeichnungen, auch wenn sie nicht mehr tanzt. Ein getrocknetes Ansteckstäußchen vom Abschlussball liegt auch da. Und ich weiß genau, dass Mara ebenfalls eins in ihrem Zimmer hat.

Ich lasse mich aufs Bett fallen und schnappe mir eins der alten Magazine. Auf dem Cover ist das retuschierte Foto einer Schauspielerin aus einer Werwolf-Serie zu sehen, die wir alle geguckt haben. »Was ist das?«

Kirby lacht. »Du weißt doch, dass meine Eltern mir schon seit gut drei Jahren in den Ohren liegen, dass ich meinen Schrank aufräumen soll, oder? Tja, ich hab entschieden, dass der Zeitpunkt jetzt gekommen ist, und guck dir mal dieses *Relikt* an.«

»›*Fünfzehn Tipps, wie du ihn im Bett um den Verstand bringst*‹«, lese ich. »›*Auf Nummer sieben kommst du nie!*‹ Warte, was ist Nummer sieben?« Ich blättere durch die Seiten. »›*Augenkontakt halten*‹? Im Ernst? Kein Wunder, dass die Printmedien aussterben.«

»Da, wo das herkommt, wartet noch mehr.« Mit übertriebenem Kraftaufwand schiebt Kirby die Schranktür auf, hinter der stapelweise Magazine, Klamotten und ein Paar Skier ins Wanken geraten.

»Ist schwer zu glauben, aber vor drei Stunden sah es noch viel schlimmer aus«, sagt Mara.

»So schwer zu glauben ist das gar nicht.« Kirby war schon immer das Chaos in Person – das hat mir gefehlt. »Unglaublich ist eher die Tatsache, dass ihr mich mit Arbeit überhäuft, obwohl ich noch nicht mal fünf Minuten hier bin.«

Kirby rollt mit ihrem Schreibtischstuhl zu mir und verpasst mir einen liebevollen kleinen Tritt. »Logisch, aber erst will ich alles über die Emerson hören! Schieß los!«

Also tue ich das … oder versuche es zumindest. Ich erzähle ihnen von meiner überwiegend nicht-existenten Mitbewohnerin, von Everetts Seminar und davon, wie sehr ich Boston liebe.

»Aber mein Herz wird immer Seattle gehören«, verspreche ich.

Gestern Abend bin ich erst spät angekommen und direkt eingeschlafen, doch heute Morgen habe ich mir erlaubt, bis zehn Uhr liegenzubleiben – was sich trotzdem angefühlt hat wie sieben Uhr. Neil ist schon vor ein paar Tagen nach Hause gekommen, trotzdem musste ich Kirby und Mara zuerst einen Besuch abstatten.

In drei Wochen fahre ich zurück zum College, und ich plane, die Zeit voll auszukosten.

»Und wie geht's deinem Lieblings-Exrivalen?«, fragt Mara.

Einen Augenblick lang überlege ich – nicht, ob unsere Beziehung gut läuft, sondern wie viel ich ihnen erzählen will. Sie wissen, dass wir am letzten Schultag Sex hatten, und haben mir während der ganzen Abschlussfeier anzügliche Blicke zugeworfen. Aber was in New York passiert ist, fühlte sich zu kompliziert an, um es in eine Textnachricht zu packen. Außerdem sind Neil und ich ja jetzt für drei Wochen wieder hier, was meine rasenden Gedanken sofort besänftigt.

In Seattle wissen wir, wie Zusammensein funktioniert.

»Ihm geht's gut. Uns geht's gut«, antworte ich also. »Die Entfernung macht es nicht immer leicht, aber wir schreiben uns, wenn … wir Sehnsucht haben.«

Die beiden quietschen, und Kirby wirft mich mit einem Kissen ab. »Oh mein Gott, du Heldin.«

Sie erzählt mir von ihren Seminaren – »*Die Anthropologie der Eiscreme* hat meine Meinung über Minz-Schoko-Eis nachhaltig verändert« –, und Mara erwähnt eine Aufführung mit ihrer Ausdruckstanzgruppe auf dem Campus.

»Ich glaube, es lief ganz gut«, meint sie schüchtern und flicht eine ihrer blonden Strähnen.

»Sie ist zu bescheiden«, wirft Kirby ein. »Außer ihr waren keine anderen Erstis bei der Show dabei, und sie hat es gerockt.«

Mara läuft rot an und wirft Kirby einen liebevollen Blick zu.

Solche Komplimente machen sie sich ständig, und offenbar kriegen sie wirklich niemals genug davon. Von Anfang an haben die beiden sich einfach gut ergänzt. Kirbys scharfe Zunge und Maras Sanftmut, der gegenseitige Respekt und das bewundernswerte Mitgefühl. Es macht mich glücklich, dass die beiden sich nicht verändert haben. Dass Kirby immer noch die Chaotin ist und Mara sie deshalb immer noch aufzieht.

Ich liebe meine besten Freundinnen jede für sich, aber ich liebe die beiden auch im Doppelpack.

Die Winterferien verlaufen sehr ruhig. Neil und ich verbringen viel Zeit zusammen, manchmal mit Kirby und Mara, manchmal mit seinen Freunden. Wir treffen ein paar alte Mitschüler und Mitschülerinnen in der Stadt, tauschen uns mit ihnen über die ersten Monate am College aus. Wir stehen im Regen für Burger bei Dick's an – ich nehme Fritten und einen Schoko-Milchshake, eine meiner liebsten Seattle-Mahlzeiten. Danach essen wir in meinem Auto. Mara ruft: »Neeeeeein, jetzt hab ich Dicks Sauce überall am Arm«, was immer irgendwer sagt, wenn wir bei Dick's waren, und wir können für geschlagene fünf Minuten nicht mehr aufhören zu lachen.

Natürlich verbringe ich auch Zeit mit meinen Eltern und spreche gestelztes Spanisch mit Mom. Mit mir redet sie langsamer als mit meinen Großeltern und benutzt viel einfachere Wörter, aber das stört mich nicht. Am meisten interessieren sie sich für das Seminar von Everett. Für ihr Benotungssystem, ihre Methoden, ihren Lehrstil und dafür, ob sie damit übereinstimmen.

»Das ist interessant«, sagt Dad, als ich ihm von den freien Schreibübungen erzähle. »Also ein bisschen wie Tagebuchschreiben?«

»Ja, ich schätze schon.«

Sie haben das Schreiben nie wirklich gelernt. Mom hat europäische Geschichte studiert und Dad, der die Illustrationen für ihre Bücher macht, Kunst.

»Wir wollen nur sicher sein, dass sie dich nicht von deinem Ziel abbringt«, meint Mom mit einem Augenzwinkern.

Ich traue mich nicht, ihnen die ganze Wahrheit zu sagen: dass ich mich für meine bisherigen Arbeiten schäme. Es scheint, als hätte die Kreativität, die den gesamten Campus nur so pulsieren lässt, alle anderen gepackt – nur mich nicht. Aber ich habe noch die Hoffnung, dass meine Rückkehr in vertraute Gefilde auch die Wörter wieder in Schwung bringen wird.

An Feiertagen sind meine Eltern immer besonders zärtlich miteinander, und das ist dieses Mal natürlich nicht anders. Irgendwann fällt Dad ein Klecks Latke-Teig an Moms Brille auf, und er beugt sich vor, um ihn mit einem feuchten Lappen wegzuwischen. Sie grinst ihn an und gibt ihm einen flüchtigen Kuss, weil sie sich unbeobachtet fühlt.

Auf ihre veganen Latkes freue ich mich immer schon Wochen vor Chanukka, und es ist toll, dass auch Neil sie endlich probieren kann. Er kommt nämlich am zweiten Chanukka-Abend vorbei, um mit uns zu feiern. Es fühlt sich so absurd normal an, einen Feiertag mit ihm zu verbringen. Meine Eltern sind fast so vernarrt in ihn wie ich – zumindest dachte ich das bis zu Moms Bemerkung beim Umzug, die seitdem bei keinem Telefonat noch mal erwähnt wurde. Vielleicht hat sie sich meine Antwort wirklich zu Herzen genommen und ihre Meinung geändert. Es hilft natürlich, dass Neil ihre Bücher liebt. Genau wie seine Schwester Natalie, auch wenn sie nicht mit den Geschichten aufgewachsen ist wie er. Wie wir beide, eigentlich.

Meine Eltern fragen Neil, wie es am College läuft und wie ihm New York gefällt.

»Unser Verleger schickt uns im Frühling hin«, sagt Mom und löffelt Apfelmus auf einen Latke. »Wir warten noch auf die letzten Details für die Tour.«

»Ich werde in der ersten Reihe sitzen.«

»Und all die kleinen Kinder dann hinter dir? Wie grausam«, mische ich mich zwischen zwei Bissen ein.

»Keins dieser Kinder weiß, wie es ist, drauf warten zu müssen, bis das nächste Buch erscheint. Sie können einfach in die Bibliothek gehen und alle bisherigen Bücher der Reihe auf einmal ausleihen.«

»Die Jugend von heute«, sage ich ausdruckslos.

»Wie ist eigentlich die jüdische Gemeinde an der NYU?«, fragt Mom.

»Wirklich toll«, antwortet er. »Ich war schon ein paar Mal beim Gottesdienst und habe dort auch schon neue Bekanntschaften gemacht.«

Dad nimmt den letzten Latke ins Visier, und obwohl wir alle ihm sagen, dass er ihn haben kann, teilt er ihn mit der Gabel und gibt Mom die Hälfte ab. »An der Emerson gibt es so was bestimmt auch.«

»Ich hab mich noch nicht wirklich damit beschäftigt«, gebe ich zu. In der Highschool gab es keine außerschulische Aktivität, die ich nicht mitnehmen wollte. Schulsprecherin, Quizteam, Jahrbuch. An der Emerson habe ich mich allerdings noch nicht so richtig umgeguckt. Ich war einfach so mit dem Schreiben beschäftigt. »Ich wollte ja … es war nur so viel los.«

»Absolut verständlich«, meint Mom. »Du solltest dich sowieso aufs Studium konzentrieren.«

Der Kommentar trifft mich auf dem falschen Fuß. Auf einmal fühle ich mich wieder genauso wie bei ihrer Bemerkung über meine Beziehung.

»Sie kann doch beides machen«, meint Dad. »Am College geht es nicht nur ums Lernen.«

Auf Moms Gesicht erscheint ein weicher Ausdruck, den ich ganz sicher noch nie gesehen habe. »Ich schätze, da hast du wohl recht. Immerhin haben wir uns am College getroffen.« Sie legt die Hand auf die von Dad.

Als die beiden das erste Mal miteinander ausgegangen sind, waren sie zwanzig. Wie kann sie über mich und Neil urteilen, wenn sie selbst so jung war, als sie Dad kennengelernt hat?

»Übrigens …« Ich schiele zu Neil herüber und grinse. »Wir überlegen, im Sommer mit dem Rucksack durch Europa zu reisen.«

Ich könnte schwören, Moms Hand zieht sich um Dads zusammen.

»Mit dem Rucksack.« Dad stößt ein anerkennendes Pfeifen aus. »Das wäre auf jeden Fall ein Abenteuer. Irgendwo hier müssten wir noch die Reiseführer von Rick Steves haben ...« Wie alle guten Einwohner des Pazifischen Nordwestens mit einem Hauch von Fernweh vergöttert mein Dad Rick Steves als Ikone der Reiseindustrie.

Mom wird wieder ernst. »Nur ihr zwei?«

Unter dem Tisch schiebe ich den Fuß über Neils Knöchel und lasse ihn dort. »Ja.«

»Für einzelne Länder haben wir uns noch nicht entschieden«, erklärt Neil und dreht sich zu Dad. »Die Bücher würde ich mir sehr gerne mal angucken.«

Dankbar für die Aufgabe springt Dad sofort auf und wühlt sich murmelnd durch die Bücherregale. »Ich weiß genau, dass sie hier irgendwo sind.«

Mom bleibt währenddessen ganz still. Neil könnte ihnen persönlich eine Auszeichnung für Kinderliteratur überreichen, und sie hätte trotzdem noch Zweifel. Zum Glück sagt sie nichts weiter dazu.

Nach dem Essen tragen Neil und ich beim Dreidel-Spiel mal wieder einen Konkurrenzkampf aus. Er entscheidet die erste Runde für sich, die zweite gewinne ich. Danach hören wir lieber auf. Weitermachen wäre vermutlich zu gefährlich. Dann ist es Zeit für die Chanukka-Geschenke. Von Neil bekomme ich eine Strickmütze – »damit dein Outfit komplett ist« – und ein pastellfarbenes Notizbuch aus einem Schreibwarenladen hier in Seattle, weil er genau weiß, dass man als Autorin nie genug Notizbücher haben kann. Ich schenke ihm einen NYU-Pulli – er selbst würde sich vermutlich nie einen kaufen, weil er meint, er hätte schon genug Pullover und das wäre ein zu großer Luxus.

»Danke.« Er drückt ihn nach dem Auspacken fest an sich.

Nachdem meine Eltern ins Bett gegangen sind, bleiben wir noch auf und gucken im Wohnzimmer *Die letzten Jedi*. Allerdings passen wir nicht so richtig auf, sondern genießen einfach diese gemütliche Zweisamkeit. Auf dem Couchtisch vor uns stehen zwei fast leere Kakaotassen, draußen hat sich eine dünne Schneeschicht auf den Rasen gelegt. Meine Eltern haben erlaubt, dass Neil über Nacht bleibt, wenn das Wetter schlecht wird, weil er ja kein Auto fährt. »Auf dem Sofa«, hat Mom betont.

Zumindest in diesem Augenblick fühlt das Sofa sich ziemlich perfekt an. Neil liegt hinter mir, sein Kopf auf meinem, unsere Beine verschlungen. Über uns eine Decke.

Ich zwinge den kreativen Teil meines Hirns, das hier als Inspiration zu nutzen, die Gefühle einzufangen und später in Worte fließen zu lassen. *Guck, da hast du deine Romantik. Schreib doch* darüber.

»Jetzt wird es richtig gut«, flüstert Neil mir ins Ohr. Sein Körper strahlt so viel Wärme aus, dass ich langsam wegdöse, während er mir mit dem Daumen sanft über die Knöchel streicht. Über den Ellbogen. Die Hüfte.

»Das hast du bestimmt schon fünfmal gesagt.«

»Und es jedes Mal so gemeint.«

Ich verdrehe die Augen, auch wenn er mich nicht sehen kann, und gucke zu, wie Rey um ihr Leben fleht, während Kylo Ren die Macht einsetzt und Lukes Lichtschwert gegen Snoke richtet. Neil hat recht – das ist eine großartige Szene. Am meisten liebe ich daran allerdings das angespannte Stocken ins Neils Atem, obwohl er den Film schon etliche Male gesehen hat. Ich könnte ihn stundenlang dabei beobachten, wie er *Star Wars* guckt – es würde niemals langweilig werden.

Außerdem kann ich kaum glauben, dass wir uns wirklich morgen schon wiedersehen. Und nächste Woche auch. Der Abend in New York war nur ein kurzer Aussetzer – das weiß ich jetzt sicher. Dass wir uns seitdem nicht mehr so nah waren, liegt nur daran, dass wir noch keine Gelegenheit dazu hatten.

»Wie ist es, wieder zu Hause zu sein?«, frage ich, als er die Hand in meine Haare gleiten lässt. Ich schnappe sie gerade noch rechtzeitig, um ihm einen Kuss auf die Handfläche zu hauchen.

»Hmm. Gut. Komisch.«

»Neil McNair, so einsilbig? Wer *bist* du?«

Er lacht und zieht mir zärtlich an den Haaren. »Ist schwer zu beschreiben. Alles ist total vertraut, aber irgendwie bin ich auch Gast in einem fremden Haus. Da sind diese winzigen Unterschiede, die man sonst gar nicht bemerken würde. Anderes Toilettenpapier, oder ein anderer Geruch. Nichts Tragisches, aber zwischendurch frag ich mich, ob es früher anders gerochen hat oder ob ich es nie wahrgenommen hab, weil ich einfach so dran gewöhnt war.«

»Das Gefühl kenne ich. Meine Eltern haben mein Bett viel ordentlicher gemacht, als ich das jemals getan hätte. Und sie haben mir Handtücher rausgelegt, aber nicht die, die ich immer benutzt habe. Sondern die *Gäste*handtücher.« Ich kuschle mich enger an ihn. »Wahrscheinlich wird es sich jetzt mit jedem Besuch ein bisschen mehr verändern, oder?«

Sein Nicken versetzt mir einen kleinen Stich. Veränderung ist niemals einfach, und als ich mich für das College am anderen Ende des Landes entschieden habe, war klar, was da noch alles auf mich zukommen würde. Ich selbst bin auch ein anderer Mensch, als ich im September war oder auf dem Rückflug im Juni sein werde.

»Aber du bist hier, Erzwo«, meint Neil. »Und das macht alles so viel besser.«

»Ich kann nicht glauben, dass ich dachte, der Spitzname wäre eine Beleidigung.«

»Nur meine Art, mich im Verborgenen nach dir zu verzehren.«

»Heute Abend war echt schön.« Ich schiebe den Fuß zwischen seine Knöchel und lasse mich von seinem Gewicht halten. »Das beste Chanukka seit Jahren.«

»Man merkt richtig, wie verliebt deine Eltern immer noch sind.«

Auch wenn ich mich über Moms Reaktion auf unsere Europareise-Idee ärgere, stimmt das wohl. Keine Ahnung, ob es an den

Feiertagen liegt oder ich es jetzt durch Neils Augen sehe, doch die beiden haben ihre Zuneigung füreinander noch nie verheimlicht. Bei der intensiven Zusammenarbeit wäre das vermutlich auch völlig nach hinten losgegangen.

»Ja«, erwidere ich. »Das sind sie wohl.«

»Meinst du, bei uns ist das später mal genauso?«

Ich pausiere den Film, als die Figuren sich für die Schlacht auf dem salzbedeckten Planeten Crait im dritten Akt vorbereiten. Ich weiß jetzt schon, dass wir zurückspulen und das Ganze noch mal gucken werden.

Ganz langsam drehe ich mich zu Neil um. Seine Brille sitzt vollkommen schief, und er sieht so schläfrig aus, dass ich wünschte, ich könnte ein Foto von ihm machen, obwohl das bestimmt keine Kamera richtig einfangen würde. Den Pfad aus Sommersprossen auf seinen Wangen, seine langen Wimpern. Das niedliche Chaos seiner roten Haare.

In jeder anderen Beziehung wäre so eine Frage wahrscheinlich viel zu früh, viel zu viel. Sie würde mir eine Heidenangst einjagen.

Wir sind erst achtzehn und neunzehn, würde ich vermutlich antworten. *Wir sind doch erst ein halbes Jahr zusammen.*

Aber mit Neil hat sich von Anfang an alles ernst angefühlt. Vielleicht liegt das daran, dass wir so kurz vor unserem Abschluss waren und wussten, dass das, worauf wir uns einlassen, direkt im Herbst auf die Probe gestellt werden würde. Darum haben wir uns sowieso schon Gedanken um die Zukunft gemacht.

Wir haben immer alles im Leben ernst genommen: die Schule, unsere Zukunft, einander. Da konnten wir gar nicht anders, als uns direkt hineinzustürzen. Ganz oder gar nicht, es gab nichts dazwischen.

»Dass wir früh ins Bett gehen, während unsere Tochter aufbleibt, um mit ihrem Freund rumzumachen?«

Er lacht leise, sagt dann aber: »Du weißt, was ich meine.«

Unter anderem liebe ich an Neil McNair am meisten, dass er so unendlich gefühlvoll ist. Er war auch derjenige, der zuerst »Ich liebe dich« gesagt hat.

Also lasse ich mich auf die Frage ein, auf diese Zukunft mit ihm. Eine Zukunft, in der wir aussuchen, in welcher Stadt wir leben wollen. Gemeinsam eine Wohnung einrichten und uns darüber in die Haare kriegen, was wir an die Wände hängen. In der wir von der Arbeit nach Hause kommen und zusammen in unserer Küche kochen.

Jeden Abend nebeneinander einschlafen.

Ich weiß noch nicht, ob in dieser Zukunft Kinder eine Rolle spielen. Ob das etwas ist, was ich will. Und ich weiß noch nicht, als was ich arbeiten werde.

Aber selbst in dieser Idealvorstellung meiner Zukunft ist Neil da. Er steht an der Wohnungstür, in der Küche, liegt in dem Bett, das wir vermutlich günstig auf Craigslist gefunden haben.

Diese Vision wirkt auf einmal so real, dass ich die Augen schließen muss.

Ich weiß ganz sicher, dass ich das hier will. *Ihn*, so lange ich kann.

Also kuschle ich mich noch enger an ihn, denn das hier gefällt mir am besten – wenn wir zwei uns auf dem Sofa einmummeln, während es draußen schneit –, und sage aus voller Überzeugung: »Ich hoffe es.«

ADRIAN

Geilo, die Quad ist wieder vereint und bereit, Seattle unsicher zu machen*!

*gemütlich essen gehen oder so

CYRUS

Scham und Freude gehen Hand in Hand.

NEIL

@Cyrus Wow, DAS tut weh. Was ist aus deiner Loyalität geworden?!

SEAN

@Cyrus Bist du jetzt etwa zu cool für uns?

ADRIAN

Was haltet ihr von Bowlen im Hilltop? Um der alten Zeiten willen?

SEAN

Ich könnte zwei Portionen von den Nachos da verdrücken.

NEIL

Bin dabei, außer bei den Nachos. So sollte Käse nicht aussehen @Sean.

CYRUS

Vermutlich, weil es kein echter Käse ist.

ADRIAN

Quad liiiiiiiiife! 🥳

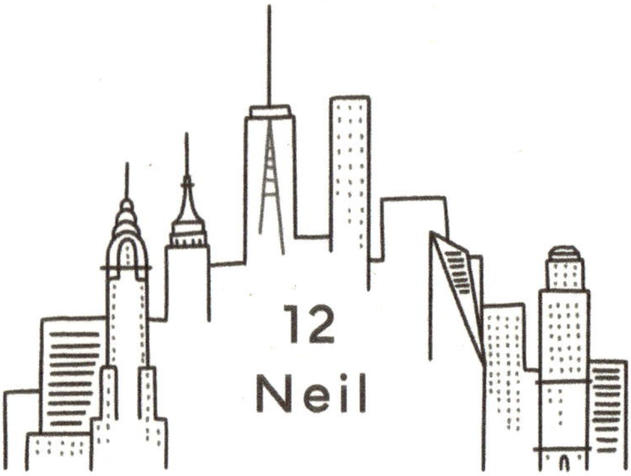

12
Neil

Selbst in den Winterferien, selbst in meinem Bett zu Hause, bin ich nicht in der Lage, auszuschlafen. Die Erleichterung darüber hält sich in Grenzen – in New York haben sich die kalten, von winterlicher Dunkelheit geprägten Tage zwischen Thanksgiving und den Winterferien endlos angefühlt. Hier hebt sich der Nebel der Erschöpfung, den ich an der Ostküste verspürt habe, und weicht einem beruhigenden Gefühl von Geborgenheit. Überrascht stelle ich fest, dass Skyler mir fehlt, aber die Sorgen, die ich in New York hatte, scheinen nicht zu existieren, wenn ich Rowan fast jeden Tag sehen kann.

Zuhause. Ich hätte nie gedacht, dass ich so froh sein würde, hier und von Vertrautem umgeben zu sein, doch das bin ich.

Wir lassen das Haus absichtlich etwas kühler, um Heizkosten zu sparen, aber dieses Jahr macht mir das nichts aus, weil ich den lila NYU-Pullover von Rowan im Grunde sowieso nie ausziehe. Das Wetter will uns ärgern, die zarte Schneeschicht verwandelt sich direkt in Matsch, und von da an ist es den restlichen Dezember über bloß noch grau und düster.

Ich denke immer wieder an diese drei geflüsterten Worte an dem Abend auf Rowans Couch, die wie ein Versprechen klangen.

Ich hoffe es.

Da konnte ich gar nicht anders, als ehrlich zu antworten: *Ich auch.*

Am Morgen des fünften Chanukka-Abends, einem Samstag, sind wir alle zum Frühstück zu Hause. Eine Seltenheit, da Mom nicht oft frei hat. Christopher ist gerade noch unterwegs und macht ein paar Besorgungen. Er ist nicht jüdisch, liebt es aber, die Feiertage mit unserer Familie zu verbringen, und geht im Jeden-Abend-ein-Geschenk-Aspekt von Chanukka richtig auf, dabei haben wir das nie wirklich gemacht und es ist hauptsächlich für Kinder gedacht. Trotzdem hält ihn das nicht davon ab, Mom jeden Abend mit einer Kleinigkeit zu überraschen: eine Kerze, ein neuer Wasserkocher, ein Spielzeug für Lucy.

Natalie sitzt neben mir am Küchentisch und hat es auf das angesammelte Wachs auf unserer Menora abgesehen. »Wie kann da *so viel* drin sein?«, murmelt sie.

»Das macht den Charme aus.« Mom isst einen Löffel Joghurt. Sie trägt Sportkleidung, das Haar zum Zopf gebunden. Neuerdings hat sie aufgehört, die grauen Haare zu färben, und uns erklärt, sie habe mit dem Älterwerden ihren Frieden geschlossen. »Das ist das ganze Wachs aus den Jahren, in denen wir zu faul waren, es wegzukratzen.«

»Das ist Tradition«, pflichte ich ihr bei.

Lucy ist mit ihrem Trockenfutter fertig und tapst zum Esstisch herüber, wo sie gegen mein Bein stupst und mir den Kopf auf den Schoß legt. Sie muss glauben, ich sei ihr leichtestes Opfer, und damit könnte sie durchaus recht haben. In einem unbeobachteten Moment gebe ich ihr heimlich ein paar Cheerios. Sie wird langsam blind, aber ihr Geruchssinn ist nach wie vor gut.

Mom rührt in ihrem Joghurt, sieht zu mir hoch und wieder weg, als würde sie mit sich ringen. Scheint, als würde mir eine ernste Unterhaltung blühen. »Nat? Macht es dir was aus, wenn ich kurz mit deinem Bruder allein rede?«

»Schon gut«, sagt sie, springt vom Tisch auf und schleppt die Menora durch den Flur in ihr Zimmer.

In meiner Schüssel ist nur noch zuckrige Milch übrig, aber ich warte am Tisch, während Mom aufsteht, die Schublade unter der Kaffeemaschine aufzieht und einen Umschlag herausholt.

»Der kam für dich.« Auch ohne hinzusehen weiß ich ganz genau, was für ein Brief das ist. Und von wem. »Letzten Monat schon, obwohl ich ihn gebeten habe, nicht mehr zu schreiben. Ich wollte es dir nicht sagen, damit es dich nicht belastet, dann wollte ich, dass du Chanukka mit den Roths genießen kannst und na ja … es gibt vermutlich nie einen guten Zeitpunkt, um solche Briefe zu bekommen, stimmt's? Ich hoffe, das war in Ordnung.«

»Ja. Natürlich. Ich hätte ihn auch gar nicht haben wollen.« Ich kraule Lucy hinter den Ohren, als könne dieser süße Hund mich vor einem Zusammenbruch bewahren. Vielleicht schafft sie es ja.

Mom reicht mir den Umschlag, und die Cheerios in meinem Magen drohen, mir die Speiseröhre wieder hochzukommen. Jeder Buchstabe ist so feinsäuberlich geschrieben, dass ich mich einen Moment lang frage, ob ich meine Begeisterung für Kalligrafie von diesem Mann geerbt habe, bevor mir aufgeht, dass er vermutlich einfach endlos viel Zeit hatte, das zu schreiben.

Sein letzter Brief, eine Woche vor dem Abschluss, ist mir noch frisch in Erinnerung. *Ich hoffe, ich sehe dich, bevor du an deine feine Uni in New York gehst.*

Dieser Brief ist lang. Zu lang. Und darin steht nichts, das ich nicht schon gelesen habe – wie sehr er uns vermisst, wie es ihm geht, womit er seine Zeit verbringt.

Und dann am Ende das:

Ich hoffe, dich wirklich bald zu sehen. Vielleicht wenn du Weihnachten zu Hause bist?

Dad

Wie locker er einfach mit »Dad« unterschreibt – das ist der Teil, der mich kriegt. Und die Bemerkung, ich wäre zu »Weihnachten« nach Hause gefahren. Dabei weiß er ganz genau, dass Mom, Nat und ich schon immer jüdisch sind. Ihm muss also auch klar sein, dass mir der Begriff »Winterferien« viel lieber ist.

So streut er mir mit winzigen Bemerkungen Salz in die Wunde.

Ich falte das Blatt wieder zusammen.

»Er versucht es wieder auf die emotional manipulative Weise«, sage ich trocken. Lucy blickt mit ihren gefühlvoll braunen Augen zu mir auf, weil sie sich fragt, warum ich aufgehört habe, sie zu streicheln. Ich vergrabe die Hand wieder in ihrem Fell und versuche, meine Stimme ruhig klingen zu lassen. »Sag mir bitte nicht, dass er, trotz all der schrecklichen Dinge, die er getan hat, immer noch mein Vater ist. Wir wissen beide, was für ein Mensch er vorher war.«

»Das würde ich niemals tun.« Mom kommt zu meiner Tischseite und legt mir eine Hand auf die Schulter. »Ich werde mich nie oft genug entschuldigen können.«

»Und ich werde dir nie oft genug antworten können, dass du dich für nichts zu entschuldigen brauchst.«

Darüber haben wir bei der Familientherapie gesprochen. Sie fühlt sich schuldig, weil sie ihn nicht sofort verlassen hat, als die Launen anfingen, und weil er so eindeutig Hilfe benötigt hätte. Hilfe, die er partout nicht annehmen wollte.

Laut unserer Therapeutin sind wir alle Opfer, und obwohl es mir das Herz bricht, mir meine Mutter so vorzustellen, hat sie recht damit.

»Ich wünschte, du müsstest damit nicht fertigwerden. Du hast ja keine Ahnung. Dass du in New York studierst, freut mich so, so doll für dich, auch wenn ich dich vermisse. Ich bin stolz auf dich. Das weißt du, oder?«

Ich nicke langsam. Sie hat nie ein großes Geheimnis daraus gemacht, dass sie wollte, dass ich etwas Großes wage.

»Was auch immer für eine Rolle du ihn in deinem Leben spielen lassen willst – oder auch nicht –, ist allein *deine* Entscheidung.« Noch etwas, das sie mir schon unzählige Male gesagt hat. »Du hast meine volle Unterstützung.«

Als ich Dad das letzte Mal gesehen habe, war ich sechzehn. Mom, Natalie und ich sind die Reise nach Walla Walla gemeinsam angetreten, die viereinhalb Stunden Fahrt haben sich angefühlt wie vierzig.

»Das weiß ich. Ich hab dich lieb, Mom.«

Wir umarmen uns. »Ich dich auch. Immer.«

Ich spüle meine Schüssel aus, stelle sie in den Geschirrspüler, und Mom tritt ihre morgendliche Joggingrunde an. Lucy trottet mir im Flur hinterher. Dieser Hund war schon immer so auf unsere Stimmung fixiert, immer da, um Liebe zu geben (oder einzufordern), wenn es uns nicht gut geht. Bevor Dad ins Gefängnis gekommen ist, war sie überhaupt nicht verschmust. Erst seitdem schläft sie bei Natalie oder mir im Bett, obwohl sie vorher immer ihr Körbchen vorgezogen hat. Als wüsste sie genau, dass wir sie brauchen.

»Ich konnte euch hören«, sagt Natalie, als ich an ihre Tür klopfe. Sie sitzt am Schreibtisch und arbeitet noch immer an der Menora. »Die Wände in diesem Haus sind nicht besonders dick.« Und dann, bevor ich mich entscheiden kann, was ich antworten soll: »Er schickt mir auch welche, weißt du? Briefe. Manchmal lese ich sie nicht.«

Das wusste ich, aber die Briefe an Natalie sind sporadischer. Sie war erst fünf, als er verhaftet wurde. Zu jung, um so eine Ungerechtigkeit verarbeiten zu können. Früher habe ich sie beneidet, wenn auch nur ein kleines bisschen, weil sie weniger Zeit mit ihm verbracht hat. Aber als ich älter wurde, habe ich begriffen, dass ich mich geirrt habe. Ich denke, es ist schlimmer, den Mann nur so zu kennen, wie er jetzt ist. Ich habe nie einen so starken Beschützerinstinkt verspürt wie für meine Schwester – einen so großen Wunsch, sie nicht nur vor der Welt zu beschützen, sondern vor unserer Familie. Jedes Mal, wenn der Abstand zwischen den Briefen länger wird, hoffe ich, dass keiner mehr kommt.

Aber dann fragt mein überaktives Hirn das Gegenteil: Wenn keine mehr kommen, bedeutet das dann, dass ihm nichts mehr an uns liegt? Was wäre schlimmer: von einem Monster geliebt zu werden oder gar nicht geliebt zu werden?

»Tut mir leid.« Ich lehne mich an den Türrahmen. Lucy springt auf Natalies Bett, wo sie sich zweieinhalb Mal um sich selbst dreht, bevor sie sich hinlegt. »Das ist dir gegenüber nicht fair.«

»Ich wünschte, er würde einfach aufhören.« Natalie zuckt mit den Schultern und klopft ein Stückchen Wachs ab, das auf ihrem neongelben Nachthemd landet. Auf dem Papier könnten wir nicht unterschiedlicher sein – sie mit ihrer Begeisterung für Abenteuersport und grelle Farben, ich, der das Leben lieber drinnen verbringt. Doch das hat uns auf ewig miteinander verbunden.

Vielleicht liegt es am Altersunterschied, dass wir uns nie streiten, oder daran, dass wir immer gedacht haben, unsere Eltern hätten auch schon so genug um die Ohren.

So oder so hatten wie nie länger als ein paar Minuten Streit.

Jetzt kratzt Natalie das Wachs mit neuem Elan ab. Auf ihrem Schreibtisch sammelt sich bereits ein kleiner regenbogenfarbener Haufen. »Christopher muss sich nicht mal anstrengen, und er ist trotzdem eine Million Mal besser als Dad. Dabei ist er nicht mal unser echter Dad.«

»Er ist ziemlich toll«, stimme ich ihr zu. Wir beide wissen, dass er sich Mühe gibt, um uns eine gute Vaterfigur zu sein. »Willst du darüber reden?«

Sie versucht, es mit einem weiteren Schulterzucken abzutun, aber mir entgeht nicht, wie ihr Kinn zittert. So tough meine Schwester sich nach außen hin auch gibt, sie ist trotzdem noch ein Kind. »Schlimm genug, dass ich mich kaum an ihn erinnere. Keine meiner Erinnerungen ist *gut.*« Sie blickt zu mir auf. »Gab es da je irgendwas Gutes?«

Gab es. Natürlich gab es das.

Bloß dass *alles Gute* unter der undurchdringlichen Schicht *Schlechtem* vergraben liegt.

Es gab Zeiten, da ist er mit uns und Lucy als Welpen in den Park gegangen. Wir haben sie laufen lassen, und er hat gestaunt, wie schnell sie war. Als unsere ganze Familie sich zusammengekuschelt einen Film angeguckt hat, ohne sich darum zu scheren, dass das Sofa abgewetzt oder der Fernseher beschissen war oder um die Tatsache, dass alle anderen den Film bereits im Kino gesehen hatten.

Als ich zehn und meine Schwester vier war, sind wir nach Ocean Shores in den Urlaub gefahren. Nasser Sand und Saltwater Taffy, die typischen Süßigkeiten von dort. Dad hat uns ins Wasser gejagt, selbst wenn wir noch so laut gekreischt haben, dass es zu kalt ist.

Das ist meine letzte schöne Erinnerung an uns vier zusammen.

Das war vor den Launen und der ständigen Erschöpfung. Vor der Wut. Vor der Nacht, die unsere Leben verändert hat.

»Ein bisschen was«, sage ich darum.

Er hat sich in letzter Zeit oft in meine Gedanken geschlichen. Ein unerwünschter Gast, der Platz einnimmt, der ihm nicht zusteht.

Wie sehr meine Schwester unter ihm gelitten hat, das Mobbing in der Schule, wie sie sich letztes Jahr gewehrt hat. Davon habe ich selbst genug auf der Middleschool erlebt. Sie haben Witze über meinen Dad gemacht und versucht, Streit mit mir anzuzetteln, um zu gucken, wie ich reagiere. Ich wünschte, ich könnte Natalie vor alledem bewahren, doch ich weiß, dass das unmöglich ist.

Aber ich kann für sie da sein, wenn sie mich braucht.

»Ich habe den Power Ollie geübt«, wechselt sie zufrieden das Thema. »Ich hab's fast.«

»Echt? Das musst du mir zeigen, wenn das Wetter besser ist.«

»Oder wir können Mom anbetteln, dass sie nächste Woche mit uns in den Indoor-Skatepark geht«, sagt sie mit großen Augen.

Ich lache. »Na klar. Aber *mich* bekommst du nicht aufs Skateboard.«

Natalie wirft die Arme in die Luft und zieht einen dramatischen Schmollmund. »Ich könnte dir doch ein paar Tricks beibringen …«

»Und wie gut hat das beim letzten Mal geklappt?«, frage ich und reibe mir den Ellbogen, der bei der bloßen Erinnerung immer noch schmerzt.

»Nicht meine Schuld, dass der Gleichgewichtssinn bei dir wohl schon ausverkauft war.«

»Ich hab dich vermisst. Habe ich das schon gesagt?« Ich umarme sie ganz fest.

»Warum hat New York dich so sentimental gemacht?«, stöhnt sie, erwidert meine Umarmung aber.

»Ich war schon immer sentimental. Und ich bin wirklich froh, dass du mein Zimmer nicht wirklich in einen Einhorn-Skatepark verwandelt hast.«

Keiner von uns war je sonderlich gut im Bowlen, und trotzdem landet die Quad dort, nachdem alle mit ihren familiären Verpflichtungen durch sind.

»Noch ein Gutterball«, meint Sean mit einem unbekümmerten Seufzen. »Wie viele macht das?«

»Fünf«, antworten Adrian und ich gleichzeitig. Auf dem Bildschirm rollt ein Ball von einer Klippe, während aus den Lautsprechern *»G-G-G-Gutterball!«* ertönt.

»Kann man das irgendwie stummschalten?«, fragt Sean, lässt sich auf die Sitzreihe plumpsen und trinkt einen Schluck Limonade. »Ich habe das Gefühl, es wird immer lauter.«

Ich tue so, als würde ich auf der Tastatur nachsehen. »Nö. Geht nicht.«

Den ganzen Nachmittag schwingt schon eine gewisse Nostalgie mit. Das letzte Mal war ich bei der Pirsch hier und habe mit meinen Freunden eine genauso schwache Runde gespielt, während Rowan eine Mitschülerin ausspioniert hat, die uns beide ausschalten wollte. Heute ist Rowan mit Kirby und Mara ausgegangen, aber morgen wollen wir alle zusammen Silvester feiern.

An so vielen Orten in Seattle hängen Erinnerungen.

Ich frage mich, ob die Ostküste sich jemals so anfühlen wird.

Adrian legt den Arm über die Stuhllehne des freien Platzes neben sich. »Also, wir wissen alle, dass Rowan und du unsterblich verliebt seid. Ich bin tragischerweise single, obwohl ich im Gegensatz zu euch ein echtes Bowling-Ass bin.« Er sieht Sean und Cyrus herausfordernd an. »Sonst noch wer?«

Sean behauptet, dass die Western ihm genug Auswahl für One-Night-Stands bietet. »Kann mich nicht beklagen.«

»Du dich vielleicht nicht, aber die sich womöglich schon. Spätestens wenn sie deine Bowlingkünste sehen«, sagt Adrian, und Sean verdreht die Augen.

»Da ist dieser … Typ in meinem Soziologieseminar«, sagt Cyrus und meidet unsere Blicke. Er hat während der Highschool niemanden gedatet und nie viel mit irgendwem gesprochen, egal welchen Geschlechts.

»Das ist großartig, Cy«, sagt Sean.

Ich setze mich neben ihn. »Erzählst du uns von ihm?«

Sofort macht sich auf seinem Gesicht ein erleichtertes Grinsen breit. »Wir haben uns ein paar Mal gesehen, was zu Essen geholt oder zum Lernen getroffen. Er ist ein richtig talentierter Künstler, und er hat ein paar Szenen aus meinem Lieblingsanime gemalt …« Er zückt sein Handy, um sie uns zu zeigen, und wir nicken und pfeifen beeindruckt.

Quad life halt.

Als wir zwischen den Runden eine Pause für unglaublich schlechte Nachos einlegen, schweifen meine Gedanken wieder zu dem Brief ab. Rowan gegenüber habe ich ihn noch nicht erwähnt, und in sieben Tagen fliegen wir schon wieder zurück.

Als ich ihr im Juni von meinem Dad erzählt habe, war ich damit nicht auf Mitleid aus. Ich hatte ursprünglich nicht mal vor, ihr überhaupt davon zu erzählen, aber nachdem ich sie in mein Haus und mein Zimmer gelassen habe, war es, als wären alle Mauern langsam eingebrochen, die ich unter solcher Anstrengung um mich herum errichtet hatte. Selbst als sie meine Gefühle noch nicht erwidert hat, hätte ich mir niemals ausgemalt, dass ich sie auf diese Weise an mich heranlassen würde.

Aber das habe ich. Und selbst wenn ich ihr von dem Brief erzählen und sagen würde, dass ich ihr Mitleid nicht will, wüsste ich nicht, wie ich vermeiden könnte, dass sie es dieses Mal nicht doch fühlt. Denn jetzt sind wir zusammen. Nach dem letzten Mal habe ich mich wochenlang gefragt, ob ich ihr zu viel erzählt habe. Ich bereue es nicht direkt, aber wenn ich könnte, würde ich es wieder ungeschehen machen. Um wieder der Neil McNair sein, der ich vor dem 12. Juni war, wobei ich die Zeit aus offensichtlichen Gründen nicht zurückdrehen will. Rowan weiß das Wesentliche und sie liebt mich. So einfach kann es sein, nicht wahr? Wir brauchen nicht jeden Fitzel dieser hässlichen Geschichte zu analysieren.

Später am Abend denke ich immer noch darüber nach, als ich mit einem Buch auf dem Bett sitze. Auch wenn das Herbstsemester vorbei ist, gibt es an der NYU das sogenannte Januarsemester, das sie zwischen das Herbst- und Frühjahrssemester quetschen. Neben ein paar Pflichtveranstaltungen habe ich mich für ein weiteres Psychologieseminar – Adhira wird begeistert sein – und ein Linguistikseminar eingeschrieben, und ich will bei der Lektüre ein wenig vorarbeiten. Doch meine Gedanken schweifen ab, und ich bin unkonzentriert. Dabei hat Lernen mich doch früher immer gefesselt. Dann werden meine Lider immer schwerer und –

Unruhe an der Haustür lässt mich hochschrecken. Ich springe aus dem Bett und stolpere den Flur entlang, Natalie direkt hinter mir. Mom und Christopher sind gerade zur Tür hereingekommen, die Wangen rot von der Kälte. Sie tragen zusammenpassende Pufferjacken, die sie letztes Jahr bei Costco gekauft haben. Beide strahlen, und ich glaube, Mom kichert sogar. »Mom?«, frage ich, obwohl es ein so schöner und ungewohnter Laut ist. »Ist alles in Ordnung? Ich dachte, ihr wärt länger unterwegs.«

»Wir mussten nach Hause kommen und es euch beiden sagen.« Christophers Arme sind um Moms Taille geschlungen, und er hält sie fest, als könnte er es nicht ertragen, sie nur eine Sekunde lang nicht zu berühren. Ich weiß augenblicklich, was passiert ist. »Joelle?«

Mom streckt ihre linke Hand der kreischenden Natalie entgegen. »Wir sind verlobt!«

Meine Schwester wirft sich in die Arme unserer Mutter, während mir die Kinnlade runterfällt. Und dann kann ich nicht aufhören zu grinsen. Natürlich habe ich damit gerechnet – wie auch nicht, wenn sie seit mehreren Jahren zusammen sind. Manchmal habe ich es sogar gehofft.

»Mazel tov! Das ist großartig!« Ich umarme erst Mom und dann Christopher.

»Ich bin der glücklichste Mann auf Erden. Ich war so nervös.« Er fährt sich über die Glatze, als würde die Angst noch hochkommen. »Ich hatte mit dem Restaurant arrangiert, dass sie den Ring auf einem der Stücke vom dekadenten Schokoladenkuchen herausbringen …«

»Aber ich habe gesagt, dass ich für Nachtisch viel zu satt bin«, schließt Mom und lacht. »Und er sah *so* besorgt aus.«

»Ich wusste nicht, was ich tun sollte. Also habe ich gesagt, ich esse den Kuchen selbst, aber dann hat der Kellner ihn an den falschen Tisch gebracht!«

»Er musste sie höflich fragen, ob er ihr Stück Kuchen haben dürfte. Das war mir so peinlich.«

»Bis der Kuchen endlich den Weg zu der Person gefunden hat, für die er bestimmt war.« Christopher schüttelt den Kopf. »Nicht gerade die romantische Verlobung, die ich mir vorgestellt hatte.«

»Das hat es nur umso charmanter gemacht«, sagt Mom, und die beiden umarmen sich wieder.

In dem Moment treffe ich aus voller Überzeugung eine Entscheidung: Ich kann Rowan nicht von dem Brief erzählen. Ich will nicht, dass sie uns nur mit Kummer verbindet, und ich will nicht, dass sie mich jemals mitleidig ansieht.

Es muss kein Geheimnis sein. Es kann einfach *nichts* sein, so wie jahrelang in der Highschool.

Außerdem kann ich stattdessen von diesen viel besseren Neuigkeiten berichten.

Christopher sucht in der Küche nach Cider, findet aber keinen, also stoßen wir stattdessen mit Orangensaft an. Ich gebe mir alle Mühe, jedes Detail aufzusaugen: Wir vier nippen Orangensaft aus Weingläsern, während Natalie um eine detaillierte Nacherzählung des Abends bettelt.

Ein perfekter, glücklicher Moment für eine Familie, die bei Weitem nicht genug solcher Momente hatte.

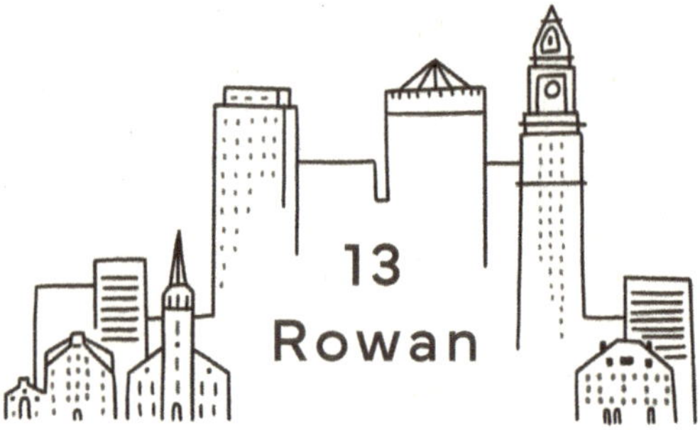

13 Rowan

Über die Feiertage hat es eine Menge Trennungen gegeben. Entweder haben die Beziehungen die Entfernung nicht ausgehalten oder sind zerbrochen, als sich beide dann wieder der Realität stellen mussten. Viele haben sich einvernehmlich getrennt, freundschaftlich sogar, während bei anderen Gerüchte übers Fremdgehen die Runde machen. Ein paar Verkündungen habe ich in den sozialen Medien gesehen. Auch die von meinem ersten Freund Luke Barrows und seiner Freundin Anna Ocampo. Von anderen habe ich durch Kirby und Mara erfahren.

Mein eigener – natürlich nicht endgültiger – Abschied von Neil war gleichzeitig schwerer und leichter als der im August. Schwerer, weil ich mich gerade wieder daran gewöhnt habe, ihn regelmäßig zu sehen. Leichter, weil wir jetzt schon ganze vier Monate überstanden haben und wissen, dass wir es schaffen.

Dann ist da noch Kait, die mir in unserer ersten Seminarstunde von ihrer Trennung erzählt.

Die Heizung im Raum ist noch nicht an, und ich zittere selbst in meinem Mantel und Neils Schal. Das ganzjährig milde Klima in Seattle hat mich für extremes Wetter wirklich versaut.

»Wir wussten, dass es nicht funktioniert«, sagt sie und macht ihre Jacke auf. »Wir waren einfach nicht mehr glücklich.«

Die Romantikerin in mir ist am Boden zerstört, weil ich noch genau im Ohr habe, was Kait über ihre Europareise erzählt hat. Dass sie sich dadurch so viel näher gekommen sind.

Ich bin kurz davor, diese Woche alle Termine abzusagen, um einen Filmmarathon oder ein Junkfood-Gelage einzulegen, oder was auch immer sie bei Trennungen so braucht. Aber Kaits Herz scheint gar nicht so gebrochen zu sein. »Es ist am besten so«, behauptet sie. »Gestern habe ich mit diesem Mädchen aus meinem Filmseminar geflirtet, und jetzt bin ich eben völlig ungebunden.«

Das freut mich zwar für sie, aber ich bin auch etwas überrascht, wie schnell sie darüber hinweggekommen ist. Zugegeben, so eine lange Beziehung hatte ich noch nie, aber in meiner Vorstellung würde mich so eine Trennung doch für mindestens eine Woche aus der Bahn werfen. Aber möglicherweise war das auch ein Zeichen für sie, dass es vorbei ist – dass die Vorstellung ihr eben nicht den Boden unter den Füßen wegreißt.

Während unserer freien Schreibübung versuche ich, all die vor Inspiration triefenden Gefühle aus der Pavillon-Nacht wieder heraufzubeschwören. So nennen wir sie nämlich, die Pavillon-Nacht. Und die nächste ist schon geplant, für kommendes Semester, wenn es ein bisschen wärmer ist. Dieser Abend hat uns so eng zusammengeschweißt, dass wir jetzt sogar einen Gruppenchat haben.

Ich versuche wirklich, mich wegen des Seminars nicht allzu sehr unter Druck zu setzen, aber irgendwie scheine ich immer wieder in eine Kreativblockade zu rutschen. Mir gefällt nicht, wie die Wörter auf der Seite aussehen, wenn ich so mit mir ringe – keiner meiner Sätze klingt so, wie er klingen soll.

Eigentlich war der Plan, in den Semesterferien zu schreiben, aber ich habe es nicht geschafft, mich von Neil oder meinen Eltern oder Freundinnen loszureißen. Und vielleicht war das auch gut so. Vielleicht brauchte ich einfach Abstand, um meinen Kreativbrunnen wieder aufzufüllen.

Heute versuche ich mal etwas anderes. Ich hole das Notizbuch heraus, das Neil mir zu Chanukka geschenkt hat. Wenn ich mit der

Hand schreibe, konzentriere ich mich möglicherweise nicht ganz so sehr darauf, dass alles richtig ist. Dann gibt es keine blau und rot unterstrichenen Wörter, keinen blinkenden Cursor.

Dieser Trick erscheint mir so einfach, dass es mich ganz schön überraschen und auch ein wenig ärgern würde, wenn dieses Notizbuch jetzt so mir nichts dir nichts mein Hirn entwirrt.

Doch das tut es.

Für etwa fünf Minuten.

Dann kommt die Ablenkung in Form eines stechenden Schmerzes im Bauch, den ich schon in den Ferien bemerkt, aber ignoriert habe, weil es bisher immer nur ein dumpfes Ziehen war.

Jetzt ist der Schmerz allerdings alles andere als dumpf.

Seit ich mir die Spirale habe einsetzen lassen, ist meine Periode ein bisschen unberechenbar. Sie ist zwar schwächer, was ein großer Vorteil ist, aber was da unten jetzt passiert, fühlt sich alles andere als normal an.

Ich beiße die Zähne zusammen und versuche, mich zu konzentrieren. Der Schmerz erreicht seinen Höhepunkt, als Everett die Texte zurückgibt, die wir vor den Ferien eingereicht haben. Wieder bekomme ich das altbekannte kritische, aber freundliche Feedback. Sie mochte den kreativen Ansatz, findet den Schreibstil aber etwas gehetzt.

Als ich meine Arbeit jetzt erneut lese – ein kurzer Text über die fiktionale Geschichte eines beliebigen Gebäudes auf dem Campus –, erkenne ich, dass sie voller Klischees steckt. Meine Wahl ist auf das Lion's Den gefallen, für das ich mir eine Vorgeschichte über eine Löwenbändigerin ausgedacht habe, die sich in den Gründer der Emerson verliebt. Allerdings habe ich dann beim Schreiben festgestellt, dass ich überhaupt nichts über Löwen weiß, und danach viel Zeit damit verbracht, mir Videos anzusehen, in denen Löwen ihre Pflegekräfte nach jahrelanger Trennung wiedertreffen. Einen besonders emotionalen Absatz gibt es, in dem ich die Umarmung mit einem Löwen beschreibe, aber der restliche Text ist nicht mal annähernd die epische Lovestory, die ich ursprünglich im Kopf hatte.

Sie konnte nicht bleiben, denn es gab noch so viele Löwen zu bändigen, auch außerhalb der Grenzen von Boston.

Hmm, den Satz finde ich gar nicht so furchtbar.

Ihr zu Ehren wählte er einen Löwen als Maskottchen. Er würde sie nicht vergessen. Das konnte er nicht. Und das Maskottchen war der Beweis dafür.

Everetts Kommentar: *Wiederholung Absicht? Und vielleicht Parallele dazu, dass Löwen sich an ihre Menschen erinnern, wie vorher erwähnt?* Natürlich, darauf hätte ich selbst kommen sollen.

Meine letzten Sätze sind mir jetzt sogar wirklich unangenehm. Ich kann nämlich nicht genau sagen, ob sie eher klingen, als hätte ich sie aus einer Emerson-Werbebroschüre geklaut oder als wollte ich mich krampfhaft belesen ausdrücken:

Heute wagen sich alle, die sich nach dem nächsten Koffeinschuss sehnen, gern in die Höhle des Löwen, das beliebte Lion's Den. Historisch betrachtet ist Boston zwar eher für Tee bekannt, doch hier im Lion's Den geht nichts über Kaffee. Studierende kommen und gehen, aber zwei Konstanten bleiben: Emersons mächtiger Löwe und all der Kaffee, der in seiner Höhle genossen wird.

Wird. Es gibt tausende von Wörtern, und trotzdem ist mir kein besseres eingefallen, um den letzten Satz zu beenden. Außerdem: *geht nichts über Kaffee*? Boden, tu dich auf.

Vielleicht versucht Everett, mir ganz sanft beizubringen, dass ich nicht in ihr Seminar gehöre. Dass ich besser die Notbremse ziehen und etwas anderes ausprobieren sollte, als sie mit meinen mittelmäßigen Arbeiten zu quälen.

Im Augenblick bin ich zu durcheinander, um das genauer zu analysieren, also stopfe ich den Text samt Feedback in meinen

Rucksack und stürme aus dem Raum, sobald sie die Sitzung beendet.

Später mache ich noch für denselben Nachmittag einen Termin in der Uniklinik.

»Ich habe letzten Sommer eine Spirale bekommen«, erkläre ich der Gynäkologin. »Bisher hatte ich keine Probleme damit, aber seit ein paar Wochen habe ich Schmerzen im Unterleib. Krämpfe.«

»Es kommt vor, dass die Spirale sich in den ersten Monaten noch ein wenig bewegt, das würde zu Ihren Symptomen passen«, antwortet sie. »Es ist selten, kann aber passieren. Auch wenn es bei Ihnen schon etwas länger her ist, sollten wir überprüfen, ob noch alles da sitzt, wo es hingehört.«

Ich hatte immer das Gefühl, die Kontrolle über meinen Körper zu haben, habe mich immer wohlgefühlt in meiner Haut – mit den birnenförmigen Kurven und dem Talent, meinem Freund zu sagen, was mir gefällt. Trotzdem packt mich eine ganz neue Angst, als ich mich hinter dem Vorhang ausziehe, mir den Einwegkittel überwerfe und mich auf dem Untersuchungsstuhl platziere, die Füße auf den Stützen, die Beine noch zusammengepresst.

Ganz wohl fühle ich mich nicht, aber die Ärztin geht bei der Untersuchung ausgesprochen behutsam vor. Sie erklärt, dass meine Spirale tatsächlich verrutscht ist und so schnell wie möglich von ihr wieder in die richtige Position gebracht werden muss. Ich schließe die Augen und hole ein paar Mal tief Luft, dann ist es auch schon überstanden.

»Gut, dass Sie hergekommen sind«, sagt die Ärztin, als ich wieder angezogen bin. »Melden Sie sich, wenn die Krämpfe in ein paar Tagen immer noch nicht weg sind oder wenn sich irgendetwas anderes seltsam anfühlt.«

Zurück im Wohnheim liege ich mit Wärmflasche im Bett und muss feststellen, dass es nicht ausreichend berührende Löwenvideos gibt, um meine Laune zu bessern. Paulina und ich haben uns kurz begrüßt, als ich zurückgekommen bin und sie gerade auf dem Sprung war, aber ansonsten ist sie immer noch dasselbe Mysterium wie schon letztes Semester. Auf einmal fühle ich mich hier in Boston vollkommen fehl am Platz, als würde mir jemand den Boden unter den Füßen wegreißen. In den Ferien war alles so leicht und vertraut. Jetzt schwimme ich wieder im Trüben, nur ist es auf einmal noch kälter und unfreundlicher.

Obwohl vaginale Gesundheit kein Thema ist, über das Neil und ich uns schon mal unterhalten haben, erzähle ich ihm in einer Nachricht von heute, und mein Daumen verharrt nur einen winzigen Moment über dem Senden-Button. Ich will, dass wir über solche Themen sprechen können, genauso wie über Bücher oder Wissenschaft. Na ja … hoffentlich nicht genauso oft, aber zumindest mit derselben Vertrautheit.

Und weil Neil eben Neil ist, schickt er mir genau die richtige Antwort.

NEIL

Oh nein, tut mir leid … das klingt furchtbar.

Ich wünschte, ich wär jetzt bei dir. Ich würde dir Gesellschaft leisten und dir Suppe bringen.

ROWAN

haha ich glaube, für suppe ist es nicht ernst genug, aber danke für die virtuelle minestrone

NEIL

Das ist die Suppe, die du dir aussuchen würdest? Du könntest jede Suppe haben, die du dir vorstellen kannst, und du nimmst Minestrone?

ROWAN

ich bin ein einfaches mädchen und liebe minestrone!!!

Die Vorstellung, dass sich jemand um mich kümmert, ist wirklich schön. Und ich bin mir ganz sicher, dass Neil alles stehen und liegen lassen würde, um mir Suppe zu bringen.

Aber diese Vorstellung bringt auch einen Schmerz mit sich, der meine Gliedmaßen ganz schwer werden lässt. Ich muss das Handy auf den Nachttisch legen und verfehle ihn, sodass es genau auf dem kleinen Fleckchen Linoleum landet, das nicht vom Teppich bedeckt ist. Allerdings fehlt mir die Kraft, es wieder aufzuheben. Denn niemand bringt hier irgendwem Suppe, zumindest nicht in naher Zukunft, es sei denn, einer von uns wird in den nächsten Ferien krank. Aber wer will schon im Juli Suppe?

Meine Gedanken spinnen sich weiter um Suppe, und weil mein Hirn im Moment ein düsterer Ort ist, denke ich plötzlich wieder an all die Paare, die sich in den Ferien getrennt haben. Die Romantikerin in mir macht das traurig, aber gerade frage ich mich eher, ob sie alle wohl zu demselben rationalen Schluss gekommen sind, dass temporärer Liebeskummer weniger schmerzt als die dauerhafte Entfernung. Heute Abend ist das Ende wirklich kaum in Sicht.

Dreieinhalb Jahre noch. Das wird mir bewusst, als ich mich endlich doch nach unten zum Essen quäle – nur um festzustellen, dass die Tagessuppe, Hühnernudelsuppe ohne Huhn, schon aus ist.

Dreieinhalb Jahre lang wird Neil nicht da sein, auch wenn ich es mir noch so sehr wünsche.

Der restliche Januar bleibt absolut furchtbar.

In einem heftigen Anflug von Heimweh google ich Dinge wie »Seattle im Sommer« oder »Space Needle bei Nacht«.

Meine Schreibblockade hält sich ebenfalls wacker.

Und obwohl ich Neil Anfang des Monats noch am Flughafen zum Abschied umarmt habe, ist es kaum auszuhalten, wie sehr ich ihn vermisse. Wir versuchen es mit einer schnellen Nummer per Video, aber Neils Mitbewohner platzt (zum Glück) herein, bevor wir uns ausziehen können. Selbst als wir in den Ferien miteinander geschlafen haben, bin ich nicht gekommen. Wir waren zu Hause, in meinem eigenen Bett, dem Ort, an dem ich mich am wohlsten fühlen sollte … und trotzdem konnte ich mein Gedankenkarussell nicht abschalten. Dabei sollten wir uns doch jedes Mal die Kleider vom Leib reißen, weil wir uns so selten sehen. Keine Ahnung, warum ich nicht so empfinde.

Obwohl ich eigentlich lernen müsste, scrolle ich durch sein Instagram-Profil und like Fotos, die er von sich und seiner NYU-Crew gepostet hat. Ich wäre wirklich gern erwachsen, aber ich kann nichts gegen die stechende Eifersucht tun, wenn ich andere Mädchen auf den Bildern sehe. Dabei vertraue ich Neil wirklich. Es geht eher darum, dass ich mich ausgeschlossen fühle, weil er da dieses komplett andere Leben hat, zu dem ich nicht dazugehöre.

Vielleicht liegt es an den vielen Trennungen in letzter Zeit oder an meiner allgegenwärtigen Angst, aber ich kann einfach nicht anders, als mehr in unsere Nachrichten und Telefonate hineinzulesen und mich zu fragen, ob er wohl an uns zweifelt. Seit den Ferien ist er irgendwie distanzierter. Die größte Veränderung, die mir einfällt, ist die Verlobung seiner Mutter. Die Hochzeit findet schon im Sommer statt, weil sie nicht warten wollen. Aber eigentlich wirkte er immer begeistert, wenn er davon erzählt hat.

Neben all den anderen furchtbaren Faktoren ist das Schlimmste an Fernbeziehungen, dass ich Neil nicht mal eben anrufen kann, um meine Nerven zu beruhigen. Selbst wenn er keine Seminare hat, ist ein Gespräch am Telefon oder per Video einfach nicht das Gleiche wie von Angesicht zu Angesicht. Mit den zwei Bildschirmen und den hunderten von Meilen zwischen uns könnte er genauso gut auf einem anderen Planeten sein.

Er war Jahre lang in mich verliebt, aber jetzt hat er mich. Könnte es sein, dass die anfängliche Begeisterung inzwischen ... verflogen ist?

Nein. Solche Gedanken verbiete ich mir.

Doch statt mich auf meinen Text für Everett zu konzentrieren, öffne ich den Browser und tippe: *Wechsel an die NYU.*

Schon als ich Enter drücke, zieht sich mir der Magen zusammen, und aus jeder feministischen Pore meines Körpers sickert tiefe Missbilligung. *Du verstehst das nicht,* erkläre ich meinem Feminismus. *Er fehlt mir so, verdammt.*

Vielleicht habe ich gar keine Schreibblockade. Vielleicht ist mein Problem, dass ich in der falschen Stadt bin. Ich überfliege die Webseite: *offizielle Zeugnisse* und *Empfehlungsschreiben* und *wettbewerbsintensiv.* Im Grunde eine abgespeckte Collegebewerbung, etwas, das ich eigentlich nicht gerade dringend wiederholen möchte.

Mein leeres Dokument verhöhnt mich.

Es muss doch eine einfachere Lösung geben.

Plötzlich fliegt die Tür auf. Ich schaue auf die Uhr an meinem Laptop und stelle fest, dass es schon nach ein Uhr nachts ist ... und ich sitze immer noch am Schreibtisch.

Paulina Radowski hat rote Wangen und drückt sich keuchend eine Hand auf die Brust, um sich zu beruhigen. Sie reißt sich die Airpods aus den Ohren und pfeffert sie aufs Bett.

Es ist nicht so, dass wir grundsätzlich nicht miteinander reden. Nur beschränkt sich unsere gemeinsame Zeit normalerweise auf die Phasen, in denen wir beide nicht bei vollem Bewusstsein sind.

»Bist du gerade die Treppen hochgerannt?«, frage ich.

»Ja, aber das spielt jetzt keine Rolle.« Sie holt ein paar Mal tief

Luft. Die langen roten Haare hat sie in einen Messy Bun gebunden, und einer ihrer Schuhe ist auf. »Okay, also. Ich war gerade zum Lernen in der Bibliothek, aber die haben zugemacht. Und auf dem Weg hierher ist mir was klar geworden.«

Gespannt klappe ich den Laptop zu. Das ist das erste Mal, dass Paulina sich so eindringlich mit mir unterhält. »Was denn?«

»Ich bin jetzt seit knapp fünf Monaten in Boston und habe immer noch nicht den bestimmt lebensverändernd leckeren Boston Cream Pie probiert.« Verzweifelt reißt sie die blauen Augen auf und klammert sich so fest an ihren Schreibtischstuhl, dass ihre Knöchel weiß hervortreten. »Und das kann ich keinen weiteren Tag aufschieben.«

»Es ist mitten in der Nacht«, sage ich lachend, obwohl mir ebenfalls der Magen knurrt. Boston Cream Pie habe ich auch noch nicht probiert, aber er klingt köstlich …

Sie blinzelt mich an, als wüsste sie nicht, was ich damit sagen will.

»Es ist Samstag«, entgegnet sie. »Irgendwo in der Stadt werden wir doch wohl welchen bekommen.«

Ihr früheres Desinteresse ist wie weggeblasen. Vor mir steht eine neue Paulina, und das muss auch die Erklärung für meine nächste Aussage sein: »Dann machen wir uns mal auf die Suche.«

Sobald ich die Worte ausgesprochen habe, weiß ich, dass ich gerade genau das brauche. Den ganzen Monat habe ich mich hier verkrochen und in meinem Selbstmitleid gesuhlt. Und obwohl ich kaum die Augen offenhalten kann, habe ich diese Pause wirklich nötig. Dieses Abenteuer mit einer Person, die nichts mit meinem Schreibseminar zu tun hat und mit der mich vielleicht nichts verbindet als die zufällige Raumbelegung der Emerson.

Wenn Paulina Boston Cream Pie will, dann werden wir so lange suchen, bis wir welchen gefunden haben.

Das Wetter legt uns allerdings Steine in den Weg, in Form von so heftigen Windböen und eiskaltem Regen, dass wir kurz in Erwägung ziehen, doch wieder umzukehren.

»Überleg mal, wie großartig er schmecken wird, wenn wir ihn endlich finden«, verspreche ich, also geben wir nicht auf.

Unsere erste Anlaufstelle ist ein Diner, das für seine Boston Cream Pies bekannt ist. Es hat die Öffnungszeiten nicht auf der Webseite stehen, und als wir ankommen, ist es bereits geschlossen. Aber wir geben nicht auf, selbst wenn Paulinas Handyakku es tut und wir uns auf meine restlichen zwanzig Prozent verlassen müssen, um uns in der Stadt zurechtzufinden.

»Ist vielleicht eine blöde Frage«, setze ich an und schlinge mir Neils Schal enger um den Hals, als wir über die Tremont Street laufen, »aber was genau ist Boston Cream Pie eigentlich?«

»Na ja, ein Kuchen mit Sahneschicht. Klar.«

»Klar.«

»Und er ist mit Schokolade überzogen.« Sie überlegt einen Moment lang. »Eigentlich ist es wahrscheinlich eher eine Torte als ein Kuchen.« Dann entdeckt sie vor uns eine offene Tür und sprintet los, rutscht dabei fast auf einer glatten Stelle aus. »Entschuldigung!«

Ein Kerl in Schürze bleibt genau vor dem Aufsteller des Restaurants stehen.

»Haben Sie Boston Cream Pie?«, fragt Paulina. »Ich weiß, Sie schließen gerade, aber egal, was er normalerweise kostet, ich zahle das Doppelte. Das Dreifache!«

Er schüttelt den Kopf. »Schon seit Stunden nicht mehr.«

»Danke trotzdem.« Ich winke ihm zu, während er den Aufsteller wegräumt. »Schönen Feierabend.«

Die nächsten Läden haben alle bereits geschlossen, weil es schon so spät und das Wetter so schlecht ist.

»Lass uns aufhören«, sagt Paulina niedergeschlagen, als ich immer noch wild auf Google Maps nach dem Kuchen suche und mir den Mantel enger um den Körper schlinge.

»Nein, nein, nein – irgendwo hier sollte es noch einen Laden geben …« Ich schaue auf das Display. »Wobei der vielleicht eigentlich …«

Der Anblick vor uns verschlägt mir die Sprache. Wir starren auf ein Logo in Neonpink und Orange, das ich seit meiner Ankunft im August hier schon unzählige Male gesehen habe.

Ein Dunkin Donuts.

Und er ist wunderschön.

Paulina und ich gucken uns an, dann brechen wir in schallendes Gelächter aus, bevor wir schnell aus der Kälte hineinhuschen und zwei Boston-Cream-Pie-Donuts und heißen Kakao bestellen, um uns aufzuwärmen. Dann warten wir in einer schmuddeligen Nische mit ein paar anderen Studierenden, die in einer von Amerikas beliebtesten Institutionen Schutz vor den kalten Temperaturen suchen.

»Prost«, meint Paulina, und wir stoßen mit unseren schokoladenüberzogenen Donuts an, bevor wir in einen Traum aus Sahne, Schokolade und Teig hineinbeißen.

»Hmmmm ... oh mein Gott«, sage ich mit dem Mund voll Vanillecreme. »Unglaublich. Großartig. Umwerfend. Spektakulär.«

»Hätten wir das gewusst, hätten wir auch zu einem der fünf Dunkins bei uns um die Ecke gehen können.« Paulina bestaunt das verworrene Glasurmuster auf ihrem Donut. »Aber irgendwas an dem hier ist besonders, oder?«

Dunkin ist zwar so bekannt wie Starbucks, aber trotzdem gibt es Bundesstaaten, in denen sie nicht vertreten sind – zum Beispiel Washington. Darum ist das für Mädchen von der Westküste alles neu und aufregend.

»Wir haben in Kalifornien zwar auch Dunkins«, erklärt Paulina. »Aber nicht annähernd so viele wie hier. Außerdem wurde der doch hier gegründet, also unterstützen wir genau genommen sogar ein lokales Geschäft.«

»Stimmt.« Ich nehme noch einen Bissen, dann halte ich diese seltsame Situation nicht länger aus. »Okay, das klingt jetzt vielleicht komisch, aber ... ich war echt überzeugt, dass du mich hasst.«

Paulina reißt die Augen auf. »Was? Nein! Wie kommst du denn darauf?«

»Du bist quasi nie in unserem Zimmer.«

Ein paar Sekunden lang sagt sie nichts und kaut nur schweigend. »Ich schätze, ich war so mit dem Studium beschäftigt«, antwortet sie, und es wirkt, als würde sie eine Maske aufsetzen. »Viele Hausaufgaben. Viele Lerngruppen.«

Auch wenn ziemlich offensichtlich noch mehr dahinter steckt, weiß ich jetzt wenigstens, dass ihre Abwesenheit nicht an mir liegt.

Paulina erzählt mir mehr über ihr Hauptfach: Sie studiert Creative Business Management und möchte mal im Musikmanagement arbeiten.

»Ich steh total auf Musik und will am liebsten immer von ihr umgeben sein«, erzählt sie und isst den letzten Rest vom Donut. »Aber ich kann kein einziges Instrument spielen, selbst wenn mein Leben davon abhinge.«

»Lieblingsbands?« Diese Frage entfacht eine zehnminütige Unterhaltung, in der sie mir mindestens ein Dutzend Bandnamen aufzählt, die ich noch nie gehört habe.

»Perfekt«, ruft sie, als ich ihr von meinem Studium im Kreativen Schreiben berichte. »Dann können meine Bands später den Soundtrack zu deinen Filmadaptionen umsetzen.«

»Abgemacht.«

Als wir uns wieder dick einpacken, um durch die Kälte zum Campus zurückzulaufen, ist die Vorstellung, das College zu wechseln, wieder so albern wie noch vor ein paar Monaten. Offenbar musste ich mir wieder ins Gedächtnis rufen lassen, warum ich mich überhaupt für Boston entschieden habe.

Dafür brauchte es nur einen einzigen Abend. Ein einziges Abenteuer.

Vielleicht brauchen Neil und ich genau so was auch.

DIE PIRSCH, OSTKÜSTEN-EDITION

- *Ein übertrieben peinlicher Touri*
- *Ort, den Touris nicht kennen*
- *Eine lokale Delikatesse*
- *Eine Straße, die genauso heißt wie eine in Seattle (Nummerierte zählen nicht!)*
- *Dein Lieblingsort in der Stadt*
- *Tiere in freier Wildbahn*
- *Streetart, die dich wirklich "bewegt"*
- *Etwas, das dich an mich erinnert*

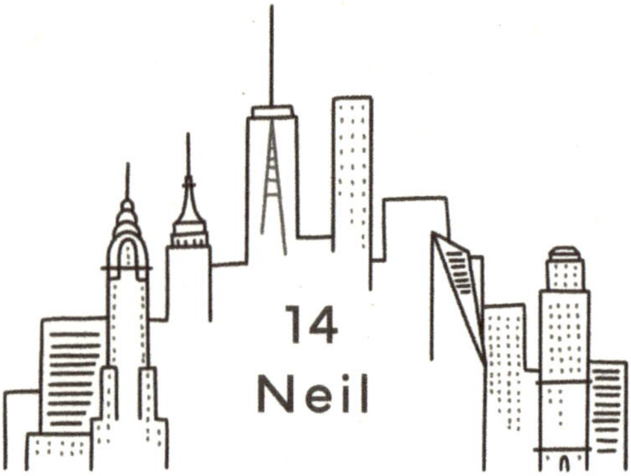

14 Neil

Als ich Skyler von der Schnitzeljagd erzähle, ist er sofort dabei. Ich hätte es wissen müssen – Skyler hat noch nie von einem Spiel gehört, das ihm nicht gefällt. Er verwandelt Wäschewaschen in Basketball und Abendessen in »Würdest du lieber …«. Ich bin noch immer erschüttert von seiner Aussage letzte Woche, dass er lieber mit Tieren sprechen würde als jede Sprache auf der Welt. »Stell dir bloß mal vor, was wir von ihnen lernen könnten«, hat er voller Ehrfurcht gesagt.

Jetzt huscht sein Blick wieder auf Rowans Liste, bevor er mir mein Handy zurückgibt. »Die ist hervorragend. Brauchst du Hilfe dabei? Ich könnte Adhira fragen, ob sie auch mitmachen will – sie liebt solchen Kram. Eine hoffnungslose Romantikerin«, fügt er augenrollend hinzu.

Überraschenderweise hasse ich die Vorstellung nicht, andere Leute dabei zu haben, und als ich Rowan frage, ob mein Mitbewohner und seine Freunde mitmachen können, ist sie einverstanden. Bei der Pirsch waren sie und ich fast die gesamte Zeit zusammen. Das hat es so einzigartig gemacht.

Sie hat von Anfang an festgelegt, dass es ein Wettbewerb ist. Der Preis: das Recht, damit anzugeben, und freie Wahl beim nächsten Kinofilm, ohne dass der andere Einspruch einlegen darf. Wir werden beide Fotos von allen Punkten auf der Liste machen und sie einander zum Prüfen schicken. So sind wir eben: Wir lieben Regeln und Richtlinien, auch bei selbst ausgedachten Spielen.

Als Austragungstag wählen wir einen Samstag Ende Januar, und eventuell habe ich dabei einen gewissen Hintergedanken: Da ist nämlich das Ersti-Familienwochenende an der NYU.

Das machen sie ein paar Mal im Jahr, einmal im Herbst und einmal, wenn die Flüge und Hotels billiger sind. Sprich jetzt. Anfangs war ich nicht sicher, ob ich Mom davon erzählen soll. Ich wusste, sie würde sich schlecht fühlen, wenn Natalie und sie nicht kommen können, und genau darum habe ich mich auch dagegen entschieden. Christopher ist finanziell zwar gut aufgestellt, aber auch nicht so berauschend, und besonders mit der bevorstehenden Hochzeit bin ich sicher, dass sie das Geld lieber dafür sparen.

Beim Frühstück überlegt Skyler, welche Superkraft er bevorzugen würde: fliegen oder sich unsichtbar machen können. »Fliegen ist die naheliegende Wahl, ich meine, wer von uns hat sich nicht schon mal gewünscht, fliegen zu können? Aber wenn man unsichtbar wäre, könnte man mit so vielen Dingen durchkommen …«

Heute ist es außergewöhnlich voll in der Mensa. Natürlich bin ich mit Tolstois Anna-Karenina-Prinzip vertraut: »Alle glücklichen Familien sind einander ähnlich, aber jede unglückliche Familie ist auf ihre besondere Art unglücklich.« Und doch sehen an diesem Morgen selbst die unglücklichen Familien alle gleich aus – sie alle haben etwas, das ich nicht habe.

»Du belegst dieses Jahr *was* für ein Seminar?«, fragt ein Vater am Nebentisch entgeistert.

»Die Wissenschaft und Psychologie von Marihuana?«, antwortet sein Sohn kleinlaut.

»Tausende Dollar an Studiengebühren, und das will er studieren.« Die Mutter schüttelt den Kopf und ersticht ihren Stapel Mensa-Pfannkuchen.

Mit mir muss irgendetwas nicht stimmen, dass sich mir selbst beim Anblick eines Familienstreits die Schultern verkrampfen und das Herz zusammenzieht. Wie gern würde ich das Bild, das ich von einer »Familie« habe, durch eines ersetzen, in dem Christopher vorkommt.

Ich denke über den Brief nach, den ich zu Hause gelassen habe, damit er als Recyclingpapier hoffentlich bald ein Mathetest oder der Flyer eines Hundesitters wird. Ich war so kurz davor, Sean, Cyrus und Adrian in den Ferien davon zu erzählen, aber selbst jetzt kann ich mich immer noch nicht durchringen, ihnen zu schreiben, weil sich das zu banal anfühlt. Sie leben ihr perfektes College-Leben, da sollten sie sich nicht um mich sorgen müssen. Wenn niemand davon weiß, ist es leichter, den Schmerz zu unterdrücken.

So viele Jahre habe ich damit verbracht, so zu tun, als würde dieser Teil meines Lebens nicht existieren, und es ist echt beunruhigend, dass er mich jetzt heimsucht, wenn ich hunderte Meilen von zu Hause entfernt bin. Ich bin Experte darin, einen Menschen zu spielen, der dieses Chaos aus Ängsten und Verbitterung seinem Vater gegenüber nicht empfindet. Ich habe es *gelernt*, darin war ich eben schon immer sehr gut.

Und eigentlich sollte ich inzwischen längst über das Schlimmste hinweg sein.

»Gibt es für euch beide kein Familienwochenende?«, fragt Zoe, als wir sie und Adhira vor unserem Gebäude treffen, und aus irgendeinem Grund macht mein Kopf daraus Keinfamilienwochenende – ein Wochenende ohne Familie.

Zum Glück reagiert Skyler zuerst und winkt nur ab. »Meine Familie war schon tausend Mal hier.«

»Meine Mom konnte sich nicht freinehmen.« Habe ich Skyler beim Einzug nicht das Gleiche gesagt? So, wie er die Augenbraue hochzieht, wohl schon.

»Am Wochenende? Kapitalismus ist echt das Letzte.« Adhira zieht an ihrer E-Zigarette und reicht sie dann an Skyler weiter.

Zoe blickt zum Himmel, dann setzt sie eine riesige Sonnenbrille auf. Dabei ist es saukalt, und die Sonne schafft es nur ganz selten, ein paar vereinzelte Strahlen durch die Wolken zu schicken. Aber mir haben Konkurrenzkämpfe mit Rowan schon immer als strahlende Energiequelle gereicht. »Als was arbeitet deine Mom denn?«

Die Frage sollte mich nicht überraschen. An der NYU trägt man eben zur Schau, wer man ist – und wichtiger noch, wer die Eltern sind. Das College, die Semestergebühren und auch die Lebenshaltungskosten haben eben ihren Preis. Adhiras Eltern sind Chirurgen, und Zoes Dad hat die Art von Finanzjob, der zahlreiche Überstunden verlangt, sodass sie ihn selten sieht, wenn sie nach Hause fährt. Auf unserer Etage ist ein Typ, dessen Mutter Senatorin ist, und eine Kommilitonin aus meinem Psychologie-Seminar war früher selbst Kinderdarstellerin.

Genau aus dem Grund antworte ich mit nur einem einzigen Wort, das ich am liebsten gleich wieder zurücknehmen würde: »Anwältin.«

Die Lüge schmeckt bitter. Ich will mich nicht für meine Herkunft schämen. Doch einmal ausgesprochen kann ich es nicht rückgängig machen. Ich kann ja schlecht »Scherz, sie ist Rechtsassistentin« sagen – obwohl das ein mehr als respektabler Beruf ist, sie hart dafür arbeitet, und der Job der einzige Grund ist, warum wir überhaupt die geringste finanzielle Unabhängigkeit erreichen konnten, nachdem Dad ins Gefängnis gewandert ist.

»Meine Mom auch!«, ruft Zoe. »In welchem Bereich?«

Skyler scheint mein Unbehagen zu bemerken und gibt ein dramatisches Stöhnen von sich. »So gern ich über unsere Eltern rede, machen wir das hier jetzt oder nicht?«

»Wir machen das nicht, wir *gewinnen* das«, korrigiert Adhira ihn und schaut dann mich an. »Was ist der erste Hinweis?«

Meine gedrückte Stimmung lässt nicht so rasch nach, wie ich es gerne hätte, aber nachdem wir *Street Art, die dich wirklich ˝bewegt˝* (drei spärliche Zeilen eines Gedichts auf einem Telefonmast) und *eine Straße, die genauso heißt wie eine in Seattle* (Broadway, was so offensichtlich ist, dass Rowan haufenweise augenverdrehende Emojis zurückschickt) gefunden haben, kommt mir das Lachen wieder leichter über die Lippen. Es ist das erste Mal, dass ich mit den dreien abhänge, und Adhira und Zoe helfen mir extrem engagiert dabei, künstlerischere Aufnahmen zu inszenieren.

Wir holen uns Cupcakes von der weltberühmten Magnolia Bakery, weil ich zugegeben habe, dass ich da noch nie war. Adhira lehnt sich vor und schießt ein Foto von mir mit einem Vanille-Cupcake. »Ein übertrieben peinlicher Touri – check.«

»Unerhört. Die sind köstlich.«

»Ja, aber einfach so *basic.*«

»Da muss ich Adhira zur Abwechslung mal zustimmen«, sagt Zoe. »Bei Billy's gibt es viel bessere Cupcakes.«

Skyler verputzt seinen in zwei Bissen. »Das liegt nur daran, dass du noch keine aus …«

Adhira wirft ihm einen mörderischen Blick zu. »Ich schwöre dir, wenn du gleich einen Cupcake-Laden in *Staten Island* erwähnst, dann …«

Das führt dazu, dass wir als Nächstes für einen Geschmacksvergleich in Chelsea nach einer Billy's Bakery suchen, denn das ist nur fair.

»Okay, das ist *echt* besser als die Staten Island Cakery«, flüstert Skyler mir zu, und ich versuche mit aller Kraft, nicht laut zu lachen. »Aber sag das Adhira nicht.«

Rowan antwortet mit einem Dunkin-Donuts-Foto als *lokale Delikatesse*, und ich schicke ihr ein Foto eines Imbisswagens mit halalen Speisen. Tauben, die um ein Stück Hotdog kämpfen, müssen für *Tiere in freier Wildbahn* herhalten.

Zoe zeigt zum High Line Park, einem Park auf einem Stück stillgelegter Bahntrasse. »Das ist mein Lieblingsort in der Stadt«, sagt sie. »Vielleicht wird es auch deiner?«

Der Park ist eine Mischung aus Begrünung und Kunstwerken mit einem unfassbaren Blick über die Stadt und den Hudson River.

Mit einem Mal flackert Stolz in mir auf, als ich merke, dass ich New York immer besser und besser kennenlerne.

»So, jetzt erzähl uns mal ein bisschen was von deiner Freundin«, sagt Adhira, als wir uns zwischen den New Yorkern und den Touris hindurchschlängeln, die das sonnige Wetter nutzen, für Fotos posieren und einander fragen, »Hey, was für ein Gebäude ist das dahinten?« »Sie muss wirklich besonders sein, wenn sie sich so was für dich ausdenkt. Und ihr seid noch zusammen, obwohl ihr an verschiedenen Colleges seid und es schon Januar ist? Das will was heißen.«

Ich lasse mein Handy sinken und sehe mir das Foto an, das ich gerade von einem Gebäude gemacht habe, das aussieht, als hätte man es wie ein Akkordeon zusammengeschoben. Wenn Rowan das nächste Mal zu Besuch ist, muss ich mit ihr unbedingt herkommen.

»Na ja …« Ich verstumme, denn ich habe Rowan zwar schon erwähnt, aber nie die ganze Geschichte erzählt. Keine Ahnung, ob man ihr überhaupt gerecht werden kann, aber ich gebe mein Bestes. »In der Highschool waren wir Rivalen. Immer die zwei Besten, haben pausenlos gewetteifert. Ich hatte schon eine Weile Gefühle für sie, aber ich dachte, sie würde mich verachten. Bis zum letzten Schultag.«

Zoe gibt ein Quietschen von sich. »Nicht dein Ernst. Ist das niedlich!«

»Und heiß«, ergänzt Adhira. »Du dachtest, ihr hasst euch, und dann stellt sich raus, ihr steht aufeinander?« Sie schüttelt den Kopf, die schwarzen Locken fallen ihr über die Schulter. »Oh Gott, ich bin ja so was von single.«

Ich gebe ihnen die Kurzfassung vom letzten Schultag, erkläre, dass die Pirsch eine Mischung aus Schnitzeljagd und dem Spiel Mörder ist, und wir uns zusammengetan haben, weil einige Mitschülerinnen und Mitschüler geplant hatten, uns auszustechen. In meiner Brust steigt eine vertraute Wärme auf, die Unbehaglichkeit von vorhin ist fast verschwunden.

»Und du hattest ihren Namen die ganze Zeit über?«, fragt Skyler. Wir haben es geschafft, einen Platz auf einer der Bänke zu erhaschen, und sie hören gebannt zu. Zoe hat das Kinn auf die Arme gestützt, Adhira blinzelt kaum. »Das hätte so was von ins Auge gehen können.«

»Ich dachte auch, dass mir das zum Verhängnis wird. Wir hatten einen heftigen Streit deshalb, aber dann haben wir uns zum letzten Hinweis wiedergetroffen und … der Rest ist Geschichte.«

»Das ist so ekelhaft romantisch, ist ja nicht auszuhalten«, sagt Zoe. »Die größte Mühe, die mein Ex sich je gemacht hat, war, mir eine Schachtel Pralinen zum Geburtstag zu schenken. Und dann hat er die Hälfte davon aufgegessen, bevor er sie mir gegeben hat, weil er – Zitat – ›so hungrig‹ war.«

»Wenn ich das so höre, muss ich wohl dringend meine Ansprüche höherschrauben.« Adhira sieht zu Skyler und knufft ihn mit dem Ellbogen. »Warum hast du nie so was für mich getan?«

»Weil ich sechzehn und ein Idiot war?«, schlägt er vor, und obwohl beide darüber lachen, entgeht mir nicht, wie sein Blick an ihr hängenbleibt, als sie schon wegsieht.

»Ich war gestern mit einem Kerl auf einem Date, den ich über Hinge kennengelernt habe«, erzählt Zoe. »Er war richtig nett. Kein Fuckboy.« Sie nickt zu meinem Handy. »Vielleicht sollte ich ihm das als Inspiration schicken.«

Den letzten Hinweis hebe ich mir bis zum Schluss auf, ohne es die anderen wissen zu lassen. Mir gefällt der Gedanke, ihn ganz für mich zu haben. *Etwas, das dich an mich erinnert.* Ein Schaufenster einer Buchhandlung mit Valentinstags-Auslage und stapelweise Liebesromanen.

ROWAN

du hast gewonnen, bei dem foto geht mir so das herz auf, dass es mir nicht mal was ausmacht <3

NEIL

Heute Abend Videocall?

ROWAN

unbedingt. ich vermisse dein gesicht.

»Ihr hättet wirklich nicht euren ganzen Samstag dafür opfern müssen«, sage ich hinterher, ungewohnt gerührt. »Danke euch. Ehrlich.«

»Hat Spaß gemacht«, sagt Adhira. »Lasst uns das irgendwann wiederholen.«

Zoe grinst. »Dann bring ich Steve mit!«

Als wir uns trennen, wollen Adhira und Zoe noch zu einer Gärtnerei im East Village, um eine neue Pflanze zu kaufen, die Zoe nicht umzubringen verspricht. Als Skyler und ich uns auf den Weg zurück nach Greenwich machen, fallen mir zwei Dinge auf:

Erstens weiß ich, in welcher Richtung der Norden und der Süden von Manhattan liegen, ohne dass ich auf eine Karte gucken muss.

Und zweitens habe ich Rowan gefragt, ob »mein Mitbewohner und seine Freunde« mitmachen können – vielleicht werden sie irgendwann ja auch meine Freunde.

»Du hättest mich nicht decken müssen«, sage ich zu Skyler. Trotz der Kälte ist es schwer, der Sonne zu widerstehen, daher sitzen wir im Washington Square Park. »Als sie vorhin nach meinen Eltern gefragt haben.«

»Ach. Kein Ding.« Er streckt die langen Beine aus. »Ich hatte das Gefühl, dass da eventuell was anderes hinter steckt.«

Natürlich bin ich ihm keine Erklärung schuldig, und eigentlich will ich es nicht wieder hochkochen lassen und riskieren, dass es mich in die Tiefe reißt. Trotzdem habe ich das Gefühl, dass ich Skyler wenigstens einen Bruchteil der Wahrheit schuldig bin, bloß so viel, dass er keine weiteren Fragen stellen muss. »Wir … haben nicht so viel Geld wie manch andere Leute hier. Wie eine Menge anderer Leute hier, nehme ich mal an.«

Skyler nickt. »Du musst das nicht verheimlichen, wenn du nicht willst. Dir ist klar, dass ihnen nicht *wirklich* wichtig ist, was deine Eltern machen, oder?«

»Was meine Mom macht. Nur sie.«

»Tut mir leid«, sagt er in einem Tonfall, den ich bei ihm noch nie gehört habe. »Tut mir leid, dass das so komisch war. Familienkram ist manchmal beschissen kompliziert.«

Das bringt es ziemlich genau auf den Punkt.

Ich setze ein Lächeln auf und versuche, die Gefühle, die diese Unterhaltung in mir aufwirbelt, zu unterdrücken. Meine Brust wird sich nicht zusammenziehen, wenn ich es nicht zulasse. Meine Atmung kann ruhig bleiben. Ich denke nicht an ihn, damit fange ich nicht an, nicht jetzt. *Ich habe die Kontrolle.*

»Das stimmt. Ein Wunder, dass wir alle so normal und ausgeglichen sind.«

Skyler schenkt mir daraufhin ein dümmliches Grinsen. »Ist es merkwürdig, wenn ich sage, dass ich dich in den Ferien vermisst habe?«

Und da knicke ich endlich ein. Ich muss die Wahrheit wissen. »Du hängst wirklich gern zusammen ab? Mit mir?«

Er blinzelt irritiert. »Haben wir nicht gerade den ganzen Tag damit verbracht?«

Hatte ich da echt so ein Brett vorm Kopf? Jetzt muss ich doch lachen, und es ist endlich ungezwungen. Entspannter. »Nein, haben wir – ich meine … ich habe mich wohl einfach gefragt, ob du dich dazu verpflichtet fühlst, weil wir zusammenwohnen. Diese ganze Freunde-finden-Nummer – da bin ich hier an Ostküste immer noch nicht ganz durchgestiegen.«

»Du musst aus deiner Komfortzone raus.«

»Warum fällt dir das so leicht? An dem Tag, als du Ultimate Frisbee organisiert hast, hattest du die Leute alle gerade erst kennengelernt, und sie waren direkt dabei und haben mitgespielt. So was passiert in Seattle nicht.«

»Ich glaube nicht, dass das was Regionales ist«, sagt Skyler und lächelt ein Mädchen an, das ihn auffällig mustert. »Aber wenn wir gerade ehrlich sind, habe ich keinen von den Frisbee-Leuten seitdem gesehen. Also auf dem Campus schon, aber ich habe keine Zeit mit ihnen verbracht. Mag sein, dass ich viele Leute kenne. Mag sein, dass ich einen großen Freundeskreis habe, aber sie sind nicht die, bei denen ich wirklich ich selbst sein kann, schätze ich. Die Art Leute, denen gegenüber ich mich öffnen kann.« Ganz schön beeindruckend, dass nach dem dezent arroganten *Mag sein, dass ich viele Freunde habe* doch noch was so Aufrichtiges gekommen ist. »Du meintest doch, dass du in der Highschool einen, ähm, gewissen Ruf hattest, richtig?«

»Ich war ein Nerd. Du kannst es ruhig aussprechen.«

Er lacht und fährt sich durchs Haar. »Na ja … ich war eine Art Partylöwe. Ich war der Typ mit den älteren Geschwistern, die Alkohol kaufen konnten, der Typ mit den Eltern, denen es nichts ausmachte, wenn jemand zu Besuch kam und getrunken oder gekifft wurde. Man kam zu mir, um Spaß zu haben, aber das war es eigentlich auch schon.«

Nichts daran ist sonderlich überraschend und doch …

»Das ist nicht, was du wolltest?«

»Damals vielleicht schon. Ich mochte die Aufmerksamkeit. Den Status. Aber jetzt, wo ich hier bin … nein, ich glaube nicht, dass ich das noch will. Zumindest nicht immer.« Er deutet zwischen uns hin und her. »Ich glaube, ich habe lange keine bedeutsame Unterhaltung mehr mit jemandem geführt, mit dem ich nicht verwandt bin. Wieder in Adhiras Nähe zu sein, erinnert mich daran, was für ein Arsch ich in der Highschool war. Ich habe so sehr versucht, mich zu beweisen, die Stimmungskanone zu spielen … und erst letztens habe ich entschieden, dass es mir wirklich egal ist, was irgendwer über mich denkt. Ich muss mir nicht immer so eine beschissene Mühe geben.«

Auch wenn unsere Beliebtheitsgrade nicht mal annähernd vergleichbar waren, kann ich das nachempfinden: sich so eine beschissene Mühe zu geben. Wie auslaugend das sein kann.

»Vielleicht will ich lieber tiefgründige Freundschaften? Klar, ich will schon auch noch Spaß haben, aber ich bin ziemlich sicher, dass beides geht«, spricht Skyler weiter. »Du bist total unvoreingenommen. Bei dir bin ich entspannt, so als könnte ich dir alles erzählen und du würdest mich trotzdem für einen anständigen Menschen halten.«

Das berührt mich so sehr, dass ich nicht sicher bin, wie ich es in Worte fassen soll. Am Anfang des Jahres dachte ich noch, Skyler sei so oberflächlich, dass wir nichts gemeinsam hätten. Ich habe angenommen, er würde nicht mit mir befreundet sein wollen, also habe ich Abstand gehalten, dabei wollte er die ganze Zeit genauso sehr eine enge Freundschaft wie ich auch.

»Natürlich. Klar kannst du das.«

»Ich hänge nicht aus Pflichtgefühl mit dir ab«, betont er und dreht den Spieß um. »Tust du das?«

Schnell schüttle ich den Kopf. »Anfangs dachte ich, ich gehe mit dir und deinem Dad essen und dann werden wir höflich zueinander sein, während ansonsten jeder sein eigenes Ding macht. Aber hier zu sein, ist überwältigender, als ich dachte, und ich glaube, du könntest mir aus meinem Schneckenhaus raushelfen. Und mich überzeugen, dass Staten Island der Geheimtipp dieser Drei-Staaten-Region ist.«

Skyler lacht, aber ich spüre, dass auch er gerührt ist. »Wir bauen hier eine richtige Beziehung auf, was?«, Er stupst mich mit dem Ellbogen an.

»Ich glaube schon.« Ich kann fühlen, wie die Anspannung von

mir abfällt, als ich meine viel kürzeren Beine ausstrecke und mich endlich gegen die Rückenlehne der Bank sinken lasse.

»Wo wir gerade drüber reden, uns aus der Komfortzone zu wagen. Es gibt da etwas, das ich dir vermutlich erzählen sollte.« Das erste Mal in den sechs Monaten, die ich Skyler nun kenne, sieht er *nervös* aus. »Ich, ähm, habe eventuell Gefühle für Adhira?«

Ich muss mir das Grinsen verkneifen – das ist nun echt keine Überraschung. »Das habe ich mir schon fast gedacht.«

Er atmet prustend aus. »Kacke. Es ist nicht zu übersehen, oder?«

»Das ist es gar nicht. Ihr flirtet beide, und es ist auch so *deine Art.* Ich habe gesehen, wie du mit den Reinigungskräften und den Leuten aus der Mensa flirtest und …«

»Es ist Fluch und Segen zugleich«, sagt Skyler verdrießlich und lässt den Kopf hängen. »Ich kann nichts dafür, dass ich so charmant bin.«

»Und den Sicherheitsleuten …«

»Okay, okay!« Lachend hebt er die Hände, doch dann wird er wieder ernst. »Sie war meine erste echte Freundin, und ich glaube, sie hat mich für alle anderen ruiniert. Niemand ist je an sie herangekommen. Das könnte der Grund sein, warum Beziehungen nicht mein Ding sind«, gibt er zu. »Weil ein Teil von mir darauf wartet, dass sie sich entscheidet, ob sie noch Gefühle für mich hat. Und wenn ja, na ja … ich bin nicht mehr der unreife Kerl aus der Highschool.«

Mir fällt auf, dass ich ihn trotz all des Flirtens schon eine ganze Weile nicht mehr mit anderen Mädchen gesehen habe. Darum wähle ich meine Worte mit Bedacht, weil ich nicht ganz glauben kann, dass ich Skyler hier Beziehungsratschläge gebe: »Keine Ahnung, ob da noch mehr als Freundschaft ist, aber *irgendwas* ist da.«

Er vergräbt das Gesicht in den Händen. »Es ist nicht nur so, dass ich sie mag«, sagt er mit einem betrübten Jammern. »Ich glaube, ich liebe sie wirklich. Ich bin nicht sicher, ob sie mich jemals ernst nehmen würde, aber wir waren damals praktisch noch Kinder.

Sechzehn und Siebzehn. Und jetzt … habe ich das Gefühl, dass ich den Versuch wagen sollte, wenn auch nur der Hauch einer Chance besteht.« Er legt die Hand aufs Herz. »Ich weiß, ich benehme mich manchmal wie ein völlig sorgloser Typ, aber ich leide *Qualen*, Mann. Ich sehne mich nach ihr und hab keine Ahnung, ob die Gefühle erwidert werden …«

»Ich glaube, damit habe ich ein wenig Erfahrung.«

»Es ist einfach beschissen, was?«

»Der offensichtliche Rat wäre wahrscheinlich, dass du ihr einfach sagst, was du empfindest, oder? Natürlich ohne sie zu drängen – du willst ja keine Antwort erzwingen«, sage ich. »Aber ohne zu abgedroschen zu klingen … Wenn du ehrlich bist, merkt Adhira bestimmt, dass du es ernst meinst. Bisher alberst du meistens ziemlich viel rum und lässt irgendwelche Sprüche ab. Zeig ihr, dass es dir ernst mit ihr ist. Dass es für dich kein Witz ist, und dass du aufrichtig sein kannst, wenn es drauf ankommt.«

»Aufrichtig. Ja. Aufrichtig kriege ich hin.« Wie zum Beweis verzieht er das Gesicht zu einer stoischen Miene, doch seine Augenbraue zuckt, und er kann die Fassade nicht aufrecht halten. »Hast du das so gemacht? Habt ihr euch beide einfach getraut und es gesagt?«

»So ähnlich«, sage ich. »Eigentlich habe ich es ihr zuerst ins Jahrbuch geschrieben, kurz vorher am selben Tag. Aber dann habe ich ihr gesagt, sie soll es nicht lesen, bis das Spiel vorbei ist. Die nächsten Stunden war ich insgeheim total panisch und hatte tierisch Angst, dass sie es doch lesen und mich auslachen würde.«

»Ach du Scheiße. Das ist verdammt romantisch. Ihr beide gebt echt alles, damit ihr es hinbekommt«, sagt Skyler. »Und es läuft noch gut, oder? Nehme ich mal an, nach der ganzen Schnitzeljagd und so.«

»Es ist …« Ich stoppe mich, bevor mir *toll* oder *super* über die Lippen kommen. Nachdem Skyler sich geöffnet hat, will ich irgendwie auch etwas von meinem Ballast loswerden. »Wenn ich ehrlich bin … gab es da schon ein paar Herausforderungen.«

Er breitet die Arme weit über die Lehne der Parkbank aus. »Alles klar. Lass hören.«

Ich brauche eine Weile, um mich dazu durchzuringen. Solche Gespräche habe ich noch nie mit Freunden geführt, und definitiv nicht in der Öffentlichkeit – auch wenn uns hier niemand Beachtung schenkt. Sean, Cyrus und Adrian wissen, dass Rowan und ich miteinander geschlafen haben, hauptsächlich, weil ich knallrot geworden bin, als sie mich danach gefragt haben, aber das war's. Und als wir in den Ferien übers Daten geredet haben, kam mir die Bowlingbahn nicht wie der geeignete Ort vor, um es anzusprechen.

Das scheint eins meiner Muster zu sein: nie die richtigen Worte oder den richtigen Moment zu finden, um eine wichtige Unterhaltung zu führen.

Aber nur weil das mit meinen Highschool-Freunden nicht klappt, kann es ja trotzdem mit Skyler funktionieren.

»Zwischen uns läuft es nicht mehr so gut wie früher … also so rein … körperlich«, bringe ich schließlich leise über die Lippen. Ich wische die nervösen Hände an der Jeans ab. »Das kennst du nicht, nehme ich an?«

Ich bereue es augenblicklich und rechne schon fast damit, dass er einen Witz reißt.

»Für eine Fernbeziehung vermutlich nicht ungewöhnlich«, sagt er und klingt so aufrichtig dabei, dass es mir beinahe Mut macht.

»Natürlich ist der Druck höher, wenn wir zusammen sind, und zu Hause haben wir nicht viel Zeit zu zweit. Aber seit einer Weile frage ich mich auch, ob ich einfach schlecht darin bin.«

»Und habt ihr darüber geredet?«

»Na ja, nicht *direkt* …«

Er verschränkt die Arme, als gäbe es hier eine wirklich einfache Lösung. »Wie soll es besser werden, wenn ihr nicht drüber redet?«

Ausgezeichnete Frage.

Ich vergrabe das Gesicht in den Händen und seufze tief. »Oh mein Gott. Ich bin so ein Loser.«

Skyler klopft mir auf den Rücken. »Bist du nicht! Du bist dabei, es rauszubekommen. Scheiße, Loser sind wir doch alle mal. Es ist nicht leicht, über sowas zu reden.«

Dass ausgerechnet Skyler mir Tipps für bessere Kommunikation im Schlafzimmer gibt, habe ich nicht erwartet, und doch weiß ich es zutiefst zu schätzen. Skyler Benedetti: eine feministische Ikone?

»Habt ihr mal Gleitgel probiert?«, fragt er.

Meine Wangen werden heiß, während ich den Kopf schüttele und mir gedanklich in den Arsch beiße, dass ich nicht selbst darauf gekommen bin. Vielleicht ist das das Problem: Unser erstes Mal war so besonders, dass wir dachten, alles andere würde sich mühelos ergeben.

Aber für Rowan will ich mir jede Mühe geben.

»Solltest du. Das ist der Wahnsinn. Und zwar nicht nur für sie«, fügt er hinzu. »Du kannst sie auch fragen, was sie will. Was sie mag. Das ist viel einfacher, als zu versuchen, ihre Gedanken zu lesen.« Ein Grinsen. »Fünfzig Prozent des Ganzen ist Kommunikation. Wenn nicht sogar noch mehr.«

Diese sexuelle Erleuchtung macht mich ganz hibbelig. »Danke, Mann«, sage ich aus voller Überzeugung. »Falls mein Gesicht je wieder die normale Blässe annimmt, werde ich das alles umsetzen.«

Skyler lacht. »Danke *dir*. Ich werde direkt brainstormen, wie ich Adhira sage, dass ich ein liebeskranker Vollpfosten bin.«

Als Vorbereitung für meine nächste Reise nach Boston kaufe ich in einem Erotikladen im West Village drei verschiedene Sorten Gleitgel und eine Mischpackung Kondome, die alle versprechen, mein Sexleben komplett auf den Kopf zu stellen. Als die Kassiererin mir viel Spaß wünscht, werde ich nur ein kleines bisschen rot.

Oh, den werden wir haben, denke ich mir, und diese Überzeugung trägt mich durch die restliche Woche.

15 Rowan

»Okay, wir haben unsere Länderliste eingegrenzt, auf …« Ich stelle das Handy beim Zählen auf Lautsprecher. »Fünfzehn. Von über zwanzig.«

»Fünfundsiebzig Prozent. Nicht schlecht.«

Mit einem Lachen puste ich mir auf die Nägel. »Um die alle zu schaffen, bräuchten wir Monate. Da tun mir die Füße allein bei der Vorstellung schon weh.«

Ich liebe zwar unsere Videocalls, aber ein simples Telefonat mit Neil ist auch toll. Ganz altmodisch, sozusagen. So kann ich vollkommen ungeniert dieses uralte, riesige T-Shirt mit einem Loch unterm Ärmel und dazu zwei unterschiedliche Socken tragen. Die Haare habe ich wild oben auf dem Kopf zusammengebunden. Im Gesicht eine Tuchmaske, auf den Zähnen Bleaching-Streifen, vor mir auf dem Schreibtisch ein offenes Fläschchen Nagellack. Voll im Selfcare-Modus.

Im Januar hatte ich ein richtiges Tief, aber jetzt, wo der Campus langsam auftaut, habe ich auch meinen Optimismus wiedergefunden. Wir kriegen das hin. Ende des Monats starten die Frühlingsferien, und es fühlt sich so an, als würde auch der Sommer nicht mehr lange auf sich warten lassen. Außerdem hilft es, dass wir in letzter Zeit kreativer mit unserer Entfernung umgehen. Vorige Woche haben wir gleichzeitig denselben Film geguckt – Neil durfte wählen, weil er die Ostküsten-Pirsch gewonnen hat, obwohl ich mir ziemlich sicher bin, dass er *e-m@il für Dich* nur meinetwegen ausgesucht hat. Vor ein paar Tagen hatten wir ein Date bei einem »Italiener«, das heißt, wir saßen mit unserem Essen aus der Mensa auf unseren Zimmern. So haben wir zusammen gegessen und Dean Martin gehört. Ich habe sogar eine Kerze angezündet, aber sofort wieder ausgepustet, als mir klar wurde, dass das den Feueralarm auslösen könnte. Dann haben wir uns der Fantasie hingegeben, wie es wäre, tatsächlich Nudeln *in* Italien zu essen, einem Land, das ganz oben auf unserer Liste steht.

Der Großteil unserer Beziehung spielt sich zwar immer noch an diesem Schreibtisch ab, aber wir geben unser Bestes.

»Wahrscheinlich sollten wir bald mal den ersten Flug buchen«, sage ich. »Bevor er zu teuer wird.«

»Machen wir. Sobald ich meinen nächsten Gehaltscheck habe.«

Im Hintergrund ist Gewühle zu hören. Neil hat Tee getrunken, darum stelle ich mir vor, wie er jetzt den Beutel aus der Tasse fischt, um ihn später zum Kompost zu bringen. Ich fasse mir an den Mund. *Oh.* Ich hätte mir die Nägel lieber nicht lackieren sollen, während ich mir gleichzeitig noch die Zähne bleiche.

»Ach! Ich wollte dir noch was erzählen. Damit zäume ich zwar vielleicht das Pferd von hinten auf, aber … ich habe online eine spanische Ausgabe von *Frühlingsträume* gefunden.« Dieses Semester belege ich den nächsten Spanischkurs und ein Seminar über amerikanische Popkultur. Auch wenn ich kaum glauben kann, dass es dafür tatsächlich Credits gibt. »Ich dachte, das Buch kenne ich schon so gut, das kann ich bestimmt auf Spanisch lesen. Und es ist ein wenig spannender als das, was wir im Kurs lesen. Nur ein wenig.«

»Echt? Das ist toll. Hoffentlich ist es auf Spanisch genauso romantisch.«

»Wahrscheinlich sogar romantischer«, entgegne ich, weil unsere Telefonate erst perfekt sind, wenn wir eine wissenschaftliche Diskussion führen. Wir können eben nicht aus unserer Haut. »Warst du eigentlich noch mal bei diesem Linguistik-Club?«

Neil antwortet nicht direkt. »Einmal … aber ich weiß nicht, ob das wirklich was für mich ist. Im Psychologieseminar arbeite ich gerade an einem Projekt zu der Verbindung zwischen Judaismus und Psychologie.«

»Oh, erzähl!«

»Na ja, ich habe festgestellt, dass der Großteil der Psychologen, mit denen wir uns befassen, Juden waren: Sigmund Freud, Alfred Adler, Erich Fromm, Abraham Maslow …«

»Der von der Bedürfnispyramide?«

»Genau der«, bestätigt er. Ich liebe, wie aufgeregt er bei solchen Themen klingt. »Ein paar von ihnen wurden direkt von der Religion beeinflusst. Das Konzept der Selbstverwirklichung wurzelt zum Beispiel auch im Judentum. Ich finde, man kann sogar argumentieren, dass die Leute durch den Holocaust dazu veranlasst wurden, sich intensiver mit der Natur des Menschen auseinanderzusetzen und letztendlich Wege zum Heilen zu finden.«

»Wow«, sage ich beeindruckt. »Du denkst aber nicht drüber nach, dein Hauptfach zu wechseln, oder?«

Das soll eigentlich bloß ein Scherz sein. Denn natürlich würde ich ihn bei so einem Wechsel unterstützen. Aber es wäre so untypisch für ihn, dass ich es mir kaum vorstellen kann. Neil und Wörter gehören einfach zusammen, wie … na ja, wie ich und Wörter.

Zumindest früher.

»Nein, nein, natürlich nicht«, erwidert er schnell. Dann fällt uns auf, wie spät es ist, und er sagt: »Wir sehen uns Freitag, ja?«

Er kommt das erste Mal nach Boston, zufällig über seinen Geburtstag, und ich bin schon voll im Planungsmodus. »Klar, nächsten Freitag. Kann's kaum erwarten.«

An der Emerson werden am laufenden Band haufenweise Studentenfilme produziert. Immer werden über Flyer oder Online-Pinnwände Statistinnen und Statisten gesucht. Hier bin ich also, an einem Samstagnachmittag, in einem gelben Kostüm mit Alu-Schuppen am Bauch und grüner Farbe im Gesicht – in einer alten Lagerhalle.

»*Planet des Grauens*, Take siebenundzwanzig«, ruft Leilani, eine Ersti mit langen Braids und roter Cat-Eye-Brille. Sie sitzt in einem provisorischen Regiestuhl, der eigentlich ein abgenutztes Zweisitzsofa ist, das wohl für den Sperrmüll gedacht war. »Und … *Action*.«

Zusammen mit den anderen Schlangen liege ich flach auf dem Boden, die Arme über dem Kopf zusammengepresst. Wir sollen uns winden, was in der Theorie viel einfacher klingt, als es in der Praxis ist. Leilani muss mehr als einmal »Cut« rufen, weil irgendwer mal wieder kriecht, statt zu schlängeln. Also legt sie sich auf den Bauch und zeigt uns, wie wir mit den Zehen und Unterarmen vorwärtsrutschen sollen. Auf dem Flyer für diesen speziellen Film wurde wohl vergessen zu erwähnen, dass das Bauchmuskeltraining inklusive ist – meine Muskeln protestieren jedenfalls schon gewaltig.

Kait taucht hinter einem Turm aus Pappkartons auf und bedeutet jemandem, ihr zu folgen. Dann sagt sie mit düsterer Stimme: »Ich denke nicht, dass wir hier richtig sind.«

Ein anderer Schauspieler tritt ins Bild und streicht sich besorgt über den falschen Bart. »Das ist es ja.« Er sieht sich in der Lagerhalle um. »Wir sind genau richtig, aber durch die Schlangen ist es hier für Menschen inzwischen unbewohnbar. Vor zwanzig Jahren gab es hier noch eine Stadt. Eine Zivilisation. Doch jetzt …«

Wir zischen.

»Jetzt gehört dieser Ort ihnen.« Kait zieht eine Bühnenaxt aus ihrem Halfter und schwingt sie wie einen Baseballschläger. »Und sie werden ihn uns nicht ohne einen Kampf überlassen.«

»Cut!«, ruft Leilani hinter der Kamera, und von uns am Boden ertönt ein kollektives, gequältes Seufzen. »Weltraumschlangen, gut geschlängelt. Tolle Arbeit«, meint sie und lächelt Kait an.

Ich habe fälschlicherweise angenommen, sie wäre ihre Freundin. »Wir hängen nur ab«, hat Kait allerdings auf meine Nachfrage hin erklärt. »Ich bin nicht scharf drauf, mich direkt in eine neue Beziehung zu stürzen.«

Wir legen eine Trinkpause ein, während Leilani und ein paar andere die Kulisse umstellen. Das Beste an diesem Film ist wahrscheinlich, dass er mich an all die kreative Energie erinnert, die abseits von meinem Hauptfach am Campus herrscht. Schauspiel, Regie, Malerei, Comedy, Musik, Design – wir alle versuchen, etwas aus dem Nichts zu schaffen. Wenn ich sehe, wie andere in ihrer Kunst aufgehen, will ich mich direkt in meiner eigenen verlieren. Das ist dieser ansteckende Funke. Der Grund, warum ich überhaupt die Emerson gewählt habe. Wenn man dieses Verlangen tief in sich spürt, kann man es nicht einfach abschalten. Selbst in einer Dürrephase ist es noch da und wartet darauf, die Inspiration zu packen und in etwas Wunderschönes zu verwandeln.

Vielleicht muss ich mich gar nicht so quälen, sondern mich nur inspirieren lassen. Denn auch wenn dieser Film – ein Schlangen-Sci-Fi-Epos, gedacht als Metapher für den Klimawandel – keine Preise gewinnen wird, macht die Arbeit jede Menge Spaß. Leilani nimmt die Sache richtig ernst und weiß genau, was sie will. Eine sehr bewundernswerte Eigenschaft. Und die Leute aus dem Kostümdesignstudium haben die Schuppen wirklich mit Feuereifer an unsere Kostüme geklebt.

Klar, es ist keine Millionenproduktion, aber alle hier sind ehrlich mit voller Überzeugung und Herzblut dabei. Und das spürt man.

Leilani bittet uns um einen weiteren Take und verspricht: »Ich glaube, dieses Mal kriegen wir es echt hin!« Also machen wir die Szene noch drei Mal.

Wieder zurück im Wohnheim habe ich es nicht eilig, die grüne Farbe abzuwaschen. Noch nicht. Mir schmerzen zwar die Bauchmuskeln, aber meine Gedanken rasen, und die Kreativität juckt mir in den Fingerspitzen. Schnell ziehe ich das Kostüm aus, dehne die Finger und setze mich an den Schreibtisch. Irgendwie bin ich mir ganz sicher, dass ich mich heute von Microsoft Word nicht in eine Panikspirale zerren lassen werde.

Die ersten paar Sätze gehen mir ganz geschmeidig von der Hand, lesen sich genauso toll wie in meinem Kopf. Ein vielversprechender Anfang. Dieses Mal hat Everett uns einen großen Beutel voll geheimnisvoller Gegenstände mitgebracht, aus dem wir alle einen ziehen sollten. »Ihre Charaktere weinen, wenn sie das hier sehen«, hat sie gesagt. »Warum?« Mein Gegenstand: eine hellviolette Fingerfalle.

Paulina ist nicht da, also bin ich allein mit meinem Laptop und dem sanften Brummen der Heizung. Ich hatte zwar erwartet, dass das Dunkin-Abenteuer uns zusammenschweißt, doch bisher war das noch nicht der Fall. Wir plaudern unverfänglich, wenn wir beide im Zimmer sind, aber sie wirkt immer noch erschöpft und ist andauernd auf dem Sprung. Das habe ich als Inspiration genutzt und eine Figur geschaffen, die niemals lang genug an einem Ort bleiben kann, um echte Beziehungen aufzubauen.

Eines Abends trifft sie auf der Kirmes einen charmanten Kerl – beide wurden erst kürzlich von ihren Begleitungen sitzen gelassen. Sie stellt sich an jeder Bude so mies an, dass sie gerade mal eine billige Fingerfalle gewinnt. Die beiden stecken aus Spaß ihre Zeigefinger hinein und scherzen, dass sie jetzt auf ewig miteinander verbunden sind. Nach einer magischen gemeinsamen Nacht bekommt sie Panik, dass sie ihn zu nah an sich herangelassen hat. Also zieht sie sich zurück und löscht seine Nummer. Zehn Jahre später läuft sie ihm wieder über den Weg. Am Abend, bevor sie einen Mann heiraten will, den sie nicht wirklich liebt. Und weil er die Hoffnung nie verloren hat, sie eines Tages wiederzutreffen, hat er die Fingerfalle immer noch bei sich. Tränen marsch.

Ich tüftle. Ich verschiebe. Ich suche nach den richtigen Wörtern, durchknete meine Sätze, bis sich die Prosa genau so liest, wie ich es gern hätte. Sanft und romantisch und mit einem Hauch Nostalgie.

Ich arbeite ununterbrochen, bis mein Handy sich mit einer Nachricht von Kait meldet, die mich daran erinnert, dass wir später auf eine MIT-Party wollen. Sie möchte wissen, ob wir uns zusammen fertigmachen. Ich überfliege mein Werk noch ein letztes Mal, speichere und schicke es an Everett.

Dann erlaube ich mir ein Grinsen und atme zum ersten Mal seit über einer Stunde tief durch.

Selbst mit Kaits HIlfe dauert es ewig, die grüne Farbe abzubekommen. Im Bad im siebten Stock legen wir Eyeliner und Mascara auf und probieren verschiedene Outfits an, bis wir das richtige gefunden haben.

Das alles erinnert mich an Kirby und Mara und an die Schulbälle, für die wir uns zusammen fertiggemacht haben. Daran, wie die beiden sich verstohlene Blicke zugeworfen haben, als sie noch nicht wussten, dass sie sich mögen. Wie Mara zur Salzsäure erstarrt ist, als Kirby sich die Lippen mit einem dunklen Rot nachgezogen hat. Wie Mara uns gebeten hat, kurz stillzuhalten, als wir uns gerade die Haare hochgesteckt haben, damit sie ein Foto schießen kann, auf dem wir ganz ungestellt dramatisch die Hände über den Köpfen halten. Sofort trifft mich das Heimweh wie eine Ohrfeige. Weil mir damals überhaupt nicht bewusst war, dass das Erinnerungen für die Ewigkeit sein würden. Ich habe einfach angenommen, dass ich mich einfach für immer mit den beiden für Schulbälle fertigmachen würde. Dass die Stunden, die wir dicht aneinandergedrängt vor dem Spiegel verbracht haben, nur der Vorgeschmack auf etwas Besseres sein würden, dabei war diese Zeit meistens viel schöner als die Bälle an sich.

Auf der Party sind wir mit Leilani und ein paar anderen vom Dreh verabredet.

»Ein Bild für deinen Freund?«, fragt Kait mich gerade und streckt die Hand aus. »Du siehst nämlich einfach bombastisch aus.«

»Nur weil ich jetzt keine Alienschlange mehr bin«, gebe ich zurück, fahre mir aber noch mal mit den Fingern durch die dunklen Wellen, bevor sie ein Foto für Neil schießt. Und dann noch eins von uns zusammen.

Der Moment ist nicht genauso schön wie damals in der Highschool, aber auch alles andere als schrecklich.

Die Partyszene der Emerson spielt sich überwiegend an den anderen größeren Bostoner Colleges ab: Harvard, BU, MIT. Das MIT ist in Cambridge und mit der Red Line nur ein paar Haltestellen entfernt. Der Campus erstreckt sich entlang des Charles Rivers, und das Verbindungshaus ist ein idyllischer Backsteinbau unweit vom Wasser. Da ich meine gesamte Highschool-Zeit als Streberin verbracht habe, weiß ich, wie gut Nerds feiern können. Genau das bestätigt sich, als wir reinkommen.

Das Licht ist schummrig, die Musik wummert, der Boden ist übersät mit Plastikbechern. Kait fühlt sich in der Küche sofort wie zu Hause und schüttet uns beiden einen Wodka-Shot ein. Ich beschließe, mir nicht zu viele Gedanken zu machen, und kippe ihn direkt runter.

»Uäääh, *widerlich.*«

»Willkommen auf dem College.« Kait zwinkert mir zu. »Den guten Stoff kann sich hier niemand leisten.«

Leilani kommt zu uns und legt Kait einen Arm um die Schultern. »Jetzt kann das Gelage ja endlich losgehen.« Sie nickt mir zu. »Danke noch mal, dass du eine meiner Schlangen warst. Hoffentlich war ich nicht zu tyrannisch.«

»Nein, gerade richtig«, antworte ich. »Ich freue mich schon auf den Film.«

»Bis der fertig ist, muss ich noch jede Menge schneiden.« Leilani grinst Kait an, die ihr einen Becher reicht. »Aber das ist es wert.«

Die beiden wirken schon ziemlich vertraut.

Wir machen uns auf den Weg ins Wohnzimmer, wo die Sofas beiseitegeschoben wurden, damit Platz zum Tanzen ist. Ich habe kein besonders gutes Rhythmusgefühl – Neil kann das mehr als bestätigen –, aber in diesem Haus voller Fremder zu tanzen, fühlt sich befreiend an. Wie die erste Hitzewelle nach einem endlos langen Winter.

Irgendwann versucht ein Kerl in einem übergroßen Polohemd, mich anzutanzen, doch ich bedenke ihn mit einem so finsteren Blick, dass er sich augenblicklich zurückzieht und Kait und Leilani in schallendes Gelächter ausbrechen. Dieser Abend fühlt sich toll an.

Ein paar Stunden und viel zu viele EDM-Remixe später stehe ich in der Schlange vor dem Badezimmer, als mein Handy in der Tasche vibriert. Ich hole es heraus, weil ich mit einer Nachricht von Neil rechne, aber es ist eine E-Mail. Von Professorin Everett. Die … offenbar freitagabends noch arbeitet. Aber wenn ich daran denke, wie die meisten *meiner* Freitagabende in der Highschool aussahen, sollte ich wohl nicht urteilen.

Ich lese, was sie geschrieben hat, und auf einmal ändert sich alles.

Rowan,
ich bin gerade mit Ihrer Fingerfallen-Story durch. Meinen Sie, wir können uns nächste Woche nach dem Seminar mal unterhalten?
M. E.

Mir rutscht das Herz in die Hose, der Boden unter meinen Füßen wankt. Mit diesem Text habe ich mich *so gut* gefühlt, viel besser als bei allem anderen, was ich dieses Jahr eingereicht habe. Ich dachte, ich hätte endlich so geschrieben, wie sie es von mir erwartet. Habe diese ganze Hintergrundgeschichte ausgearbeitet, mit jedem Wort jongliert, bis es sich richtig angefühlt hat.

»Gehst du rein?«, fragt das Mädchen hinter mir und deutet auf die offene Tür. Wie betäubt schüttle ich den Kopf, und sie schiebt sich an mir vorbei ins Bad.

Wieder und wieder lese ich die Mail, als könnte sich zwischen diesen beiden Sätzen eine geheime Botschaft verstecken. Tja, die einzige geheime Botschaft ist wohl, dass ein Mensch, den ich sehr bewundere, mir sagen will, dass ich nicht gut genug bin.

»Rowan? Alles okay?«

Kait ist plötzlich neben mir. Mein Kopf dröhnt, die Musik ist viel zu laut und dieses Kleid, das ich von ihr geliehen habe, viel zu eng. Ich schiebe mir eine Hand unter den Pony und drücke sie mir gegen die Stirn. Reiche ihr wortlos das Handy.

»Shit«, ruft sie, als sie die Mail liest, und zieht die Brauen zusammen. »Das klingt nicht gut.«

Ja, weiß ich auch.

Ganz impulsiv löst ihre Einschätzung bei mir einen Anflug von Verärgerung aus, dann folgt Besorgnis. Denn normalerweise hätte ich diese Mail doch zuallererst Neil zeigen wollen. Vielleicht ist das noch so eine Sache, die sie einem über Fernbeziehungen nicht erzählen: dass die erste Person, der man sich anvertraut, womöglich nicht die Person ist, die einem mehr als alles andere bedeutet. Er hätte versucht, mich zu beruhigen, und verhindert, dass ich direkt vom Schlimmsten ausgehe. *Vielleicht will sie ja irgendwas Positives mit dir besprechen*, würde er sagen, und ich würde die Brauen hochziehen und scherzen: *Wann sollte jemals jemand wegen irgendwas Positivem nach dem Seminar länger bleiben?* Vielleicht hätte er recht behalten, vielleicht auch nicht, aber ich hätte mich in jedem Fall besser gefühlt.

Durch Kaits Kommentar fühle ich mich nun dem Untergang geweiht.

Als ich jetzt zum Wohnzimmer gucke, sehe ich nichts als verschlungene Paare, einige sind womöglich schon verliebt, andere machen gerade zum ersten Mal rum, und wieder andere hängen irgendwo dazwischen. Ich wünschte, wir könnten uns ebenfalls in einem fremden Haus in den Armen liegen. Denn egal wie oft Neil und ich auch telefonieren oder uns per Video sehen, es ändert nichts daran, dass er nicht hier ist.

Diese Sorge, die ich in die hinterste Ecke meines Hirns verbannt habe, meldet sich wieder zu Wort, nur dieses Mal viel lauter.

Vielleicht habe ich es mir in meiner Beziehung zu gemütlich gemacht, um über Liebe zu schreiben. Vielleicht habe ich mich zu sehr von der Sehnsucht abgekapselt, die all meine Lieblingsbücher ausmacht. Ich habe mir meinen Optimismus so hart zurückerobert, doch die Realität hat nur darauf gewartet, mir wieder den Boden unter den Füßen wegzureißen. Denn was ist, wenn ich nicht nur Liebesromane romantisiert habe? Was, wenn ich auch das Schreiben an sich romantisiert habe?

Ich umklammere das Handy ganz fest und schiebe es wieder in die Tasche.

Dann bahne ich mir den Weg zurück in die Küche und trinke zwei Shots. Und noch einen. Nach dem dritten weiß ich nicht mehr, worum es in meinem Text überhaupt ging.

Nach dem sechsten fühle ich gar nichts mehr.

Ich werfe meine Haare zurück, tanze mit Kait und Leilani und schreie die Texte von Liedern mit, die mir eigentlich noch nie gefallen, aber trotzdem irgendwie einen Weg in mein Unterbewusstsein gefunden haben. Noch ein Shot, weil langsam alles viel besser schmeckt.

Das macht Spaß. Ich habe echt einen Mordsspaß.

Zumindest bis ich mit dem Gesicht über der Kloschüssel hänge und die Haare mir an der verschwitzten Stirn kleben und ich entscheide, dass ich so was nie wieder tun werde.

NEILS AKTUELLER SUCHVERLAUF

- Intimität in Fernbeziehungen aufrechterhalten

- Wie sextet man
- Sexten für Anfänger
- Benotungssystem NYU
- Judaismus und Psychologie
- Attributionstheorie
- Transaktionsanalyse
- Greenwich Village Erotikshop anfängerfreundlich
- Moma Studentenrabatt

16
Neil

Im Zug nach Boston höre ich The Smiths, ihre Lieblingsband. Ich habe sie mal damit aufgezogen, dass sie zu melancholisch seien, aber heute klingen sie definitiv voller Lebensfreude. Jedes Lied versprüht Heiterkeit und Sonnenschein, Optimismus und blauen Himmel.

Vielleicht liegt es am langen Winter, aber in New York habe ich echt mit meinem Wecker zu kämpfen gehabt und häufiger als sonst auf Schlummern gedrückt. Wenn ich mich dann doch aus dem Bett schälen konnte, war ich während der Vorlesungen immer irgendwie groggy, und eine ganz komische Benommenheit hat mich davon abgehalten, mich in den Seminaren zu melden. Konzentrieren konnte ich mich nur in meinem Psychologie-Seminar, in dem dann aber Fragen aufgeworfen wurden, auf die ich keine Antwort weiß.

Hier zu sein, wird all die Fragen verstummen lassen. Zwei Tage lang darf ich mich ganz auf sie konzentrieren.

Ich könnte die Gebäude, die Gegend und die Pracht dieser neuen Stadt auf mich wirken lassen. Doch jetzt gerade sehe ich nur Rowan, die mit strahlenden Augen und meinem liebsten Lächeln auf den Lippen am Bahnhof auf mich wartet. Die gesamte Fahrt zur Emerson über liegt meine Hand auf ihrem Knie, dann auf ihrem Oberschenkel. Hin und wieder blickt sie hinunter, fährt mit dem Daumen über meine Knöchel. Ich weiß genau, was sie denkt, denn ich denke das Gleiche.

Kaum sind wir auf ihrem Zimmer, lasse ich meine Taschen fallen und strecke die Arme nach ihr aus, vergrabe die Hände in ihrem Haar, während ich sie mit dem Rücken gegen die Tür drücke. Genau wie ich es ihr an jenem Abend, der nun Ewigkeiten her erscheint, in den Nachrichten beschrieben habe. Ihr Mund findet meinen. Hastig, süß, *perfekt.*

»Ich habe dich vermisst«, haucht sie atemlos und zieht meine Hüfte dichter an sich. Mein Gott, fühlt sie sich gut an.

»Ich dich mehr.« Ich öffne den Reißverschluss ihrer – *meiner* – Sweatshirtjacke. »Bekomme ich die je zurück?«

»Nope. Die gehört jetzt mir.«

Sie darin zu sehen, hätte gereicht, um mir den Puls durch die Decke schießen zu lassen, wenn es dafür nicht längst zu spät wäre. Ich hätte nie gedacht, dass ich jemand bin, der von so einer urinstinktiven Welle des Verlangens erfasst werden kann, aber ich lerne wohl ständig neue Dinge über mich.

Wie sie wohl in einem meiner Hemden aussehen würde?

In nichts als dem Hemd.

»Eigentlich mag ich sie an dir sowieso lieber.« Ich zupfe an den Schnüren und ziehe sie zu mir.

Doch dann blitzen vor meinem inneren Auge wir beide in meinem Zimmer an der NYU und in den Winterferien in ihrem Zimmer auf, und gerade als sie nach meiner Gürtelschnalle greift, halte ich inne.

»Moment, warte.« Es kostet mich einiges an Willenskraft, Abstand zwischen uns zu bringen. Kraft, von der ich bis zu diesem Moment nicht wusste, dass ich sie besitze. »Lass uns zuerst reden.«

Ihr Gesicht ist wunderschön errötet. »Okay.«

Mein Körper braucht ein paar weitere Momente, um zu reagieren, dann folge ich ihr zum Bett und setze mich neben sie. Ihre

Zimmerseite ähnelt meiner – Fotos ihrer Freundinnen, von Seattle, uns beiden –, wohingegen die Seite ihrer Mitbewohnerin mit verschiedenem Pinguin-Krempel vollgestellt ist.

Kein Grund, Angst zu haben. Ich *sollte* keine Angst haben, nicht mit ihr. Ich denke zurück an die Unterhaltung mit Skyler, wohl wissend, dass dieses Gespräch vermutlich längst überfällig ist.

»Mir ist klargeworden«, setze ich an, »dass ich noch ziemlich unsicher bin.«

Sie runzelt die Stirn. »Unseretwegen?«

»*Nein*. Nicht wegen uns. Wegen … dem hier.« Ich wedele mit der Hand zum Bett und beschwöre das Selbstvertrauen herauf, es ganz deutlich zu formulieren und keine Euphemismen zu verwenden. »Was Sex angeht. Und, na ja, ich glaube nicht, dass wir je wirklich darüber gesprochen haben seit dem ersten Mal.«

Sie errötet noch stärker, obwohl das sonst ein Thema ist, bei dem sie sich so sicher fühlt. Das gehört zu den Dingen, die ich in dieser endlosen Nacht in Seattle so an ihr bewundert habe.

Der Unterschied ist jedoch, merke ich nun, dass es dieses Mal um *uns* geht.

Ich will ohne Angst oder Scham darüber reden und zwinge mich, auf jede Metapher, jedes unsichere Wort zu verzichten. »Ich bin ohne viel Erfahrung hier gelandet. Du hattest die letzten paar Male keinen Orgasmus, und ich habe mir Gedanken gemacht, dass ich vielleicht nicht erfahren oder gut genug für dich bin.«

»Neil.« Ihr Blick ist voller Emotionen, als sie die Knie an sich zieht und sich näher zu mir lehnt. Allein dieser Hauch einer Berührung, etwas Druck, reicht, um mich daran zu erinnern, dass alles gut werden wird. »Das habe ich nie gedacht. Noch nie.«

»Bist du dir sicher?«

Endlich habe ich sie wieder in greifbarer Nähe, etwas, das ich beim Telefonieren so schmerzhaft vermisse. »Versteh mich nicht falsch – ich bin froh, dass wir darüber reden. Ich war vermutlich … etwas abgelenkt.« Sie streicht sich den Pony zu einer Seite, dann zur anderen, nie sicher, wo sie ihn hinhaben will. »Wir haben einfach beide viel um die Ohren mit dem College.«

»Und das ist okay«, sage ich sofort. »Vollkommen okay und nachvollziehbar.«

»Was wir hier tun, der körperliche Teil – das ist mir nicht so wichtig, wie mit dir zusammen zu sein. Selbst wenn wir hier sitzen und einander fünf Stunden lang anstarren würden, würde ich trotzdem jede Minute genießen.«

»Das ist wirklich schön zu hören.« Die Erleichterung setzt sofort ein. Ich lege ihr die Hand aufs Knie. »Wenn es mal so scheint, als wüsste ich nicht, was ich tue … na ja, dann, weil ich es eben manchmal einfach nicht weiß. Aber ich will es lernen. Wirklich.«

Ihr huscht ein Lächeln übers Gesicht. »Das Ding ist … ganz gleich welche Erfahrungen wir hatten, bevor wir zusammengekommen sind, jetzt machen wir sie zusammen. Und das heißt, für mich ist auch alles neu. Alles«, betont sie. »Selbst wenn es nicht gleich ein Feuerwerk ist, die Tatsache, dass *du* es bist …« Sie verstummt, schüttelt den Kopf und lehnt sich vor, um mir die Hand auf die Brust zu legen. Mein Herz macht einen Sprung und pocht bei ihrer Berührung noch schneller. »Ich glaube, dir ist gar nicht klar, welche Wirkung du auf mich hast.«

Das Lachen, das mir herausrutscht, ist leise und ungläubig. Ich lege meine Hand auf ihre, drehe sie um und male Kreise auf ihre Handfläche. Ich will diesem Mädchen jedes verdammte Mal ein Feuerwerk verschaffen. »Glaub mir, ich versuche noch, es zu begreifen.«

Einen Augenblick lang sitzen wir einfach so da, ich fahre mit dem Finger über ihr Handgelenk, und sie wirkt tief in Gedanken versunken.

»Wir könnten vermutlich beide ein wenig an unserer Kommunikation arbeiten«, sagt sie nach einer Weile. »Ich will mir gern einbilden, dass all die gelesenen Bücher es mir leichter machen, und das tun sie gewissermaßen. Aber ich lerne auch noch, wie es ist, darüber mit jemandem zu sprechen, der mir so viel bedeutet wie du. Wenn du dich damit nicht wohl …«

»Tue ich«, sage ich sicher, entschlossen. Die Wahrheit also. »Mit dir schon. Als wir geschrieben haben … mein Gott. Ich wollte das alles im echten Leben tun.« Ich spüre, wie sie sich näher an mich drängt. Ihre freie Hand landet auf meinem Oberschenkel. »Ich will dir gegenüber auf jede denkbare Weise offen sein. Du … gibst mir einfach das Gefühl, dass ich mich für nichts zu schämen brauche.«

Rowan sieht mich einen Moment lang mit diesem sanften, überwältigten Gesichtsausdruck an; so schön, dass sie neben die Sternennacht ins MOMA gehört. »Ich liebe dich wirklich so sehr«, sagt sie und schlingt mir die Arme um den Hals.

»Nur damit ich das richtig verstehe«, sage ich, »du willst *nicht* hier sitzen und mich fünf Stunden lang anstarren?«

Sie lacht und drückt mich aufs Bett. Ich lege ihr die Hände auf den unteren Rücken, schmiege sie an mich. Wie könnte ich das Gefühl nicht lieben, sie auf mir zu haben? »Ich habe da schon ein paar andere Dinge im Sinn. Wenn wir besser im Kommunizieren werden wollen«, ein Kuss auf meiner Wange, meinem Kinn, dann ein verschmitztes Lächeln, »warum erzählst du mir nicht, was du jetzt gern tun würdest?«

»Ich … würde dich wirklich gern wieder lecken.« Dieses Mal ist es einfach, die Worte zu finden. »Das ist mir nicht mehr aus dem Kopf gegangen.«

Ihre Augen sind halb geschlossen, ihre Lippen geschwollen vom Knutschen. Ich streiche mit den Fingerspitzen unter dem Top ihre Wirbelsäule hinauf. Langsam, ganz langsam zieht sie einen Mundwinkel nach oben. Ich verstehe nicht, wie ich auch nur ansatzweise den Effekt auf sie haben kann, den sie auf mich hat, wenn mir schon harmlose Gesichtsausdrücke absolut den Rest geben.

»Ganz ohne Druck«, sage ich. »Egal, was passiert oder nicht passiert – das ist okay. Mehr als okay. Es war einfach toll, mich dir so nah zu fühlen.«

»Finde ich gut. Aber wenn es länger dauert, will ich nicht, dass du dich langweilst oder das Gefühl bekommst, du würdest irgendwas falsch machen …«

Ich weiß nicht recht, wie ich ihr sagen soll, dass es ziemlich unmöglich ist, mich mit dem Gesicht zwischen ihren Beinen zu langweilen. Von ihr könnte ich nie genug bekommen.

»Das wird nicht passieren. Das kann ich dir versprechen.« Dann fällt mir etwas ein, ich setze mich und hebe meinen Rucksack vom Boden auf. »Außerdem hab ich, ähm, ein paar Sachen gekauft? Nur für den Fall.« Ich zeige Rowan meine Ausbeute aus dem Erotikladen, und ihr klappt die Kinnlade runter.

»Neil McNair«, sagt sie lachend und lehnt sich vor, sodass sie mir die Brille abnehmen kann. »Du bist die beste Überraschung überhaupt.«

Wir küssen uns wieder, immer leidenschaftlicher und heftiger, wobei ich ihr aus der Sweatshirtjacke helfe und sie nach dem Saum meines Hemdes greift. Ihre restlichen Klamotten ziehe ich aus, so langsam ich kann, und versuche, die Vorfreude zu genießen. Ich will das Ganze so angenehm wie möglich für sie machen.

Als ich Rowan endlich mit dem Mund berühre, gibt sie das entzückendste Stöhnen von sich, das ich bis in die Zehenspitzen fühle. Noch etwas, das mir nicht peinlich ist: die Tatsache, dass ich recherchiert habe, was genau ich dort unten tun sollte. Letztes Mal war ich so von den neuen Gefühlen überwältigt, dass ich kaum an mich halten konnte. Dieses Mal will ich Buchstaben mit meiner Zunge schreiben und genau darauf achten, was ihr gefällt.

»Was ist?«, fragt sie, als ich einen Moment innehalte, leichte Besorgnis in der Stimme.

Ich beschwöre das Selbstvertrauen von jenem Abend herauf, als wir uns auf so berauschend hemmungslose Weise geschrieben haben. »Ich liebe … wie du schmeckst.« Das ist das Versauteste, das ich je gesagt habe, und ich bin augenblicklich besessen von ihrer Reaktion darauf, ein leises, gehauchtes Wimmern, das mich süchtig nach mehr macht. Ich könnte wahrscheinlich schon kommen, ohne dass sie mich überhaupt berührt.

Sie wirft den Kopf zurück ins Kissen und gibt so den Blick auf ihren Hals preis. »Das ist perfekt.«

Die Worte feuern mich nur dabei an, mit der Zunge wieder zu ihr und einen Rhythmus zu finden. Das Seufzen, das ihr entfährt, ist herrlich, zügellos. Sie drängt sich mir entgegen, die Hand in meinem Haar und ihre Nägel auf meiner Kopfhaut.

Selbst wenn ich morgen sterben würde, hätte ich meine letzte Nacht auf Erden genau so verbringen wollen.

»Da.« Die eine Silbe ist kaum mehr als ein Hauchen. Ein Hauch von nichts. »Oh Gott … das fühlt sich so gut an.«

Ich atme über ihr aus, komme kaum zu Atem, doch das macht mir nichts aus. »Dass es sich für dich gut anfühlt, ist alles, was ich will.«

Es ist intimer als alles, was wir bisher getan haben, möglicherweise das Intimste, was ich je erlebt habe. All meine bisherigen Erfahrungen im Bett fühlen sich plötzlich an wie eine alberne Zeitverschwendung, wo es doch *das hier* gibt. Wie sie sich fallen lässt – in keiner Sprache gibt es ein Wort, das beschreibt, wie grandios vernebelt meine Sinne sind, da bin ich mir sicher.

Dann fangen ihre Beine an zu zittern, ihr ganzer Körper scheint sich anzuspannen, bevor sie loslässt, und schaudernd Worte hervorbringt wie *oh mein Gott*, *Neil* und *bitte*. Sie zerspringt unter meiner Berührung, ihr Atem geht heftig, und ihre Brust hebt und senkt sich ruckartig. Die Hände in meinen Haaren, mein Name auf ihren Lippen.

All die Sorgen und Grübeleien sind es wert, wenn ich sie so zu sehen bekomme – sexy, enthemmt und so *lebendig*.

»Gut?«, frage ich, und sie lacht nur.

»Um sicherzugehen, müssten wir das noch ein paarmal wiederholen«, bringt sie heraus, die Stimme noch heiser. Meinem letzten Fitzel Bewusstsein entgeht nicht, dass ich das Gleiche an dem

Morgen zu ihr gesagt habe, als wir das erste Mal miteinander geschlafen haben.

Dann berührt sie meine Taille. Meine Hüfte. Ein Kuss auf den Stoff meiner Boxershorts, dann tiefer und tiefer.

»Bist du dir sicher?«, frage ich und ziehe scharf die Luft ein. »Du musst nicht, wenn …«

»Ich weiß.« Noch ein Kuss. »Und ich bin mir sehr, sehr sicher.«

Das Gefühl, als sie die Lippen um mich schließt, ist absolut überirdisch. Wärme und Verlangen. Ekstase und Vertrauen. Ich nehme nichts mehr wahr, alles reduziert sich auf die Stellen, an denen sie mich berührt.

»Was meinst du?«, fragt sie. »Irgendwelche Anmerkungen?«

»N-nein. Keine einzige.«

Und sie lacht auf ihre wundervolle Art, ehe ihr Mund mich völlig nutzlos macht.

Keine Ahnung, ob ich noch zwei Sekunden oder zwei Stunden durchhalte. Zeit verliert jegliche Bedeutung, wenn sie so über mir hockt und mein Hirn neu verdrahtet. Im letzten Moment weiche ich zurück, um nicht in ihrem Mund zu kommen, falls sie das nicht will, doch dann findet ein stummer Gedankenaustausch zwischen uns statt.

Ich will, wenn du willst, sagt sie mir mit ihrem wild entschlossenen Blick.

Okay.

Dann nimmt sie mich wieder in den Mund.

Als der Himmel über mich hereinbricht, löse ich mich mit einer neonfarbenen Explosion hinter den Lidern auf. Sie hält meine Hüfte fest, verankert mich auf dem Bett.

Bei ihr.

Später am Abend, nach einer zweiten Runde und dem Glück, dass ihre Mitbewohnerin offenbar wirklich dauerhaft verschollen ist, bestellen wir Pizza, weil wir es nicht ertragen, das Zimmer zu verlassen. Morgen werde ich endlich Boston sehen, aber dieser

Abend ist nur für uns zwei, und wir lachen, albern und necken einander, wie wir es sonst tun. Und trotzdem ist es anders. Eine neue Art der Nähe.

Sie verzieht das Gesicht, als sie mir von ihrem ersten Kater berichtet, ich erzähle ihr von Skyler und Adhira, und sie quietscht und nimmt mir das Versprechen ab, dass ich ihr Updates schicke, sobald etwas passiert.

»Dir muss doch klar sein, dass solche Geschichten für Liebesroman-Autorinnen wie mich gemacht sind«, sagt sie. »Ich bin jetzt schon voll drin.«

Wenn wir so zusammen sind, ist das Familienwochenende, an dem meine Familie nicht da war, plötzlich unwichtig. Der Brief von meinem Vater existiert nicht. Ich bin auf eine neue Weise ganz ich selbst, fühle mich wohl in meiner Haut und absolut furchtlos. Meine mutige, unabhängige, aufstrebende Liebesroman-Autorinnenfreundin lässt mich nach höheren Zielen streben. Wie sie es schon immer getan hat.

Hier bei Rowan existiert die Dunkelheit nicht – nicht einmal, als die Sonne am Horizont untergeht und der Himmel schwarz wird.

Sie ist das hellste Licht in jedem Raum.

17
Rowan

Das restliche Wochenende verläuft exakt so, wie ich mir einen Winter in New England erträume: Dick eingepackt mit Schals, die Mützen tief ins Gesicht gezogen, erkunden wir beide die Gegend zu Fuß und mit der Bahn, bewundern die Geschichte der Stadt.

Mitten in der Nacht greifen wir mit noch geschlossenen Augen nach einander und feiern Neils Geburtstag. Und dann noch mal am nächsten Morgen. Dass wir jetzt beide Geburtstage miteinander verbracht haben, fühlt sich an wie ein Meilenstein. Zugegeben, bisher habe ich nicht viel auf Astrologie gegeben. Trotzdem habe ich letzten Sommer nachgeguckt, wie kompatibel Wassermänner und Jungfrauen sind. Eine ungewöhnliche Kombi, sagen zumindest die meisten Seiten, aber auch eine faszinierende mit dem Potenzial für langfristige Kompatibilität. Wassermänner und Jungfrauen motivieren sich sogar gegenseitig, ihre intellektuellen Ziele zu verfolgen.

Danach habe ich mich bloß mit großen Augen gefragt, ob das Universum wohl schon länger gewusst hat, was ich die gesamte Highschool-Zeit über nicht wahrhaben wollte.

Neils Geburtstagsfrühstück ist ein Mensafestmahl mit Kait und ein paar anderen aus unserem Seminar, auch wenn wir nicht viel Zeit haben, weil ich den Tag mit Touri-Attraktionen durchgeplant habe.

»Der mysteriöse Neil! Es gibt ihn wirklich«, stellt Kait über Veggie-Bacon und Pancakes fest und flüstert dann für alle hörbar: »Und in echt ist er sogar noch süßer.«

Unser erstes Ziel ist der Boston Public Garden, in dem selbst bei diesem Wetter fleißig gejoggt, Rasenspiele gespielt und Kinderwagen geschoben werden. Ein frisch verheiratetes Pärchen macht Hochzeitsfotos, drei Brautjungfern sind ihnen auf den Fersen und passen auf, dass das Kleid nicht über den feuchten Boden schleift. Ich zeige Neil die Make-Way-for-Ducklings-Statue. Irgendjemand hat den bronzenen Enten zum Schutz vor der Kälte kleine Mützchen aufgesetzt. Mir egal, wie albern das ist, aber ich glaube, ich habe Neil noch nie so sehr geliebt wie gerade im Moment. Und das liegt nicht nur an letzter Nacht, sondern daran, dass wir uns einander auf diese neue und befreiende Weise öffnen konnten.

Wir gehen Schlittschuhlaufen im Common, und natürlich macht Neil dabei eine elegantere Figur als ich. Liegt wahrscheinlich an den Tanzstunden, die er als Kind genommen hat. Ich klammere mich an die Bande, bis er die Hand ausstreckt und mich zu sich lockt.

»Nicht so weit«, warne ich ihn. »Ich hänge sehr an dieser Bande.«

»Wir machen ganz langsam, versprochen.« Und er hält sein Wort.

Er drückt meine behandschuhte Hand, und gemeinsam gleiten wir über das Eis, um uns herum verschwommene Mäntel und Schals. Die Kufen unter unseren Füßen zeichnen zarte Muster. Er hält mich, wenn ich wanke.

In unserer dritten oder vierten Runde sagt er: »Ich muss zugeben, dass ich so was schon immer mal machen wollte.« Seine roten Wangen werden noch dunkler. »Mit einem süßen Mädchen Schlittschuhlaufen.«

Irgendwie reicht das, selbst nach gestern Nacht, damit auch mir die Hitze ins Gesicht steigt. »Wer hätte gedacht, dass ich die Glückliche bin?«

Kleine Kinder wirbeln in Kreisen um uns herum. Ich falle unangenehm oft hin, aber das macht überhaupt nichts, weil Neil derjenige ist, der mir wieder aufhilft. Es macht auch nichts, als ich das Gleichgewicht so arg verliere, dass er mit mir zu Boden geht, denn wir können lauthals darüber lachen, obwohl uns morgen bestimmt alles wehtun wird. Neil ist nicht frustriert oder genervt – er wirkt einfach glücklich.

Ich habe ihn so sehr vermisst. Doch jetzt ist er hier, ich bin hier, und zusammen schaffen wir das schon.

Das sollte die Art Szene sein, die mich inspiriert. Dieses Gefühl will ich bewahren und es in meiner nächsten Schreib-Session wieder hervorholen. Mich selbst davon überzeugen, dass diese Liebe aus mir eine bessere Autorin macht. Aber egal wie überzeugt ich auch von meiner Fingerfallen-Story war, Everett wird mir bei der nächsten Gelegenheit bestimmt sagen, dass alles ganz falsch klang. Unecht. Dass ihr die Art Gefühl fehlte, die sie von einer Studentin erwartet, die ihr Seminar besucht.

Vielleicht ist sie auch schon zu der Erkenntnis gekommen, dass alles aus meiner Feder bloß für die Tonne ist.

Neil hat mir ins Jahrbuch geschrieben, ich hätte einen »funkelnden Optimismus«, den er sich gerne hin und wieder ausleihen würde, aber wenn es um Everetts Seminar geht, denke ich manchmal, dass er mir völlig abhandengekommen ist. Sosehr ich mich auch bemühe, ich kann nicht aufhören, mir darüber Sorgen zu machen. Aber sosehr ich mir auch einen Rat von ihm wünsche, ich werde dieses Thema nicht an einem Tag anschneiden, an dem es nur um ihn gehen sollte.

»Schlittschuhlaufen holt so viele schlechte Erinnerungen aus meiner Kindheit wieder hoch«, sage ich also stattdessen. »Erinnerst du dich noch an die alte Eislaufbahn in Northgate, die letztes Jahr geschlossen wurde?«

»Die bei der Mall? Wusste gar nicht, dass die geschlossen ist.«

»Jap. Ist wahrscheinlich auch gut so. Ich glaube nämlich nicht, dass das, womit die die Schlittschuhe eingesprüht haben, besonders gut für die Umwelt war.«

»An den Ort habe ich ewig nicht gedacht.« Neil manövriert uns an einem Pärchen vorbei und verhindert so eine weitere Kollision. »Da hat es immer nach verbrannter Salamipizza gerochen, obwohl …«

»Sie gar keine Pizza verkauft haben? Stimmt. Na ja, jedenfalls haben echt alle ihre Geburtstage da gefeiert, als wir Kinder waren. Und jedes Mal hat der DJ uns irgendwann gezwungen, Synchronlaufen zu spielen. Da musste man sich doch immer Partner suchen.«

Neil stöhnt. »Ach ja, stimmt. Das hatte ich verdrängt.«

»Rückblickend finde ich es ganz schön fragwürdig, eine Gruppe zwölfjähriger Kinder dazu zu bringen, sich paarweise zusammenzufinden.« Ich drücke Neils Hand ein wenig fester. »Aber das hier macht es wieder wett.«

Es ist spannend, diese Erinnerung an unsere Heimat zu teilen. Auch wenn wir sie nicht gemeinsam erlebt haben, haben wir doch das gleiche Verständnis davon. Hoffentlich wird es solche Situationen immer wieder geben: in denen wir den metaphorischen Geruch von verbrannter Pizza aus unserer Kindheit in der Nase haben.

Als wir unsere Zehen nicht mehr spüren und die blauen Flecken auf den Knien überhandnehmen, geben wir die Schlittschuhe zurück und wärmen uns bei einer Tasse Kakao und einem kurzen Spaziergang zum nächsten Ziel wieder auf.

Natürlich darf ein Museumsbesuch an Neils Geburtstag nicht fehlen. Als ich das Boston Athenæum entdeckt habe, wusste ich sofort, dass ein Besuch das perfekte Geschenk für Neil ist. Denn es ist nicht nur eine beeindruckende Bibliothek, sondern stellt auch unzählige seltene Bücher und Skulpturen und andere historische Artefakte aus.

»Alles Gute zum Geburtstag.« Als er sich staunend umsieht und sogar den Kopf in den Nacken legt, kann ich mir das Grinsen nicht verkneifen. Dieser Blick in seinen Augen, diese Ehrfurcht in seiner Miene … keine Ahnung, wie ich ihm vier Jahre lang widerstehen konnte. Neils Wissensdurst, seine Liebe zum Lernen, das ist so unbeschreiblich anziehend und sexy.

Er schüttelt den Kopf. »*Gut* beschreibt es nicht mal annähernd. Alles Fröhliche. Alles Beseelte. Alles Überschwängliche, ja, das trifft es.« Er wedelt mit der Hand, damit ich für ein Foto mit ihm posiere, und streckt den Arm aus, um den Moment mit einem Selfie festzuhalten. »Danke.« Er küsst mich auf die Wange und drückt noch mal auf den Auslöser. »Ich liebe es.«

Mit dem hohen Kuppeldach, den Kronleuchtern, den langen Holztischen, den Wendeltreppen und den deckenhohen Bücherregalen ist das hier wirklich die perfekte Bibliothek.

»Ich sollte zum Schreiben herkommen«, stelle ich fest, als wir einen Gang entlang schlendern, an dessen Abzweigung eine Büste von Alexander Hamilton steht. »Hier könnte ich meine Schreibblockade bestimmt überwinden.«

»Fließen die Wörter immer noch nicht?«

Mist. So viel zum Nicht-drüber-Sprechen. »Also, ich schreibe, ja, aber ob es auch gut ist? Wer kann das schon sagen?« Ich kann nicht verhindern, dass mir ein hohles Lachen entfährt. »Eigentlich kann ich das sogar ziemlich sicher beantworten: Ist es *nicht*. Gut, meine ich. Aber darüber müssen wir echt nicht an deinem Geburtstag reden!«

Leider scheint er mir sehr genau anzumerken, wie schlimm meine Sorgen sind, denn er kräuselt besorgt die Brauen. »Warum sollten wir nicht drüber reden? Ist doch egal, welcher Tag heute ist. Ich will immer wissen, was in dir vorgeht, Erzwo.«

Einen Augenblick lang schließe ich die Augen und wünsche mir, ich hätte nichts gesagt. Doch er hat recht. Seit diese E-Mail in mein Postfach geflattert ist, will ich ihm so sehr davon erzählen. Damit er mich beruhigt, klar, aber es ist mehr als das. Mit niemandem sonst kann ich so darüber reden wie mit ihm. Auch wenn wir nicht denselben Geschmack haben, war er der erste Mensch, dem ich von meinen Liebesromanen erzählt habe, und er hat mich immer unterstützt.

»Wir sind wohl wirklich gut im Kommunizieren, was?« Ihm huscht ein Ausdruck übers Gesicht, den ich nicht zuordnen kann, so schnell, dass ich fast glaube, ihn mir bloß eingebildet zu haben. »Meine Professorin hat mich nach meinem letzten Text um ein Gespräch gebeten, und ich … habe mich einfach rausgeredet.« Ich hole mein Handy hervor und zeige ihm die Mail. »Ich habe behauptet, dass ich einen Termin bei der Studienberatung habe. Dann hatte ich einen Arzttermin, und jetzt weiß ich nicht, wie ich mich verhalten soll, wenn ich sie das nächste Mal sehe. Mir gehen die Ausreden aus.«

Zwei Mädchen in einheitlichen Wintermänteln biegen in unseren Gang ein, aber sie scheinen zu spüren, dass wir hier gerade einen wichtigen Moment durchleben, und machen sofort wieder kehrt.

Neil legt mir die Hände auf die Schultern und streicht mir zärtlich über die Arme. »Warum hast du solche Angst, mit ihr zu sprechen?«, fragt er sanft.

Vor meinem inneren Auge spiele ich alle Möglichkeiten durch: Sie könnte mir sagen, dass ich nicht gut genug bin. Dass ich eine Hochstaplerin bin. Sie könnte mich aus dem Seminar schmeißen.

Ich weiß, dass mit großer Wahrscheinlichkeit nichts davon eintreffen wird, aber trotzdem bekomme ich bei der Vorstellung allein sofort Herzrasen.

»Vermutlich … habe ich bisher einfach in meiner Bubble gelebt, in der ich was geschrieben und dann ihr Feedback bekommen habe, aber nichts davon wurde laut ausgesprochen. Doch sobald wir miteinander reden, muss ich es mir tatsächlich eingestehen. Dass ich, verflucht noch mal, keine *Autorin* bin.« Ich laufe ein paar Schritte und schüttle den Kopf, als mir Tränen in die Augen zu steigen drohen. Nein, ich darf am Geburtstag meines Freundes nicht weinen, nicht in dieser wunderschönen Bibliothek. »Mache ich mir selbst etwas vor, wenn ich glaube, ich könnte irgendwann davon leben? Ich kriege es ja nicht mal hin, Texte zu schreiben, die ich nicht völlig hasse! Bis auf den einen. Aber gerade bei dem möchte sie dann persönlich mit mir sprechen? Ich fühle mich wie eine komplette Versagerin. Aber wenn ich bereits im allerersten Schreibseminar solche Schwierigkeiten habe, brauche ich vermutlich gar nicht so weit in die Zukunft vorauszudenken. Ich meine, ich bin doch schon ganz unten. Noch tiefer sinken kann ich nicht. Ich habe keine Ahnung, was ich …«

Ich stocke und presse mir die Hand auf die Brust. Auf einmal geht mein Atem nur noch flach und stockend. Ich versuche, leise zu sein, aber die Bibliothek lässt mein Keuchen sogar lauter erscheinen und verwandelt es in ein dumpfes Echo.

»Ich habe keine Ahnung, wer ich ohne das Schreiben überhaupt bin«, murmle ich schwach. »Was soll ich bloß machen, wenn sich herausstellt, dass ich das einfach nicht kann?«

»Hey«, sagt Neil, und dieses einzelne Wort ist viel tröstlicher, als es eigentlich sein dürfte. Er zieht mich in eine Umarmung und drückt mich in diesem Gang voller antiker Bücher ganz fest an seine Brust. »Hey. Erzwo. Dieses eine Seminar definiert nicht deine Zukunft.« Sanft streicht er mir mit den Fingern durchs Haar. »Und du *bist* eine gute Autorin. Vielleicht machst du gerade eine schwere Phase durch, aber so ein Talent verliert man nicht einfach über Nacht. Du bist eine verdammt. Fantastische. Autorin.«

Wie gerne würde ich ihm glauben. »Du bist voreingenommen«, flüstere ich. »Weil du mit mir schläfst.«

»Von deinem Talent wusste ich aber schon lange vorher. Und …« Er senkt die Stimme und wispert mir direkt ins Ohr. »… jetzt kann ich aus eigener Erfahrung sagen, dass du auch in ganz anderen Bereichen sehr talentiert bist.« Sein Versuch, mich mit Humor aufzumuntern, hat den gewünschten Effekt: Ich spüre, wie mir Hitze in die Wangen steigt, und packe den Kragen seiner Cabanjacke, damit er schön nah bleibt. Er lächelt. »Weißt du noch, was du mir im Juni gesagt hast? In einer Bücherei, die nicht mal annähernd so pompös ist wie diese hier?«

»Erstens: gemeiner Seitenhieb auf die Bücherei der Westview High.« Ich schniefe. »Zweitens … sehr vage?«

»Du meintest, du müsstest dich beweisen, sobald du sagst, dass du Autorin bist. Dass du dich dabei manchmal einsam fühlst. Aber dann hast du es mir erzählt, du hast mich deine Worte lesen lassen und sie auf einer Bühne vor deiner Lieblingsautorin vorgetragen. Du hast es schon so *verdammt weit* gebracht.« Er lehnt sich etwas zurück, damit wir uns ansehen können. Der Blick hinter seiner Brille ist vollkommen ernst, aber gleichzeitig so sanft. »Du bist keine Versagerin … sondern noch in der Findungsphase. Du präsentierst völlig fremden Leuten, was in deinem Hirn so los ist. Und dazu gehört eine ganze Menge Mut.«

Jetzt weine ich doch, aber aus einem völlig anderen Grund. »Warum kann ich nicht so nett zu mir selbst sein, wie du es bist?«

Das entlockt ihm ein Lachen, und er zieht mich wieder in die Arme, in die vertraute Wärme und seinen erdigen Duft. Den Trost, den diese Nähe mir spendet, könnte ich nicht mal in Worte fassen, wenn ich ein ganzes Jahr Zeit hätte, an der Formulierung zu feilen.

Darum fühle ich mich sogar noch schlechter, weil ich einen Teil meiner Sorgen noch gar nicht erwähnt habe.

Dass ich womöglich nicht schreiben kann, weil ich verliebt bin.

Kann ich Neil das überhaupt sagen?

»Warum haben Bibliotheken auf uns so eine therapeutische Wirkung?« Ich wische mir die verlaufene Wimperntusche unter den Augen weg. Das hier ist immerhin nicht das erste tiefgründige Gespräch, das wir zwischen Bücherregalen führen. »Sie könnten uns alle Geheimnisse entlocken, wenn sie es drauf anlegen würden.«

»Vielleicht ist da ja was dran. Hier haben schon so viele Menschen Trost gesucht. Dieses Gebäude birgt so viele Geschichten und Welten. Man kann sich kaum vorstellen, wie viel Fantasie diesen Ort durchdringt. Briefe, die niemals die richtigen Leute erreicht haben … Porträts von Künstlern, die ihre Modelle verehrt haben, ihren Gefühlen aber nur beim Malen Ausdruck verleihen konnten. All die Jahrzehnte voller Herzschmerz und Hoffnung.«

»Ich liebe, dass dir Wörter genauso viel bedeuten wie mir. Das da gerade war das Schönste, das ich je gehört habe.«

Aus irgendeinem Grund verhärtet sich Neils Miene bei dieser Bemerkung. Er wird unruhig, wenn er nervös ist. Und als er jetzt anfängt, an seinen Ärmeln zu zupfen und die Hände in den Taschen zu vergraben, nur um sie sofort wieder herauszuziehen, weiß ich sofort, dass irgendetwas nicht stimmt. Dass ihn etwas belastet.

»Neil? Was ist los?«

»Ehrlich gesagt … da ist was, das ich dir sagen wollte. Dir sogar sagen muss.«

»Du kannst mir alles sagen.«

»I-ich weiß.« Wieder huscht ihm diese Unsicherheit übers Gesicht, und es frustriert mich, dass ich sie nicht auf Anhieb zuordnen kann. »Wo wir gerade vom Studieren sprechen … Ich schätze, ich bin mir in letzter Zeit nicht mehr ganz sicher bei meinem Hauptfach.«

»Du willst nicht mehr Linguistik studieren?«

»Keine Ahnung. Das klingt albern, oder? Darauf habe ich jahrelang hingearbeitet. Die Sprach- und Wörterbücher, die AP-Kurse …«

»Aber – du liebst Wörter doch«, sage ich stupide. Neil wollte irgendwann Lexikograf werden und beruflich Wörterbücher zusammenstellen. Das hat er mir am letzten Schultag anvertraut, und ich war so begeistert von der Vorstellung.

Sieht aus, als würden die Wörter uns beide im Stich lassen.

»Tue ich immer noch«, sagt er. »Aber … ich mag eben auch andere Sachen.«

Dann reiße ich mich zusammen. »Das ist völlig in Ordnung. Geht es nicht im College darum, genau so was rauszufinden? Es ist okay, wenn Linguistik doch nicht das Wahre ist. Du darfst deine Meinung ändern, so oft du willst.«

»Ich bin nicht sicher, ob die Sachbearbeiter meiner Stipendien das auch so sehen.« Er lächelt halbherzig. »Ich habe doch erzählt, wie sehr mir die Psychologie-Einführung gefallen hat. Das Seminar dieses Semester ist sogar noch spannender. Gerade beschäftigen wir uns mit Persönlichkeitstheorien. Ich hätte nie gedacht, dass es wissenschaftliche Theorien gibt, um zu erklären, warum wir uns verhalten, wie wir uns verhalten. Oder dass es so viele verschiedene gibt. Weil man nicht mal alle Persönlichkeitsaspekte in eine einzige Haupttheorie packen kann. Es fühlt sich an, als wären die Möglichkeiten grenzenlos, um auszudrücken, wie unsere Gehirne funktionieren.« Sein ganzes Gesicht strahlt beim Sprechen, seine Zunge stolpert beinahe über die eigenen Worte … Wie konnte mir diese Begeisterung, diese neue Leidenschaft bisher entgehen? »Du weißt, wie sehr ich Lernen liebe. Aber so habe ich mich noch nie gefühlt. Nicht mal mit Linguistik.«

»Psychologie also.« Langsam rücken alle Puzzleteile an die richtige Stelle. »Passt, finde ich.«

»Ja?«

»Es ergibt Sinn, dass du das alles verstehen willst, weil … na ja, wegen der Sache mit deinem Dad.«

Mit einem Mal schlägt die Stimmung um.

Deinem Dad.

Dad.

Dad.

Ich hätte Neil genauso gut anbrüllen können, so angespannt sind seine Schultern plötzlich. Er blinzelt ein paar Mal, schluckt schwer.

»Ich meine …«, setze ich wieder an, weiß aber nicht, wie der Satz weitergehen soll. *Shit shit shit.* Das war ein Riesenfehler.

Denn wir reden nicht über seinen Dad. Nicht seit dem Nachmittag am zwölften Juni, als wir auf seinem Bett gesessen haben und er mir diesen gut behüteten Teil seiner Geschichte anvertraut hat.

Ich bin immer davon ausgegangen, dass er mir mehr erzählen wird, wenn er dazu bereit ist. Außerdem wollte ich ihn nicht unter Druck setzen. Doch ganz offensichtlich reicht ein einziges Gespräch nicht aus, um all das Trauma seiner Vergangenheit aufzuarbeiten. Und ich hasse mich dafür, dass ich mich frage, ob es wohl an *mir* liegt, dass er sich mir noch nicht weiter geöffnet hat.

»Das ist … das ist nicht der einzige Grund«, sagt Neil endlich, sieht mich dabei aber nicht an.

»Klar, ich weiß …«

»Mein Dad …« Er stockt. Die Worte klingen seltsam fremd, zwischen ihnen eine Kluft, als hätte er sie noch nie in dieser Kombination benutzt. »Ich brauche mal frische Luft.«

Mit glühendem Gesicht folge ich ihm die Treppen hinunter. Ich wünschte, wir könnten die Zeit um zehn Minuten zurückdrehen, und verfluche mich dafür, dass ich das Thema überhaupt angeschnitten habe. Bei jedem Schritt donnert es mir durch den Kopf: *Wa-rum? Wa-rum? Wa-rum?*

Wir schlängeln uns an Touri-Gruppen und Schulklassen vorbei und brauchen eine halbe Ewigkeit, um aus den verschlungenen Tiefen des Athenæums herauszufinden. Als wir endlich draußen sind, schießen abgehackte weiße Atemwölkchen aus Neils Mund in die eisige Luft. Er atmet schwer, der Wind färbt seine sommersprossigen Wangen bereits rot und kämpft mit seinen Haaren. Den Kragen seiner Jacke hat er als zusätzlichen Schutz gegen die Kälte aufgestellt, die Schultern bis an die Ohren hochgezogen.

Nichts wünsche ich mir in diesem Moment mehr, als dass er sich mir öffnet.

»Tut mir leid … ich bin nicht wütend auf dich.« Er dreht sich zu mir um. In seinem Blick spiegelt sich nichts als Sorge. »Ganz ehrlich. Ich schätze, es hat mich nur … überrumpelt, dass du diese Verbindung herstellst. Damit habe ich nicht gerechnet.«

Zögerlich lege ich ihm eine Hand auf die Schulter. »Ich hätte es nicht so beiläufig erwähnen sollen. *Mir* tut es leid.« Offenbar wusste ich nicht, dass es Grenzen gibt, wenn es um Gespräche über Neils Familie geht. Jetzt fühlt es sich jedenfalls so an, als hätte er mir die Tür zu einem geheimen Tresorraum vor der Nase zugeknallt. »Wenn du willst, dass ich das niemals wieder anspreche, musst du es nur sagen. Okay?«

»Nein … das kannst du ruhig. Mir geht's gut. Alles gut.« Er zieht mich in die Arme und verwirrt mich dadurch nur noch mehr. Ich werde es definitiv *nicht* wieder ansprechen. »Alles gut«, wiederholt er ein weiteres Mal, als müsste er nicht nur mich überzeugen.

Ich klammere mich fester an ihn als üblich. »Sieht aus, als hatten wir heute beide einen kleinen Zusammenbruch nötig«, murmele ich. Würde es sich nur nicht so anfühlen, als hätte ich gerade auf ganzer Linie versagt. Neil ist mein Freund und bedeutet mir mehr als alles andere. Egal wie schlecht es ihm geht, ich möchte, dass er sich mir anvertrauen kann.

Aber anscheinend können wir doch nicht über alles reden.

Er lächelt, auch wenn es offensichtlich aufgesetzt ist. »Hast du Hunger? Ich glaube, ich schon. Lass uns was zu Essen besorgen.«

Der letzte Tag unserer gemeinsamen Wochenenden ist immer der schlimmste. Ein schrecklicher Countdown, der in meinem Kopf abläuft und mich niemals vergessen lässt, wie wenig Zeit wir nur noch haben. Fünf Stunden. Vier. Drei. Fünfundvierzig Minuten. Fünfzehn. Wenn wir zusammen sind, fühlt es sich großartig an – umso schlimmer ist dann aber der Schmerz in meiner Brust, wenn Neil mich wieder verlässt.

Wenigstens leben wir in derselben Zeitzone. Wir müssen nicht durchs ganze Land reisen, weil einer von uns in einer winzigen College-Stadt wohnt, die man nur mit einer Zwischenlandung erreicht.

Es sollte nicht so schwer sein.

Nur noch dreieinhalb Jahre voller schmerzhafter Abschiede. Nur noch dreieinhalb Jahre versuchen, diesen Schmerz zu unterdrücken.

Noch dreieinhalb Jahre dabei zusehen, wie er geht, und mir wünschen, ich hätte etwas anderes gesagt.

18 Neil

»Hi Leute, ich bin Steve«, stellt Zoes neuer Freund sich vor, als wir ihn Mitte Februar vor einem Sushi-Restaurant im Norden der Manhattan Island kennenlernen. »Und ich bin kein Fuckboy.«

»Warum klingt er, als würde er sich bei einer Selbsthilfegruppe vorstellen?«, will Adhira wissen und deutet mit dem Daumen auf ihn.

»Weil ich will, dass ihr wisst, dass ich jetzt gute Entscheidungen treffe, was Beziehungen angeht«, sagt Zoe, und es scheint zu stimmen: Steve ist nett, zuvorkommend und so in Zoe verschossen, dass er seine Witze oft mit einem Seitenblick von ihr absegnen lässt, als habe er Angst, sie könne ihn nicht lustig finden.

Wir sind unser eigenes kleines Grüppchen geworden, Skyler, Adhira, Zoe, und ich. Vielleicht jetzt auch Steve.

Seitdem ich letzte Woche aus Boston zurückgekommen bin, habe ich mich nicht mehr wie ich selbst gefühlt. Ich verstehe es nicht recht, aber mein Körper ist quasi dauerhaft erschöpft. An den meisten Abenden gehe ich früh ins Bett. Habe ich stattdessen etwas mit meinen Leuten vor, muss ich mir ein Lächeln regelrecht abringen und fürchte, dass mir das Gesicht entgleist, sobald sie wegsehen. Niemand darf merken, dass etwas nicht stimmt. Dass meine Begeisterung nur gespielt ist.

Boston war wie ein Märchen, ein Intermezzo, das nicht das

wahre Leben sein kann. Bei Rowan habe ich mich *so gut* gefühlt – bis die Realität sich eingeschlichen und ihre Klauen in mir versenkt hat.

Ich hätte es ihr sagen sollen. Ich hätte ihr von dem Brief erzählen sollen und davon, wie ich mich am Familienwochenende gefühlt habe. Wie ich wegen Moms Beruf gelogen habe, weil ich ein zu großer Feigling war, um die Maske abzunehmen, die ich hier anscheinend genauso trage wie zu Hause.

Doch ich kann meinen Ballast nicht auch zu ihrem machen. Vor allem mit der Entfernung zwischen uns würde ihr das zusätzliche Sorgen bereiten, wenn sie doch schon wegen des Schreibens so gestresst ist.

So ist es besser – für uns beide.

Als die Essensrechnung kommt, zieht mich das bedrückende Gefühl noch weiter runter.

Zweihundert Dollar.

Zweihundert Dollar für fünf Personen, und niemand zuckt auch nur mit der Wimper. Es kostet mich einige Anstrengung, mir den Schock nicht anmerken zu lassen, denn noch nie musste ich in einem Restaurant so viel bezahlen. Ich selbst hatte bloß eine Miso-Suppe – das Günstigste auf der Karte –, und es hat mich überrascht, dass die anderen nicht bloß eine, sondern mehrere Rollen bestellt haben. »Die sind klein«, hat Adhira erklärt.

»Sollen wir einfach durch fünf teilen?«, fragt Zoe nun und greift schon nach ihrer Kreditkarte.

»Nein, ich hatte die Dragon Rolls, die waren teuer.« Skyler schnappt sich die Rechnung. »Ich bezahle, und ihr könnt mir ja was paypalen?«

Wir zücken alle unsere Handys, und ich danke Skyler wortlos.

Ich frage mich oft, ob Leute, denen es finanziell besser geht, auch so häufig über Geld nachdenken. Die NYU ist der erste Ort, wo dieses Bewusstsein zu einer physiologischen Sache wird und anfängt, sich in den hohlen Stellen meines Körpers einzunisten.

Vielleicht ist das so mit Geld – der Welt gehen nie die Ideen aus, dich daran zu erinnern, wie wenig du davon hast.

Ich führe ein zerrissenes Leben, die Teile meines Herzens sind in New York, Seattle und Boston verteilt. Pausenlos wünsche ich mir, Rowan könnte mit uns abhängen. Das würde es mir zumindest ersparen, mich wie das fünfte Rad am Wagen zu fühlen – wobei offiziell noch nichts zwischen Skyler und Adhira passiert ist. Er sagt, er arbeite daran, die richtigen Worte zu finden. Und daraus kann ich ihm keinen Vorwurf machen, denn ich habe ja selbst lang genug mit der Suche danach verbracht.

Adhira und ich lernen letztendlich ein paar Mal zusammen, weil wir dieses Semester im gleichen Seminar sind, und da sie mir währenddessen immer wieder Fragen über Skyler stellt, bin ich mir ziemlich sicher, dass sie auch etwas für ihn empfindet.

»Du weißt nicht zufällig, ob er mit wem zusammen ist, oder? Also, ob er Mädels mit aufs Zimmer bringt oder so was?« Dann hält sie inne und verzieht das Gesicht. »Warte, ich will's lieber nicht wissen.«

»Er ist mit niemandem zusammen«, sage ich quer über den Tisch. Wenn man die Stunden addiert, die ich mit dem Nebenjob und dem eigentlichen Lernen hier verbringe, könnte man meinen, ich wäre in die Bobst Library eingezogen.

»Nicht, dass es mich interessiert«, antwortet sie schnell, dann wendet sie sich wieder ihrem Laptop zu, auf dem ihre Notizen in wohlorganisierten, mit Stichpunkten versehenen Abschnitten abgetippt sind. Karen Horney hat einen weiteren Gastauftritt in unserer dieswöchigen Lektüre. »Ich finde diese Frau so genial. Guck mal, da ist der Abschnitt, in dem Freud sie ›kompetent, aber boshaft‹ nennt. Das lass ich mir auf ein T-Shirt drucken.«

Ich zwinge mir ein Lächeln auf die Lippen, das nicht bleiben will. Wie gern wäre ich von Karen Horney und diesem Seminar genauso begeistert wie Adhira. Doch die Worte verschwimmen vor meiner Brille, mein Blick wird trüb und unscharf. So sehr ich auch versuche, die Zeit im Seminar zu genießen, oder wenn ich mit Skyler, Adhira, Zoe und Steve die Stadt erkunde, ich verstehe einfach nicht, wieso es sich alles so *anstrengend* anfühlt. Kaum bin ich wieder in New York, scheint eine dunkle Wolke über mir aufzuziehen.

Adhira tippt zügig auf ihrem Laptop, während meine Gedanken mich in der Zeit zurückwerfen. Zu den Tagen, an denen Dad im Bett geblieben ist, an denen ihn niemand stören durfte. Warum schickt mein Hirn mich ausgerechnet dahin zurück?

Vielleicht weil es immer wieder auf ihn zurückgeht, egal wo ich bin. Jedes. Einzelne. Mal. Ja, das würde ihm bestimmt gefallen.

Das ist so absurd. Rational betrachtet weiß ich das – zwei müde Menschen ergeben noch kein Muster. Mein Dad hatte zwar mit Fatigue zu kämpfen, aber er hat auch zu viel getrunken und seine Kinder beschimpft. Trotzdem kann ich mir nicht erklären, warum diese Erschöpfung mit einem so vertrauten Gefühl einhergeht, dessen Bedeutung sich mir entzieht.

»Kapierst du den Teil über das Erwartung-mal-Wert-Modell?«, frage ich Adhira, blättere eine Seite im Buch um und versuche, in der Gegenwart zu bleiben. »Ich bin nicht sicher, ob ich es richtig verstehe.« Sie setzt zu einer Erklärung an, der ich nur halb folge.

Die darauffolgende Woche passiert es vor dem ersten richtigen Test des Semesters schon wieder: Ich verschlafe meinen Wecker.

Oder zumindest sage ich mir, dass es so war.

In Wahrheit hat mein Wecker geklingelt, und wieder geklingelt, und wieder. Und weil Skyler dieses Semester ein Acht-Uhr-Seminar hat, ist er nicht da, um mich anzumaulen, und dann mache ich den Wecker aus, weil die Vorstellung aufzustehen, sich plötzlich viel zu schwer anfühlt. Ich fühle mich an die Matratze festgekettet, mein ganzer Körper schmerzt, die Brust ist eng, als wäre da nicht genug Platz für meine Lunge. Ich bin nicht krank, jedenfalls glaube ich das nicht, aber ich weiß nicht, wie ich die Symptome sonst erklären soll.

Zum Glück schaffe ich es noch zum Seminar, als gerade der letzte Test abgegeben wird, trotzdem überkommt mich schlagartig ein fürchterliches Schamgefühl. Adhira wirft mir einen besorgten Blick aus der zweiten Reihe zu, und ich sehe absichtlich weg.

Ich habe noch nie eine Prüfung verpasst, noch nie eine Hausarbeit nicht eingereicht.

»Es tut mir so leid«, sage ich zu Dr. Serrano, nachdem der Raum sich geleert hat, und setze zu meiner Verteidigung an: »I-ich habe verschlafen. Ich weiß nicht, wie. Ehrlich, so etwas ist mir noch nie passiert. Ich weiß, es gibt vermutlich keine Möglichkeit, die Prüfung nachzuholen, aber mir gefällt dieses Seminar wirklich sehr, und wenn es einen Weg gäbe, wie ich es ausgleichen könnte …«

Zum Glück scheint er zu merken, wie panisch ich werde, und hat Mitleid mit mir.

»Ich weiß nicht, wie ich Sie nachschreiben lassen soll, denn das wäre den anderen Studierenden gegenüber nicht fair, und ich habe keine weitere Version des Tests.« Richtig. An Täuschung hatte ich nicht einmal gedacht. »Aber ich könnte Hilfe bei der Datenpflege für meine eigene Forschung gebrauchen, wenn Sie Interesse haben. Bloß ein paar Stunden die Woche. So könnte ich Ihnen die nötigen Credits geben, um diese null Punkte auszugleichen, solange Sie in den restlichen Prüfungen gute Noten bekommen.«

Null. Eine Zahl, die noch nie mit meinen schulischen Leistungen in Verbindung stand, außer bei: *Die Chancen stehen gleich null, dass Neil McNair das verkackt.* Bis heute.

Dr. Serrano sieht über die Brille hinweg zu mir und zieht eine Augenbraue hoch. »*Vorausgesetzt* Sie sind pünktlich«, fügt er hinzu. »Eine zweite Chance ist genau das, was der Name besagt. Ich gebe Ihnen noch diese eine Chance und erwarte, dass Sie sich bewusst machen, was für ein Privileg das ist.«

»Mehr als die eine brauche ich nicht. Vielen Dank. Vielen, vielen Dank.«

Die paar Stunden die Woche entwickeln sich zu einem dringend notwendigen Lichtblick, während die Stadt sich in Richtung Frühling bewegt. Allmählich fängt Dr. Serrano an, mir zu vertrauen – vielleicht weil er sieht, dass ich ein ehrliches Interesse an Psychologie habe. Wir treffen uns in seinem Büro, einem kleinen Raum mit chaotischen Bücherregalen, die danach schreien, neu sortiert zu werden. Während ich mich in den Tabellen verliere und er seine E-Mails durchgeht oder Hausarbeiten benotet, reden wir darüber, was in der Woche im Seminar Thema war.

Genau wie mein Herz an verschiedenen Orten verwurzelt ist, ist auch mein Kopf zweigeteilt. Ich habe Rowan zwar erzählt, dass ich mir mit meinem Hauptfach unsicher bin, das Ausmaß, in dem das Ganze plötzlich einen enormen, destabilisierenden Effekt entwickelt hat, jedoch verschwiegen. Bevor ich herkam, war ich so auf Linguistik konzentriert, dass jeder, der mich kannte, es für einen essenziellen Teil meiner Identität gehalten hat. Doch nun gibt es eine neue Möglichkeit: ein Doppelstudium mit Psychologie als weiteres Hauptfach – obwohl im Moment die Vorstellung von nur einem Hauptfach schon ermüdend klingt. Doppelt so viele Credits, Stunden, Hausarbeiten und Prüfungen. Nichts davon hat mich je zuvor eingeschüchtert, aber ich war auch noch nie so weit von zu Hause und meinem alten Ich entfernt.

Rowan so in Boston zu sehen … sie schien dort *reinzupassen*. Ganz natürlich. Ich weiß nicht, warum es mir so schwerfällt, an der NYU meinen Platz zu finden. Ich habe Worte immer geliebt. Vielleicht habe ich zu viele Stunden mit Wörterbüchern und Büchern über das Lernen von Fremdsprachen verbracht, habe mich zu tief durchs OED gegraben. Psychologie ist für mich auf eine aufregende Weise neu, wie Linguistik es schon lange nicht mehr war.

Selbstverständlich bin ich längst kein Experte für Linguistik. Aber in Sachen Psychologie noch viel weniger, und das ist unglaublich verlockend. Wenn ich mich dem völlig verschreibe, wenn ich es wirklich verstehen würde, … dann könnte ich vielleicht die Begeisterung wiederentdecken, die ich seit meiner Ankunft in New York vermisse.

Es fühlt sich an, als könnte alles gut werden, bis Dr. Serrano mich eines Nachmittags darum bittet, einige Ausschnitte aus Zeitungen und Fachzeitschriften zu organisieren.

Die Rolle der Genetik bei der Prognose schwerer psychischer Erkrankungen steht in der Titelzeile eines Artikels, und sofort rutscht mir das Herz in die Hose.

Dabei geht es in Dr. Serranos Forschung genau darum – das weiß ich seit meinem ersten Tag in seinem Seminar.

»Das ist aus einer Studie, die wir letztes Jahr durchgeführt haben«, erklärt er, als er sieht, wie ich mit dem Artikel in der Hand erstarrt bin.

Ich blinzele mich zurück ins Hier und Jetzt. »Dann ist es also sehr wahrscheinlich, dass die psychische Krankheit eines Elternteils an ein Kind weitergegeben wird?«

Das winzige Büro wird immer kleiner, meine Kehle ganz trocken. Sicher, irgendwie wusste ich, dass die Möglichkeit besteht, doch ich habe es mir noch nie in Hinsicht auf meine eigene Familie vorgestellt.

Von meinem Vater habe ich die dunklen Augen und die Nase. Was könnte er mir noch mitgegeben haben?

Dr. Serrano setzt sich auf seinen Stuhl und dreht ihn so, dass er mich ansieht. »Ich würde nicht *sehr* wahrscheinlich sagen, aber ja, es besteht eine größere Chance, als wenn der Elternteil keine psychische Erkrankung hat. Bei manchen Erkrankungen ist es wahrscheinlicher als bei anderen, dass es einen genetischen Zusammenhang gibt: bipolare Störung, Schizophrenie, schwere Depressionen, ADHS. Wir haben hauptsächlich bipolare Störung und Schizophrenie untersucht. Aber natürlich werden psychische Erkrankungen durch eine Vielfalt von Faktoren verursacht, die nicht alle genetisch sind. Umwelt, Lebensgeschichte, Drogenmissbrauch, verschiedene gesellschaftliche Themen.«

»Richtig. Anlage und Umwelt«, sage ich platt, und er nickt.

»Es ist keine beschlossene Sache, dass ein Kind die Krankheit eines Elternteils entwickelt«, sagt er. »Abhängig von der Krankheit könnte es manchmal eine einprozentige Wahrscheinlichkeit verglichen mit einer zehnprozentigen sein.« Dann lächelt er mir freundlich zu. »Ich könnte Ihnen Auszüge aus der Studie geben, wenn Sie sie lesen möchten.«

»Ja«, sprudelt es aus mir heraus. »Sehr gern.«

»Es gibt einen Psychologie-Club für Studierende, der sich donnerstags hier trifft, falls Sie Interesse haben«, fügt er hinzu, wozu ich gerade allerdings keine definitive Antwort geben kann.

Selbst wenn die Auszüge mir keine genauen Antworten geben, werden sie mich an einen Ort führen, vor dem ich mich seit der schrecklichen Nacht vor acht Jahren insgeheim fürchte.

Darin könnte stehen, dass was immer mein Dad hat – wenn es da tatsächlich etwas nicht Diagnostiziertes gibt – auch ich mit höherer Wahrscheinlichkeit bekommen könnte, nur weil ich etwas von seiner DNA habe.

Und Natalie auch.

Zurück auf dem Zimmer sitzt Skyler am Schreibtisch und starrt auf seinen Laptopbildschirm, während er nebenbei immer wieder einen weichen Football in die Luft wirft.

»Hey.« Er nickt mir zu. »Hast du für Psychologie gelernt? Hat Adhira was über mich gesagt?«

Vielleicht liegt es daran, dass Dr. Serranos Forschung in meinem E-Mail-Postfach auf mich wartet. Vielleicht liegt es an dem mangelnden Vertrauen in mein Hauptfach, von dem ich mal so überzeugt war. Vielleicht liegt es an der Tatsache, dass mir die Augen fast zufallen und ich nur noch ins Bett fallen will, obwohl es erst achtzehn Uhr ist.

Doch aus irgendeinem Grund kriege ich Skylers Frage in den falschen Hals, und sie fühlt sich an wie Sandpapier auf Haut. Oder wie ein verdammter Kaktus.

»Es ist nicht mein Job, mir jedes von Adhiras Worten zu merken«, knurre ich.

Die Worte sind eisig und fühlen sich auf meiner Zunge so falsch an, dass ich zuerst nicht einmal merke, wie sie mir über die Lippen kommen. So rede ich mit niemandem. Selbst wenn meine Schwester und ich mal gezankt haben, seltene Streits um nichts, hat sich meine Stimme noch nie so … *boshaft* angehört.

Skyler fängt den Football auf und hält ihn fest. »Whoa, immer mit der Ruhe. War nur eine Frage.«

Einige tiefe Atemzüge, dann schaffe ich es, wieder wie ich selbst zu antworten.

»Tut mir leid.« Ich beiße mir fest in die Wangeninnenseiten und bereue meinen Ausbruch sofort. Skyler ist mir gegenüber immer nett und großzügig gewesen. Da ist es das Mindeste, ihm mit Adhira zu helfen. »Heute habe ich mit meinem Professor an dessen Forschung gearbeitet. Darum habe ich sie nicht gesehen.«

»Macht nichts. Sorry, dass ich gefragt habe.« Skylers Stimme ist kalt. Dann nickt er zu meinem Schreibtisch. »Hab die Post geholt. Der Brief da ist für dich.«

Ich hebe den unscheinbaren, weißen Umschlag hoch und drehe ihn um.

Der Absender lässt alles um mich herum verschwimmen, der Raum dreht sich, bis ich nicht mehr weiß, wo ich stehe.

Gefängnis Washington State.

Nein. Das kann nicht sein.

Unsanft lasse ich meinen Rucksack auf den Boden plumpsen. Das Herz pocht mir bis zum Halse und der Magen rutscht mir in die Hose. Meine Lunge hat vergessen, wie sie funktioniert. Vielleicht ist es etwas anderes – eine Spendenanfrage. Ein Update zu Renovierungsarbeiten. Werbepost.

Albern, jede einzelne Idee.

»Neil?«, fragt Skyler, zumindest glaube ich, dass er es ist. »Alles okay?«

»Klar. Okay, ja. Muss die falsche Adresse sein. Ich sollte … das mit unserem Wohnheimbetreuer besprechen.«

Schnell stolpere ich aus dem Zimmer, der Brief zittert in meiner Hand.

Er hat meine Adresse herausgefunden. Wie zur Hölle hat er meine Adresse herausgefunden?

Als ich mir den Umschlag genauer ansehe, fällt mir auf, dass er nicht an mein Zimmer adressiert ist – da steht nur Neil McNair und die Adresse der NYU. Meine Zimmernummer wurde von Hand draufgeschrieben, als wäre er von jemandem im Wohnheim sortiert worden. Also weiß er nicht genau, wo ich wohne, aber das Universum hat keinerlei Skrupel, ihm unter die Arme zu greifen.

Atmen. Atmen nicht vergessen, ermahne ich mich, denn plötzlich bin ich unsicher, ob mein Körper von allein daran denkt.

Ich lese ihn erst, als ich draußen hastig die kalte Winterluft einatme und unaufdringliche New Yorker an mir vorbeiströmen.

Lieber Neil,

ich habe an meiner Schönschrift gearbeitet, erkennst du einen Unterschied? Ich weiß noch, wie sehr du diese teuren Stifte und den Kalligrafie-Kram geliebt hast. Ich erinnere mich auch daran, wie du über dem Küchentisch gebeugt deine ganze Zeit reingesteckt hast, bis jeder Buchstabe perfekt aussah. Damals hielt ich das für Zeitverschwendung – wozu soll man das im echten Leben brauchen? Aber vielleicht sehe ich langsam den Wert darin.

Habe nichts von dir gehört, also hält die Uni dich wohl gut auf Trab. Aber das war schon immer der Fall, was? Schade, ich hatte wirklich gehofft, du würdest mich Weihnachten überraschen. Was ich sagen will ... es ist einsam hier drinnen.

Du fehlst mir, Kumpel
Dad

Wenn emotionale Manipulation sein Ziel war, dann herzlichen Glückwunsch: Ich fühle mich verdammt manipuliert.

Ich hasse es, dass mich die Vorstellung von seiner Einsamkeit einen Moment lang schmerzt. Ich hasse den Bruchteil einer Sekunde, den ich Mitleid mit ihm habe, gefolgt von dem niederschmetternden Gefühl, dass ich nicht weiß, wie ich damit umgehen soll.

Ich hatte immer die Antworten. Hatte immer einen *Plan*. Aber hier gibt es kein Regelwerk, keine Formel, der ich folgen kann und die die perfekte Antwort liefert. Er hat nicht auf Mom gehört. Soll ich zurückschreiben und ihm sagen, dass er aufhören soll? Ich wäre jedes Mal nervös, wenn ich nach der Post sehe. Bei jedem Umschlag würde mir der kalte Schweiß ausbrechen.

Die ganze Zeit habe ich versucht, mit der Situation umzugehen, ohne mit ihr zu tun zu haben. Einfach ignorieren, dann verschwindet das Problem schon.

Tja, das tut es nicht.

Denn selbst wenn die Briefe aufhören würden, wäre er trotzdem noch immer in meinen Gedanken, wo er viel zu viel Raum einnimmt und immer wieder alte Wunden aufreißt.

»Mein Sohn nimmt keine Tanzstunden«, hat er Mom an einem Abend vor so vielen Jahren angeblafft. Ich lag im Bett, doch die Worte drangen laut durch die dünnen Wände. »Du hast ihn sein ganzes Leben wie ein Kleinkind behandelt – was soll aus ihm werden, wenn er groß ist? Er wird sich kaum um sich selbst kümmern können.«

»Ich behandle ihn nicht wie ein kleines Kind«, hat sie geantwortet. »Er möchte das.«

»Und wer hat ihn auf die Idee gebracht?«

Es folgte Lärm. Ein unterdrücktes, fremdes Geräusch.

»Das Glätteisen war zu heiß«, sagte Mom am nächsten Morgen mit zittriger Stimme, als ich auf die rote Stelle an ihrem Handgelenk deutete. »Ich Tollpatsch!«

Die Wucht dieser Erinnerung haut mich beinahe um – im letzten Moment weiche ich einem Radfahrer aus.

Ich habe mir irgendwie – zur Selbsterhaltung? – eingeredet, dass er uns gegenüber nie handgreiflich geworden sei. Plötzlich bin ich nicht mehr sicher, was wirklich passiert ist und was mein Gehirn erfunden hat, um mich zu schützen.

Wie ich Skyler angeschnauzt habe, als er mich nach Adhira gefragt hat … Wie oft hat Dad uns so angeschnauzt?

Wie oft hat er Spuren hinterlassen?

Mit einem Mal fühlt es sich erdrückend an, dass die gesamte Stadt unser Campus ist, ein nicht greifbarer Ort weicht einem nicht greifbaren Gefühl. Zu viele Gehwege, zu viele Menschen. Doch es ist trotzdem noch besser als die Platzangst oben im Zimmer, wo der eigene Mitbewohner mein tiefstes Geheimnis kennen könnte.

Ich sollte es hier lieben. Ich sollte für jede Minute hier dankbar sein. Ich bin auf dem College in einer der großartigsten Städte der Welt und ich wage es, keinen Spaß zu haben? Was für ein Versager ich doch bin.

Ich empfinde nichts als Erschöpfung, die bis in die Knochen geht, als hätte man mich mit jedem unangenehmen Gedanken, den ich zu unterdrücken versucht habe, in einen Mixer gepackt.

Nicht mal, wenn ich auf die andere Seite des Landes ziehe, bekomme ich ihn aus dem Kopf. Er ist beim Frühstück in der Mensa an meiner Seite, in meinen Seminaren und auf dem Bahnsteig der U-Bahn. Die Stimme so klar wie damals, als ich elf war. Sie verspottet mich.

Du fehlst mir, Kumpel.

Kumpel.

Als ob wir je eine Beziehung gehabt hätten, in der das Wort auch nur den geringsten Sinn ergeben würde. Es gab Zeiten, in denen habe ich bezweifelt, dass er mich überhaupt geliebt hat – sein *Kumpel* war ich definitiv nie. Es kann doch nicht sein, dass er mich liebt und mir gleichzeitig auf unzählige Weisen zu verstehen gibt, dass ich zu weich bin. Zu schwach.

Ich falte den Brief zusammen und stopfe ihn in meine Jackentasche.

Eigentlich hätte ich Skyler auch einfach alles erklären können, oder? Über unsere Beziehungen und Freundschaften offen zu sprechen – das ist leicht. Bei dem Thema Familie wüsste ich allerdings nicht einmal, wo ich ansetzen soll oder wie er danach über mich denken würde. Ich bin nicht bereit, so über mich urteilen zu lassen.

In meiner Hosentasche vibriert mein Handy. Eine Nachricht von Zoe, die fragt, wo ich bin und ob mich was aufgehalten hat, denn heute treffen wir uns mit ein paar anderen zum Schabbat.

Dann ruft Rowan an.

Es tut weh, den Anrufbeantworter rangehen zu lassen, aber in dieser Verfassung kann ich nicht mit ihr reden.

Natürlich fühle ich mich deshalb noch schlimmer, immerhin haben wir uns gerade erst über Kommunikation unterhalten. Der Brief hat mich zurückgeschleudert in eine hässliche Vergangenheit, von der ich schon so lange loskommen will. Wenn ich ihr das erzählen würde, müsste ich riskieren, dass ihre Gefühle für mich sich verändern. Das Risiko gehe ich nicht ein.

Am grauen Himmel braut sich etwas zusammen, und mehr denn je wünschte ich, ich wäre zu Hause.

Nein, nicht zu Hause – auf der Wohnzimmercouch der Roths am zweiten Chanukka-Abend. Das ist sofort mein neuer Lieblingsort geworden. Eine Erinnerung, zu der ich immer zurückkehre, wenn ich flüchten muss.

Zwei Wochen noch. In zwei Wochen ist sie für die Lesereise ihrer Eltern hier in New York.

Bis dahin muss ich mich unter Kontrolle haben. Jetzt erlaube ich mir, kurz durchzudrehen, und wenn Rowan dann hier ankommt, werde ich wieder die Person sein, in die sie sich verliebt hat.

Da ich nirgendwo sein muss, streife ich einfach umher. Offenbar ist New York die Art von Stadt, in der man in aller Öffentlichkeit einen Nervenzusammenbruch auf dem Gehweg hinlegen kann, ohne groß beachtet zu werden. Um mich herum ist die Stadt erfüllt von freitagabendlichem Treiben, manche sind herausgeputzt und gehen aus, andere sind leger unterwegs und holen sich Essen zum Mitnehmen. Jeder will irgendwo hin, eine Vorstellung, die ich mal beruhigend fand, doch jetzt fühle ich mich bloß verloren.

Ich bin nicht sicher, wie es möglich ist, in einer Stadt mit fast neun Millionen Menschen so einsam zu sein. Irgendwie macht das die Einsamkeit nur noch erdrückender – als wäre ich der Einzige, der mit der Last der Vergangenheit auf den Schultern und mit wackeligen Beinen umherstolpert und versucht, vor der Dunkelheit davonzurennen.

ROWAN

hey, hab nach meinem anruf nichts mehr von dir gehört. wollte bloß sichergehen, dass alles okay ist?

NEIL

Alles bestens, sorry. Bin mit dem Gesicht auf dem Buch eingeschlafen und als ich aufgewacht bin, war es zu spät, um anzurufen. Wollte dich nicht nerven.

ROWAN

du nervst nie

na ja außer von der 9ten bis zur 12ten, aber du hast es ja wieder gutgemacht

zeit für nen videocall heute abend?

NEIL

Schön wär's ... muss dringend lernen, tut mir leid.

Morgen?

ROWAN

da hab ich dieses kreative schreiben dings bei everett zu hause. samstag?

NEIL

Skyler und die anderen wollen am Samstag nach Coney Island. Aber ich könnte absagen ... sollte ich wahrscheinlich sowieso, hänge in Psychologie hinterher.

ROWAN

nee, quatsch

wir finden schon nen termin!

19
Rowan

Miranda Everett wohnt etwa eine halbe Stunde mit der Green Line von der Emerson entfernt in Brookline, einem malerischen Städtchen. Wobei extra zu betonen, wie »malerisch« irgendwas in und um Boston ist, vermutlich genauso überflüssig ist wie die Feststellung, dass Liebesromane romantisch sind.

»Herzlich willkommen«, begrüßt sie uns mit einem warmherzigen Lächeln und bittet Kait und mich herein. Sie hat sich schick gemacht. Ihre Haare glänzen, und sie trägt ein gemustertes Wickelkleid und Wildleder-Heels. »Kommen Sie ins Warme und setzen Sie sich, wohin Sie wollen.«

Ein paar andere aus unserem Seminar sind schon da und haben sich im Wohnzimmer verteilt. Es gibt eine Galeriewand, die in einem dunklen Petrol gestrichen ist. Davor steht ein pompöses Samtsofa, auf dem Owen – der wieder mal seine Melone auf dem Kopf hat – Sierra gerade etwas in seinem Notizheft zeigt. Sanfte Jazzmusik tönt aus einem so modernen Soundsystem, dass die Lautstärke überall im Raum gleich ist, obwohl ich nicht einen einzigen Lautsprecher entdecken kann. Everetts gerahmter National Book Award hängt über einem Kamin, in dem tatsächlich ein echtes Feuer brennt. Ein Paradebeispiel an Gemütlichkeit.

»Hier will ich einziehen«, flüstere ich Kait zu, während wir unsere Mäntel aufhängen und Everett die Snacks überreichen, die wir mitgebracht haben. Sie legt sie auf einen wachsenden Haufen auf dem Wohnzimmertisch.

Kait wickelt ihren Schal ab und schüttelt die Haare auf. »Werde mich auf jeden Fall nachher ›verlaufen‹ und den Rest vom Haus erkunden.«

Das hier ist keine Besonderheit: Everett lädt jedes Jahr die Kreatives-Schreiben-Truppe zu sich ein. Alle bringen etwas zu essen mit, und es werden Literaturspiele gespielt. Meinen Lehrkräften von der Highschool stand ich zwar ebenfalls nah, aber zu Hause war ich bei niemandem, auch wenn ich das damals bestimmt reizvoll gefunden hätte. Heute von einer Professorin eingeladen zu werden, fühlt sich irgendwie *erwachsen* an. Natürlich habe ich mich auch in Schale geworfen: weiße Bluse mit Stehkragen unter einem dunkelgrünen Sweatshirtkleid, blickdichte schwarze Strumpfhose und Vintage-Pumps.

In Everetts Seminar fühlen wir uns alle gleichberechtigt. Niemand wird bevormundet, niemand ist überheblich. Das wird wieder deutlich, als jemand sie anspricht und sie dann lachend sagt: »Okay, ich verstehe, dass alle höflich sein möchten, aber wollen wir uns nicht duzen? Nennt mich ruhig Miranda.« Sie hebt ihr Weinglas zum Toast – für alle unter einundzwanzig gibt es Cider. »Ich freue mich, dass ihr es heute Abend einrichten konntet. Wo wir gerade beim Thema sind: Das hier soll keine förmliche Veranstaltung werden. Nur ein zwangloses Beisammensein unter Literatur-Nerds.«

Kait und ich setzen uns auf ein paar Klappstühle neben dem Kamin, während Everett – Miranda – das erste Spiel erklärt. »Ich nenne es Chaos-Story.« Alle sollen auf ein Stichwort hin einen Satz aufschreiben, dann werden die Zettel an die nächste Person weitergereicht, die sich den folgenden Satz einfallen lässt. So geht das weiter, bis die letzte Person den ganzen Text laut vorliest. Später sollen wir uns für Feedback-Runden in Grüppchen aufteilen und den Abend mit einer freien Schreibübung abschließen.

»Natürlich«, meint Felix, der in einem ockergelben Lehnstuhl sitzt. Wir alle wissen, wie sehr Everett ihre freien Schreibübungen liebt.

Genau nach solchen verträumten Schreibtreffen habe ich mich immer gesehnt, und ich will jeden Aspekt genießen. Ich hole gerade Neils Notizbuch und einen Stift aus der Tasche, als Sierra mir die Karaffe mit Cider reicht.

Bei jeder Runde von Chaos-Story gibt es neue Sonderregeln: Mal dürfen wir keine Wörter benutzen, die mit A anfangen, dann keine Adjektive oder Adverbien. Miranda spielt selbst auch mit. Sie setzt sich zu uns in den Kreis und dreht jedes Mal eine altmodische Sanduhr um, wenn wir die Zettel weiterreichen.

Neben mir trommelt Kait mit dem Stift auf ihren Block. »Ist ›andauernd‹ ein Adverb?«

»Ja«, kommt es von Tegan. »Weil es beschreibt, *wie* du etwas tust.«

»Sicher?«, fragt Felix skeptisch. Das entfacht eine hitzige Diskussion, bis wir irgendwann unsere Handys zücken, um nachzugucken.

Mitten in der nächsten Runde kündigt mein Handy mit einem Vibrieren eine neue Nachricht an. Ich will es schon stummschalten, doch der Name auf meinem Display lässt mich zögern. Er hat mir noch nie geschrieben, abgesehen von dem einen Mal, als wir am Sommeranfang die Nummern ausgetauscht haben.

SEAN YEE

hey rowan, sean hier. hast du in letzter zeit was von neil gehört?

Mit gerunzelter Stirn tippe ich schnell eine Antwort:

ROWAN

haben uns vor vier wochen gesehen
und heute morgen noch geschrieben.

SEAN YEE

oh ok

also ist er am leben lol

ROWAN

wenn ihn nicht jemand mit erschreckend
guten grammatikskills entführt und
sein handy geklaut hat, ja

SEAN YEE

er antwortet nicht auf meine nachrichten.
Auf die von cy und adrian auch nicht.

Das ist seltsam. Und total untypisch für Neil. Na gut, vielleicht waren seine Nachrichten in letzter Zeit ein bisschen kürzer als sonst, doch wir waren auch beide mit Lernen beschäftigt. Meinen Fehltritt, als ich das Gespräch auf seinen Dad gelenkt habe, hat er nie wieder erwähnt.

Aber ich kann mich weiter gedulden. Darauf hoffen, dass er eines Tages entscheidet, dass er bereit ist. Auch wenn die Vorstellung, wie er im Stillen und auf sich allein gestellt leidet, mir das Herz bricht.

Ich schreibe Sean, dass es mir leidtut und dass Neil wahrscheinlich gerade echt zu viel zu tun hat, dann stecke ich das Handy weg und verdränge die sich anbahnenden Sorgen. Bestimmt liegt es nur am Stress. Ich habe Kirby und Mara auch seit einer Woche nicht mehr geschrieben – zumindest glaube ich das.

Als wir uns in Vierergruppen für die Feedback-Runden zusammenfinden, um ein paar Zeilen aus unserer aktuellen Arbeit vorzulesen, schiele ich auf meine ausgedruckten Seiten, während die anderen schon vorlesen, und schnipse mir Flusen vom Kleid. Ich habe ein neues Kapitel von meiner Geschichte über Hannah und Hayden geschrieben, der Roman, an dem ich bereits seit Jahren arbeite und der sich nie *fertig* anfühlt. In dieser Szene sind sie gemeinsam auf Geschäftsreise und stellen gerade fest, dass es im Hotel nur noch ein freies Zimmer gibt – natürlich mit nur einem Bett. Eine meiner Lieblings-Tropes. Kaum zu glauben, dass mir erst jetzt die Idee gekommen ist, sie in dieses Buch einzubauen.

Damit sollte ich mich sicher fühlen. Ich liebe diese Charaktere. Hannahs leidenschaftliche Zielstrebigkeit und Haydens verschlossene, aber insgeheim absolut liebenswerte Persönlichkeit. Doch als ich das Kapitel jetzt noch einmal überfliege, klingen viele meiner Sätze gestelzt. Merkwürdig.

Und das Schlimmste daran: langweilig.

Sie sahen einander an und dann zu dem einzelnen Schlüssel, der von der Hand der Rezeptionistin baumelte.

Ist mir wirklich kein besseres Verb als »ansehen« eingefallen?

Hannah warf Hayden einen fragenden Blick zu.

Okay, immerhin werden jetzt Blicke geworfen …

»Wir nehmen es«, sagte sie, schaute auf den Schlüssel und dann wieder zu Hayden, der gerade rot anlief.

Himmel, wie oft können die beiden sich denn noch angucken? Habe ich das vor dem Ausdrucken überhaupt gelesen?

(Ja. Und offensichtlich fand ich es gut.)

Bloß ist es jetzt ganz sicher nicht *gut*, und wenn ich den anderen zuhöre, fühle ich mich mit meinem Nur-ein-Bett-Kapitel immer schlechter. Kaits Humor ist unvergleichlich. Die Sätze aus Noors Thriller sind scharfsinnig und abrupt. Sierras literarische Texte sind wunderschön, auch wenn ich sie immer noch nicht ganz verstehe.

Alle anderen haben eine *Stimme*, nur ich scheine meine in Seattle gelassen zu haben.

Wenn ich denn überhaupt jemals eine hatte. Langsam bezweifle ich das wirklich.

Bei unserer Pavillon-Aktion war ich so erfüllt von Inspiration und Zuversicht. Ich verstehe nicht, warum ich mich nicht ständig so fühle. Billiger Wein kann wohl kaum die Lösung sein.

Dann ist da noch die Sache, über die ich mir verbiete, intensiver nachzudenken. Ein Gedanke, den ich in die hinterste Ecke meines Hirns verbannt habe: Dass ich nicht mehr über Liebe schreiben kann, seit ich sie selbst erfahre.

Als ich noch voller Sehnsucht war, ist es mir leicht gefallen. Aber jetzt wollen die Wörter nicht kommen. Wie lächerlich … Es gibt doch sicher unzählige Autorinnen und Autoren, die ihre Partner bedingungslos lieben.

Die Runde klatscht für Sierra, dann drehen sich alle zu mir. Ich sitze neben ihr, also bin ich als Nächste dran.

Fuck, das wird echt brutal. Ganz langsam entspanne ich die Hände, mit denen ich meinen Text umklammert halte, und spüre drei Augenpaare auf mir. Die Kehle schnürt sich mir zu, das Herz pocht mir wummernd in der Brust.

Ich kann mit niemandem hier mithalten. Wie soll ich dazugehören, wenn ich nicht mal die eine Sache schaffe, wegen der ich überhaupt erst hergekommen bin? Vielleicht habe ich hier gar nichts verloren, nicht in Everetts wunderschönem Haus, nicht in diesem Studiengang, vermutlich nicht mal am College.

»Tut mir leid … ich muss …« Damit springe ich auf und ergreife die Flucht.

Weiter als bis zur Küche komme ich nicht, dann fängt alles an, sich zu drehen, und ich muss mich auf der Arbeitsplatte abstützen, um nicht umzukippen. Mein Atem geht immer schneller und abgehackter. Hastig kippe ich noch ein Glas Cider runter.

Das hier sollte einfach sein. Warum, verdammt, schaffe ich es nicht?

Eigentlich dachte ich, Kait würde mir nachlaufen – habe es insgeheim sogar gehofft –, darum bin ich überrumpelt, als ich stattdessen Mirandas Stimme im Flur höre.

»Rowan? Ist bei dir alles in Ordnung?«

Ich gebe mir die größte Mühe zu überspielen, dass ich gerade in ihrem wunderbaren Heim einen Nervenzusammenbruch und/oder eine Existenzkrise erleide. Darum hebe ich die Hand und zwinge mir ein schwaches Lächeln auf die Lippen, als sie in die Küche kommt.

»Bloß die übliche Warum-ist-alles-was-ich-schreibe-Müll-Krise.« Ich versuche, möglichst heiter zu klingen.

»Ah. Verstehe.« Sie bedeutet mir, mich an die glatte Arbeitsplatte aus Marmor zu setzen, also lüpfe ich mein Kleid und lasse mich auf einen der Holzhocker plumpsen. Vor mir stehen lauter randvolle Snackschüsseln, aber mein Magen spielt gerade nicht mit. Drüben im Wohnzimmer lachen die anderen ausgelassen. »Bist du deshalb nach dem Seminar im Moment immer so beschäftigt?«

»Tut mir leid.« Die Schuldgefühle lassen meinen Puls nur noch schneller rasen. *Nicht gut genug, nicht gut genug, nicht gut genug.* »Auch das hier … ich will dir und den anderen nicht den Abend versauen.«

Miranda füllt ein Glas mit Wasser, stellt es mir vor die Nase und setzt sich dann auf den Hocker gegenüber. »Dir muss nichts leidtun. Es sei denn diese Rosinen-Haferkekse sind von dir, denn …« Sie zieht die Nase kraus, und wir müssen beide lachen. Die sind wirklich viel zu labberig. »Ich habe den Eindruck, dass ich dich im Seminar und durch deine Texte schon ein wenig kennenlernen konnte, auch wenn du meistens eher ruhiger bist.«

Ich verziehe das Gesicht. In der Highschool hätte niemand »Rowan Roth« und »ruhig« im selben Satz erwähnt, es sei denn, er hätte gelautet: »Seid ruhig, Rowan Roth und Neil McNair übernehmen das jetzt.«

»Irgendwie bin ich … ein bisschen blockiert.« Ein Schluck Wasser. »So habe ich mich noch nie gefühlt. Früher habe ich immer geschrieben, selbst nach langen Schultagen und stundenlanger Arbeit an Essays. Ich hatte immer das Bedürfnis, an meinem Text zu feilen, und dann waren die Wörter einfach *da*. Noch nie musste ich so sehr darum kämpfen. Und wenn ich ehrlich bin, war ich bisher mit keinem meiner Texte so richtig zufrieden. Langsam frage ich mich, ob ich es überhaupt verdiene, in diesem Seminar zu sein.«

»Genau darüber wollte ich mit dir sprechen.« Als ich entsetzt die Augen aufreiße, spricht sie schnell weiter: »Nicht, ob du es verdienst, in meinem Seminar zu sein. Davon bin ich überzeugt. Ich mache mir keine Sorgen über die Qualität deiner Texte, aber ich sehe, unter was für einen Druck du dich setzt. Selbst jetzt. Es macht einen gewaltigen Unterschied, ob man für sich selbst oder für ein Publikum schreibt. Bei meinem zweiten Buch ging es mir ähnlich.«

»Mir hat dein zweites Buch viel besser gefallen als das erste«, gebe ich zu. »All diese Rezensionen, in denen es hieß, dass die Themen nicht so komplex waren wie im ersten, oder die Charaktere nicht so sympathisch … Nicht jeder Charakter muss sympathisch sein, damit das Buch gut ist. Also …« Ich stocke und bemerke viel zu spät, dass sie die Rezensionen vielleicht gar nicht gelesen hat oder nicht wissen will, was andere denken.

Aber sie erwidert nur: »Weißt du, ich glaube, mir gefällt es auch besser.«

Am anderen Ende der Küche geht die Gartentür auf. Ein großer, bärtiger Mann kommt mit zwei riesigen Kannen Cider hereingestürmt.

Als er uns entdeckt, reißt er alarmiert die Brauen hoch. »Entschuldigt! Beachtet mich gar nicht!«

Miranda lacht. »Danke, Jon.«

»Kein Problem.« Ihr Freund oder Ehemann oder was auch immer er ist, legt sich einen Finger an die Lippen und verschwindet wieder nach draußen. »Ich war gar nicht hier.«

Ich warte darauf, dass Miranda ihn vorstellt, sie scheint jedoch völlig in unsere Unterhaltung vertieft zu sein. »Wolltest du schon immer Liebesromane schreiben?«

»Seit ich ein Kind war«, sage ich. »Eigentlich wollte ich in meinem ersten Text darüber schreiben, aber der war ja … ein bisschen flach.«

»Nicht flach«, entgegnet sie sanft und schwenkt ihren Wein. »Bloß nicht *du*.«

»Und ich mache mir Sorgen …« Wieder stocke ich und frage mich, ob da Wahrheitsserum im Cider war und wie viele meiner Probleme ich wohl heute Abend auf den Schultern dieser armen Frau abladen kann. »Ich führe eine Fernbeziehung, mit einem wirklich wundervollen Menschen. Er geht in New York aufs College.« Vielleicht ist es ein wenig zu persönlich, ihr von Neil zu erzählen, aber ich bin in ihrem Haus fast in Tränen ausgebrochen – und wenn irgendetwas persönlich ist, dann ja wohl Schreiben. »Liebesromane haben mir schon immer am besten gefallen. Und wie gesagt, ich wollte auch unbedingt selbst welche schreiben. Doch ausgerechnet dann, als ich mich auf jemanden einlasse, den ich wirklich von ganzem Herzen liebe … versiegen die Wörter einfach. Als würde ich mir – keine Ahnung – selbst zu viel Druck machen, um diese Liebe einzufangen.«

Miranda denkt einen Augenblick lang darüber nach und nimmt sich ein paar Popcorn mit Cheddargeschmack. »Hmmm.«

»Was stimmt nicht mit mir, dass ich nicht schreiben kann, wenn ich glücklich bin? Brauche ich den Schmerz, um kreativ zu sein?« Ich stoße ein freudloses Lachen aus und halte die Hände hoch.

»Sind alle Autorinnen und Autoren leidende Genies? Nicht dass ich mich selbst als Genie bezeichnen würde. Im Ernst, so viel halte ich nicht mal ansatzweise von mir. Aber ist das das Geheimnis? Dass ich leiden muss, um etwas Bedeutendes zu erschaffen?«

»Wow. Ich weiß nicht, wo ich anfangen soll.« Miranda streicht sich eine Haarsträhne hinters Ohr und enthüllt so einen winzigen Ohrring in Buchform. Wäre ich nicht so abgelenkt, würde ich sofort fragen, wo sie den herhat. »Erst mal möchte ich mit aller Vehemenz verneinen, dass man zum Kreativsein unglücklich sein muss. Das ist absoluter Blödsinn. Mag sein, dass es historisch betrachtet viele Genies gibt, die sehr gelitten haben. Oder dass leidende Menschen wunderschöne Kunst erschaffen. Mag sein, dass unsere Gesellschaft das sogar verherrlicht.«

Ich nicke und denke an Neil und daran, wie sehr er Hemingway und Fitzgerald vergöttert.

»Natürlich ist jeder Autor und jede Autorin anders. Sind sie alle vollkommen ausgeglichene Wesen? Tja, nein. Niemand ist das. Aber das heißt auch nicht, dass wir schrecklich unglücklich sind. Als ich *Morgenröte* geschrieben habe, habe ich gerade eine schwere Zeit durchgemacht. Darum ist es ein sehr trauriges Buch. Dann ist *Helvetica* entstanden, als sich alles langsam wieder gefestigt hat. Genau das mögen du und ich daran vermutlich so viel lieber. Und ich denke, dass wir damit recht haben. Es ist das bessere Buch. Ich war glücklicher. Ich war gesünder. Ich habe mich um mich selbst gekümmert, und das merkt man.« Wie es wohl ist, von der Literaturbranche für das Buch aus dieser schweren Phase gefeiert zu werden? Kompliziert, vermutlich. »Inspiration kann man aus vielen Dingen schöpfen. Manchmal vergesse ich das selbst, aber ich habe gelernt, darauf zu vertrauen, dass sich am Ende alles fügt.«

»Woran liegt es dann?«, frage ich. »Warum stecke ich so fest? Warum kann ich für keinen meiner Texte eine anständige Note bekommen?«

Sobald diese Worte meinen Mund verlassen, begreife ich, dass ich mich tatsächlich genau danach verzehre: nach Bestätigung, nach dem Gefühl, das eine Bestnote in einem roten Kreis oben auf dem Zettel in mir auslöst.

»Rowan.« Miranda stößt ein zartes Lachen aus. »Inzwischen solltest du verstanden haben, dass eure Texte nicht benotet werden. Zumindest nicht nach dem üblichen System.«

»Aber … all das Rot. Du schreibst so viel an den Rand. Das wäre doch nicht so, wenn ich eine gute Note bekommen würde.«

»So viel schreibe ich bei *allen* an den Rand«, entgegnet sie. »Es gibt einen Grund, warum mir die Mitarbeit in meinem Seminar so wichtig ist. Nicht nur einen, sondern viele unterschiedliche Gründe. Manchmal haben Erstis Schwierigkeiten, sich von ihrem Perfektionismus zu lösen. Von der Vorstellung, dass alles, was sie zu Papier bringen, auf Anhieb brillant sein muss. Vor allem die Erstis, die in der Highschool Überflieger waren. Manchmal stehen sie schon kurz vor einem Burnout, und ich will nicht für noch mehr Druck sorgen.«

»Okay, na gut. Aber das ändert nichts daran, dass alles, was ich schreibe, absoluter Müll ist.«

Mirandas Stimme ist so herzlich wie immer, doch jetzt schwingt eine neue Entschlossenheit in ihr mit. »Quatsch. Ich würde mir wünschen, dass du mal absoluten Müll schreibst, aber soweit bist du noch nicht.«

Mir entfährt ein Lachen. »Machst du dich über mich lustig?«

Sie schüttelt den Kopf. »Das musste ich am Anfang meiner Karriere selbst lernen. Manchmal sind wir mit unseren Erwartungen so festgefahren, dass wir glauben, alles müsste sofort großartig klingen, sobald es auf Papier landet. Ich kann ein Buch im Vorfeld noch so intensiv durchplotten. Wenn ich dann mit dem Schreiben loslege, bin ich manchmal so wütend auf mich selbst, weil es nicht auf Anhieb so klingt, wie ich es mir vorgestellt habe.«

»Ja.« Ich nicke energisch. »Genau so ist es. Wie schaffe ich es, dass es zu meiner Vorstellung passt?«

»Gar nicht«, meint sie tonlos. In meiner Fantasie hat Miranda haufenweise ermutigende Ratschläge parat, aber niemals habe ich damit gerechnet, dass sie mir zustimmt. »Du nimmst den absoluten Müll an. Darum gibt es bei mir so viele freie Schreibübungen. Damit ihr mal aus euren Köpfen rauskommt und merkt, dass es beim Schreiben ums Überarbeiten geht. Ums Neuschreiben. Nichts ist beim ersten Entwurf perfekt, außer vielleicht bei einer Handvoll sehr untypischer Ausnahmen. Die wir natürlich verabscheuen.«

»Natürlich.«

»Die meisten Studierenden in meinen Seminaren haben in der Schule zu hören bekommen, dass sie gut schreiben können. Ihr hattet in der Highschool super Noten. Und ich bin auch gar nicht darauf aus, euch oder euren Schnitt runterzuziehen. Ich will, dass ihr das Schreiben aus einer neuen Perspektive betrachtet. Der Stress ist bei dir sogar noch größer, weil du in einer Beziehung bist: Du bist verliebt, also meinst du, du solltest über das Verliebtsein schreiben können.«

»Schreib, was du kennst«, murmele ich.

»Aber das ist so viel Druck«, meint Miranda. »Mal ganz abgesehen davon, dass ihr alle gerade auf emotionaler Ebene sowieso schon viel durchmacht. Ihr habt euer sicheres Zuhause verlassen, eure Komfortzone. Und müsst euch an einem neuen Ort zurechtfinden.«

Wie leicht es wäre, bei solchen Feststellungen herablassend zu klingen. Aber in Mirandas Stimme höre ich nichts als ehrliches Mitgefühl für ihre Studierenden. Denn natürlich hat sie recht, ich habe tatsächlich mit dieser neuen Situation zu kämpfen, die mir ständig den Boden unter den Füßen wegzureißen droht.

»Wie sollen wir denn dann jemals etwas Gutes schreiben?«

»Lös dich von dem Anspruch, indem du das genaue Gegenteil machst. Ich lese viel lieber schlechte Texte mit Herz als gute Texte ohne jede Emotion.« Sie schenkt mir ein Lächeln und klopft sich auf die Brust. »Denn wie schlecht kann er schon sein, wenn man sein Herz reingesteckt hat?«

Keine Ahnung, ob das wirklich funktionieren kann. Aber all meine bisherigen Versuche sind gescheitert, also ist die Idee vielleicht gar nicht so abwegig.

Ich hole tief Luft und versuche, mich zu entspannen.

»Schreib was Schlechtes, Rowan«, fordert sie mich auf und hält mir eine Schüssel Chips unter die Nase. »Lass es zu.«

Pünktlich zur abschließenden freien Schreibübung komme ich zurück ins Wohnzimmer. Kait begrüßt mich mit einem liebevollen Grinsen und fragt, wo ich gesteckt habe.

»Im Bad«, erkläre ich.

Und obwohl ich den Rest des Abends nicht ein einziges Wort zu Papier bringe, spüre ich doch, dass tief in meinem Inneren eine Veränderung eingesetzt hat.

Natürlich klappt es nicht auf Anhieb, das mit dem schlechten Schreiben.

Aber ein paar Tage später ist Paulina abends ausgegangen, Kait ist mit Leilani unterwegs und ich bin total in mein aktuelles Buch vertieft. Ganz behutsam, als könnte ich ihn sonst wie ein wildes Tier verschrecken, klappe ich den Laptop auf.

Lass es zu.

Genau das tue ich.

Ich schreibe den größten Schrott, den ich je fabriziert habe. Ganz objektiv betrachtet, denn dieses Mal bin ich nicht selbstkritisch.

Es ist wirklich erstaunlich, wie seltsam spaßig es ist, mich so gehen zu lassen. Bisher war ich beim Schreiben immer so beherrscht, so organisiert. Doch als ich jetzt meine innere Lektorin abschalte, plätschern die Sätze einfach aus mir heraus. Am Ende habe ich ein großes Durcheinander. Einen kleinen Sandkasten voller Wörter, mit denen ich spielen kann.

Ich stecke all mein Herzblut in diesen schlechten Text. Hier und da sind ein paar Abschnitte, die mir einigermaßen gefallen, aber im Großen und Ganzen ist es wirklich alles andere als gut. Unzählige Wiederholungen. Sätze enden mit Hilfsverben. Viel zu viele Frage- und Ausrufezeichen. Der Text ist hässlich und ungeschliffen und schlicht und ergreifend *schlecht*.

Und als ich fertig bin, bin ich so verdammt stolz darauf.

Treffen Sie **Jared Roth** und **Ilana García Roth**,
das Autorenpaar der Bestseller-Reihe
AUSGEGRABEN!

EIN LÖFFELCHEN VOLL ZUCKER

Die neue Kinderbuchreihe über

ROXY RODRIGUEZ,

die kleine Schwester, die wir alle so lieben,
und ihren aufregenden Weg zur

jüngsten Konditormeisterin der Welt.

MIT EXKLUSIVEM BONUS-REZEPTKAPITEL AM ENDE!

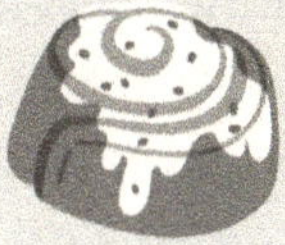

Samstag, 1. März, 18:30 Uhr
BOOKS OF WONDER
42 West 17th Street
New York, NY 10011

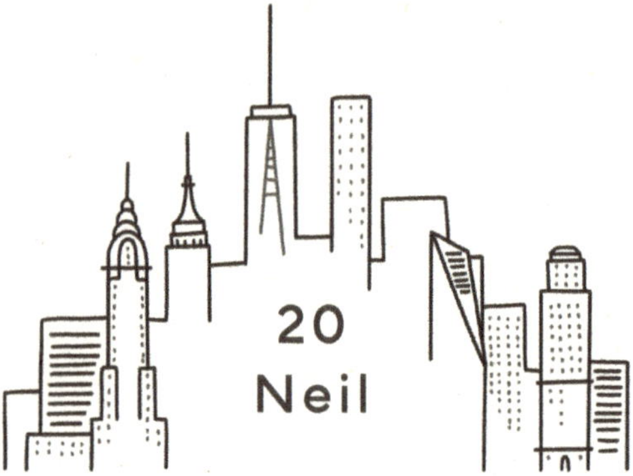

20
Neil

»Du siehst … heilige Scheiße«, sage ich, als sie mir die Tür zum Hotelzimmer ihrer Eltern aufmacht. Dann verrenke ich mir den Hals, um an ihr vorbeizugucken, und winke Ilana und Jared zu. »Ich glaube, den Satz sollte ich besser nicht vor deinen Eltern beenden.«

Rowan grinst und stupst meinen Arm an. »Du bist grandios für mein Selbstbewusstsein.«

Ein vertrautes, warmes Gefühl breitet sich von Kopf bis Fuß in mir aus. Ich bekomme einfach nicht genug davon, in ihrer Gegenwart zu sein. Sie trägt ein schwarzes Vintage-Kleid, das wie für ihre Kurven gemacht ist, die Taille eng und der Rock ausgestellt, Spitzenärmel und ein Hauch Glitzer. Mit ihrem welligen, auf einer Seite hochgesteckten Haar und den roten Lippen könnte sie ein Filmstar aus den Vierzigern und auf dem Weg zu einer Premiere sein. Rowan hat mich schon so einige Male sprachlos gemacht. Ich habe immer bedauert, dass wir nie als Paar zusammen auf einem der Schulbälle waren, doch vielleicht ist das gut so: Mir wäre vermutlich die Kinnlade so heruntergefallen, dass ich mir den Kiefer ausgerenkt hätte. Die letzte Woche war eine echte Geduldsprobe. Die Mischung aus Erschöpfung und Sorgen verfolgt mich, hängt an mir wie ein Schatten. Mein einziges Ziel war, es bis zum heutigen Tag zu schaffen, doch meine Seminare haben sich schier endlos angefühlt.

Also hält die Uni dich wohl gut auf Trab.

Du fehlst mir, Kumpel.

Das vielleicht Schlimmste daran ist, dass seine Worte in jedem anderen Kontext völlig harmlos klingen.

Selbst nachdem ich mit Mom darüber gesprochen habe, bekomme ich den Brief nicht aus dem Kopf. Skyler hat ihn nicht erwähnt, tatsächlich haben wir in letzter Zeit bloß höfliche Floskeln ausgetauscht. Ich kann nicht sagen, ob er um mich herumschleicht oder ob wir zu der stummen Übereinkunft gekommen sind, es nicht zu erwähnen. Immer wieder habe ich mir gesagt, dass alles gut wird, wenn Rowan und ich uns das nächste Mal sehen.

Das muss es einfach.

Sie ist gestern Abend spät in New York angekommen und hat mit ihren Eltern im Hotel übernachtet. Wir haben vor der Buchveranstaltung ein schickes Abendessen zu zweit geplant. Das italienische Dachterrassen-Restaurant in Chelsea bietet einen spektakulären Blick, die Lichter der Stadt funkeln in der Dämmerung, und es ist früh genug am Abend, um noch einen freien Tisch zu ergattern. Ich muss mein Lächeln nicht halb so sehr erzwingen wie bei allen anderen, doch es ist, als würden wir mit einem ungebetenen dritten Gast zu Abend essen. Einem, den Rowan zwar nicht sieht, der für mich aber allzu real ist.

Kaum haben wir Platz genommen, kommt ein blondes Mädchen an unserem Tisch vorbei – und bleibt abrupt stehen. »Hey!«, sagt sie. »Unfassbar, wie klein die Stadt doch manchmal ist.«

»Hey«, antworte ich. »Rowan, Zoe. Zoe, das ist meine Freundin Rowan.«

Zoes Miene erhellt sich. Sie beugt sich vor, um Rowan zu umarmen, hält dann aber inne, als wollte sie erst um Erlaubnis fragen. Rowan lächelt, und sie umarmen sich. »Ich habe so viel von dir gehört. Toll, dich endlich kennenzulernen!«

»Dich auch!«, sagt sie. »Ein kleiner Vorgeschmack auf morgen?«

Zoe lacht. Morgen wollen wir zusammen etwas unternehmen,

damit Rowan alle kennenlernen kann. »Scheint ganz so. Deine Schnitzeljagd war übrigens der Wahnsinn.«

Das bringt Rowan zum Strahlen. »Das freut mich so. Es ist lustig, in der Highschool habe ich es gehasst, gegen Neil zu verlieren, aber jetzt macht es mir nicht mehr so viel aus.«

»Vielleicht weil ich sehr viel weniger damit prahle?«

»Das stimmt. Er war beim letzten Foto so clever, wir haben alle eine Weile gebraucht, um zu kapieren, dass das Spiel überhaupt vorbei ist.« Dann deutet Zoe auf einen Tisch mit einigen anderen Mädchen, von denen ich keine erkenne. »Ich gehe besser mal zurück, bevor die ganze Burrata weg ist.«

Wir verabschieden uns, und sie eilt zu ihrem Tisch zurück.

Und dann, weil ich ein grandioser Vollpfosten bin, verkünde ich: »Sie hat einen Freund.«

Rowan greift gerade nach einem Stück Focaccia, hält dann aber inne. »Okay«, sagt sie und zieht die zwei Silben in die Länge. »Du darfst Freundinnen haben, die single sind. Ich weiß nicht, warum du das so schnell sagen musstest.«

»Sorry.« Ich spiele mit der Ecke meiner Stoffserviette. Vollpfosten, Vollpfosten, Vollpfosten. »Es ist bloß, dass … Da ist diese einfach nur dumme Geschichte, und ich hätte dir davon erzählen sollen, als es passiert ist. Im Herbst war ich mit Skyler auf einer Party, und Zoe wollte wissen, ob ich single bin. Was … ich natürlich nicht war. Und kurze Zeit später ist sie dann mit Steve zusammengekommen. Also keine große Sache.«

»Oh.« Sie legt das Brot zurück in den Korb. »Hat irgendein Teil in dir … sich gewünscht, du wärst es? Single, meine ich?«

»*Nein*«, sage ich nachdrücklich. »Nie. Ich verspreche dir, das kam mir nicht mal in den Sinn.«

»Vielleicht sollten wir darüber reden. Es ist okay, zuzugeben, dass du andere Leute attraktiv findest. Ich erwarte nicht, dass du mit Scheuklappen durchs Leben gehst.«

Ich schüttle den Kopf und tippe mit dem Schuh unter dem Tisch gegen ihren, während ich die Serviette auf meinem Schoß zerknülle. Ich habe schon meine Psychologie-Note und die Freundschaft mit Skyler ruiniert. Das hier darf ich nicht auch noch versauen. Ich mache mir immer noch Vorwürfe wegen meiner Reaktion in Boston, als sie meinen Dad erwähnt hat. Sie hätte die Fassade niemals bröckeln sehen dürfen.

»Erzwo ... Ich weiß nicht, wie ich das ausdrücken soll, ohne dass es mich vollkommen liebeskrank klingen lässt, aber ich nehme an, das bin ich halt.« Wärme steigt mir in die Wangen, und ich senke die Stimme, strecke die Hand über den Tisch aus, verschränke unsere Finger. Die Vorstellung ist schrecklich, dass sie sich unsicher fühlt, wenn sie so verdammt hell leuchtet – ob so geschminkt wie heute Abend oder so zart strahlend wie morgens nach dem Aufwachen. »Niemand könnte je so einen Effekt auf mich haben wie du.«

»Obwohl du in einer Stadt mit neun Millionen Menschen wohnst?« Sie streicht mit dem Daumen über meinen Zeigefinger, eine sanfte Berührung, die mich sofort entspannen lässt. Sie ist nicht sauer. Ich hätte ihr früher von Zoe erzählen sollen, aber sie ist nicht sauer.

»Allesamt uninteressant.«

»Das sind sie garantiert nicht«, sagt sie lachend, und der Klang löst den Druck in meiner Brust. »Aber wenn du meinst.«

Das Essen kommt, und die Uneinigkeit ist Geschichte, als wir alles um den Auberginenauflauf und die köstlichen Spinat-Gnocchi herum vergessen.

»Vielleicht habe ich meine Schreibblockade endlich überwunden«, sagt sie zwischen zwei Bissen und erzählt mir von der Erleuchtung, die der Ratschlag ihrer Professorin in ihr ausgelöst hat. Ich sitze einige Momente lang bloß blinzelnd da, als sie davon erzählt. »Hat dein Streberhirn gerade einen Kurzschluss? Denn den hatte meins ganz eindeutig, als sie das gesagt hat.«

»Schon ein wenig, ja.«

»Es funktioniert, ich schwöre es dir. Es ist vielleicht der beste schlechte Text, den ich je geschrieben habe. Aber wichtiger noch, ihn zu schreiben, hat jede Menge Spaß gemacht.«

Ich freue mich für sie – natürlich tue ich das. Sie hat es verdient, ihre Leidenschaft zum Schreiben wiederzuentdecken.

Gleichzeitig kann ich nichts gegen den Funken Neid tun, als ich sehe, wie glücklich sie ist. An der Emerson, mit ihrem Hauptfach, in Boston. Vielleicht ist es ein Überbleibsel aus all den Jahren, in denen wir Rivalen waren, vielleicht ist es etwas völlig Neues. Was immer es ist, es fühlt sich niederträchtig und falsch an.

»Wirst du es mich lesen lassen?«, frage ich und sperre die Gefühle in die Box mit den Dingen, über die ich nicht reden kann – eine Box, die ich gern luftdicht versiegeln würde. Die Stoffserviette auf meinem Schoß ist komplett zerknittert. »Wenn du soweit bist, davon etwas zu zeigen?«

»Ich mag erleuchtet sein, aber nicht erleuchtet genug, um dir diesen Rotz zu zeigen. Noch nicht.« Doch sie nimmt wieder meine Hand, hebt sie an ihren Mund und drückt mir einen Kuss auf die Fingerknöchel. »Aber bald. Hoffentlich.«

Als ich nach der Rechnung greife, schlägt Rowan vor, sie zu teilen.

»So ritterlich brauchst du nicht zu sein«, sagt sie. »Du weißt doch, dass mir so was nicht wichtig ist.«

»Ich weiß. Ich wollte … wir haben nie solche Dates.« Nach dem Vorfall im Sushi-Restaurant bin ich schon vorbereitet und schiebe meine Kreditkarte in die Rechnungsmappe. »Ich will dir eine Freude machen.«

»Gut, aber das nächste Mal zahle ich.«

Die Buchhandlung ist zu Fuß nur zehn Minuten entfernt, und es ist ein ungewöhnlich warmer Abend für diese Jahreszeit. Mit jedem Schritt entspannt mein Körper sich etwas mehr. Eine enorme

Erleichterung – in Rowans Gegenwart will ich stets die beste Version meiner selbst sein.

»Stell dir vor, wir würden hier leben«, sage ich, unsere Finger verschränkt, während wir an einem Quartett Musiker vorbeikommen, ein Kerl mit einem auf den Rücken geschnallten Cello, der drei Violinisten folgt. »Wir könnten jeden Tag in unser Apartment nach Hause kommen und zusammen ins Bett krabbeln. Nicht nur alle Jubeljahre, sondern wirklich jeden Abend.«

Wie diese Vorstellung schmerzt. Immer, wenn wir über die Zukunft geredet haben, schien das alles noch so lange hin, noch so viele Seminare, Prüfungen, Flüge und Zugfahrten entfernt. Aber das erste Jahr haben wir fast geschafft. In einer Fernbeziehung ist es unmöglich, nicht vorauszudenken – an den Zeitpunkt, an dem man endlich am selben Ort ist.

»Vielleicht könnten wir das. Nach dem Abschluss. Natürlich wäre die Miete so astronomisch hoch, dass wir uns ein solches Date nie wieder leisten könnten.« Sie blickt zu mir. »Wo wir gerade darüber reden … wir sollten wirklich demnächst die Tickets buchen. Hinflug nach London und Rückflug ab Rom, richtig?« Das hatten wir bei unserem letzten Telefonat besprochen.

Vor zwei Wochen. Bevor ich den Brief bekommen habe.

»Ich weiß, ich weiß.« Die Panik kriecht mir langsam den Rücken hoch. »Machen wir. Morgen.«

Denn mir ist Folgendes klargeworden: Ich weiß nicht, ob ich mit Rowan diese Reise machen kann.

Ich habe gespart und auch noch einen großen Teil vom Pirsch-Geld. Ehrlich gesagt fällt mir kein besserer Weg ein, es auszugeben. Doch das ist nicht der Grund, auch wenn Rowan ihn wahrscheinlich besser nachvollziehen könnte.

Seitdem der verfluchte Brief angekommen ist, kann ich mir nicht mehr vorstellen, wie wir zwei durch Europa schlendern und einen fröhlichen und romantischen Urlaub verbringen. Ich wäre diese Gewitterwolke, die ihr überall hin folgt, ich wäre ihr eine Last.

Ich wünschte, ich könnte glücklicher an ihrer Seite sein, und ich weiß nicht, was es bedeutet, dass ich das plötzlich nicht mehr kann.

Obwohl mein Vater ins Gefängnis gekommen ist, lange bevor ich überhaupt Interesse an Mädchen gezeigt habe, haben meine Gedanken irgendwie seine Stimme angenommen.

Was für ein verdammter Loser. Kann nicht mal seine Freundin befriedigen.

Er ist immer da, eine grausame Mahnung an die Familie, die ich einmal hatte, an den Schmerz, den Mom vor Natalie und mir verstecken wollte. Bin ich verflucht, weil ich einfach nicht davon loskomme? Dabei wünsche ich mir doch nichts sehnlicher.

»Meine Eltern haben sich unsere Reiseroute angesehen«, spricht Rowan weiter, und ich zwinge mich wieder in die Gegenwart zurück. »Sie fanden, dass wir eine Nacht weniger in Dublin bleiben sollen, damit wir mehr Zeit an der Küste haben, aber das sollte kein Problem sein, wenn wir die Hotels buchen.«

»Richtig.« Die zwei Silben klingen so fremd, dass ich nicht einmal sicher bin, ob mein Mund sich bewegt hat. Ich werde sie furchtbar enttäuschen. Ihren Sommer ruinieren.

Die Ärmel meines Sakkos sind zu eng, der Hemdkragen zu steif. Meine Kleidung stranguliert mich, und plötzlich ist alles zu viel. Ein Strudel aus Verwirrung und Sorgen, der mich wieder herunterzuziehen versucht, zurück an den dunklen Ort, an dem ich es nicht mal mehr aus dem Bett schaffe.

Noch ein ungebetener Gedanke:

Sie hat etwas Besseres verdient.

Ich bin nicht sicher, ob das Dads Stimme ist oder meine eigene.

Rowan redet weiter über Europa, aber ich kann kaum etwas verstehen, weshalb ich mich noch mieser fühle. An der Emerson gibt es zahlreiche Typen, die Geld haben. Typen, die mit ihr ausgehen und nicht bei jeder Rechnung erblassen würden. Typen ohne familiären Ballast. Typen, die sich nicht solche Mühe geben müssen, glücklich zu sein, wenn sie den Spaß ihres Lebens haben sollten.

Schon klar, sie hat sich für mich entschieden. Aber diese Version von mir erscheint mir immer mehr wie ein Fremder, und irgendwann bin ich vielleicht zu fremd geworden, habe mich zu sehr verändert. Zu jemandem, mit dem man Mitleid hat – der ihr nicht mehr so ebenbürtig ist wie früher an der Highschool.

Ein stechender Schmerz in meiner Brust lässt mich abrupt auf dem Gehweg stehen bleiben. Plötzlich bekomme ich keine Luft mehr, meine Lunge verkrampft sich, mein Hals geht zu und – nein. Ich muss die Kontrolle behalten.

»Hey, alles okay?« So habe ich Rowans Miene noch nie gesehen. Pure, ehrliche Besorgnis, die sie nicht fühlen sollte.

Ich dachte, ich könnte es unterdrücken, solange sie hier ist. Das Gewitter im Zaum halten.

Sobald ich ihr einen Bruchteil davon zeige, wird alles aus mir herausbrechen. Die Angst und die Unsicherheit und die Einsamkeit und der Hass. Beweise dafür, dass ich nur noch ein schlechter Abklatsch der Person bin, in die sie sich verliebt hat.

Alles brennt, Schweiß rinnt mir den Rücken herunter und – fühlt sich so ein Herzinfarkt an? Habe ich die Symptome zu schnell abgetan, obwohl das ganz offensichtlich dahintersteckt? Hektisch reiße ich an meinem Kragen. Beschissene Krawatte. Warum trage ich eine beschissene Krawatte?

»Ja klar. Sorry. Bloß, ähm – bloß zu warm«, sage ich, scheitere allerdings am Knoten an meinem Hals.

Sie kommt auf mich zu, und die Straßenlaterne taucht ihre Gesichtszüge in zartes Licht. »Kann ich?«, fragt sie und lehnt sich vor, um die Krawatte zu lösen.

Sofort packt mich die Erleichterung. Ihre Stimme klingt so sicher. Beruhigend. An das Gefühl klammere ich mich wie an einen Rettungsring. Dann knöpft sie den obersten Knopf meines Hemds auf und küsst mich sanft. Endlich kann ich tief einatmen, meine Schultern sacken zurück an ihren normalen Platz. Ich konzentriere mich auf das umwerfende, clevere Mädchen, das sich irgendwie für *mich* entschieden hat. Das Mädchen, dessen Ehrgeiz ich schon bewundert habe, lange bevor ich meine wahren Gefühle verstanden habe. Das Mädchen, das mich immer auf genau die richtige Weise herausfordert.

Ich habe so ein verdammtes Glück, und heute Abend werde ich dafür sorgen, dass sie das weiß.

Ich senke den Kopf, bis ich mit den Lippen ihr Ohr streife. »Eigentlich wollte ich vorhin sagen, dass du so unglaublich heiß in diesem Kleid aussiehst. Seit ich dich gesehen habe, habe ich nichts als unanständige Gedanken.«

»Und du weißt, was ich von Krawatten halte.«

»Das musst du mir vielleicht noch ein paar Mal sagen.«

»Das werde ich«, sagt sie. »Vermutlich die ganze Nacht lang, während wir all deine unanständigen Gedanken ausleben.« Oh Gott. Eventuell halte ich nicht so lange durch. Ein unschuldiges Lächeln, dann zupft sie an meinem Kragen. »Komm. Jetzt machen wir uns erst mal vor einem Haufen kleiner Kinder zum Affen.«

21
Rowan

Die Veranstaltung ist bezaubernd, genau wie ein Kinderbuch-Launch sein soll. Es gibt massenhaft Trinkpäckchen, und mindestens die Hälfte der Kinder sind als ihre Lieblingsfiguren verkleidet. Und weil die Bücher zumindest grob an mich und meine Kindheit angelehnt sind, bedeutet das nun mal, dass ein paar von ihnen als *ich* verkleidet sind – mit kleinen Messy Buns auf den Köpfen, gestreiften Leggings und knalligen T-Shirts. Man muss nur durch ein beliebiges Roth-Familienfotoalbum blättern, dann sieht man, dass das von der Vorschule bis zur fünften Klasse so ziemlich mein Lieblingsoutfit war.

Das Beste am Abend ist, dass meine Eltern mich zu sich auf die Bühne rufen, mich als ihre Tochter vorstellen und mich bitten, ein Stück aus dem Buch vorzulesen. Früher habe ich das ständig gemacht, aber das ist schon ein paar Jahre her. Vor allem weil ich mich geschämt habe, als sie meine erste Periode oder das Drama meiner Bat Mitzwa in ihren Geschichten thematisiert haben. Heute bin ich stolz, die Tochter von Jared Roth und Ilana García Roth zu sein, und ich genieße die Aufmerksamkeit der Acht- bis Zehnjährigen richtig.

Dann fragt eins der Kinder tatsächlich, ob ich genauso Bücher schreibe wie Mom und Dad. Mein Blick zuckt erst kurz rüber zu Neil, bevor ich mich traue, mit Ja zu antworten. Es kommt mir viel leichter und selbstbewusster über die Lippen, als ich erwartet hätte.

»Aber um meine Bücher zu lesen, müsst ihr ein bisschen älter sein«, füge ich hinzu.

Nachdem die Kinder alle nach Hause ins Bett verschwunden sind und Neil und ich uns von meinen Eltern verabschiedet haben, bestellen wir in einem Café um die Ecke koffeinfreien Kaffee und schlendern damit gemütlich durch einen Park.

Zwar habe ich längst Boston ins Herz geschlossen, aber ich denke, ein bisschen Platz ist darin vielleicht auch noch für New York. Meine größte Schwäche ist nämlich, dass ich jeden Ort, an dem ich ausreichend Zeit verbringe, zum Teil meiner Persönlichkeit mache. Der Greenwich-Village-Becher, der im Wohnheim steht und den ich so ziemlich jeden Tag benutze, würde mir da sicher zustimmen.

Dieser Moment ist perfekt. Wie wir gemeinsam durch das abendliche New York spazieren, der angenehme Druck von Neils Hand auf meinem Rücken.

Zumindest wäre er perfekt, wenn Neil nicht so neben der Spur wäre.

Jedes Mal, wenn er sich unbeobachtet fühlt, verändert sich sein Gesichtsausdruck, der Blick schweift ab, die Kiefermuskeln werden schlaff. Er war schon immer unruhig, aber heute Abend scheint die Anspannung in ihm richtig zu brodeln. Wahrscheinlich würde es mir nicht mal auffallen, wenn ich ihn nicht so gut kennen würde.

Nach dem Fehltritt in Boston bin ich allerdings unsicher, wie ich es ansprechen soll. Könnte ja sein, dass das, was ihm im Kopf herumspukt, genauso tabu ist wie sein Dad.

»Ich habe eine Überraschung für dich«, sage ich also. Das wird ihn hoffentlich wieder ins Hier und Jetzt zurückholen. Neil sieht mit hochgezogenen Brauen zu, wie ich in meine Tasche greife und einen Zimmerschlüssel herausziehe. »Ausreichend Blocks von meinen Eltern entfernt. Darum müssen wir uns also keine Gedanken machen.«

Ihm huschen gemischte Gefühle übers Gesicht. Zuerst Aufregung, dann Sorge. »Das war bestimmt nicht billig.«

»Ab und zu dürfen wir uns auch mal was Nettes gönnen.«

Wobei »nett« es nicht mal annähernd beschreibt. Wo man im Hotel auch hinschaut, sieht man goldene und smaragdgrüne Deko und Kronleuchter. Neil legt mir den Arm um die Taille, während der Aufzug uns immer weiter und weiter nach oben befördert. Als wir den siebzehnten Stock erreichen, gleiten die Türen mit einem fröhlichen *Pling* auf.

Im Zimmer entfährt uns beiden ein lautes Keuchen. Selbst das Bad ist wunderschön, mit Terrazzo-Oberflächen und einer riesigen Dusche. Ich habe mir noch nie vorgestellt, mit Neil zu duschen, trotzdem trifft mich dieses Bild jetzt mit einer solchen Wucht, dass mir alle bisherigen Vorstellungen irgendwie prüde vorkommen. Nasse Haut, zurückgestrichene Haare. Wasser, das uns auf die Schultern prasselt.

Und dieses Bett, so riesig und elegant, mit dem schmiedeeisernen Kopfteil, der Brokatdecke und mindestens acht verschiedenen Kissen.

»Gefällt es dir?«, frage ich, und er lacht nur.

Diesen Klang habe ich vermisst. Am Telefon ist es einfach nicht das Gleiche. Dann sehe ich nicht, wie sich die Haut um seine Augen kräuselt oder ihm die Brille von der Nase rutscht und er sie wieder hochschieben muss. All diese Details, die ich niemals vergessen wollte, selbst wenn wir an zwei unterschiedlichen Enden der Welt sind.

Dieser Abend fühlt sich so kostbar an.

»Es war großartig, dich da oben mit den beiden zu sehen. Im Buchladen.« Neil kommt näher, zupft am Ärmel meines Kleides und entblößt so meine Schulter.

Ganz von selbst fallen mir die Augen zu. »Bitte sprich jetzt nicht von meinen Eltern.«

»Nein, ich spreche von dir. Davon, wie souverän du ausgesehen hast, als du vom Schreiben geredet hast. Dein ganzes Gesicht hat gestrahlt. Der Anblick hat mir gefehlt.« Mit den Zähnen fährt er über meine Haut, und als ich aufstöhne, wiederholt er es. »Ich bin so stolz auf dich.«

Zwischen Küssen meinen Hals entlang überhäuft er mich mit Komplimenten und zieht den Reißverschluss meines Kleides gerade genug hinunter, um mehr Haut zu erreichen.

»Oh Gott. Ich glaube, ich habe einen Praise Kink.« Ein Knabbern an meinem Schlüsselbein. »Aber das kommt wohl für niemanden sehr überraschend.«

»Gut, ich könnte nämlich die ganze Nacht so weitermachen.«

Als unsere Lippen schließlich aufeinandertreffen, ist da nur noch drängende Hitze. Seine Hand auf meiner Wange, in meinen Haaren. Ich packe die Krawatte, die ich vorhin gelockert habe. Schmeiße sie auf den Boden. Im Nu hat er mich gegen den Schreibtisch gedrängt, unsere Hüften aneinandergepresst.

»Wie war das mit den unanständigen Gedanken?«, stoße ich zwischen zwei Küssen hervor und genieße das Lachen, das ich ihm damit entlocke.

»So viele. Weiß nicht, wo ich anfangen soll.« Er stöhnt auf, als ich ihm ein Bein um die Taille schlinge und ihn noch fester an mich ziehe. Mit den Fingerspitzen zeichnet er einen lodernden Weg meinen Schenkel hinauf.

Mir ist schon ganz schwindelig von seinem Geruch. Ich schmeiße seine Anzugjacke weg, zerre am weißen Hemdstoff kurz über dem Hosenbund. Ohne den Kuss zu unterbrechen, greift er in seine Hosentasche, zieht das Handy heraus und pfeffert es auf den Schreibtisch.

Gerade als es dort landet, ploppt eine Nachricht auf. Ich will gar nicht hinsehen – wirklich nicht –, doch das Display ist so hell im dunklen Zimmer.

MOM

Ich kann ihn anrufen. Oder ihm einen Besuch abstatten. Es ist unfair, dass –

Da hört die Vorschau auf, aber mehr braucht es auch gar nicht, um die Alarmglocken in meinem Kopf schrillen zu lassen.

»Was ist da los?«, frage ich.

»Hmm?«

Ich lehne mich kurz von ihm weg. Mein Atem geht immer noch zu schnell, aber jetzt rast mein Herz aus einem ganz anderen Grund. »Warum schreibt deine Mom dir irgendwas von einem Besuch?«

Neils Atem stockt, während er nach seinem Handy tastet. »… Oh.«

Obwohl jede Faser meines Körpers sich dagegen sträubt, ziehe ich mir das Kleid wieder über die Schultern. Diese Nachricht war wie eine eiskalte Dusche. Dabei kenne ich immer noch nicht die ganze Geschichte, sondern nur einzelne Puzzleteile dessen, was er vor mir verbergen will.

»Du solltest nicht … Ich wollte nicht, dass du das siehst.« Neil schiebt sich die Brille hoch.

»Neil. Was ist los?«

Er weicht zurück, die Hemdärmel bis zu den Ellbogen hochgeschoben. Seine Wangen sind rot, der Kiefer angespannt. »Mein Dad hat mir einen Brief geschickt«, sagt er in Richtung Teppich. Er kann mir nicht in die Augen sehen. »Eigentlich sogar zwei. Einer davon kam hier am College an.«

»Wie hat er …«

»Er hat ihn an ›Neil McNair, NYU‹ adressiert, und irgendwie hat er seinen Weg zu mir gefunden.« Ein halbherziges Lächeln. »Die von der Poststelle verdienen wohl eine Beförderung.«

Noch zwei weitere Briefe.

Ich weiß von dem, den sein Dad vor unserem Abschluss geschrieben hat. Neil hat überlegt, ihn im Sommer zu besuchen. Aber am einzigen Tag, an dem wir jemals drüber gesprochen haben, hat er erzählt, dass er sich doch dagegen entschieden hat. »Komm, wir setzen uns.« Ganz sanft streiche ich ihm übers Handgelenk. »Wollen wir drüber reden?«

Ich frage so vorsichtig, weil er beim letzten Mal nicht reden wollte, und ich möchte, dass er weiß, dass ich ihn in keiner Weise drängen will.

Jetzt heißt es, Ruhe bewahren. Ich muss ihm Raum geben, damit er sich sammeln kann. Darum hole ich aus dem Badezimmer ein Glas Wasser und reiche es ihm mit zittrigen Händen. Erst da wird mir klar, was ich hier mache: Jedes Mal, wenn ich als Kind aus irgendeinem Grund aufgebracht war, hat Mom mich ein Glas Wasser trinken lassen, als würde das reichen, damit ich wieder einen klaren Kopf bekomme. Manchmal war es so. Und hat genau das nicht auch Miranda bei meinem Zusammenbruch in ihrer Küche gemacht?

Neil nippt an dem Glas, stellt es dann aber auf den Nachttisch. Angucken kann er mich immer noch nicht. In meinem halb offenen Kleid bedeute ich ihm, sich neben mich auf das Bett mit der Brokatdecke zu setzen.

»Wann hast du die Briefe bekommen?«

Er schließt die Augen und klammert sich an mein Bein wie an einen Rettungsring. »Den ersten in den Winterferien. Den zweiten vor ein paar Wochen.«

In den Winterferien. Vor zwei Monaten, und er hat nicht ein Wort gesagt.

Schnell wische ich diesen Gedanken beiseite – hier geht es nicht um mich. Ich kann mich bei seiner Lebenskrise nicht in den Mittelpunkt drängen. Als sein Vater das Verbrechen begangen hat, kannte ich Neil noch nicht. Oder während der Gerichtsverhandlung. Als er weggesperrt wurde. Ich kannte ihn noch nicht, und ich habe keinen Schimmer, wie er damals war, so sehr ich mir das auch wünsche.

Das alles hat Neil allein durchgestanden.

»Obwohl Mom eigentlich so gut wie nie mit ihm spricht, hat sie ihn gebeten, das zu lassen. Aber das ändert nichts. Vielleicht wenn ich ihn anrufen oder ihm zurückschreiben würde, aber dazu kann ich mich nicht durchringen. Ich will nichts mit ihm zu tun haben … Jetzt habe ich mich schon so an das Leben ohne ihn gewöhnt. Aber dann kommen da plötzlich diese Briefe und schleudern mich zurück in die Vergangenheit.« Er schüttelt den Kopf, als wäre er von sich selbst enttäuscht. »Ich müsste es besser wissen. Ich müsste stärker sein.«

»Du musst gar nichts. Du fühlst, was du fühlst. Dafür brauchst du dich nicht zu entschuldigen. Du musst auch nicht den Starken spielen. Ich bin's doch nur«, sage ich und streichle ihm übers Knie. »Ich will wissen, was los ist, weil du mir so viel bedeutest. Unendlich viel.«

»Rowan.« Mit gequältem Blick öffnet er die Augen. Ich sehe seinen Puls, als er schwer schluckt. »Ich habe so hart dafür gearbeitet, mich nicht davon definieren zu lassen. Das weißt du. In der Highschool habe ich nur so viel gelernt, damit niemand in mir bloß den Jungen sieht, dessen Dad im Knast sitzt.« Einen Moment lang schweigt er. Die Matratze quietscht, als er seine Sitzposition ändert. »Ich habe dir nichts erzählt, weil … ich nicht wollte, dass du dir meinetwegen Sorgen machst. Du solltest die Zeit in Boston genießen. Ich dachte, wenn ich es dir erzähle, bevor das College wieder losgeht, würde dich das nur runterziehen. Und es belastet mich schon so sehr, da wollte ich damit nicht auch noch dir zur Last fallen.«

Mein Herz gerät ins Stocken. Hätte ich das irgendwie selbst bemerken sollen? Mehr Fragen stellen sollen? Deutlicher machen müssen, dass ich für ihn ein Safe Space sein möchte, um über seinen Dad zu sprechen? Irgendwie lässt mich das Gefühl nicht los, dass ich hätte *mehr* tun müssen.

»Du kannst mir gar nicht zur Last fallen.« Es gibt kein Szenario, in dem es mir zu viel wäre, wenn mein Freund eine schwere Zeit durchmacht. »Außerdem geht doch beides. Ich kann Boston genießen *und* für dich da sein. Das machst du doch genauso.«

»Stimmt«, sagt er, aber seine Stimme klingt nicht so überzeugt, wie ich es gerne hätte. »Es hat sich auch falsch angefühlt, dir nichts zu sagen. Tut mir leid.« Dann atmet er tief durch, als müsste er sich für die folgenden Worte wappnen. »Wenn wir gerade bei der Wahrheit sind, sollte ich dir noch sagen, … dass ich im Sommer nicht mit nach Europa kann. Ich hatte solche Angst, das anzusprechen, vor allem als du nach den Tickets gefragt hast, aber ich … ich glaube, ich kann das nicht.«

»Ist ja auch ziemlich teuer. Das verstehe ich.« Mir ist völlig klar, was für ein Glück ich habe, an die Emerson gehen zu können, selbst mit Stipendien und finanzieller Unterstützung. Ganz zu schweigen von all den Inlandsflügen, von denen in den kommenden vier Jahren noch eine Menge anstehen. »Dann machen wir das halt nächstes Jahr. Europa läuft uns nicht weg«, versuche ich, die Stimmung aufzulockern, aber seine Mundwinkel zucken nicht mal.

»Das ist alles? So einfach tust du das ab und machst weiter?«

»Was willst du denn von mir hören? Dass ich enttäuscht bin?« Sofort bereue ich die Frustration in meiner Stimme. »Klar bin ich enttäuscht, aber ich kann es verstehen.«

»Das ist es ja gerade: Ich *will nicht*, dass du es verstehen kannst.«

Als es plötzlich an der Tür klopft, zucken wir beide zusammen und springen erschrocken auseinander, als wären wir bei etwas Unanständigem erwischt worden.

»Zimmerservice«, ertönt eine Stimme im Flur.

Ich verziehe das Gesicht. »Ähm, das habe ich vorhin bestellt. Rückblickend betrachtet vielleicht nicht die beste Idee.«

Bedauerlicherweise wartet jetzt das köstlichste Dessert der Welt auf uns: eine dunkle Schokoladentorte mit frischen Himbeeren und Schlagsahne, angerichtet auf einem mit Sirup dekorierten Teller. Ich bedanke mich ein Dutzend Mal bei der Frau, die ihn uns gebracht hat, und gebe ihr mehr Trinkgeld, als der Nachtisch kostet, weil ich nicht klar denken kann. Vielleicht will Neil nicht, dass ich so tue, als würde ich ihn verstehen, weil das überhaupt nicht möglich ist. Da ist dieser gewaltige Teil seines Lebens, den ich niemals vollends werde nachvollziehen können. Die Angst, die Sorge, der Schmerz, so überwältigend, dass er sich ausschließlich über seine schulischen Leistungen definieren wollte, damit ja niemand auf die Idee kommt, genauer hinzuschauen. Und vier Jahre lang hat das auch funktioniert.

»Das kam falsch rüber«, setzt er erneut an, als die Tür wieder ins Schloss gefallen ist und die Torte uns zu verspotten scheint. Niemand sollte eine solche Unterhaltung vor so einem Dessert führen. »Was ich meinte: Ich will nicht, dass du mich so siehst. Das Ganze hier ist so unglaublich und hat vermutlich ein Vermögen gekostet, und ich möchte einfach dieser unbeschwerte Typ sein, den du verdienst, aber ich …« Jetzt hält er sich die Hand vors Gesicht, als wollte er sich vor mir verstecken. Es dauert einen Moment, bis ich begreife, dass er weint. Diskret und beinahe lautlos, was es noch herzzerreißender macht. »E–es tut mir so leid.«

Ich schlinge ihm die Arme um die zitternden Schultern. Bei jedem Beben, das seine Brust durchzuckt, wünsche ich mir voller Verzweiflung, ich wüsste, wie ich alles wieder gutmachen könnte. *Himmel,* ich kann mir nicht mal vorstellen, wie es ist, das alles mit sich selbst auszumachen.

»Ich will überhaupt nicht, dass du irgendein unbeschwerter Typ bist«, versichere ich und streiche ihm beruhigend über den Rücken, während ich still mit ihm mitfühle. »Ehrlich, so jemanden möchte man doch nicht um sich haben. Ich will nur *dich.*«

Nach einer langen Pause löst er sich aus meinen Armen und wischt sich mit der Hand übers Gesicht. »Ich weiß nicht, was zum Teufel mit mir los ist.« Er hat die Beine unter den Po gezogen und sich auf einen Arm gestützt. Jetzt starrt er auf seine Finger hinab, mit denen er sich in der Decke festkrallt. »Die Briefe haben das alles hochgeholt, und die ganze neue Situation hier am College, so weit von zu Hause weg zu sein. Ich dachte, wenn ich meine Gefühle nicht laut ausspreche, würden sie von alleine wieder weggehen. Oder im Laufe des Jahres besser werden, aber … das ist nicht passiert.« Er holt zitternd Luft. »Irgendwie bin ich immer so energielos, obwohl ich vermutlich sogar zu viel schlafe. Ich muss mich zwingen, vor meinen Freunden gute Laune zu haben. Selbst meine Seminare sind nicht so spannend, wie ich erwartet habe. Und ich hatte Angst, es dir zu sagen, oder irgendwem sonst, weil das hier doch die schönste Zeit meines Lebens sein soll.« Als er den Blick wieder zu mir hochreißt, glühen seine Wangen und die Augen sind glasig. »Darum kann ich mir auch nicht vorstellen, mit dir nach Europa zu reisen. Es geht nicht nur ums Geld. Ich habe gespart. Aber obwohl ich am glücklichsten bin, wenn du bei mir bist, könnte ich mir nicht verzeihen, wenn ich auf unserer Reise ständig schlecht drauf wäre. Und dir damit alles versauen würde.«

Seine Worte treffen mich wie ein Schlag ins Gesicht.

Diesem Kerl, den ich so sehr liebe, geht es so schlecht, und ich fühle mich vollkommen hilflos.

»Das könntest du niemals. *Neil.* Es tut mir so, so leid.« Im Kopf versuche ich, das Puzzle aus *ich bin so energielos* und *ich schlafe zu viel* und *das sollte die schönste Zeit meines Lebens sein* zusammenzusetzen. Vielleicht schaffen wir das gemeinsam. Ich bin keine Expertin, und übermäßige Müdigkeit kann ein Symptom von vielen Dingen sein, aber wenn ich mir so anhöre, was er gesagt hat … »Es klingt, als wären das alles Anzeichen einer Depression.«

Die Worte kommen mir ganz leise und schüchtern über die Lippen, trotzdem schlagen sie ein wie eine Bombe.

Depression.

Neil.

Diese beiden Wörter sollten nicht zusammenpassen.

»I–ich weiß nicht«, setzt er an. »Darüber habe ich noch nicht nachgedacht, aber jetzt, wo du das sagst … klingt es nicht völlig abwegig.«

»Du hast doch schon mal eine gemacht, oder? Eine Therapie, meine ich?«

Er nickt. »Aber das ist Jahre her. Jetzt wüsste ich nicht mal, was ich erzählen soll. Was ist denn, wenn ich mir anhören muss, dass ich überhaupt keinen Grund habe, depressiv zu sein? Dass ich mich doch glücklich schätzen kann, hier zu sein. Ich *will* ja auch hier sein, nur mein Hirn hat das noch nicht verstanden. Dann muss ich daran denken, dass mein Dad sich genauso verhalten hat, als ich noch ein Kind war, und drehe, verdammt noch mal, fast durch.«

Mir ist klar, dass Neil mit der Sache mit seinem Dad nicht abgeschlossen hat – kann man mit so was überhaupt je abschließen? –, aber bis jetzt war mir das komplette Ausmaß nicht ganz bewusst. Wie sehr er immer noch darunter leidet.

Jeder Rat, den ich ihm geben kann, ist nicht mehr als eine Vermutung. Denn in Wahrheit habe ich nicht die leiseste Ahnung, was helfen könnte. All die Bücher, die ich gelesen habe, die Liebe zu Wörtern, die uns verbindet, und dennoch weiß ich nicht, was ich ihm sagen soll. Wie ich ihn unterstützen soll.

Noch nie habe ich mich so hilflos gefühlt.

»Neil«, sage ich mit all der Sanftheit, die ich aufbringen kann. Mit dem Daumen zeichne ich Kreise auf seiner Hand, seinem Arm. Nichts davon fühlt sich gut genug an. Nichts davon kann seinen tiefsitzenden Schmerz lindern. »Das alles ist nicht fair. Ich finde es schrecklich, dass du das durchmachen musst.«

»Ich will nicht, dass du das Gefühl hast, mich ständig beruhigen zu müssen.« Seine Stimme ist kaum mehr als ein Flüstern. »Eigentlich dachte ich, es wäre kein Problem für mich, vor dir Schwäche zu zeigen, und dass es alles nicht so wichtig ist, aber …« Er unterbricht sich selbst und schüttelt den Kopf. »Ich will keine Last für dich sein. Oder dieser depressive Freund in der anderen Stadt, um den du dir ständig Sorgen machen musst.«

»Hör auf, dieses Wort zu benutzen.« Jetzt klinge ich überzeugter, denn er hat nicht zu bestimmen, wie ich mich bei dieser Sache fühle. »Du bist alles andere als eine Last. Ich *liebe* dich und ich möchte dir helfen, egal wie. Ganz gleich, wie du dich entscheidest, du musst da nicht allein durch. Ich bin bei dir.«

»Nur bist du das die meiste Zeit über eben nicht«, murmelt er tonlos, und ich wünschte, ich könnte ihm widersprechen. »Das ist nicht deine Schuld. Niemand ist schuld daran. Ich vermisse dich nur so unglaublich doll. Es ist, ... als wollte ich ein richtig gutes Buch lesen, aber plötzlich habe ich das Lesen verlernt. Manchmal frage ich mich, ob wir das wirklich noch dreieinhalb Jahre durchziehen können, ohne dabei durchzudrehen.«

Das verschlägt mir die Sprache. Auf einmal fühle ich mich furchtbar schwach, als könnte ich mich nicht mal mehr auf dem Bett halten. Ich warte darauf, dass er das zurücknimmt. Dass er sagt, dass er es nicht so gemeint hat.

Dabei habe ich mir diese Frage doch auch schon gestellt, oder nicht? Ich habe sie zwar aus meinem Kopf verbannt, doch die Angst ist immer noch da und wartet nur auf ihre Chance, durch die Oberfläche zu brechen.

Am liebsten würde ich die Zeit eine halbe Stunde zurückdrehen, zu dem Moment, als seine Lippen auf meiner Haut waren, und meine Hände in seinen Haaren. Als wir noch sorglos waren. Jetzt lässt er die Schultern hängen, als hätte er längst aufgegeben. Keiner von uns hat nach einem der acht Kissen gegriffen, die diese Unterhaltung etwas hätten dämpfen können.

Möglicherweise rasen wir schon seit einer ganzen Weile auf dieses Ende zu und waren bisher nur naiv genug zu glauben, unsere Beziehung wäre die Ausnahme zur Regel.

Möglicherweise ist Neil bloß mutig genug, es auszusprechen.

»Ich versuche nur, die Sache rational zu sehen«, spricht er weiter, als ich nichts erwidere. »Ich kann mein Glück nicht von dir abhängig machen. Damit würde ich dir zu viel aufbürden.« Er schluckt schwer. »In Boston gibt es bestimmt jede Menge toller Kerle, die weniger Gepäck mit sich rumschleppen.«

»Was soll das denn heißen?«

»Vielleicht wärst du mit einem von denen glücklicher.«

»Neil.« Ich sehe ihn so eindringlich an, dass der Raum im Hintergrund verschwimmt. Mein Herz droht, mir aus der Brust zu springen. »So habe ich dich noch nie erlebt. Du machst mir Angst.«

Er drückt sich die Fäuste auf die Augen und springt auf die Füße. »Ich will das alles gar nicht, wirklich nicht! Es ist total scheiße, dass wir diese Unterhaltung überhaupt führen müssen, wenn wir so viel füreinander empfinden. Das weiß ich doch auch. Ich bin nur … Da ist dieser riesige Haufen Felsbrocken, der mir auf die Brust drückt, Rowan. Die. Ganze. Verdammte. Zeit. Und obwohl ich eigentlich weiß, dass Therapie und Medikamente mir wirklich helfen könnten – mal ganz abgesehen von der Frage, ob ich mir das überhaupt leisten könnte … Diese Felsbrocken werden mit jedem Tag schwerer und schwerer.« Jetzt strömen ihm Tränen übers Gesicht, darum bin ich überrascht, dass er sagt: »Bitte nicht weinen.«

Und als ich die Hand an die Wange hebe, sind meine Finger tatsächlich nass. Neil kommt zum Bett zurück und greift nach meinem Gesicht. Wischt die Tränen mit sanften, bestimmten Daumenstrichen weg.

Seine Stimme ist ganz rau, als er weiterspricht, die Hand immer noch an meiner Wange. »Ich liebe dich zu sehr, um dir das anzutun. Ich kann nicht zulassen, dass ich dir die College-Erfahrung nehme, die du verdienst.«

»Und was, wenn *du* meine College-Erfahrung bist?«

Irgendwie fühlt sich die Distanz zwischen uns jetzt größer an, als wenn ich in Boston bin.

Vielleicht geht es nicht darum, wie sehr wir uns lieben. Vielleicht geht es um das ganze Planen und um diesen speziellen Schmerz, wenn man nicht so viel Zeit mit der geliebten Person verbringen kann, wie man eigentlich möchte.

»Ich weiß es doch auch nicht«, seufzt er. Er ist so verdammt schlau, wie kann es sein, dass er nicht alle Antworten kennt? »Ich werde mich wahrscheinlich dafür hassen, dass ich das jetzt sage, aber ich denke … ich denke, ich brauche ein bisschen Zeit, um herauszufinden, wie ich mit mir selbst glücklich sein kann. Wie ich in New York glücklich sein kann, in dem Wissen, dass du in Boston glücklich bist.«

Er lässt die Hand sinken, und auf einmal bin ich verloren.

Ein Fisch, der aus dem Meer geangelt wurde.

Eine Pflanze ohne Sonnenlicht.

Ich will diese düstere Phase mit ihm zusammen durchstehen, egal wie aussichtslos sie erscheint. Ich will kämpfen … Aber ich bin auch so schrecklich erschöpft. Ich bin es leid, ihn zu vermissen. Ich bin diese Unsicherheit leid.

Wenn er das allein durchstehen muss, dann sollte ich ihn lassen. Auch wenn es mich umbringt.

Also ringe ich mir ein zögerliches Nicken ab, das mir das Herz zerreißt. Die tausend Teile werden durch ganz Manhattan geschleudert. »Wenn es das ist, was du brauchst.«

Er nickt genauso gequält wie ich.

Eine Weile lang schweigen wir beide, starren uns bloß an, unsicher, wohin mit unseren Armen und Beinen. Unsere Atmung geht immer noch schnell und abgehackt, jedoch fast rhythmisch. An jedem anderen Tag wäre das vielleicht beruhigend gewesen. Sein Hemd ist ganz knittrig, die Haare zerzaust. Ich sehe bestimmt genauso durcheinander aus, aber es könnte mir kaum egaler sein.

Wie geht es jetzt weiter?

»Kann ich … kann ich dich noch mal umarmen?«, frage ich.

Mehr braucht es nicht, um den Hahn wieder aufzudrehen. Mit Tränen in den Augen zieht er mich in seine Arme, streicht mir unbeholfen über Haut und Stoff.

Das darf nicht dass letzte Mal sein, dass er mich so berührt.

»Komm her«, sagt er zwischen Küssen, die nach Salz schmecken, und obwohl ich doch schon da bin, vergrabe ich das Gesicht an seiner Brust. Suche nach seinem Herzschlag.

»Es tut mir leid«, sagt er wieder und wieder. »Es tut mir so leid.«

Unsere Klamotten landen auf dem Boden. Ich bin nicht ganz sicher, wer den Anfang gemacht hat. Vor heute Abend habe ich mir vorgestellt, wie ich ihn langsam aus seinem Anzug schäle, wie er reagieren würde, wenn er die Spitzenunterwäsche entdeckt, die ich trage. Jetzt bekomme ich kaum etwas davon mit, konzentriere mich nur darauf, seine Haut auf meiner zu spüren.

Wir klammern uns aneinander, wie ausgehungert, eng umschlungen, sehnen uns nach Erlösung. Wir beide finden sie schnell, und als unsere Körper sich voneinander trennen, bloß für die paar Minuten, die es dauert, das Kondom in den Müll zu werfen und ins Bad zu gehen, zittere ich vollkommen unkontrolliert.

Dann umschließt Neil mich wie ein Schatten, einen Arm um meine Taille geschlungen, mein Rücken dicht an seiner Brust. Seine Lippen liegen mir im Nacken, sein Atem wandert mir die Wirbelsäule hinab.

Als ich am nächsten Morgen aufwache, ist er schon weg.

22
Neil

Möglicherweise habe ich gerade den schlimmsten Fehler meines Lebens begangen.

Die nächste Woche ist die reinste Hölle.

Das Bedauern setzt augenblicklich und instinktiv ein – direkt nach meinen furchtbaren Worten und nachdem ich mich wie ein Feigling aus dem Hotelzimmer geschlichen habe. Ich rede mir ein, dass es zu sehr wehgetan hätte, sie am Morgen zu sehen. Dann hätte ich versucht, alles zurückzunehmen und wäre weiter auf ihren seelischen Halt angewiesen, so wie das ganze letzte Jahr.

Vielleicht wäre das sogar ganz gut gewesen, denke ich mir in der U-Bahn – doch den Gedanken verbanne ich, so schnell wie er gekommen ist. Ich fläze mich zu den übernächtigten Partygängern und betrunkenen Nachteulen auf einen Sitzplatz. Wir alle sehen auf unsere eigene Weise erbärmlich aus. Die New Yorker U-Bahn: immer noch der beste Realitätscheck.

Der Schmerz in meiner Brust lässt nicht nach. Er wird sogar noch schlimmer, als ich Entschuldigungen in Skylers Richtung murmele und ins Bett krabbele. Als ich gedanklich durchgehe, was ich hätte sagen können, wäre ich geblieben.

Es bricht mir das Herz. Es gibt hier keine einfache Lösung, egal wie sehr ich es mir wünsche. Ich vermisse dich jetzt schon mehr, als ich es je für möglich gehalten habe.

Doch ich kann mich nicht länger nach jedem Besuch von ihr verabschieden und mich dabei fühlen, als würde sie einen riesigen, lebensnotwendigen Teil von mir mit sich nehmen. Die Erwartungen sind zu hoch, der Druck zu viel, um ihn der Person aufzubürden, die ich liebe. Wenn ich es mir logisch vor Augen führe, verstehe ich es voll und ganz. Ich habe eine rationale Entscheidung getroffen, die ich als die Beste für uns beide erachtet habe.

Aber mein Herz scheißt auf Logik.

Die NYU macht auch ohne mich weiter, noch eine Woche bis zu den Frühlingsferien. Ich schaffe es, einem Professor in einer E-Mail zu schreiben, dass ich krank bin, aber für alle anderen fehlt mir die Energie. Meine Knochen fesseln mich ans Bett, mein Körper fühlt sich unerträglich schwer an. Erinnerungen an meinen Dad blitzen auf. Wie er das Gleiche tat, tagelang nicht aufstehen konnte. Wenn überhaupt sollte mich das motivieren, aus dem Quark zu kommen, mich der Welt zu stellen und ein Lächeln aufzusetzen.

Doch mehr als mich umzudrehen und weiterzuschlafen, ist schlicht und ergreifend nicht drin.

»Adhira hat dir Handouts aus eurem Seminar gebracht«, sagt Skyler am nächsten Tag mit ganz ungewohnt sanfter Stimme. »Wenn du irgendwas brauchst, sag einfach Bescheid, ja?«

Ich nicke ins Kissen und nehme mir fest vor, mich erkenntlich zu zeigen, sobald das alles vorbei ist.

Ich wünschte nur, ich wüsste, wie dieses *vorbei* aussieht, denn jede Version ohne Rowan darin ist zu schmerzhaft, um sie auch nur in Betracht zu ziehen.

Skylers Mitleid ist wie ein dritter Mitbewohner, was in mir höllische Schamgefühle hervorruft.

Ich sollte dankbar sein.

Ich sollte bescheiden sein.

Ich sollte besser sein.

Am Mittwoch beiße ich die Zähne zusammen und schlage die Bettdecke zurück. Ich schleppe mich in die Dusche. Schlafwandle in meine Seminare und improvisiere in den Prüfungen, bei denen ich es mir nicht leisten kann, sie zu verpassen.

»Wir wollen heute Abend alle ins UCB«, sagt Adhira in Psychologie. »Willst du mitkommen? Vielleicht tut dir etwas Comedy gut.« Dann legt sie mir behutsam die Hand auf die Schulter. »Ich habe letztes Jahr eine schlimme Trennung durchgemacht – weit von zu Hause weg zu sein, macht es besonders brutal. Ich bin da, wenn du drüber reden willst.«

Sie gehen einfach davon aus, dass das passiert ist, obwohl ich nichts gesagt habe. Wir wollten uns am Samstag alle treffen, doch ich habe knapp per SMS abgesagt: *Planänderung, schaffe es nicht. Tut mir leid.* Aber ihre Annahme stimmt nur in Teilen. Was mit Rowan passiert ist, fühlt sich nicht an, als wäre die Beziehung in die Brüche gegangen, sondern als hätte unsere Beziehung viel eher einen rechten Haken eingesteckt, von dem sie sich aber hoffentlich erholen kann.

Ich wünschte, ich könnte auch in meiner aktuellen Verfassung Zeit mit meinen Freunden verbringen.

»Danke dir«, sage ich zu Adhira. »Aber ich weiß nicht, ob ich schon bereit bin.«

»Verstehe ich. Wann immer du soweit bist.«

Körperlich bin ich in den Seminaren zwar anwesend, doch meine Gedanken kreisen immer wieder um Rowans Vorschlag. Als sie eine Depression vermutet hat, klang das ganz schön übel – wie etwas, in das man so tief versinkt, dass es mehr als Therapie bedarf, um sich wieder freizuschaufeln. Aber ich habe online und in meinen Psychologiebüchern recherchiert, und je mehr ich darüber nachdenke, desto sicherer bin ich, dass die Symptome auch zu meinem Vater passen.

Immer wenn ich auf der NYU-Beratungsseite für geistige Gesundheit unterwegs bin, gerate ich ins Schwanken und frage mich, ob ich nicht jemandem einen Platz wegnehmen würde, der ihn viel dringender braucht als ich. Ob ich bloß die Zeit von jemandem verschwenden würde.

So habe ich dich noch nie erlebt, hat Rowan gesagt.

Was, wenn ich ab jetzt eben einfach so bin? Denn das ist die andere Möglichkeit, richtig? Ich habe das Erwachsenenalter erreicht und bin dazu verdammt, mich mit diesen Launen abzufinden. Unberechenbare Launen, in denen ich die Leute verjage, die ich liebe. Bei meinem Vater gab es eine Menge Dunkelheit, Wutausbrüche und hin und wieder auch Teilnahmslosigkeit. Solche Wut habe ich bei mir noch nicht erlebt, außer ich zähle das Mal mit, als ich Skyler angeschnauzt habe. Aber was, wenn ich zielsicher darauf zusteuere? Was, wenn wirklich eine gewalttätige Ader in mir schlummert und ich es nicht weiß, bis es zu spät ist?

An jenem Abend, kurz vor dem Einschlafen, kommt mir plötzlich ein Gedanke: ein möglicher erster Schritt aus meinem tiefen Loch.

Doch er ist Furcht einflößend.

Und verstörend.

Und möglicherweise meine einzige Option.

Ich nehme den Nachtflug nach Seattle. Fast die ganze Zeit über gibt es Turbulenzen, und wir ruckeln durch Wolken hindurch, was mich davon überzeugt, dass ich mich noch nicht ganz ans Fliegen gewöhnt habe. Ich kriege die Augen nicht eine Minute zu.

Ursprünglich hatte ich nicht vor, über die Frühlingsferien nach Hause zu kommen, weil Rowans und meine Ferien nicht gleich liegen. Zum Glück konnte ich trotzdem spontan günstige Last-Minute-Tickets schießen. Mom war überglücklich, als ich ihr davon erzählt habe.

»Es ist so schön, dich zu sehen«, sagt sie, als sie mich um sechs Uhr morgens am Flughafen abholt. Sie streicht mir über die Wange, als ich mich auf den Beifahrersitz setze. »Du Ärmster siehst erschöpft aus.«

»Ruckeliger Flug.« Ich mache die Autotür zu und bedanke mich, dass sie mich so früh abholt. »Ich gebe es nicht gern zu, aber es gibt da eventuell einen gewissen Hintergedanken bei dem Besuch.« Dann atme ich tief durch und wappne mich für das Geständnis. »Ich werde Dad besuchen.«

Ihre Hand erstarrt am Lenkrad, der Verlobungsring funkelt in der frühen Morgensonne. »Bist du sicher?«

Ich nicke und hoffe, dass es selbstbewusst und nicht zaghaft rüberkommt.

Jedes Mal, wenn Mom Natalie gefahren hat, um unseren Dad zu sehen, war es auf Natalies Wunsch hin. Sie hat nie Druck ausgeübt, uns nie dazu gedrängt, eine Beziehung zu ihm zu pflegen. Ich weiß zwar, dass es keine sofortige Linderung bringen wird, aber dieser Besuch ist nötig, um es zu verarbeiten. Der Gedanke, ihm gegenüberzustehen, lässt Panik in mir aufsteigen. Als ich sechzehn, unbeholfen und unsicher war, habe ich bei unseren Unterhaltungen kaum einen Satz herausbekommen. Ich wollte nicht, dass ihn meine Interessen oder meine Persönlichkeit enttäuschen – und das, obwohl er mich doch selbst mein Leben lang nur enttäuscht hat.

Drei Jahre später bin ich selbstsicherer denn je.

»Der Brief, den er mir geschickt hat … mit dem bin ich nicht besonders gut fertiggeworden. Vielleicht kann ich das hinter mir lassen, wenn ich ihm klarmache, dass er mich nicht mehr kontaktieren soll – und dass das mein letzter Besuch sein wird.«

Mom ist eine Weile still, und als sie schließlich auf den Freeway fährt, begreife ich es.

»Du wolltest ihn auch nie sehen.«

Ihr Seufzen geht mir durch Mark und Bein. »Ich gehe für Natalie mit, klar, aber ich weiß, sie denkt inzwischen ähnlich wie du. Aber ich habe lange, sehr lange gebraucht, um selbst meinen Frieden mit der Situation zu schließen. Wenn du glaubst, dass es das ist, was du brauchst, dann unterstütze ich dich voll und ganz.«

»Ist es«, sage ich. »Und danke. Vielen, vielen Dank.«

»Wenn du willst, dass ich dich fahre, könnte ich mir freinehmen. Ich würde nur nicht mit reingehen. Ich glaube … ich weiß nicht, ob ich es aushalte, ihn zu sehen. Aber wenn du willst, dass ich mitkomme, sag Bescheid.«

»Das muss ich allein machen.« Einerseits ist das die Wahrheit, andererseits möchte ich nicht, dass sie sich freinimmt. Aber ich glaube, sie versteht beide Beweggründe und weiß, wie dankbar ich ihr bin.

Die restliche Fahrt nach Hause überdenke ich meine eigenen Moralvorstellungen. Ich glaube an Vergebung, an Entwicklung und daran, für die eigenen Fehler einzustehen. Aber ich glaube auch, dass es Dinge gibt, von denen Menschen sich nie erholen können. Dinge, die unverzeihlich sind. Unvergesslich. Hat mein Vater uns je an erste Stelle gesetzt, oder waren wir bloß Accessoires, die er formen wollte? Denen er seine Ansichten mitgeben wollte?

Ich möchte gern Mitleid mit dieser Person haben, die so offensichtliche Probleme hatte – mit seinem Laden, mit Geld, dem eigenen Kopf. Menschen sind viel zu komplex, als dass sie eindimensionale Bösewichte sein können. Doch es ist so lange her, dass er ein richtiger Vater für mich war, und ich kann keine Beziehung kitten, die nie gesund war – nicht mal, bevor er ins Gefängnis gekommen ist. Und wenn ich damit nicht abschließe, werde ich niemals das Leben führen, das ich mir erträume.

Selbst wenn er noch mit uns zusammenleben würde … okay, das ist ein schwieriges Gedankenspiel. Doch wenn er sich nicht drastisch geändert hätte, würde ich diese Version von ihm sicher auch nicht in meinem Leben haben wollen. Meine Familie ist zwar klein, aber wenn ich in den letzten paar Jahren eins gelernt habe, dann dass unser Zusammenhalt trotzdem grenzenlos ist.

Dieser Ballast, den ich fast mein halbes Leben mit mir herumtrage … Ich dachte, ich könnte ihn ignorieren, mich in dieses Aushängeschild eines Strebers verwandeln. Ich dachte, wenn jeder die Tragödie vergisst, dann würde mir das helfen, den Ballast selbst auch zu vergessen.

Aber wie sich herausstellt und wie ich im Psychologie-Seminar gelernt habe, funktioniert das menschliche Hirn so leider nicht.

Vielleicht ist es der Jetlag oder der Schlafmangel, doch bevor wir aus dem Auto steigen, frage ich Mom: »Glaubst du, es besteht die Chance, dass ich so werde wie er?«

Sie sieht mich unverwandt an. Unbeirrt. »Ich hatte in den letzten zehn Jahren vor vielen Dingen Angst. Aber davor hatte ich *nie* Angst.«

Viereinhalb Stunden mit dem Greyhound nach Pasco, einer kleinen Stadt am südwestlichen Ende des Bundesstaats Washington. Danach bringen mich zwei Busse noch weiter südwestlich, fast bis an die Grenze zu Oregon. Die letzten paar Tage habe ich eingerollt mit Lucy auf dem Sofa verbracht, ihr Kopf auf meinem Schoß, während ich ihr Muster aufs Fell gemalt habe. Ihren Trost vermisse ich jetzt schon. Ich habe einen empfindlichen Magen und kann nie auf der Fahrt lesen, also habe ich mich mit Podcasts eingedeckt und höre ein paar Folgen zum Thema Linguistik. Als ich danach etwas Leichteres brauche, wechsle ich zu *Star Wars*. Ich formuliere ein Dutzend Nachrichten an Rowan und lösche sie wieder, weil ich die richtigen Worte einfach nicht finde.

Hoffentlich bekomme ich die Chance, mich zu erklären, wenn wir uns das nächste Mal sehen. Als ich in Walla Walla ankomme, bin ich ausgelaugt und unkonzentriert, die Nerven in meinem Körper sind zu einem nervösen Knoten geworden. Mehr als ein trauriges Sandwich in Pasco habe ich nicht herunterbekommen. Um vier Uhr nachmittags bleibt mir nur noch eine Stunde Besuchszeit. Allerdings bezweifle ich, dass es so lange dauern wird.

Versteckt hinter einer weißen Pforte mit Kreuzmuster zeichnet sich das Washington State Gefängnis bedrohlich ab. Die Landschaft hier ist trockener. Ländlicher. Doch auf dem Gefängnisgelände ist der Rasen grün und frisch, hinter den Stromleitungen zieht sich eine Baumreihe entlang. Als würde dort alles penibel gepflegt werden, während die Umgebung sich selbst überlassen wird.

Ob Dad wohl etwas zu meinen Klamotten sagen wird? Ob er mein Interesse für Linguistik und Psychologie für Zeitverschwendung oder nicht männlich genug hält? Ob er versuchen wird, mir Schuldgefühle einzureden, weil ich nicht eher gekommen bin oder nicht auf seine Briefe reagiert habe?

Zwei Jahre. Zwei Jahre habe ich ihn nicht gesehen. Acht Jahre ist es her, dass er am anderen Ende des Flurs gelebt hat, und noch immer frage ich mich, was er über mich denken wird.

Ich verbanne das alles, so gut ich kann, aus meinem Kopf und straffe die Schultern. Auf dem Weg zum Eingang, den asphaltierten Weg entlang, klopft mein Herz so brutal, dass mir fast schwindelig wird.

Hier hat sich nichts verändert. Nackte beigefarbene Wände, Betonboden, Leuchtstofflampen. Sauber. Als ich das letzte Mal hier war, hat Natalie versucht, eine Tüte Skittles aus dem Automaten zu bekommen, doch sie hing fest. Eine Reinigungskraft hat ihre Arbeit unterbrochen, um dem Ding einen Schubs zu verpassen. »Passiert ständig«, hat er erklärt, als die Packung herunterfiel.

Am Empfang zeige ich einer Wärterin meinen Ausweis, und sie prüft, ob ich auch auf Lyle McNairs Besucherliste stehe.

»Rucksack, Gürtel, Portemonnaie und Handy kommen hier rein«, sagt sie, und deutet auf eine Plastikschale links neben einem Metalldetektor, und ich folge ihren Anweisungen schnell.

Ich weiß, dass mit dem Gefängnissystem in den Staaten vieles falsch läuft. Es sind zu viele Menschen eingesperrt, etliche von ihnen für Vergehen, die sie nicht begangen haben, vor allem People of Color. Das haben wir auf der Westview in Sozialkunde thematisiert, wobei ich mich deutlich seltener als sonst gemeldet habe, aus Angst, jemand könnte einen Zusammenhang sehen.

Mir werden die Regeln erklärt: Ich darf nur ein Ausweisdokument mit in den Raum nehmen, Rucksack, Schlüssel, Handy und Portemonnaie müssen eingeschlossen werden. Eine kurze Umarmung oder ein Kuss sind am Anfang und am Ende des Besuchs erlaubt. Die Hände müssen immer auf oder über dem Tisch bleiben. Der Häftling kann den Besuch jederzeit abbrechen.

Ich nicke höflich. Sie müssen sich keine Sorgen machen. Ich will so wenig Zeit wie möglich hier verbringen. Nur so lange, bis ich sicher sein kann, dass ich nicht wiederkommen muss.

Dann werde ich in das Besuchszimmer gebracht. Wieder Betonboden, beige Wände, zwei Gefängniswärter auf jeder Seite. Drei der zwölf Tische sind besetzt – an einem sitzt ein Paar, das Händchen hält, beide lächeln. Am anderen eine ältere Dame und ein Mann mittleren Alters, die eine verblüffende Ähnlichkeit aufweisen und kaum sprechen.

Und da ist er, am Tisch in der Ecke: der Mensch, der meiner Kindheit ein viel zu frühes Ende bereitet hat.

Wieder schießt mein Puls in die Höhe, eine rhythmische Folter, die mich daran erinnert, dass ich jeden Moment umdrehen könnte. Zur Tür hinauslaufen und nie wiederkommen.

Doch das tue ich nicht.

Das Erste, das mir auffällt, ist nicht sein Gesichtsausdruck oder sein knallorangener Overall. Sondern die Art, wie er sitzt.

Diese Position habe ich schon unzählige Male gesehen, sie hat sich auf ewig in mein Hirn eingebrannt. Die Schultern zurück, der Kopf dank jahrelanger schlechter Körperhaltung leicht vorgebeugt. Ein Bein ist angewinkelt, und der Fuß liegt auf dem anderen Knie. Auch wenn Dad natürlich kein Patent darauf angemeldet hat, habe ich mir nie erlaubt, selbst so zu sitzen.

Langsam nehme ich den Rest von ihm wahr. Das längere Haar, nicht so rot wie meins oder das von Mom und Natalie, sondern eher dunkelbraun, jetzt hier und da mit etwas Grau. Die tiefen Falten auf seinem Gesicht. Der schmalere, dünnere Körperbau.

Dunkle Augen, in denen früher so viel Wut lag und aus denen mir jetzt fast nette, gefühlsduselige Neugier entgegenfunkelt.

»Na, hallo, du«, sagt er so locker, als würde er mich von der Schule abholen oder mich am Esstisch abends begrüßen. »Neil. Schön, dich zu sehen.«

Eigentlich rechne ich damit, dass seine Stimme sofort altvertraut klingt. Stattdessen ist sie rau und kratzig, weniger flüssig als früher. So als ob er sie hier nicht viel benutzen würde.

Ich bin weniger als dreißig Sekunden in seiner Nähe, und es ist jetzt schon so surreal, dass ich nicht sicher bin, ob meine Beine meinen Körper noch lange aufrecht halten können.

Vorsichtig setze ich mich ihm gegenüber. »Hey.« Ich zwinge mich, beim unbeschwerten Klang seiner Stimme hart zu bleiben. Standhaft. »Hab länger nicht von dir gehört. Hatte schon fast gedacht, du hast mich vergessen.«

Unmöglich.

Weil ich nicht antworte, macht er weiter: »Es ist schwer, weißt du. Nie deinen Namen zu hören, wenn die Post ausgerufen wird.«

»Ich habe die Briefe bekommen.«

»Schätze, die Uni hält dich gut auf Trab«, sagt er. »Alles so, wie erhofft?«

Ich ringe mir ein Nicken ab. Mit jeder Sekunde, die ich hier bin, taucht ein weiteres Detail auf. Die grau-weißen Stoppeln an seinem Kinn. Eine Narbe auf der linken Wange, die entweder neu oder mir bisher nie aufgefallen ist. »Es ist großartig.«

Das Grinsen auf seinem Gesicht ist mir so fremd. »Dann muss ich mich ja geehrt fühlen, dass du dir die Zeit nimmst, deinen alten Herrn zu besuchen. Auch wenn es mich etwas überrascht.«

Der Smalltalk ist schmerzhaft. Ich darf ihn nicht die Unterhaltung lenken lassen, mich vergessen lassen, warum ich hergekommen bin. Wenn das das letzte Mal ist, dass ich ihn sehe, brauche ich Antworten. »Hör zu …« Ich verstumme, denn mir fällt auf, dass ich nicht weiß, wie ich ihn ansprechen soll. *Dad* erinnert mich daran, wie er es im Brief hingeschmiert hat, ein zu vertrautes Wort, das er von mir nicht mehr verdient hat. »Ich wollte dich sehen, weil ich Fragen habe.«

Er zieht eine Augenbraue hoch. »Schieß los. Wenn es um Mädchen geht, dann bin ich froh, dass du zu mir gekommen bist. Wir hätten diese Unterhaltung früher führen sollen, aber du warst zu jung …«

»Es geht nicht um Mädchen.« Ich beiße die Zähne aufeinander. Er verdient es nicht, von Rowan zu erfahren. »Es geht um, na ja, dich.«

Das weckt seine Neugier. »Ist das so.«

»Es ist für ein Seminar«, behaupte ich, obwohl das vielleicht nicht einmal eine Lüge ist. »Ein Projekt zu Genetik. Wir sollen einen … Stammbaum erstellen.« Als ob ich zwölf wäre und allen Ernstes mit Pappe und Filzstiften einen Stammbaum basteln würde.

»Du weißt doch, wo meine Familie herkommt«, sagt er und versucht sich dann am schlechtesten britischen Akzent, den ich je gehört habe, wohl in der Hoffnung, dass ich lache: »Jolly old England.«

Ich gehe nicht darauf ein. »Richtig. Und ich habe mir wohl Gedanken über die Familiengeschichte gemacht … über psychische Themen. Ich weiß, dass da natürlich die Wutanfälle waren.«

»Daran habe ich gearbeitet. Hätte nie gedacht, dass ich mal in Therapie lande, aber da bin ich. Werd ja schließlich nicht ewig hier drin sein.«

Seine Stimme ist unheimlich ruhig, die Finger auf dem Tisch verschränkt. Im Gegensatz dazu bin ich das pure Chaos – mein Bein zappelt, mit einer Hand fahre ich mir abwechselnd durchs Haar und zupfe an meiner Nagelhaut herum. Ich habe schon immer herumgezappelt, wenn ich nervös bin, und so nervös war ich seit sehr langer Zeit nicht mehr.

»Das war aber nicht alles.« Niemand sonst schafft es, dass ich mich so unsicher fühle. Selbst eingesperrt, in so kurzer Zeit, die er mit mir sprechen darf, schüchtert er mich noch ein. »Hast du dich je … depressiv gefühlt?«

Er blinzelt. Einen Moment lang glaube ich, er wird mir gleich erzählen, wie sein Hirn immer gegen ihn gearbeitet hat.

»Wenn ich ehrlich bin«, sagt er stattdessen, »klingt das etwas zu persönlich für ein Uniprojekt.«

Mein Gesicht glüht, meine verdammte, dumme Haut verrät mich, und mein zappelndes Bein durchbricht demnächst die Schallgrenze. Mein Vater mag grausam sein, aber er ist kein Idiot. Und ich bin komplett durchschaubar.

Dann taucht auf seinem Gesicht ein merkwürdiges Lächeln auf. »Ohhh. Jetzt verstehe ich. Du willst das wissen, … weil du das selbst durchmachst. Was, hast du Angst, dass du so wirst wie ich?«

Darüber lacht er lauthals, so laut, dass einige andere Leute die Köpfe umdrehen und ein Wärter herüberkommt, um nach uns zu sehen.

»Alles gut hier?«, fragt er.

»Alles in Ordnung.« Dad wischt sich allen Ernstes die Tränen weg und haut auf den Tisch. Doch der Wärter sieht mich an und geht erst wieder, als ich nicke.

Als Dad sich gefangen hat, spreche ich leise weiter.

»Ich hatte keine Ahnung, dass das eine so witzige Frage ist.«

»Du musst wissen«, sagt er, »dass ich so sehr versucht habe, etwas von mir in dir zu sehen. Eine natürliche Bindung zwischen Vater und Sohn, weißt du? Ich war stolz auf den Eisenwarenhandel. Ich wollte mit dir an der Terrasse arbeiten und dir beibringen, wie man eine Bohrmaschine benutzt. Aber du hattest nie Interesse daran. Du wolltest lesen oder hast diese albernen Tanzstunden genommen oder wozu auch immer deine Mutter dich ermutigt hat. Und jetzt kommst du zu mir, hier ins *Gefängnis*«, wieder gluckst er, »weil du Angst hast, wir könnten einander zu ähnlich sein?« Er bricht erneut in Gelächter aus. »Du bist ein schlaues Kerlchen. Dir kann die Ironie dessen doch nicht entgehen.«

Jetzt ist mir entschieden zu warm. Wut kocht in mir hoch, und ich schiebe mir die Hände zwischen die Knie, um die Panik zu kontrollieren. Und doch schaffe ich es, dass meine Stimme ruhig bleibt. Vielleicht ist das der Unterschied zwischen uns beiden: Ich kann mich kontrollieren. »Beantworte einfach die Frage. Bitte.«

»Verdammt. Auf einmal so ernst.« Er setzt sich auf, wobei die jahrelange schlechte Haltung dafür sorgt, dass sein Kopf trotzdem hängt. Die ganze Show ist so herablassend. »War ich depressiv? Sicher. Wie soll man das nicht werden, wenn man den Laden kaum über Wasser halten kann? Wenn man mit der Familie nicht ins Kino kann, ohne durchzurechnen, welches Essen dafür gestrichen werden muss.« Er atmet lange seufzend aus. »Aber ich bin sicher, darum musst du dir keine Sorgen machen, jetzt wo du dich nur noch mit der Oberschicht abgibst. Denn du bist besser als der Rest von uns, was? Warst du schon immer. Dich hat nicht interessiert, was ich mit dir machen wollte, aber wenn deine Mom etwas vorgeschlagen hat, warst du ganz Ohr.«

Diese Abwehrhaltung, wie er direkt noch einen drauflegt. Natürlich ist seine Vorstellung der NYU ganz anders als die Realität. Natürlich weiß er nicht, dass ich in der Highschool mehrere Jobs hatte, damit ich fürs College sparen konnte. Dass nur Kredite und Stipendien mir die NYU ermöglichen. Er hat keine Ahnung von den ständigen Sorgen, dass ich dieses Leben, für das ich so hart gearbeitet habe, verlieren könnte, wenn ich nicht vorsichtig bin.

Das hier war eine fürchterliche Idee. Ich hätte nicht herkommen sollen, und ich will einfach nach Hause, wo Mom und Christopher von der Arbeit kommen, Natalie vor dem Haus Skateboard fährt und Lucy auf dem Sofa liegt. Zusammen mit ihnen am Abendbrottisch sitzen – als Familie.

»Okay. Tja. Das ist wirklich äußerst hilfreich.«

»Neil. Hey. Tut mir leid.« Er merkt, dass er zu weit gegangen ist, und streckt die Hand aus. Ich berühre ihn nicht. »Ich werde mir den ganzen nächsten Monat Vorwürfe machen, wenn ich dir nicht ein paar Dinge sage.«

Sofort wappne ich mich für eine Entschuldigung oder Erklärung, die sowieso viel zu spät käme.

Es gibt nicht genug Worte, um ungeschehen zu machen, was er uns oder der anderen Familie angetan hat. Der Junge, der auf wundersame Weise aus dem Koma aufgewacht ist, aber beträchtliche Rehabilitation benötigt hat. Gelegentlich suche ich online nach seinem Namen. Posts auf Social Media über seinen Fortschritt, eine GoFundMe-Seite für die medizinische Versorgung. Es bricht einem das Herz.

»Wir haben hier drinnen viel über Vergebung gesprochen«, fährt Dad fort. »Und ich weiß nicht, ob ich noch eine Chance bekomme, das zu sagen. Natürlich hoffe ich, dass ich nicht noch mal zwei Jahre warten muss, um dich wiederzusehen. Aber ich werde nicht ewig hier sein. Und wenn ich raus bin, hoffe ich, dass wir neu anfangen können, eine neue Beziehung, auch wenn deine Mom das hinter sich gelassen hat. Ich mache ihr keine Vorwürfe«, sagt er. »Neil. Wirst du mir je vergeben können?«

Ich starre ihm in die Augen, die meinen so sehr ähneln. Früher hat die Ähnlichkeit mich stolz gemacht, dann war sie mir unangenehm, und nun verunsichert sie mich nur noch.

»Ja«, sage ich schließlich, und zu sehen, was das mit ihm macht, wie ein Grinsen auf seinem Gesicht erstrahlt, löst in mir nicht die geringste Erleichterung aus. »Das, was du mir angetan hast, und zwar nur das, vergebe ich dir.«

»Du hast keine Ahnung wie glücklich es mich macht, das zu hören …«

»Aber ich will dich nicht wiedersehen. Ich kann vergeben, aber mehr nicht.«

Wie gern wäre ich ein Mensch, der die Beziehung zu einem entfremdeten Elternteil kitten kann, aber tief in meinem Inneren weiß ich, dass das nicht geht. Nicht diese Beziehung. Nicht mit diesem Elternteil. Er hatte meine ganze Kindheit lang Zeit, zu beweisen, dass er ein guter Vater ist. Die Wunden sind noch zu frisch, gerade erst vernarbt, aber nicht komplett geheilt. Wie Blutergüsse, die nie verblasst sind.

Er hat selbst mit so vielen Dämonen zu kämpfen, und ich habe Mitleid mit ihm, dass er nicht früher Hilfe bekommen hat. Dass Mom, Natalie und ich offensichtlich nicht Grund genug waren, um sich Hilfe zu holen. Ich muss darauf vertrauen, dass ich selbst am besten weiß, was richtig für mich ist. Wenn ich diese Finsternis hinter mir lassen und mein Leben nicht von ihm überschatten lassen will, muss ich den Kontakt abbrechen.

Ein Teil von mir sträubt sich immer noch dagegen, ihn aus meinem Leben auszuschließen. Aber ich habe mich all die Jahre so sehr darauf konzentriert, nicht der Sohn zu sein, den er wollte, dass ich nie in Erwägung gezogen habe, ob er der Vater ist, den *ich* will.

»Jetzt warte mal«, sagt er. »Das scheint mir ein wenig drastisch.«

»Ach ja?«, frage ich, und auf einmal zappelt mein Bein nicht mehr, meine Hände sind ganz ruhig. »Oder ist es schon sehr lange überfällig? Denn so scheint mir das. Du hast mich *nie* respektiert, nicht als Kind und auch jetzt nicht.«

»Neil, das ist nicht …«

»Nein«, unterbreche ich ihn, denn ich muss etwas Wichtiges loswerden. Ich lasse ihn das Gespräch nicht kontrollieren. »Ich bin hergekommen, um dir zu sagen, dass es mir reicht. Bitte schick mir keine Briefe mehr. Wenn du es doch tust, landen sie im Müll. Ich werde sie nicht lesen.«

Sein Gesicht läuft rot an vor Frust. Vor Schmerz. »Du bist mein Sohn«, sagt er. »Das ist nicht richtig so. Familien sollten zusammenhalten.«

»Das habe ich auch gedacht.« Ich schlucke schwer. Ich werde immer sicherer, versuche aber gleichzeitig, die Stimme nicht so weit zu heben, dass jeder mithören kann. »Und trotzdem hast du mir in meiner gesamten Kindheit das Gefühl gegeben, niemals gut genug zu sein. Womit ich meine Zeit verbracht habe, wie ich aussah, wie ich mich verhalten habe. Du hast es deutlich – mehr als deutlich – gemacht, dass ich nicht der Sohn war, den du wolltest.« Einige Male blinzele ich gegen die Tränen an, die in mir aufsteigen. Dann höre ich allerdings auf, es zu versuchen. Soll er mich doch weinen sehen. Es ist kein Zeichen von Schwäche. »Ich wünsche dir alles Gute. Das tue ich wirklich. Wenn es stimmt, dass du Hilfe bekommst, dann freut es mich, das zu hören. Ich hoffe, du machst damit weiter. Aber in meinem Leben ist kein Platz mehr für dich.«

Ich atme so schwer, als wäre ich gerade einen Marathon gelaufen. Als wären die Worte aus meiner Brust herausgerissen worden. Jetzt liegen sie da – alles, was ich ihm je sagen wollte, aber nie konnte.

Er starrt mich mit offenem Mund an. »Sieh an, sieh an. Er kann ja doch Rückgrat zeigen.«

Als wäre er nach all dieser Zeit nun endlich doch *stolz* auf mich.

»Und wag es gar nicht erst, Natalie noch mal zu kontaktieren.«

»Komm schon. Sie ist erst zwölf. Sie war praktisch noch ein Baby, als ich gegangen bin.«

Als ich gegangen bin.

So als ob er die Situation unter Kontrolle gehabt hätte.

Vielleicht hatte er das auf eine Weise sogar.

»Alt genug, um selbst zu entscheiden, dass sie dich nicht in ihrem Leben will«, sage ich ruhig. »Wenn sie ihre Meinung irgendwann ändern sollte, wird sie es dich wissen lassen. Das hängt von ihr ab, nicht von dir.«

Er presst die Lippen fest aufeinander, um die altbekannte Wut zurückzuhalten, mit der ich aufgewachsen bin. Ich sehe, dass er noch etwas sagen will, lasse ihn aber nicht. Ich stehe auf, sehe ihm nicht mehr in die Augen und gebe dem Wärter ein Handzeichen.

Dieses Mal bin ich derjenige, der geht.

ADHIRA

Das tut mir im Herzen weh. Vielleicht sollten wir etwas Nettes für Neil tun, wenn er aus den Frühlingsferien zurück ist? Was mag er denn?

SKYLER

ähmm ... grammatik? syntax?

wir könnten ihm ein wörterbuch schenken

ADHIRA

Würdest DU ein Wörterbuch geschenkt bekommen wollen, wenn du dich gerade getrennt hast?

ZOE

Mein Gott, ist das traurig. Schenk bitte niemandem etwas, ohne uns vorher um Rat zu fragen, Skyler.

STEVE

Ich kenne ihn nicht sonderlich gut, aber vielleicht einen Gutschein für Olive Garden?

Meine Eltern verschenken die jedes Jahr an die Familie. Und Olive Garden mag ja wohl jeder.

ZOE

Steve, mein Schatz, ich glaube, wir müssen reden.

23 Rowan

Ich will meine Liebesromane in den Charles River werfen. Meine Lieblingspaare ertränken. Zusehen, wie die Lügen von den wasserdurchtränkten Seiten tropfen.

All die Buchläden und Flohmärkte, unzählige Taschenbücher und Special Editions. All die Tropes, die mich getröstet und mir beigebracht haben, wie eine Liebesgeschichte auszusehen hat. Trotzdem habe ich keinen Plan, wie ich mich jetzt verhalten soll, denn in all den Büchern geht es nur darum, sich zu verlieben.

Aber verliebt zu bleiben? Das ist eine völlig andere Geschichte. Darüber wird nicht ein verdammtes Wort verloren.

Im letzten Jahr musste ich auf die harte Tour lernen, dass mein Leben kein Liebesroman ist. Wenn es das wäre, wäre unser Happy End jetzt nicht so völlig außer Reichweite. Letzten Juni habe ich festgestellt, dass Neil nicht der perfekte Liebesromanheld ist, den ich mir während der Highschool-Zeit erträumt habe. Trotzdem ist er alles, was ich mir immer gewünscht habe, und ich dachte, ich bräuchte vielleicht gar keins dieser Happy Ends wie aus den Liebesromanen.

Jetzt weiß ich, dass Happy Ends generell der größte Bullshit sind.

Im Zug zurück nach Boston rolle ich mich auf meinem Fenstersitz zusammen und verstecke meine geschwollenen Augen vor den anderen Mitreisenden. Ich konnte mich noch zusammenreißen, als ich meinen Koffer bei meinen Eltern im Hotel abgeholt und ihnen viel Glück bei ihrem nächsten Stopp gewünscht habe. Dann bin ich allerdings in einer Drogerie eingeknickt und habe gleich mehrere Großpackungen Taschentücher gekauft.

Im absoluten Notfallmodus schreibe ich Kait. Denn obwohl ich nach der Party nicht ganz sicher bin, wie wir zueinander stehen, weiß ich nicht, wem ich sonst schreiben soll.

ROWAN

Bist du da?

Doch sie antwortet nicht, also ist sie wohl beschäftigt. Vermutlich mit Lernen.

Ich muss herausfinden, wie ich mit mir selbst glücklich sein kann.

Vielleicht muss ich das auch, denn auf einmal weiß ich nicht mehr, wie es sich anfühlt.

Was ich allerdings sicher weiß, ist, dass ich Neil diese tiefe Trauer nicht nehmen kann, die schon so viel länger als unsere Beziehung in ihm lungert. Egal wie viel wir auch miteinander sprechen oder wie sehr ich es mir wünsche, es wird seinen Schmerz nicht lindern.

Selbst wenn wir einen gemeinsamen Weg finden könnten – wie auch immer diese neue Version unseres Lebens auch aussehen würde –, muss ich respektieren, dass er es erst mal allein versuchen will. Egal wie scheiße weh mir das tut.

Am nächsten Tag spreche ich per Videocall mit Kirby und Mara. Ihre Stimmen und Gesichter sind Balsam für meine Seele, auch wenn es nicht dasselbe ist, wie sie in echt zu sehen.

»Und dann hattet ihr Trennungssex?«, fragt Kirby. »Mein armes Herz – für so was bin ich viel zu zerbrechlich! Ein trauriger Neil macht überhaupt keinen Sinn.«

»Ja, oder?« Mara legt Kirby das Kinn auf die Schulter. »Er ist eben nicht er selbst, wenn er dich nicht ärgert oder dir schöne

Augen macht.« Dann dreht sie den Kopf zu Kirby. »Außerdem ist ›zerbrechlich‹ kein Wort, das irgendwer mit dir assoziieren würde.«

»Wenn es um Rowan und Neil geht, dann schon.«

»Was auch immer du brauchst«, wendet sich Mara wieder an mich, »wir sind für dich da. Ein Wort reicht, dann schicken wir direkt morgen ein Carepaket mit Seattler Schokolade und Kaffee los.«

Als wir das Gespräch beenden, lege ich mich aufs Bett und starre wieder an die Decke, wie schon den ganzen restlichen Tag. Ich starre zum Pinguinposter auf Paulinas Zimmerseite, dann zu meinen Bücherregalen, wo inzwischen sicher eine Handvoll mehr Bücher stehen als noch beim Einzug, denn Bostons Indie-Buchhandlungen sind der Hammer. Gerade sehne ich mich sehr nach der Geborgenheit dieser Geschichten. Wie gern wäre ich eine Heldin mit einem schlecht laufenden Bed & Breakfast in einem verschlafenen Städtchen am Meer. Oder eine Journalistin, die gezwungen ist, eine Radiosendung mit ihrem Ex zu moderieren. Oder vielleicht sogar eine Topanwältin in einer Großstadt. Das Tagträumen hat mich wieder voll in seinen Fängen.

»Sorry, ihr Lieben, das mit dem Charles River meinte ich gar nicht so«, flüstere ich und greife nach einem Nora-Roberts-Buch, dann nach einem von Delilah Park. Jedes Mal, wenn sich in Büchern ein Paar trennt, ist mir völlig klar, was sie zu tun haben, um wieder zueinanderzufinden. Manchmal ist es bloß ein einfaches Missverständnis, oder sie müssen sich beweisen, wie sehr sie einander wirklich lieben. Der gemeinsame Nenner ist jedenfalls, dass die andere Person die Trennung immer zurücknimmt.

Die ganze Zeit über dachte ich, Neil und ich wären diejenigen, die es schaffen. Ich habe uns sogar Tropes zugeordnet. Neil war der schamlose Playboy ohne jegliche Playboy-Allüren. Wir waren Enemies to Lovers, Rivals to Lovers, Forced Proximity.

Opposites Attract, obwohl ich ziemlich schnell festgestellt habe, dass wir gar nicht so gegensätzlich sind. Aber vielleicht passt auch eine Trope, die ich noch gar nicht bedacht habe: Right Person, Wrong Time. Womöglich trifft das auf uns zu.

Dabei wünsche ich mir von ganzem Herzen, dass es nicht so ist.

Obwohl es wirklich guttat, die Stimmen meiner Freundinnen zu hören, werde ich das Gefühl der Einsamkeit einfach nicht los, das mich weiterhin ans Bett fesselt. Kait hat immer noch nicht geantwortet, und ich habe aufgehört, aufs Handy zu gucken. Mein Herz ist zu gebrochen, als dass es noch eine Rolle spielen würde. Und als Paulina Radowski ins Zimmer kommt, die Airpods in den Ohren und die Gummistiefel tropfnass, bin ich so froh wie nie, sie zu sehen.

»Hey«, begrüßt sie mich auf ihre lebhafte Art und hängt ihre Jacke von innen an unsere Tür. Doch als sie sich zu mir umdreht, reißt sie sich sofort die Kopfhörer aus den Ohren. »Rowan? Geht es dir gut?«

Ich weiß nicht genau, woran es liegt – an der Tatsache, dass sie auf einen Blick erkannt hat, dass etwas nicht stimmt, oder daran, dass ich so dringend jemanden zum Reden brauche –, aber allein diese Frage sorgt dafür, dass ich in Tränen ausbreche.

»T-tut mir leid«, schniefe ich zwischen Hicksern und vergrabe das Gesicht in den Händen. »Du musst … du musst wahrscheinlich irgendwo hin. Ich will dich nicht aufhalten.«

Paulina tritt sich die Stiefel von den Füßen und zieht einen Stuhl an mein Bett. Nach unserer Boston-Cream-Pie-Mission war sie wieder überwiegend verschwunden, aber ab und zu erwähnt eine von uns, dass sie auf irgendwas Appetit hat, und dann googlen wir, ob es das bei Dunkins in Donutform gibt.

»Ich muss nirgendwo hin.« Ihre Stimme klingt beruhigend. Ist mir wirklich noch nie aufgefallen, wie beruhigend ihre Stimme klingt? Wahrscheinlich habe ich sie noch nicht oft genug gehört. »Willst du drüber reden?«

Das sind die vier schönsten Wörter auf der Welt.

Langsam nicke ich, denn ich kenne dieses Mädchen zwar nicht sonderlich gut, aber sie ist *hier*, und sie hört zu, und mehr Qualifikationen braucht es offenbar für mich nicht, um loszulegen.

Ich erzähle ihr nicht die ganze Geschichte, weil ich nicht weiß, ob sich meine Vergangenheit mit Neil in ein Fünfzehn-Minuten-Gespräch packen lässt. Sie hört nur zu. Fragt, ob ich Wasser getrunken oder heute schon etwas gegessen habe.

Als ich den Kopf schüttle, verschwindet sie nach unten und kommt mit zwei Tellern und einer Wasserflasche wieder hoch, die sie unsicher in den Armen balanciert.

»Das ist … wirklich nett von dir«, sage ich zwischen zwei Bissen Pasta.

»Dir ist vermutlich aufgefallen, dass ich … nicht sonderlich oft hier bin. Im August habe ich selbst eine schwere Trennung durchgemacht. Kurz bevor ich hergekommen bin. Darum habe ich mir so viel Arbeit wie möglich aufgeladen, damit der Herzschmerz mich nicht erwischt. Ich bin ungefähr hundert Clubs beigetreten und habe viel zu viele Seminare belegt. Sogar ein paar Sportarten habe ich ausprobiert, in denen ich echt schlecht war, nur damit ich ja keine Freizeit habe.«

Oh.

»Hat es funktioniert?«

»Eine Weile lang. Aber ich kann nicht ewig davor weglaufen.«

»Du könntest mit mir drüber reden. Wenn du willst.«

Sie schenkt mir ein herzliches Lächeln. »Das verschieben wir auf ein andermal. Aber was dich und Neil angeht …« Sie unterbricht sich für eine Riesengabel Manicotti. »Ich hätte so gerne einen guten Rat für dich. Aber ich weiß nur, dass es scheiße ist. Es ist eine richtig beschissene Situation, und es tut mir leid.«

»Ehrlich gesagt hilft es schon, das zu hören. Danke.«

Paulina bietet an, ihr Meeting vom Rettet-die-Pinguine-Club abzusagen, wenn ich lieber einen Film mit ihr gucken oder reden oder einfach schweigend rumsitzen möchte, aber ich winke ab. Ich will nicht noch mehr ihrer Zeit in Anspruch nehmen, außerdem glaube ich, dass mir langsam die Lust am Reden vergeht.

»Ach, ich habe eine ausgezeichnete Trennungs-Playlist«, sagt sie noch und teilt sie mit mir, bevor sie geht.

Als sie weg ist, drücke ich auf Play und empfinde direkt eine Art Trost, als ich die Smiths höre. »Heaven Knows I'm Miserable Now«. Könnte kaum besser passen.

Ganz automatisch greife ich nach meinem Handy. Neil und ich haben keine Regeln aufgestellt, was das Schreiben angeht, aber es fühlt sich alles noch so frisch an. Darum lege ich das Handy wieder weg, lasse den Kopf aufs Kissen sinken und suhle mich mit Phoebe Bridgers und Kacey Musgraves und Olivia Rodrigo in meinem Herzschmerz.

Ich denke wieder an meine Vision unserer Zukunft, die ich mir an dem verschneiten Abend in Seattle ausgemalt habe, und frage mich, ob wir tatsächlich so lange warten können, bis wir wirklich völlig unabhängig sind. Eine beängstigende Vorstellung.

Was, wenn uns nur die Vergangenheit bleibt? Wenn all die neuen gemeinsamen Erinnerungen viel zu rar gesät sein werden, um wirklich zu zählen? Ich will nicht, dass unsere gesamte Beziehung irgendwann nur noch aus *Weißt-du-nochs* besteht. Damit können wir nicht ewig überleben, und vor allem können wir uns die nächsten drei Jahre nicht nur mit Erinnerungen über Wasser halten.

Die NYU ist voll von faszinierenden schönen Frauen. New York City ist voll davon. Was, wenn Neil sich dem Mädchen aus seiner Heimat nur noch verpflichtet fühlt, weil wir uns eben in der Highschool über den Weg gelaufen sind? Es gibt so viel mehr da draußen, außerhalb unserer kleinen Bubble. Und wenn er wirklich wollte, könnte er so viel mehr haben. Vielleicht würde ihn das glücklicher machen.

Er könnte sich jemanden suchen, um nach den Seminaren nett essen zu gehen.

Jemanden, um mitten in der Nacht zu Dunkin Donuts zu laufen.

Um nicht allein bei der Schabbatmesse zu sitzen.

Um zusammen ins Fitnessstudio zu gehen.

Um Kaffee zu trinken.

Und vielleicht … vielleicht verdient er genau das. Eine Freundin, die immer für ihn da ist. So wie ich es während der ganzen Highschool-Zeit war und jetzt nicht mehr sein kann. Womöglich meinte Mom ja genau das mit dem Fest-Binden. Sie wollte nicht, dass unsere Beziehung all unsere neuen Erfahrungen überschattet.

Wenn ich jemals zwischen Neil und der Emerson wählen müsste … Ich weiß nicht, ob ich diese Entscheidung treffen will. Denn natürlich würde meine Wahl auf meine Bildung fallen. Genau wie seine, das weiß ich ganz sicher.

Schließlich ist er der Mensch, der mich auf dieser Welt am besten versteht.

Phoebe und Kacey und Olivia leisten mir Gesellschaft, während mir all diese Fragen ununterbrochen durch den Kopf schwirren. Damals im Juni habe ich gedacht, Neil wäre meine große Liebe, aber was ist, wenn er nach alldem eigentlich nur meine Highschool-Liebe ist? Stehen wir in der Fernbeziehungsstatistik auf der Happy-End-Seite oder auf der Seite mit dem Herzschmerz und der Verbitterung?

Ich habe nie damit gerechnet, schon in der Highschool den Richtigen für mich zu finden – aber was, wenn es so war? Woher soll man wissen, ob es sich lohnt, darum zu kämpfen?

Oder soll man einfach loslassen und Gefahr laufen, dass man es ein Leben lang bereut?

In Everetts Seminar setzt Kait sich wie üblich neben mich. Ganz spät gestern Abend hat sie mir endlich auf meine Nachricht geantwortet: *Hey, sorry! Ich war total mit* Planet des Grauens *beschäftigt. Alles gut?*

Darauf habe ich nur geschrieben: *jap* 👍

Falls sie an meinem Sweatshirt, den Leggings und dem Messy

Bun merkt, dass irgendetwas nicht stimmt, behält sie es für sich. Stattdessen erzählt sie mir sofort:

»Ich wechsle mein Hauptfach zu Film. Darüber denke ich schon lange nach, und ich glaube, meine Art, Geschichten zu erzählen, passt besser zu dem anderen Medium. Ich brauche nur noch Mirandas Genehmigung, dann kann ich zum Filmseminar wechseln.«

»Oh«, mache ich. »Ein großer Schritt.«

Sie lächelt kurz. »Aber dich werd ich echt vermissen! Wobei wir uns bestimmt trotzdem noch ständig sehen.«

Ich kann es nicht erklären, doch irgendwie bezweifle ich das. Daher wappne ich mich schon mal vorsorglich für den Verlust: So schwindet meine erste Schreibfreundin dahin, nachdem wir so schnell so viel gemeinsam hatten. Es versetzt mir einen leichten Stich, aber natürlich freue ich mich für sie, wenn sie wirklich lieber zum Film will.

Vielleicht war es nicht vorgesehen, dass aus Kait meine langjährige College-Freundin wird – sondern eben nur meine erste. Und vielleicht ist das in Ordnung so.

»Rowan?«, spricht Miranda mich später in der Woche nach dem Seminar an, als Kait schon gewechselt hat. »Hast du ein paar Minuten Zeit?«

Ich nicke, und sie setzt sich an den Tisch neben meinem. »Tut mir leid.« Unruhig trommle ich auf meinem Notizbuch herum. »Ich weiß, ich war bei den freien Schreibübungen nicht ganz bei der Sache.« Wenn ich je an Mirandas Behauptung gezweifelt habe, ich müsste nicht leiden, um zu schreiben, habe ich jetzt den Beweis: Es geht mir miserabel, und mir ist überhaupt nicht danach, Sätze zu Papier zu bringen.

»Darum geht es nicht«, meint sie. »Aber mir ist aufgefallen, dass du in letzter Zeit nicht ganz du selbst bist. Deshalb wollte ich mal fragen, ob alles in Ordnung ist.«

»Mir geht es nicht so gut«, gebe ich zu und zupfe an einer eigensinnigen Strähne in meinem Zopf. Die Haare habe ich mir nicht mehr gewaschen, seit ich aus New York zurück bin, und jetzt gerade mache ich mir doch ein wenig Sorgen, wie ich wohl aussehe. »Ich habe doch in deiner Küche von meiner Fernbeziehung erzählt.« Miranda nickt. »Wir, ähm … wir machen eine Pause, um uns über ein paar Sachen klar zu werden, schätze ich. Nur weiß ich nicht, wie lang die Pause sein soll, oder woher wir wissen sollen, wenn wir uns über Sachen klargeworden sind, oder …« Ich stocke. Da ist ein unangenehmer Druck hinter meinen Augen, aber ich will nicht vor meiner Professorin weinen. Nicht schon wieder.

»Das ist wirklich hart.« Sie klingt nicht mal ansatzweise herablassend. »Ich habe mir gedacht … allerdings nur wenn du dich damit wohlfühlst … Mein Partner ist ein fantastischer Koch, und ich finde, eine selbstgekochte Mahlzeit kann bei Liebeskummer wahre Wunder wirken.«

Am liebsten würde ich ihr sagen, dass ich das Angebot zwar zu schätzen weiß, Essen meine Beziehungsprobleme aber leider nicht lösen kann, doch das tue ich nicht. Denn eigentlich klingt eine selbstgekochte Mahlzeit doch ziemlich verlockend.

»Das wäre toll«, antworte ich daher. »Allerdings … will ich niemandem Umstände bereiten, aber ich bin Vegetarierin …«

Sie winkt ab. »Das ist überhaupt kein Problem. Wie wäre es mit morgen Abend?«

Als ich am nächsten Abend bei ihr aufschlage, öffnet ihr Partner mir die Tür, mit einem breiten Lächeln und einer Schürze, auf der steht BAHSTON FÜR ORTSFREMDE. Direkt darunter folgt eine Vokabelliste: PAHK = PARK. BEEAH = BIER. WISTAH = WORCESTER. Sofort denke ich, wie sehr Neil das gefallen würde.

»Willkommen! Du bist bestimmt Rowan.« Er hält mir die Hand hin. Sein Bart ist seit letztem Monat um einiges buschiger geworden. »Ich erkenne dich von der Party, auf der ich nie gewesen bin. Ich bin Jon, Mirandas schlechtere Hälfte.«

Trotz allem muss ich lachen. »Schön, dich kennenzulernen. Was auch immer du kochst, es riecht ganz fantastisch.«

Hinter ihm taucht Miranda auf, hängt meine Kordjacke weg und fragt, was ich trinken will. »Wasser, Saft, alles, was du willst, solange kein Alkohol drin ist.« Sie trägt eine weite Jeans und ein weißes Shirt mit V-Ausschnitt. So lässig habe ich sie noch nie gesehen.

»Vielen Dank für die Einladung.« Ich folge ihr in die Küche, in der ich vor einigen Wochen meinen Zusammenbruch hatte. »Wirklich. Ich freue mich sehr.«

»Wir lieben es, Gäste zu haben.« Jon holt Schüsseln aus einem Schrank, Miranda verteilt Besteck auf dem Tisch. »Bei unserer Haussuche stand ganz oben auf der Liste, dass es eine Küche mit Kücheninsel und Platz für einen großen Esstisch haben muss.«

Vor meinem inneren Auge sehe ich all die Literatur-Events, die hier schon stattgefunden haben müssen, sehe all die Autorinnen und Autoren aus New England, deren Namen ich von Buchrücken kenne. *Eines Tages*, denke ich.

Zum Essen gibt es Suppe mit weißen Bohnen und Grünkohl, was perfekt zu Bostons Frühlingskälte passt, dazu frisches Sauerteigbrot aus einer lokalen Bäckerei. Ich lobe das Essen bestimmt ein Dutzend Mal. Vielleicht hat die richtige Suppe am richtigen Tag ja tatsächlich eine heilsame Wirkung.

Eigentlich dachte ich, es würde komisch werden – weil ich, glaube ich, noch nie mit Erwachsenen zu Abend gegessen habe, die nicht meine Eltern sind. Aber Miranda und Jon sind ganz locker, stellen Fragen über mein Leben in Seattle, wollen wissen, wie es mir in Boston gefällt und was ich in letzter Zeit gelesen habe. Ich erfahre, dass Jon Tischler ist und seine Arbeit in ein paar Läden hier in der Stadt verkauft.

»Er gibt niemals selbst an, darum muss ich das übernehmen.«

Miranda nimmt die wunderschöne Holzschale vom Tisch, in der nur noch ein paar Brotscheiben liegen. »Die hier hat er gemacht, und so ziemlich alles, in dem wir auf der Party Snacks serviert haben.«

Etwas verlegen deutet Jon zum Garten. »Ich habe da hinten eine Werkstatt. Da habe ich mich auf der Party auch versteckt. Gefällt dir denn Mirandas Seminar? Ich schätze, einen ihrer Störenfriede würde sie nicht zum Essen einladen.«

»Kommt drauf an, wer kocht«, entgegnet Miranda.

Darüber lachen wir alle gemeinsam.

»Es gefällt mir sehr. Zu lernen, meinen Perfektionismus abzulegen und einfach zu *schreiben*, hat mir so geholfen, wieder Spaß daran zu finden.« Ich sehe Miranda an und hebe vielsagend die Brauen. Sie grinst und legt sich eine Hand aufs Herz. »In letzter Zeit habe ich mich sogar freiwillig ans Schreiben gesetzt, nur für mich.«

»Damit ist meine Arbeit dann wohl getan«, trällert Miranda, wird aber sofort wieder ernst. »Der Grund, aus dem ich dich heute Abend eingeladen habe, hat allerdings gar nichts mit Schreiben zu tun. Sondern damit, dass Jon und ich zusammen sind, seit wir sechzehn sind.«

»Und jetzt seid ihr …« Ich unterbreche mich, und meine Wangen glühen, weil man seine Professorin wohl vermutlich nicht nach ihrem Alter fragen sollte.

Aber Miranda winkt bloß ab. »Wir sind achtunddreißig.«

»Sind also schon länger als unser halbes Leben zusammen«, ergänzt Jon und wirft ihr einen Blick zu, in dem ich die pure Liebe sehen kann.

Die Liebesromanautorin in mir verzehrt sich nach diesem Blick. Denn trotz all der süßen Begegnungen und herzerwärmenden Momente, die mich beim Lesen mit den Füßen strampeln lassen, ist *das* doch echte Romantik. Die Tatsache, dass es auch nach über zwanzig Jahren noch solche Blicke zwischen ihnen gibt.

Diese Erkenntnis verblüfft mich.

»Es war nicht immer einfach«, erzählt Miranda. »Wir sind in Südkalifornien aufgewachsen. Irgendwann bin ich an die Boston University gegangen und Jon an die UCLA.«

»Den Abschluss in Meeresbiologie nutze ich wirklich ausgiebig.«

»Also habt ihr eine Fernbeziehung geführt?«, frage ich. »Die ganzen vier Jahre lang?«

»Die ganzen vier Jahre lang«, bestätigt Miranda. »Und wir hatten damals nicht mal die ganze Technologie, also …«

Jon haut sie spielerisch mit der Serviette. »Telefone gab es schon! Und Computer! So alt sind wir nun auch wieder nicht. Noch nicht.«

Miranda tätschelt ihm den beeindruckenden Bart. »Denk daran, wenn wir das nächste Mal um halb zehn ins Bett gehen.«

»Wie habt ihr das gemacht?« Ich nehme noch ein Stück Brot. »Wenn ich fragen darf.«

»Natürlich«, sagt Miranda. »Wir haben ziemlich schnell festgestellt, dass wir, auch wenn der andere nicht da war, trotzdem unsere College-Zeit genießen durften. In einer Fernbeziehung hilft es, auch andere Freundinnen und Freunde zu haben. Oder zumindest Menschen, denen man sich anvertrauen kann. Die einen verstehen.«

»Daran arbeite ich noch.«

»Das schaffst du schon.« Irgendwie klingt alles, was sie sagt, immer so zuversichtlich. »Ich glaube, wir mussten uns gegenseitig Raum geben, um zu den Menschen zu werden, die wir werden sollten. Mit achtzehn waren wir nicht mehr dieselben wie mit sechzehn, und vor allem am College hat sich alles dann so furchtbar schnell verändert. Wir konnten nicht bei jedem Meilenstein dabei sein.«

»Aber wenn es wirklich drauf ankam, waren wir füreinander da«, meint Jon. »Haben jede Menge Flugmeilen angesammelt. Viele Doppelschichten eingelegt.«

Miranda legt ihre Hand auf seine. »Was uns am meisten geholfen hat – und vielleicht auch dir helfen kann –, war die Erkenntnis, dass wir nun mal wachsen. Das muss allerdings nicht das Ende der

Beziehung bedeuten. Das College ist eine Zeit der Veränderung, aber ihr könnt euch gemeinsam verändern. Diese neuen Versionen von euch passen womöglich genauso gut zusammen wie die alten. Oder sogar besser. Wir hatten Glück, dass es bei uns so war, aber das heißt nicht, dass wir nicht auch dafür arbeiten mussten.«

Ich nicke zustimmend, weil ich nicht genau weiß, wie ich meine Dankbarkeit in Worte fassen soll. Sie haben mir heute so viel Einblick in ihre Beziehung gegeben und erwarten nichts im Gegenzug. Wenn das nicht wahre Nettigkeit ist, was dann?

»Mein Freund ... Er macht gerade privat eine ziemlich schwierige Phase durch.« Vieles davon ist zu persönlich, aber so viel kann ich sagen. »Und ich fühle mich so verloren. Nicht, weil wir Probleme haben – na ja, zum Teil auch –, aber hauptsächlich, weil *er* Probleme hat. Und ich weiß nicht, wie ich ihm helfen kann.«

Jon sieht mich aufrichtig mitfühlend an. »Es tut mir leid, das zu hören.«

»Ich will für ihn da sein. Egal wie.«

»Das Beste, was du machen kannst, ist, ihm genau das zu sagen«, erklärt Miranda. »Manchmal ist das *alles*, was wir tun können.«

Auch wenn sie recht hat, würde ich so gern eine Wunderheilung heraufbeschwören. Ich verstehe, warum Neil die Briefe vor mir verheimlicht hat. Vor allem, wenn man bedenkt, wie lange es gebraucht hat, bis er sich mir gegenüber verletzlich zeigen konnte. Aber es tut weh. Ich wollte so dringend einbezogen werden und musste dann feststellen, dass er Jahre damit verbracht hat, Stein auf Stein zu setzen und eine massive Mauer um sich herum zu errichten. Kein Wunder, dass die sich nicht so ohne Weiteres wieder einreißen lässt.

»Diese neue Situation ist auch ohne Beziehungsprobleme schon schwer genug«, spricht Miranda weiter. »Aber falls es dir hilft, Rowan, ich denke wirklich, dass du deinen Weg finden wirst.« Sie zwinkert. »Immerhin hast du ja die freien Schreibübungen überstanden.«

Nach dem Essen zeigt Jon mir seine Werkstatt, und ich fühle mich so viel leichter als bei meiner Ankunft. Ihr Rat ist natürlich keine schnelle Lösung, aber nach dem Gespräch ist es trotzdem schwer, nicht zehn Mal optimistischer zu sein als noch heute Morgen.

»Vielen Dank noch mal für alles«, sage ich den beiden, als sie mich nach dem Dessert – es gab eine köstliche Blaubeertorte – zur Tür begleiten. »Ich muss zwar alles erst mal verarbeiten, aber im Ernst. Das hat mir sehr viel bedeutet.«

Miranda zieht mich in eine Umarmung. »Ich dachte mir, dass es dir ein bisschen Hoffnung spendet, zwei Menschen zu sehen, die es geschafft haben. Auch wenn wir schon uralt sind.«

Jon legt ihr einen Arm um die Schultern. Die beiden winken mir hinterher, und das löst einen ganz anderen Funken Hoffnung in mir aus. Ich laufe zur Bahnstation, vergrabe die Hände in den Taschen meiner Kordjacke und streife mit den Fingern ein Stück Papier. Erst denke ich, es ist ein Beleg oder eine Strohhalmverpackung. Ich ziehe es heraus – und bleibe wie angewurzelt auf dem Bürgersteig stehen.

Forelsket (Norwegisch): das Glücksgefühl, wenn man anfängt, sich zu verlieben; oder wie ich mich in deiner Gegenwart immer fühle.

Ich könnte schwören, die Zeit bleibt einen Augenblick lang stehen. Der Verkehr stoppt, die Vögel halten mitten in der Luft an, während ich versuche, wieder zu Atem zu kommen, und mir den Zettel an die Brust drücke.

Diese Jacke hatte ich nicht mehr an, seit … ich zum ersten Mal bei Neil in New York war. Sie hing ganz hinten im Schrank, weil sie für den Winter in Boston ungeeignet ist. Er muss mir den Zettel heimlich zugesteckt haben, bevor ich wieder zurückgereist bin. Natürlich muss ich auch sofort an den Moment denken, als ich bei der Pirsch meinen Namen in der Tasche seiner Sweatshirtjacke gefunden habe, und ich bin mir sicher, dass er das ebenfalls im Kopf hatte.

Obwohl er schon Monate alt ist, fühlt es sich an, als hätte ich ihn genau zur richtigen Zeit gefunden.

Wieder und wieder lese ich ihn, präge mir die Worte ein. Mir zittern die Knie, und mein verdammter Puls *rast*, als wäre ich dreizehn und hätte gerade erfahren, dass ein Junge auf mich steht. Möglicherweise ist alles, was ich heute Abend erlebt habe – von Miranda und Jon bis hin zu dieser Nachricht –, gar nicht so anders als das, was Neil zwischen meinen Eltern an Chanukka erlebt hat: Paare, die sich auf ruhige und konstante Weise lieben, und kleine Gesten, die sich anfühlen wie die reinste Form der Zuneigung.

Die ganze Zeit über bin ich schon umgeben von der Art Romantik, die in den meisten meiner Bücher gar nicht thematisiert wird. Und ich bin so gut darin geworden, sie zu ignorieren. Aber jetzt, mit *Forelsket* in der Hand, denke ich, dass ich endlich anfange, zu begreifen.

ROWAN

hey … wusste nicht, obs okay ist, dir zu schreiben.

NEIL

Natürlich ist es das.

Hey.

ROWAN

hey.

wollte nur sagen, dass ich an dich denke.
und dass ich da bin, wenn du mich brauchst <3

NEIL

Ich denke auch an dich.

Immer <3

24
Neil

Dr. Clarks Praxis ist freundlich, aber spärlich eingerichtet: ein Stoffsofa, ein gemusterter Teppich und vier Sukkulenten, die auf der Fensterbank gedeihen. Als ich das erste Mal hier war, ist mein Blick an der Box mit Taschentüchern in der Ecke hängengeblieben. Wie häufig die wohl ersetzt werden muss? Ob Psychologinnen und Psychologen für solche Dinge wohl ein Budget haben?

Ich habe einige Anläufe gebraucht, inklusive einem, bei dem ich den Weg hierher geschafft habe und dann wieder umgekehrt bin, weil ich nicht dachte, die richtigen Worte für meine Gefühle finden zu können. Doch jetzt sitze ich hier, scheiß auf die richtigen Worte. Heute ist die dritte Sitzung in zwei Wochen, nicht etwa, weil ich es so schnell wie möglich hinter mich bringen will, sondern weil ich *so* viel zu sagen habe.

»Schön, dich wiederzusehen«, sagt meine Therapeutin, und erinnert mich daran, dass ich sie Audrey nennen soll.

»Dich auch«, sage ich ganz ehrlich.

Vielleicht gibt es einen Zusammenhang zwischen meinem Interesse an Psychologie und meiner persönlichen psychischen Krise. Ich will meinen eigenen Kopf besser verstehen und wichtiger noch, ich will endlich Frieden damit schließen. Das mag mehr Therapie oder auch Medikamente bedeuten, beides ist mir recht, ich bin da offen. Wortwörtlich.

Meine Geschichte vor einer Fremden auszupacken, ist nicht einfach, aber ich gebe mein Bestes. In unserer ersten Sitzung hat sie mir gesagt, ich solle einfach damit anfangen, »was sich richtig anfühlt«.

Also habe ich ihr von meinen Eltern erzählt. Meinem Dad. Wie er mit mir und dem Rest der Familie gesprochen hat – und vielleicht sogar mehr als nur gesprochen. Ein Trauma, das ich bisher nicht habe überwinden können.

Ich habe von meinen unterdrückten Gefühlen erzählt.

Von der Schulzeit. Wie ich mich gezwungen habe, zum Streber zu werden, weil ich dachte, das sei der einzige Weg, von den Leuten akzeptiert zu werden.

Von Rowan.

Von der Depression, die seit diesem Jahr, vermutlich aber schon länger, unter der Oberfläche lauert.

Dann holte ich tief Luft, und Audrey wollte wissen, ob ich gern Wasser oder Tee hätte, denn anscheinend habe ich dreißig Minuten lang ununterbrochen geredet.

Was ich bisher gelernt habe, und was ich vermutlich viel früher schon hätte merken sollen: Mein Problem, mich zu öffnen, kommt wahrscheinlich daher, dass ich mein Privatleben während der gesamten Highschool-Zeit geheim gehalten habe.

Das will ich nicht mehr.

»Wie viele Leute wissen von deinem Dad?«, fragt Audrey heute.

»Einige Freunde aus Seattle. Und meine Freundin.« Falls sie das noch ist.

»Richtig. Rowan.« Audrey hat ein gutes Gedächtnis. Sie guckt kaum auf die Notizen, die sie in den Sitzungen gemacht hat. »Du hast es niemandem erzählt, seitdem du auf dem College bist? Es klingt, als hättest du einige gute Freundinnen und Freunde dort.«

»Wir sind gut befreundet, aber …« Ich verstumme und halte mein Knie fest, damit es nicht zappelt. »Ich weiß nicht. Den richtigen Moment, um es anzusprechen, gibt es dafür wahrscheinlich nicht, oder?«

Sie nickt verständnisvoll. »Manchmal müssen wir uns die Gelegenheit selbst schaffen.«

»Ich habe wohl niemanden belasten wollen, vermute ich. Das war der Grund, wieso ich mit Rowan mehr oder weniger Schluss gemacht habe oder eine Pause eingelegt oder was auch immer ich da getan habe.«

»Das hast du in der letzten Sitzung erwähnt«, sagt sie. »Neil. Einfach du selbst zu sein, das ist keine Last. Jeder bringt sein Päckchen in eine Beziehung mit. Manches davon passt in die Gepäckablage über den Sitzen, aber vieles muss separat aufgegeben werden. Es ist unmöglich, im Leben völlig ohne Päckchen auszukommen, und jemand, der dich liebt, wird dich nicht als Last ansehen.«

Das versuche ich noch zu begreifen. Die ganze Zeit über wollte ich Rowan keine Last sein, habe sie fortgeschickt, damit sie mich in diesem Zustand nicht ertragen muss. Das Schamgefühl hat mich immer tiefer sinken lassen. Weil ich dachte, ich müsse das allein bewältigen, es müsse mir besser gehen, damit ich es wert bin, geliebt zu werden.

Dabei liebt sie mich die ganze Zeit schon.

Wir haben wieder angefangen, uns zu schreiben, hauptsächlich Small Talk und vorsichtiges Rantasten, doch um wieder richtig zusammenzukommen, müssen wir uns persönlich sprechen, nicht übers Handy. Auch wenn sich alles in mir nach ihrem sanften Lächeln, ihren strahlenden Augen und dem ewig zerzausten Pony sehnt, muss ich sicher sein, dass ich ihr nicht alle Lebensfreude entziehe.

Audrey und ich vereinbaren eine weitere Sitzung für nächste Woche. Auf dem Rückweg zum Wohnheim hole ich mir einen Schawarma an einem der tausend Stände, die es überall in der Stadt gibt. Bisher sind sie mir immer zu touristisch vorgekommen, aber andererseits riecht es einfach köstlich.

Außerdem ist das eine sehr simple Freude: Streetfood am bisher wärmsten Tag des Jahres im Central Park. New York im Frühling übertrifft New York im Winter um Längen. Und Leute zu beobachten, ist hier grandios.

Schrittweise habe ich meine Note in Psychologie wieder aufgebessert, was entscheidend ist, wenn ich das Hauptfach wechseln will. Ich bin noch nicht beim Club gewesen, den Dr. Serrano mir empfohlen hat, aber das habe ich fest vor. Irgendwann.

Mit irgendwann kann ich leben.

Als ich zurück auf unser Zimmer komme, ist es schon früher Abend, und Skyler hat sich mit seinem Laptop und einem Sandwich am Schreibtisch eingerichtet. Er dreht den Kopf, um mich zu begrüßen.

»Geht's dir soweit gut?«, fragt er.

Ich nicke und hänge meinen Rucksack an meinen Schreibtischstuhl. »Ja. Ich, ähm … Ehrlich gesagt komme ich gerade von der Therapie.«

Sofort klappt er den Laptop zu und dreht sich mit dem Stuhl zu mir um. Plötzlich habe ich Angst, zu viel gesagt zu haben, dass man so was nicht einfach so raushaut …

Doch er fängt an zu grinsen und knufft mich leicht gegen den Arm. »Mann! Das ist richtig gut. Freut mich für dich.«

Und als Skyler dieses Mal fragt, ob ich das Wochenende mit zu ihm nach Hause fahren will – »Nichts für ungut, aber du siehst aus, als könntest du ein bisschen Spaß gebrauchen« –, sage ich ohne zu zögern Ja.

Skylers Dad wartet am Fährterminal auf uns, wo er seinen Sohn in eine Umarmung schließt und zu meiner Überraschung auch mich in seine Arme zieht. Und offenbar hasse ich es nicht mal.

»Neil! Klasse, dich wiederzusehen«, sagt er.

»Sie auch, Mr. Benedetti.«

»Nicht doch. Marc.«

Skylers Zimmer ist genau, wie ich es erwartet habe: Poster von Sportteams, Fotos von Freundinnnen und Freunden und das reinste Chaos. Er wird sogar rot, als mein Blick auf ein Foto eines fast nackten *Maxim*-Models fällt.

»Ein Scherzgeschenk von einem meiner Brüder vor ein paar Jahren«, erklärt er mit knallroten Ohren. »Ich habe es bloß wegen der, ähm, künstlerischen Gestaltung behalten. Dem Bildaufbau. Es ist eine wirklich hübsche Aufnahme, aus rein fotografischer Perspektive.«

In der Küche lerne ich seine Mom kennen, eine zierliche, blonde Frau mit freundlichen blauen Augen. »Ich bin Maggie«, sagt sie, nachdem sie mich in eine weitere Umarmung zieht. Langsam frage ich mich, ob Skyler ihnen gesagt hat, dass ich in letzter Zeit etwas neben der Spur war. Falls ja, war das eigentlich ganz lieb von ihm. »Wenn du Durst hast, hungrig bist – bedien dich einfach. Die anderen machen das sowieso«, sagt sie lachend, und obwohl ich ihr danke, glaube ich nicht, dass ich mich dazu in ihrem Haus schnell genug wohlfühlen werde.

Skylers ältere Brüder könnten genauso gut seine beiden Drillingsbrüder sein – große, breitschultrige ehemalige Sportler mit genauso sanftem braunem Haar und unbeschwertem Lächeln. Luca ist Banker und arbeitet in der Stadt, Emile unterrichtet Mathe an einer Highschool. Ich lerne auch Skylers zehnjährige Zwillingsschwestern Carlie und Grace kennen. Carlie schaut mich schüchtern an und fragt, ob ich am Tisch neben ihr sitzen möchte.

Das Abendessen ist köstlich, und es geht vollkommen ausgelassen zu. Sie lieben es, einander aufzuziehen. Kaum zu fassen, dass ich so lange gebraucht habe, um Skylers Einladung anzunehmen.

Nachdem wir satt und die Jüngeren in ihre Zimmer verschwunden sind, fährt Emile nach Hause. Maggie erzählt mir, dass sie mir sein Zimmer hergerichtet hat. Langsam gehen mir die Ideen aus, wie ich mich bei dieser Familie noch bedanken kann.

Skyler und ich nehmen uns Apfelwein mit raus auf die Veranda. Er hat mir ja gesagt, dass seine Eltern recht entspannt sind. »Wenn ihr es hier tut, ist das sicherer«, hat Marc beim Abendessen erklärt.

Die Sonne hängt tief am Himmel und taucht den Garten in warmes, goldenes Licht. Die Äste des Kirschbaums wiegen sanft im Wind. Hinten gibt es eine Reifenschaukel, einen Grill und eine Feuerstelle. In meiner Vorstellung verbringen die Benedettis hier draußen etliche Stunden und fallen immer viel zu spät ins Bett.

»Vielen, vielen Dank dafür«, sage ich zu Skyler, nachdem wir angestoßen haben. »Ich liebe deine Familie.«

»Behalt das bloß für dich. Die adoptieren dich sonst.«

Ich nehme einen Schluck Apfelwein, der säuerliche Geschmack liegt mir auf der Zunge. So entspannt war ich seit Ewigkeiten nicht mehr, und das liegt bestimmt nicht bloß daran, dass ich aus der Stadt rausgekommen bin. Es ist vor allem Skyler zu verdanken, der so umgänglich ist, obwohl ich die letzten Wochen über ein echt beschissener Freund war.

»Ich weiß, ich war in letzter Zeit nicht der tollste Mitbewohner«, setze ich an.

»Mann, wir sind Freunde. Ich lasse dich nicht fallen, nur weil du ein paar harte Wochen hinter dir hast.« Er streckt die langen Beine auf der Veranda aus, die Flasche lässig in der Hand. »Und ich bin froh, dass du hier bist, denn ich wollte dir unbedingt noch was erzählen … Ich habe endlich mit Adhira geredet.«

Mir klappt die Kinnlade runter. »Und das haust du einfach so raus!«, sage ich und stupse ihn an. »Wie ist das passiert?«

»Na ja … ich wollte es super romantisch machen, ne?« Er wird jetzt schon rot. »Ich hatte diese Idee, es mit Pizzabelag zu schreiben – ›ICH STEH AUF DICH‹ oder so was. Nur dass ich die Salami-Buchstaben nicht so hinbekommen habe, dass sie nach was aussahen. Also habe ich sie einfach gefragt, ob sie mit mir spazieren gehen mag. Und dann habe ich ihr gestanden, dass ich in letzter Zeit viel über unsere Vergangenheit nachgedacht habe und dass ich nicht sicher bin, ob meine Gefühle für sie je weg waren.«

»Und?«

»Es war nicht das ›Ich bin seit Jahren in dich verliebt und es war die Hölle, so viel Zeit mit dir zu verbringen, ohne mit dir zusammen zu sein‹, das ich mir erhofft habe. Aber sie meinte, dass sie auch etwas fühlt und findet, dass wir dem Ganzen eine Chance geben sollten.« Da fängt er an zu grinsen.

»Skyler! Ich freu mich wahnsinnig für dich«, rufe ich. »Das klingt nach einem guten Anfang. Oder besser gesagt Neuanfang.«

Skyler prostet mir zu. »Du sagst es. Und du? Was ist mit Rowan? Du hast uns nie die ganze Geschichte erzählt.«

Ich zögere, starre auf meine Flasche und knibbele am Etikett. »Wir haben eine Art … Pause eingelegt.«

»Fuck. Hat sie gesagt, warum?«

»Eigentlich war es mein Vorschlag.«

Er runzelt verwirrt die Stirn. »Oh … Ich dachte, weil es dir so …«

»Bescheiden ging?«

»Jupp.«

Ich schüttle den Kopf. »Wenn ich dir das erklären will, muss ich dir vorher etwas über meine Familie erzählen. Etwas, das nicht viele Menschen wissen.« Ein tiefer, beruhigender Atemzug frischer Staten-Island-Luft. Vertrauen in mich, dass ich das kann. »Mein Vater ist ins Gefängnis gekommen, als ich elf war.«

Skyler unterbricht mich nicht. Er zeigt keine starke oder übermäßige Reaktion. Er hört mir zu, lässt mich diese wirre Geschichte aufdröseln, und als ich die Tour durch die Vergangenheit meiner Familie abgeschlossen habe, weiß ich gar nicht mehr, warum ich je so nervös war.

»Ich habe mich schon gefragt, von wem der Brief war«, sagt er. »Aber ich dachte, du würdest es mir erzählen, wenn du soweit bist.

Falls du willst.« Dann legt er mir die Hand auf die Schulter. »Danke, dass du es mir anvertraut hast. Ganz im Ernst.«

Seine Reaktion ist ruhig und aufrichtig und sorgt dafür, dass der Druck auf meiner Brust ein winziges bisschen nachlässt.

Es ist ein Anfang.

»Ich habe mich jedes Mal so auf die Treffen mit Rowan gefreut und gehofft, dass mich das aus der komischen Stimmung rausholt ... Dann habe ich gemerkt, dass ich depressiv war ... *bin*«, erkläre ich. »Und das fühlte sich ihr gegenüber alles nicht fair an, also habe ich ihr gesagt, wir sollten etwas auf Abstand gehen.«

»Wow. Das ist ... ziemlich viel auf einmal.«

Das Lachen platzt aus mir heraus, denn damit hat er nicht ganz unrecht.

»Aber du liebst sie noch«, sagt er.

»Keine Ahnung, wie ich sie nicht lieben sollte.«

Er nickt ernst, als könnte er das voll und ganz nachvollziehen, dann schauen wir eine Weile einfach nur zum Himmel hinauf. Wir verstehen einander ohne Worte.

Vor dem Ferienende habe ich mich mit Mom und Christopher hingesetzt und ihnen erzählt, was passiert ist. Als Mom mir eine Therapie vorgeschlagen hat, hatte ich schon einen Termin vereinbart.

Danach sagte ich: »Ich würde mich wirklich freuen, wenn ihr nächstes Jahr zum Familienwochenende kommt. Ich habe euch dieses Jahr nichts davon erzählt, weil ich mir wegen der Kosten Sorgen gemacht habe, aber wenn es geht ... wäre das echt toll.«

Mom legte sich die Hand aufs Herz. »Ich will nicht, dass du das Gefühl hast, etwas vor uns verheimlichen zu müssen. Wenn es dir wichtig ist, finden wir einen Weg.«

Einen Weg finden scheint gerade das übergeordnete Thema meines Lebens zu sein, und so langsam kann ich das sogar akzeptieren.

»Ich schätze, ich lerne noch, wie man für sich ein ganzer Mensch ist«, sage ich nun zu Skyler, als die Sonne gerade hinter den Bäumen versinkt. »Und dass ich über all das mit den Menschen reden kann, denen ich vertraue, ohne dass es für sie eine zusätzliche, ungebetene Verantwortung ist.«

Skyler schüttelt kräftig den Kopf, sein Haar liegt trotzdem perfekt. »Nee. Keine Chance. Wenn sie dich wirklich liebt – und danach klingt es –, dann ändert sich daran auch nichts, wenn du gerade solche Kacke durchmachst.«

Etwas ganz Ähnliches hat Audrey auch gesagt, und langsam fange ich an, das zu glauben. Womöglich ist es gar nicht so schlimm, wenn ich zulasse, dass Leute mich richtig kennenlernen. Womöglich erkenne ich dann, dass sie mich nicht nur über eine einzelne Sache definieren.

Denn vielleicht kann ich beides haben. Rowan kann meine Last eine Zeit lang mittragen und ich ihre. Wir können unsere eigenen Leben haben, und es ist wunderbar, wenn sie sich kreuzen. Die Zeit, die wir getrennt sind, braucht deshalb nicht weniger bedeutend zu sein.

Es geht nicht um Abhängigkeit. Es geht um das Gefühl von Beständigkeit, wenn ich mit ihr zusammen bin: die Sicherheit und Geborgenheit, aber auch der Reiz dessen, einander weiter kennenzulernen. Unsere Geschichte, die unser Grundgerüst bildet, und all unsere träumerischen Zukunftspläne.

Als die Sonne über Staten Island untergeht, bin ich erfüllt von einer klaren, beruhigenden Überzeugung:

Unsere Geschichte ist noch nicht vorbei.

Lieber Neil,

du hast mir deine Gefühle gestanden, als du keine Ahnung hattest, wie ich reagieren würde, und ich glaube, ich habe dir nie gesagt, wie unfassbar mutig ich das fand. Jetzt versuche ich auch, mutig zu sein.
Das hier ist keine Liebeserklärung, sondern eine Immer-noch-verliebt-Erklärung.
Denn ich habe mich dreimal in dich verliebt.
Das erste Mal war es eine alberne Schwärmerei, eine flüchtige Vernarrtheit, die verflogen ist wie die meisten Teenie-Schwärmereien: mit plötzlicher Verlegenheit und »wie konnte ich nur?«.
Das zweite Mal, während der verrücktesten vierundzwanzig Stunden meines Lebens: ein perfektes, unvergessliches Erlebnis.
Das dritte Mal war es ein Slow Burn in zwei verschiedenen Bundesstaaten und entgegengesetzten Küsten. Irgendwie komisch, denn Seattle liegt mir genauso im Blut wie dir. Ich schätze, das bedeutet, dass wir die Stadt immer in uns tragen, wohin wir auch gehen. Wir können uns wirklich glücklich schätzen.
Und dieses dritte Mal ist noch nicht vorbei, ich stecke noch immer mittendrin.
Manchmal mache ich mir Gedanken über die Was-wäre-wenns. Was wäre, wenn wir uns an dem Tag nicht zusammengetan hätten? Wenn du mich nicht gefunden hättest, als ich mitbekommen habe, dass die anderen uns ausschalten wollen? Wenn du nicht meinen Namen gehabt hättest und ich das Jahrbuch nicht auf dem Riesenrad aufgeschlagen hätte? Wenn wir uns für den letzten

Hinweis nicht getroffen hätten? Hätte ich während deiner Abschlussrede geschmollt? Hätte ich dich unbeholfen umarmt und dir viel Glück fürs College gewünscht?
Eine deprimierende Vorstellung. Du weißt ja, dass ich von Natur aus Optimistin bin – Romantikerin –, also will ich natürlich daran glauben, dass wir den Weg zueinander in jedem Fall gefunden hätten.
Und das glaube ich wirklich.
Denn ein Universum, das uns auf so ungeheuerlich kosmische Weise zusammengebracht hat, hat das nicht zufällig getan.
Keine Chance.
Wenn wir ein Liebesroman wären ... Weißt du, wie viele Male ich versucht habe, diesen Satz zu beenden? Zu oft.
Inzwischen glaube ich, ich bin es nicht richtig angegangen.
Ich war so sehr darauf konzentriert, was im Buch passiert, dabei habe ich mich in letzter Zeit öfter gefragt, was eigentlich danach kommt. Man kann raten. Man kann spekulieren. Vielleicht bauen die Autorinnen und Autoren Anspielungen ein, wenn sie einen hübschen, runden Abschluss finden.
Ich bin nicht sicher, ob wir es überhaupt wissen sollen.
Denn ich habe den Eindruck, dass sie alle ein Geheimnis wahren. Eins, das die Welt der Liebesromane für immer verändern würde, wenn es rauskäme. Nämlich dass der beste Teil erst kommt, wenn das Buch vorbei ist.

Und da fangen wir an.

In Liebe
Rowan

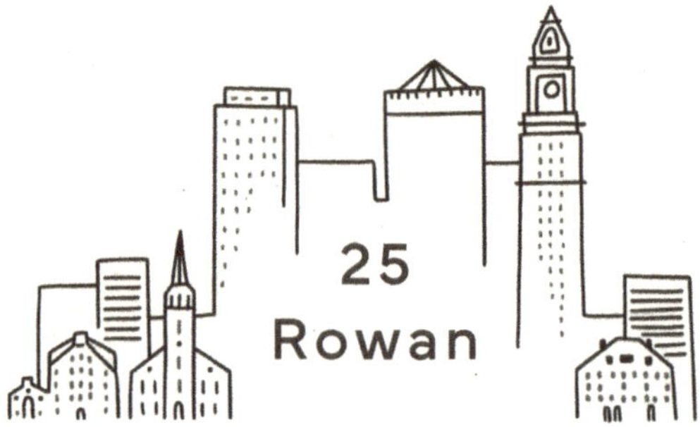

25
Rowan

Die Woche der Abschlussprüfungen steht bevor und wickelt ganz Boston in eine dicke Decke aus Unruhe. Eine nervöse Energie wabert über den Campus, gespickt mit Karteikarten und Textmarkern und Übungstests. Wenn wir jetzt die Nacht durchmachen, feiern wir Partys in der Bibliothek, wo Energy Drinks in Strömen fließen und wir am nächsten Morgen mit einem Tattoo von John Lockes *Zwei Abhandlungen über die Regierung* auf der Wange aufwachen.

Ich springe hin und her zwischen meinen Spanisch-Karteikarten und dem Abschlussprojekt für Kreatives Schreiben, und ich kann kaum glauben, dass das erste Collegejahr fast vorbei ist. Ich bin zwar nicht richtig enttäuscht von meinen Errungenschaften, aber es ist schon irgendwie schockierend, wie viel ich mir habe entgehen lassen. Na gut, Paulina und ich haben endlich echten Boston Cream Pie probiert, einem Club bin ich allerdings nicht beigetreten. Ich habe nicht den engen Freundeskreis, den ich mir erträumt hatte. Und die jüdische Gemeinde der Emerson habe ich auch nicht erkundet, obwohl ich mich darauf mit am meisten gefreut habe.

Dann eben nächstes Jahr.

Ich habe Zeit.

Fünf Wochen sind seit dem Abend in New York vergangen, vier seit wir wieder ganz vorsichtig miteinander schreiben und die zarte, noch zerbrechliche Hoffnung aufgekeimt ist. Mit dieser Ungewissheit zu leben, ist viel weniger Furcht einflößend, als ich erwartet habe. Vor allem, weil ich mir zwischen meinen Lernphasen immer wieder die Zeit nehme, darüber zu schreiben. Seit das Schreiben Teil meines Lebens ist, habe ich noch nie für eine andere Person geschrieben. Und trotzdem scheine ich genau das jetzt zu tun. Denn all die Wörter, die ich hingekritzelt habe, sind nicht nur über ihn. Es ist ganz offensichtlich, dass sie *an* ihn gerichtet sind.

Ein paar Tage vor den ersten Abschlussprüfungen schiebe ich die Seiten in einen Umschlag, schicke ihn nach New York und erlaube mir endlich, durchzuatmen.

Zurück in meinem Zimmer mache ich mich bereit für eine heiße Nacht mit dem Subjuntivo. Doch gerade als ich anfangen will, mich selbst abzufragen, höre ich das hektische Rütteln eines Schlüssels im Schloss.

»Rowan?« Paulinas Stimme. »Also … da war jemand Besonderes mit mir im Aufzug.«

Ich drehe mich um und sehe die letzte Person, die ich erwartet habe. Ich muss ein paar Mal blinzeln, bis ich begreife, dass er real ist.

Neil McNair steht in meinem Wohnheimzimmer.

Da steht er, neben meiner Mitbewohnerin, und winkt mir zu, sieht auf einmal ganz schüchtern und süß aus und steht vielleicht auch ein bisschen unter Strom, als hätte sein Adrenalin ihn hergebracht und nicht ein Zug. Vielleicht stimmt das sogar.

Da steht Sommer-Neil. Der, der mir seit letztem Jahr so vertraut ist, mit Haaren, die der Wind zerzaust und die Sonne aufgehellt hat. Er sieht überhaupt nicht aus wie der Junge, den ich beim letzten Mal vor mir hatte. Der mit den dunklen Halbmonden unter den Augen und den schlaffen Schultern. Jetzt trägt er einen lockeren Cardigan, ein T-Shirt, Jeans und seine üblichen abgewetzten Adidas.

Er ist wirklich hier.

Ich versuche, das Buch zuzuklappen, an dem ich gerade sitze, aber ich bin so abgelenkt, dass ich nur in die Luft greife.

»Wie bist du reingekommen?«, frage ich. Das ist zwar nicht mal annähernd die wichtigste meiner Fragen, aber die erste, die mir über die Lippen kommt.

»Habe mich hinter jemandem reingeschmuggelt.« Seine Wangen laufen auf die Art rot an, die ich so liebe. »Ihr habt nicht die beste Security.«

»Ich verschwinde mal.« Paulina schnappt sich ihren Laptop und stopft ihn in ihren Pinguinrucksack. »Tschau, viel Spaß, erzähl mir nachher alles!«

Und dann sind wir allein in meinem Zimmer.

So selbstbewusst hat er schon ewig nicht mehr ausgesehen, das letzte Mal lange vor dieser Nacht in New York. Sein Rücken ist etwas gerader. Ob er sich wohl, wenn ich die Hand ausstrecke, auch anders anfühlt?

»Also«, setzt er an, gerade als ich das Gleiche sage. Wir lachen peinlich berührt.

»Ich wollte dich überraschen«, sagt er und fährt sich durch die Haare. Irgendwie lässt selbst sein nervöses Zappeln mein Herz höher schlagen.

»Das ist dir gelungen. Wie … geht es dir?« Erst als ich die Frage ausgesprochen habe, wird mir klar, dass sie womöglich gar nicht so einfach zu beantworten ist. Aber Neil scheint das nicht zu merken oder nicht zu stören.

»Gut. Wirklich gut. Hör zu, ich weiß, dass die Abschlussprüfungen anstehen, aber wenn du es einrichten kannst, dachte ich, wir gehen eine Runde spazieren?«

Neil McNair ist nach Boston gekommen, um mich zu fragen, ob ich mit ihm spazieren gehe.

»Ja.« Ich verkneife mir ein Grinsen. »Sehr gerne. Ja.«

Dieses Mal klappe ich mein Buch vernünftig zu.

Keine Ahnung, wer von uns den Weg vorgibt, aber am Ende landen wir im Common Park, weil es einfach unmöglich ist, sich nicht dort hinziehen zu lassen, seit die Aprilsonne ihn golden gefärbt hat. Wir sind nicht die Einzigen: Leute liegen auf Picknickdecken, bereiten Krocket- und Badmintonspiele vor. In meiner zerrissenen Jeans und Neils Sweatshirtjacke ist mir fast schon zu warm.

Sobald wir im Park sind, kann ich nicht mehr anders … ich pruste los.

»Was ist so lustig?« Neil sieht mich leicht besorgt an.

»Ich habe gerade einen Brief an dich abgeschickt.« Ich schiebe die Ärmel der Sweatshirtjacke hoch. »Und jetzt musst du noch ein paar Tage drauf warten.«

Seine Mundwinkel verziehen sich zu einem Grinsen, und er greift in seinen Rucksack. »Ich freu mich schon drauf. Da ist so viel, das ich dir sagen will. Aber zuerst …« Er zieht einen Zettel mit geschwungener Kalligrafie hervor. Ich sehe auf den ersten Blick, wie wunderschön und perfekt jeder einzelne Buchstabe ist. »Ich habe diese Schnitzeljagd für dich gemacht. Aber sie ist … ein bisschen ungewöhnlich.«

Ich starre ihn an. »Du willst eine Schnitzeljagd machen? Jetzt?«

»Vertrau mir einfach.«

Trotz allem, was passiert ist, tue ich das.

Ich denke, das habe ich immer.

»Ist es okay, wenn ich sie dir erst nach und nach zeige?«, fragt er, und ich nicke, immer noch ganz benommen von dieser Unterhaltung.

Also faltet er den Zettel so, dass nur der erste Hinweis zu sehen ist, und zeigt ihn mir.

»›Der Ort, an dem ich dir erzähle, was in den Frühlingsferien passiert ist‹«, lese ich vor und sehe mit hochgezogenen Brauen zu Neil. Dann lasse ich den Blick über diesen völlig unscheinbaren Teil des Parks schweifen.

»Ich habe meinen Dad besucht.«

»*Oh.*« Irgendwie kommt dieser Laut in drei Silben aus mir heraus. Mehr sage ich erst mal nicht, damit er das weiter ausführen kann.

»Ich musste es tun, um damit abschließen zu können«, erklärt er. »Er war nicht, wie ich erwartet habe, und gleichzeitig irgendwie doch genau so? Ich habe damit gerechnet, dass er sich über meine Klamotten lustig macht, über meine College-Wahl, meine Hobbys. Teilweise hat er das wohl auch, und irgendwie hat er anders gewirkt als früher … Zumindest wollte er, dass ich das denke. Jetzt, da ich Zeit hatte, das alles sacken zu lassen …« Er verstummt und schüttelt den Kopf. »Nachdem das damals passiert ist, hatte ich das Gefühl, ich kann kein Kind mehr sein. Als wäre meine Kindheit mit einem Schlag vorbei. Und trotzdem … habe ich mich wieder wie ein Kind gefühlt, als ich ihm gegenübersaß. Ein Teil von mir hat sich sehr nach seiner Anerkennung gesehnt, und der andere war immer noch so furchtbar wütend.« Er verzieht das Gesicht, als würde er jeden einzelnen Augenblick im Kopf noch einmal durchleben.

»Ist doch in Ordnung, immer noch wütend zu sein.« Wir sind unter einem Baum stehen geblieben, dessen Äste uns ein wenig Privatsphäre bescheren. »Es ist so gemein, dass du das alles durchmachen musst.«

»Danke«, sagt er ruhig. »Ich habe ihm gesagt, er soll keine Briefe mehr schreiben. Weder mir noch meiner Schwester. Und dass es das letzte Mal war, dass wir uns sehen.«

»Fühlt sich das gut an für dich?«

Er nickt. Entschlossen. »Ja, sehr. Aber ich hatte Angst, du könntest denken, dass ich auf eine Art versagt habe, wenn ich ihn nicht mehr in meinem Leben haben will.«

Bis jetzt haben wir uns noch nicht berührt, doch mit einem Mal kann ich nicht mehr ertragen, ihn nicht anzufassen. Darum greife ich nach seiner Hand und verspüre schlagartig Erleichterung, als seine Finger sich um meine schließen. Ich hatte keine Ahnung, dass man es genauso sehr vermissen kann, jemanden an der Hand zu halten, wie sich zu küssen. Aber, verdammt, Neil ist wirklich gut im Händchenhalten. Sanft, aber stark; warm und vertraut.

»Nein. Überhaupt nicht. Er war nie der Vater, den du verdient hast.« Ich drücke seine Hand, ziehe mit dem Daumen zarte Kreise. »Er hätte dich an erste Stelle setzen müssen.«

»Jetzt kann ich das auch so sehen.« Er erwidert meinen Händedruck und streift mit der Schuhspitze durch den Dreck am Boden. »Ich hätte dir von den Briefen erzählen sollen, als ich sie bekommen habe. Es war so schrecklich, etwas vor dir geheimzuhalten. Aber ich war nicht dran gewöhnt, jemandem so nah zu sein. So viele Jahre habe ich mich versteckt. Dabei ist das doch das Letzte, was ich bei dir machen will.«

»Ich bin froh, dass du es mir jetzt erzählen kannst.«

Er faltet das Papier ein Stück weiter auf. »Bereit für noch einen Hinweis?«

Wir wagen uns tiefer in den Park vor, vorbei an den Tennisplätzen. Dieses Mal liest er vor: »*›Die Stelle, an der ich dir erzähle, was mit meinem Hauptfach passiert ist.‹*«

»Neil«, sage ich, als ich allmählich begreife, was so »ungewöhnlich« an dieser Schnitzeljagd ist. »Das verstehe ich schon. Du musst das nicht erklären. Manche Dinge verändern sich eben.«

»Stimmt, ich möchte es trotzdem«, sagt er. »Von all den Dingen, bei denen ich Angst hatte, sie dir zu erzählen, fühlte es sich besonders grausam an, dir sagen zu müssen, dass ich nicht mehr Linguistik studieren möchte. Weil wir beide Sprache doch so sehr lieben und das immer eine Art Verbindung zwischen uns war. Ich dachte, wenn wir schon Seattle nicht mehr haben, wäre Sprache wenigstens das Zweitbeste.«

Ich schüttle den Kopf. »Erstens: Uns bleibt immer Seattle. Und zweitens … Dinge ändern sich. Vor fast einem Jahr meintest du in der Westview-Bücherei, dass ich mit achtzehn nicht dieselbe Person wäre wie mit vierzehn. Wir dürfen unsere Meinung ändern. So oft wir wollen. Du willst Psychologie studieren? Ich kann's kaum erwarten, alles darüber zu hören.«

»Je länger ich zur Therapie gehe, desto klarer wird mir, dass ich mich vielleicht genau da auch in der Zukunft sehe. Auf der anderen Couch, meine ich.« Ein sanftes Lächeln umspielt bei diesen Worten seine Lippen, und auf einmal sehe ich es ganz klar vor mir. »Meine Liebe zu Wörtern ist nicht weg. Aber wenn ich eines Tages jemandem helfen kann, der womöglich genauso viel Angst davor hat, was in seinem Hirn los ist … dann würde mir das sehr gefallen, denke ich.«

Dass er zur Therapie geht, macht mich so unglaublich stolz, dass ich heulen könnte. »Ich denke, du wärst ein *großartiger* Therapeut. Aber versprichst du mir, dass du mir trotzdem weiterhin ungefragt die Bedeutung irgendwelcher Wörter um die Ohren haust?«

»Oh, auf jeden Fall. So einfach hört man nicht auf, ein vorlauter Klugscheißer zu sein.«

Daraufhin will ich ihm einen spielerischen Klaps verpassen, doch er fängt meine Hand ab und drückt sie sich an die Brust. Ich spüre seinen Herzschlag. »Ich habe dich vermisst.« Er sieht mich eindringlich an, mit so vielen Gefühlen im Blick. »Das gehört nicht zur Schnitzeljagd, aber ich musste es dringend loswerden.«

»Ich dich auch. Jeden Tag.«

»Und guck mal, ganz zufällig sind wir schon beim nächsten Hinweis angekommen.«

Der Ort, an dem ich mich entschuldige. Noch mal. Für alles.

»Rowan«, spricht er weiter und ergreift jetzt auch meine andere Hand. Ihm fällt mit jedem Hinweis sichtlich eine Last von den Schultern. »Es tut mir so leid. Mir tun etwa hundert verschiedene Dinge leid, aber vor allem, wie ich mich an dem Abend in New York verhalten habe. Das war die Gelegenheit, mich dir zu öffnen, aber ich habe dich nur ein weiteres Mal weggestoßen. Weil ich dachte, dass ich da alleine durch muss.«

»Ich wünschte, ich hätte für dich da sein können«, sage ich leise.

»Dass du mich reingelassen hättest. Aber ich verstehe auch, warum du dachtest, du könntest es nicht. Ich habe zwar auch keine Lösung für alles. Aber ich liebe dich, und …«

Bei seiner Reaktion auf mein *Ich liebe dich* halte ich inne. Ein unsicheres Zucken seiner Augenbrauen, ein leichtes Zittern im Kinn. Als hätte er sich so sehr danach verzehrt, sich aber nicht getraut, es zuzugeben.

»Ich liebe dich«, wiederhole ich darum und lege so viel Zuneigung in diese Worte, wie ich kann, »und ich will Teil deines Lebens sein, egal was darin gerade passiert.« Dann schüttle ich den Kopf. »Man, jetzt komme ich mir so lächerlich vor. Die ganze Zeit habe ich mich über meine verfluchten Seminare beschwert, dabei hast du dich mit echten Problemen rumgeschlagen …«

»Das ist nicht lächerlich.« Natürlich hat er recht. »Hey. Ich will immer wissen, was bei dir los ist. Wenn es für dich wichtig ist, ist es das für mich auch.«

Ich nicke.

»Sicher, dass du mich immer noch willst?«, fragt er, und seine Stimme bricht fast. »Weil ich dachte … Ich habe mir Sorgen gemacht, dass dir eventuell hier am College klar wird, dass du andere Optionen hast und dich nicht mit mir zufriedengeben musst. Und dass du vielleicht jemanden willst, der nicht so kaputt ist.«

»Als du mir am letzten Schultag von deinem Dad erzählt hast, hast du mich nicht abgeschreckt. Das schaffst du jetzt auch nicht.« Unsere Finger sind immer noch ineinander verwoben. Ich mache einen Schritt auf ihn zu, bis uns nur noch wenige Millimeter trennen. »Du bist, verdammt noch mal, der mutigste Mensch, den ich kenne. Das Einzige, was sich verändert hat, ist, dass ich das jetzt mit hundertprozentiger Sicherheit weiß. Für mich bist du überhaupt nicht kaputt. Du bist gut so, wie du bist.«

Er schluckt schwer. Beugt den Kopf vor. Mehr als alles andere möchte ich meine Lippen auf seine pressen, aber vorher muss ich auch noch etwas loswerden.

Ich lasse seine Hände los, weil das Gefühl seiner Haut auf meiner eine zu große Ablenkung ist. »Wir stehen das durch«, spreche ich weiter. »Ich will die großen Momente mit dir feiern und dir bei den schlimmen die Hand halten. Selbst wenn das nur über Video geht.« Dann deute ich auf die Liste. »Darf ich auch einen Punkt hinzufügen? Denn unter diesem Baum gestehe ich dir den Hauptgrund, aus dem ich dieses Jahr nicht schreiben konnte.« Obwohl ich keine Angst mehr vor diesem Geständnis habe, hole ich tief Luft. »Eine ganze Weile lang dachte ich, ich kann keine Liebesromane mehr schreiben, weil ich selbst verliebt bin. Dass ich leiden muss, um diese Sehnsucht in Worte fassen zu können. Und das hat mir Angst eingejagt, darum habe ich mich nicht getraut, es dir zu sagen. Einen kurzen Moment lang hat es mich sogar an uns zweifeln lassen … Weil wir unseren großen romantischen Augenblick schon hatten und es von da an …« Ich stocke, finde nicht die richtigen Worte.

»Nur noch bergab gehen kann?«, schlägt Neil vor und entlockt mir damit ein Lachen.

»Keine Ahnung! Vielleicht. Aber ich weiß, dass das Quatsch ist. Das alles. Ich musste mich gegen meinen Perfektionismus behaupten, und ich schätze, ein bisschen Burnout war auch dabei. Du wirst es sehen, wenn du in den Briefkasten guckst, aber was ich da für dich geschrieben habe … habe ich geschrieben, *weil* ich dich liebe.«

Dieses ganze Jahr über musste ich neu lernen, was Liebe bedeutet, wenn man sie erlebt. Der Prozess, als ich mich in Neil verliebt habe, war geprägt von Gegensätzen: schnell und doch quälend langsam, über einen Zeitraum von vier Jahren und dann innerhalb von einem Tag. Das Zusammenkommen war der leichte Teil, auch wenn es sich angefühlt hat wie das Erklimmen eines Steilhangs. Das Zusammen*bleiben* ist der Teil, über den Bücher und Filme und Liebeslieder uns im Ungewissen lassen.

Bei allem, was ich vor unserer Beziehung geschrieben habe, ging es um die monumentalen Gefühle, um die Magie. Aber mit Neil geht es nicht um die großen Momente. Es geht um die kleinen Dinge, bei denen man merkt, dass man dem anderen wichtig ist, selbst wenn man gerade mit sich selbst zu kämpfen hat.

Dazu gehören Überraschungsbriefe oder Ich-denk-an-dich-Nachrichten oder die gemütliche Sweatshirtjacke.

»Wir werden uns auch weiter verändern. Das hier ist nicht das letzte Mal.« Ich denke an das, was Miranda gesagt hat. Denn wir können wachsen, ohne uns dabei auseinanderzuleben. »Vielleicht verändern wir uns nicht zur gleichen Zeit – wahrscheinlich nicht. Aber wir können es zusammen tun. Dafür müssen wir einander nur den Raum zum Entwickeln geben. Es bedeutet ja nicht, dass man zu einem völlig anderen Menschen wird, man wächst einfach.«

»Das klingt toll. Mich mit dir zusammen zu verändern, wäre eine verdammt große Ehre.« Wieder greift er nach meiner Hand, und mir kommt ein beinahe erstickter Laut über die Lippen. »Es tut mir wirklich leid, dass ich so unsicher war. Das nächste Mal, wenn ich mit irgendwas kämpfe – denn das war bestimmt nicht die letzte Krise –, dann will ich dich dabeihaben. Ich will das mit dir tun. Alles.«

»Aber wir dürfen uns selbst nicht zurückstellen«, sage ich, weil auch das mal klargestellt werden muss. »Wir können füreinander da sein, aber auch für uns selbst. Wir haben beide eigene Leben und einen eigenen Freundeskreis am College, und das ist in Ordnung. Deswegen dürfen wir uns nicht schuldig fühlen.« Er nickt bekräftigend. »Natürlich werden wir trotzdem ganz viel miteinander reden, wir müssen aber auch darauf vertrauen, dass sich die Gefühle des anderen nicht einfach so ändern. Und wenn doch, dann müssen wir uns versprechen, damit offen umzugehen. Sollten wir jemals Zweifel haben, sprechen wir das so früh wie möglich an.«

»Rowan.« Er zwirbelt eine meiner Locken um seinen Zeigefinger, und ich schwöre, so hat mein Name aus seinem Mund noch nie geklungen. »Kann sein, dass es übertrieben wirkt, sich in unserem Alter so viele Gedanken über die Zukunft zu machen. Aber ich finde, wenn wir uns auf eine Fernbeziehung einlassen, in der das ›Fern‹ in vier Jahren wegfällt – drei eigentlich, ein Viertel haben wir schon geschafft –, dann ist das angebracht. Wenn ich ganz ehrlich bin, und das will ich dir gegenüber uneingeschränkt sein, denke ich, dass du die Richtige für mich sein könntest. Keine Ahnung, warum ich so ein Scheißglück hatte, dich schon in der Highschool zu finden, aber vielleicht wird es mit dem Pech aufgewogen, dass wir jetzt in zwei unterschiedlichen Städten gelandet sind. Das ist mir allerdings egal. Du bist es wert. Du bist jede Zugfahrt wert, jedes Carepaket, jedes Mitternachtstelefonat. Selbst wenn du am einen Ende der Welt leben würdest und ich am anderen, würde ich meinen Schlafrhythmus so ausrichten, dass ich regelmäßig deine Stimme hören kann.«

Ich lasse seine Worte auf mich wirken – *du bist es wert, ich denke, dass du die Richtige für mich sein könntest* – und spüre, wie sie sich in mein Herz weben. Wow, so habe ich mich noch nie gefühlt, nicht mal am letzten Schultag. Benommen, betrunken, ganz schwindelig vor Liebe. Wie konnte ich nur jemals glauben, unser epischer romantischer Moment wäre schon vorbei?

Mit Neil McNair fühlt sich jeder einzelne Moment episch an.

»Was steht noch auf der Liste?«, frage ich und versuche, die Tränen wegzublinzeln, die mir in den Augen brennen.

»Das hängt davon ab, wie es jetzt weitergeht.«

In einer lässigen Bewegung zieht er mich an seine Brust und drückt seinen Mund auf meinen.

Wir küssen uns mitten im Common Park, am bisher sonnigsten Tag des Jahres, klammern uns aneinander, als würden wir sonst davonschweben. *Ich denke auch, dass du der Richtige für mich sein könntest*, sage ich ihm mit jedem Seufzen an seinen Lippen.

»Du trägst sie immer noch«, stellt Neil fest, als er sich im Stoff der Sweatshirtjacke festkrallt. Ein Kuss landet auf meinem Wangenknochen. Einer auf meiner Nasenspitze.

»Na logisch. Wie sollte ich sonst sicherstellen, dass du zu mir zurückkommst?«

Als wir uns ansehen, schmecke ich auf einmal Salz und begreife, dass ich angefangen habe zu weinen. Ich reibe mir die Augen mit den Fingern, und sie werden ganz schwarz.

»Mein Make-up ist bestimmt total verschmiert, oder?«

Er wischt mir mit dem Daumen liebevoll unter den Augen entlang. Die anderen Finger liegen sanft auf meiner Wange. Diese Geste ist so klein und zärtlich, dass sie mir die Sprache verschlägt und mir beinahe direkt wieder die Tränen kommen. Offenbar ist ausgerechnet heute der Tag, an dem ich nicht in Worte fassen kann, wie sehr ich ihn liebe.

»Na gut.« Er küsst mich auf die Stirn. »Einen Hinweis habe ich noch.« Damit zieht er den Zettel aus der Tasche, den er beim Küssen weggesteckt hat, und rückt sich übertrieben dramatisch die Brille zurecht, bevor er auf das Papier späht. »Entschuldige, ist ein bisschen gewagt. Da war ich wohl beim Aufschreiben ein wenig optimistisch …«

Dieses Mal schnappe ich ihm den Zettel aus der Hand. »›*Der Ort, an dem wir uns – abhängig von unserem mentalen Zustand und dem generellen Energielevel – für den Rest des Tages leidenschaftlich lieben.*‹ Das wäre dann das Boston Tea Party Museum, stimmt's? Oder vielleicht mitten im Fenway Park?« Ich schnipse mit den Fingern. »Ich hab's. Mit dem Rücken an der Statue von Paul Revere.«

Er stößt ein echtes, glückliches Lachen aus und schlingt mir die Arme um die Taille. »Zeig mir, wo's langgeht.«

EINE ÜBERARBEITETE LISTE VON NEIL MCNAIRS LIEBLINGSWÖRTERN

- Desenrascar: einen Ausweg aus einer schwierigen Situation finden (Portugiesisch)
- Tieow: unbeschwert umherwandern (Thailändisch)
- Firgun: das Gefühl von ehrlichem Stolz über die Leistung einer anderen Person (Hebräisch)
- Amygdala: der Ort im menschlichen Gehirn, in dem Emotionen verarbeitet werden (Latein)
- Kollektives Unbewusstes: ein Teil des menschlichen Gehirns, der auf universelle Erinnerungen und Impulse zurückgreifen kann (Deutsch)
- Vorfreude: die freudige Erwartung, wenn man an etwas denkt, das noch in der Zukunft liegt (Deutsch)

26
Rowan

»Ich kann nicht glauben, dass es wirklich vorbei ist.«

Paulina und ich sehen uns in dem Zimmer um, das bisher unseres war. Nackte Betten und Wände, der beißende Geruch von Putzmittel.

»Im August hast du mich wieder an der Backe«, verspricht sie. Wir haben entschieden, uns wieder ein Zimmer zu teilen. »Und dann hoffentlich auch öfter als dieses Semester.« Sie zieht eine Grimasse. »Und … ich bemühe mich, etwas ordentlicher zu sein. Auch wenn du es wahrscheinlich nicht glaubst, aber mein Zimmer zu Hause ist noch viel schlimmer. Viel mehr Pinguine.«

Ich täusche ein entsetztes Keuchen vor. »Davon brauche ich Beweisfotos.«

»Sobald ich zurück in Sacramento bin.«

Ich sehe mich ein letztes Mal in dem Zimmer um, in dem ich gelernt, geheult und geschlafen habe. Es war ein gutes erstes Zuhause, weit weg von zu Hause. Es wird mir fehlen.

Die Abschlussprüfungen sind gut gelaufen. Den Topschnitt habe ich zwar nicht erreicht (wobei ich dachte, es würde mich fertig machen, wenn das passiert), aber fast. Bei allem, was dieses Jahr los war, ist das mehr als genug. Außerdem nimmt Miranda mich nach unserem letzten Seminar beiseite und sagt, dass sie darüber nachdenkt, nächsten Herbst für ihr neues Buch eine studentische

Hilfskraft einzustellen. Sie hätte sich jetzt lange genug aufs Unterrichten konzentriert und fühle sich endlich bereit, wieder zu schreiben.

»Das würde ich liebend gern machen«, rufe ich schnell, bevor mir klar wird, dass sie gar nicht gefragt hat.

Miranda lacht. »Prima, ich habe mir nämlich schon gedacht, dass dir das gefallen könnte.« Dann klopft sie mir auf die Schulter. »Hab einen tollen Sommer, Rowan.«

Die restlichen Abschiede fallen nicht so bittersüß aus, weil sie sich eigentlich eher nach Neuanfängen anfühlen. Bei der Studierendenzeitung habe ich einen Artikel über Fernbeziehungen eingereicht, der in der Ausgabe zum Semesteranfang erscheinen wird. Unser Grüppchen aus Mirandas Seminar hatte noch eine Pavillon-Nacht, bei der wir in Tränen ausgebrochen sind und gelacht haben, bis uns die Bäuche wehtaten.

Ich liebe es hier, aber ich freue mich auch riesig auf zu Hause.

Letzte Woche hatte ich die längst überfällige Unterhaltung mit Mom. Ich habe ihr erzählt, dass Neil und ich ein schweres Jahr hatten, das uns allerdings nur noch enger zusammengeschweißt hat.

»Er wird noch eine ganze Weile Teil meines Lebens sein«, habe ich gesagt.

Sie hat eine halbe Ewigkeit geschwiegen, dann aber geantwortet: »Verstehe. Er ist ein toller Kerl, das ist ganz offensichtlich. Wir wollten nur nicht, dass er dir das Herz bricht. Aber solange er dich glücklich macht, freuen wir uns, dass er auch Teil unseres Lebens ist.«

Ich habe ihr versichert, dass er das tut, obwohl ich nicht mal annähernd beschreiben konnte, in welchem Ausmaß.

Die letzten paar Wochen sind nicht reibungslos verlaufen, aber mit dem neugewonnenen Vertrauen ineinander haben wir erfolgreich immer wieder Zeit für Telefonate oder ein paar kreative mitternächtliche Nachrichten gefunden. Anscheinend kann man auch in Sachen, die einem von Natur aus liegen, mit etwas Übung noch besser werden.

Letzte Woche kam endlich diese tolle Nachricht von Neil:

NEIL

Bin jetzt offiziell Psychologiestudent! Vorgang war etwas ernüchternd. Überwiegend Papierkram. Viel zu wenig Trommelwirbel.

Völlig aus dem Häuschen habe ich eine geschlagene Minute damit verbracht, ihm jedes Emoji zu schicken, das auch nur im Entferntesten mit Feiern zu tun hat.

ROWAN

der erste schritt zu dr. mcnair!!

NEIL

Dr. McNair? Dafür muss ich aber noch lange studieren.

ROWAN

gut, das magst du doch am liebsten

NEIL

Na ja. Am zweitliebsten.

Wenn ich jetzt an die Zukunft denke, sehe ich, auf was wir uns noch alles freuen können. Allein diesen Sommer: die Hochzeit von Neils Mutter; Zeit, die wir mit Kirby und Mara und Cyrus und Sean und Adrian verbringen, und mit unseren Familien natürlich. Statt Europa vielleicht ein Kurztrip an die Westküste mit

Abstechern in alle Buchläden auf dem Weg. Aber irgendwann auch Berufspraktika. Ein Job und eine Karriere, auf die ich stolz sein kann. Die Möglichkeit, neue Länder zu entdecken, mit der Person, die ich liebe. Sich umeinander zu kümmern, wenn wir krank sind, einander zuzuhören, in guten wie in schlechten Zeiten, und bei allem dazwischen.

Bei Romantik geht es nicht nur darum, sich zu verlieben, das weiß ich jetzt. Es geht auch darum, verliebt zu bleiben.

Wir werden unser Happy End in die Länge ziehen, so gut wir können, und dabei neue Orte erkunden, einander herausfordern und uns an unsere Grenzen treiben, und dann darüber hinaus. Selbst, wenn wir uns dabei verändern.

Die Konstante in unserem Leben werden wir beide sein. Und wir werden unser Bestes geben, wie wir es schon immer getan haben.

Gemeinsam.

Ich schließe die Zimmertür hinter mir und ziehe meinen Koffer durch den Flur, als mein Handy vibriert.

NEIL

Ich steige gleich ins Flugzeug.
Liebe, liebe, liebe dich. Bis ganz bald?

ROWAN

bin in zehn kurzen stündchen bei dir zu hause!
hoffe nur, dass seattle bereit ist für uns.

NEIL

Ich glaube, das war es schon immer.

Epilog
Drei Jahre später

Sie ist irgendwo dort draußen in der Menge, in dem Pulk aus Lila, das weiß er genau.

Zugegeben, die Feier ist nicht die aufregendste. An Regeln hat er sich schon immer gern gehalten, also gibt er sich alle Mühe, aufzupassen. Bei so viel Glanz und Gloria überwältigt es ihn kurz, dass er dabei so unerwartet emotional wird, doch er ist dankbar, manchmal ist es eben schwierig, wenn etwas zu Ende geht.

Als sein Name aufgerufen wird, geht er über die Bühne, nimmt sein Zeugnis entgegen und versucht, nicht über die eigene Abschlussrobe zu stolpern. Wieder sieht er zur Tribüne und dann – *da* ist sie. Jetzt ist er sich sicher, dass er sie sieht – sie ist aufgesprungen und klatscht, die Sonne schimmert auf ihrem seit Neustem kürzeren Haar, und sie legt die Hände an den Mund und schreit etwas, vermutlich seinen Namen. Genau wie er letzte Woche bei ihrer Abschlussfeier.

Nachdem er alle umarmt und Fotos mit den Leuten gemacht hat, mit denen er an der NYU zu tun hatte, und dann noch locker mit einem Dutzend, mit denen er nie zu tun hatte, kommt sie über das Feld auf ihn zu gelaufen. Seine Mom, sein Stiefvater und seine Schwester sind hinter ihr, doch sie erreicht ihn zuerst.

»Willkommen im Fast-Erwachsenenleben.« Sie schlingt ihm die Arme um den Hals und küsst diese eine Stelle hinter seinem Ohr.

Später wird sie verkünden, dass der Redner ihrer Uni viel unterhaltsamer war als der seiner Abschlussfeier. Ein liebevoller Wettstreit, denn das gehört wohl einfach zu ihnen.

Beim Abendessen beantworten sie seinen Eltern um die hundert Fragen zu ihren Zukunftsplänen, von denen sie die Hälfte eigentlich längst geklärt haben. Unfassbar, dass seine Schwester langsam soweit ist, selbst ans College zu denken, aber andererseits: Was ist schon Zeit?

Dann, nachdem alle in ihren Hotels abgesetzt sind, steigen die beiden in die Linie B und fahren die zunehmend vertraute Strecke nach Brooklyn.

Die Etagenwohnung ohne Fahrstuhl in Flatbush ist nicht gerade ein Hingucker. Efeu kriecht an der Hauswand hoch, und die eine Stufe, die Ärger macht, ist natürlich immer noch kaputt, obwohl der Vermieter versprochen hatte, sie zu reparieren. Es ist ihre erste gemeinsame Wohnung und – gelinde gesagt – ein Drecksloch. Aber immerhin ist es *ihr* Drecksloch mit einem schuhkartongroßen Bad und sich wellendem Linoleumboden, was es perfekt macht.

Herzstück des winzigen Wohnzimmers ist ihr aus allen Nähten platzendes Bücherregal, das stolz inmitten eines Meers aus noch vollen Kartons steht.

»Eventuell müssen wir eine Wand einreißen, damit alle Bücher Platz finden«, scherzt sie, als sie gegen einen Stapel Nora-Roberts-Bücher stößt und ihn schnell zurechtrückt.

»Ich bin nicht sicher, was unsere Nachbarn davon halten.«

Eine neue, wundervolle Einfachheit versteckt sich in dem Satz: *unsere* Nachbarn. Sie wohnen erst seit einer Woche zusammen, nämlich seitdem sie ihren Abschluss gemacht und all ihren Kram nach New York befördert hat. Der Reiz des Neuen will jedoch nicht nachlassen, und sie hofft, dass das auch nie passieren wird.

Sie hängt ihre Strickjacke über eine Stuhllehne, schließt ihr Handy an, um darüber Musik zu spielen. Dann klopft sie neben sich auf das Sofa, das sie von Craigslist haben, damit er sich neben sie setzt.

Noch nicht.

Heute ist zwar sein Abschluss, doch er hat eine in Packpapier eingeschlagene Überraschung für sie, die er letzte Woche vom Rahmengeschäft abgeholt hat.

Skeptisch beäugt sie das Paket, als er es unterm Bett hervorzieht. »Ich dachte, wir haben gesagt, Einrichtungsentscheidungen werden nur gemeinsam getroffen. Wenn das was mit *Star Wars* zu tun hat, muss ich vielleicht von meinem Vetorecht Gebrauch machen.«

Er fährt sich lachend durchs Haar. »Mach's einfach auf.«

Er sieht zu, wie sie das Papier aufreißt und ihr Blick auf die Liebeserklärung fällt, die er ihr vor so vielen Jahren am letzten Schultag geschrieben hat und die jetzt sicher hinter Glas verwahrt ist. Er ist knallrot angelaufen, als die Verkäuferin im Laden nicht mal versucht hat, ihre Augen von dem abzuwenden, was er da als Achtzehnjähriger geschrieben hat. Nun steckt sein Liebesbrief in einem Rahmen neben der Immer-noch-verliebt-Erklärung, die sie ihm im ersten Studienjahr geschickt hat, zwei bedeutsame Puzzlestücke ihrer Beziehung.

Und jetzt können sie beide jeden Tag ansehen.

»Ich glaube, das ist zu viel für mein Herz«, sagt sie, und fährt mit dem Finger über den Walnussholzrahmen. Für sein Herz auch fast, wenn er diesen Ausdruck auf ihrem Gesicht sieht. »Das ist wunderschön.« Sie zieht ihn an der Krawatte zu sich herunter, und ihre Münder treffen zu einem schwindelerregenden Kuss aufeinander. Schnell sorgen sie dafür, dass der Rahmen in Sicherheit ist, bevor er sich auf sie gleiten lässt.

Montag ist ihr erster Arbeitstag als Marketing-Assistentin in einem Verlag, und zwar in dem, der einige ihrer Lieblingsliebesromane veröffentlicht hat. Nebenher wird sie weiter an ihrem eigenen Buch schreiben. Er wird sich die kommenden paar Monate freinehmen, bis er im Herbst seinen Master anfängt – der nächste

Schritt seines Psychologiestudiums. Letzten Sommer haben sie es endlich nach Europa geschafft, drei Wochen mit dem Rucksack, aus denen vier wurden, weil sie einfach unbedingt noch ein weiteres Land sehen mussten. Und dann noch eins. Sie sind in den Alpen gewandert, haben in den schottischen Highlands Schafe gefüttert und sich auf den Brücken in Amsterdam geküsst.

Obwohl ihre Geschichte schon vor acht Jahren begonnen und sie inzwischen um die halbe Welt geführt hat, schlägt nichts das Gefühl, wenn sie sein Gesicht morgens nach dem Aufwachen als Erstes und abends vor dem Einschlafen als Letztes sieht.

Sein weicher Blick und wie seine Sommersprossen leuchten, wie sehr er ihr Lächeln liebt und ihre Nase und ihr Haar, ganz egal welche Länge es hat – und dass er nie aufhört, ihr das zu sagen.

Eines Tages wird er vielleicht vor ihr auf die Knie gehen und es endgültig machen. Oder vielleicht wird sie das tun. Für traditionelle Rollenbilder hatten sie noch nie viel übrig. Vielleicht wird es so ein Tag wie heute sein, ein besonders wichtiges Ereignis in ihrem Leben. Vielleicht wird der Antrag monatelang im Voraus bis ins kleinste Detail durchgeplant, vielleicht wird es aber auch ein ruhiger Moment im Bett, bloß sie beide, eine geflüsterte Frage und eine leidenschaftliche, überzeugte Antwort.

Doch heute Abend genießen sie, was vor ihnen liegt: die Zukunft, um die sie gekämpft haben, und das Versprechen, das sie einander weiterhin jeden Tag geben.

Ein Versprechen, das mit zwei leicht aneinanderklebenden Seiten hinten in einem Jahrbuch anfing.

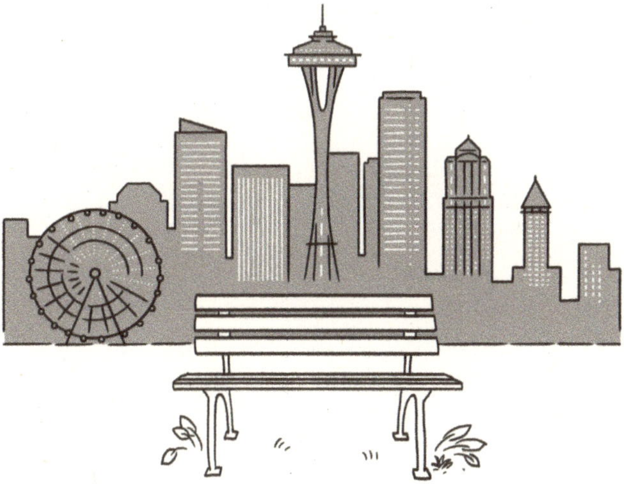

Danksagung

Wie kann ich das zum Abschluss bringen, ohne dabei emotional zu werden? Diese Charaktere haben mich seit 2017 begleitet, und es war ein unfassbares Geschenk, noch einmal Zeit mit ihnen verbringen zu dürfen. Als ich *Today Tonight Tomorrow* schrieb, war noch kein Folgeband in Planung. Und als es zu Beginn der Pandemie veröffentlicht wurde, hätte ich mir nie ausgemalt, dass es die Leserschaft finden würde, die es gefunden hat. Vielleicht kennt Neil für dieses Gefühl ein unübersetzbares Wort in einer anderen Sprache, aber ich greife auf »über alle Maße dankbar« zurück. Und das trifft es nicht einmal im Ansatz.

Ich liebe all meine Charaktere, aber Rowan und Neil haben sich für mich immer anders angefühlt, in ihnen steckt ein bedeutsamerer Teil meines Herzens als in manch anderen. Je mehr Zeit verging, desto öfter habt ihr gefragt, was nach der letzten Seite passiert. Und ganz langsam fing es in mir an zu arbeiten und ich spürte, dass da noch mehr sein könnte als ihr Happy-For-Now-Ende am letzten Schultag.

Das gesamte Team von Simon & Schuster Books for Young Readers hat Rowan und Neil von Anfang an grandios unterstützt. Ich danke meiner Lektorin Nicole Ellul: Du hast mich mit deiner Begeisterung immer dazu angespornt, mich gleich ins Projekt zu stürzen. Danke auch euch, Justin Chanda, Kendra Levin, Cassandra

Fernandez, Samantha McVeigh, Laura Eckes, Morgan York, Amanda Brenner, Sara Berko, Sarah Mondello und Laura Bradford: Ihr habt mir geholfen, dieses Buch überhaupt erst zu verwirklichen.

Ein großer Dank geht an Taryn Fagerness, dass du *Today Tonight Tomorrow* auf der ganzen Welt in die Hände der Leser*innen gebracht hast.

Auch meiner Agentin Elizabeth Bewley danke ich fürs Helfen beim Schließen des Kreises.

Den Epilog dieses Buches würde es ohne meinen Ehemann Ivan nicht geben, denn er war derjenige, der mir gesagt hat, dass es ihn unbedingt braucht. Er hatte recht, und ich kann mir das Buch nicht mehr ohne vorstellen. Danke, dass du ein so großer Fan von Folgebänden bist.

Carlyn Greenwald, vielen Dank für den einen Vorschlag, der dieses Buch gerettet hat. Marisa Kanter und Sam Cheung, danke, dass ich euch zur NYU ausfragen durfte, und Noah White zur Emerson. Kelsey Rodkey danke ich dafür, dass du die schlechtesten Versionen meiner Bücher liest und mir trotzdem versicherst, sie seien gut. Ohne euch alle wäre das Schreiben eine unfassbar einsame Tätigkeit.

Schließlich – und noch einmal – danke ich meiner Leserschaft, denjenigen, die von Anfang an dabei sind, und jenen, die erst jetzt in Rowan und Neils Geschichte einsteigen. Eure Liebe für diese Charaktere hat wahrhaftig mein Leben verändert. Rowan und Neil sind mein Ein und Alles, und ich bin euch zu ewigem Dank verpflichtet, dass ich diese Möglichkeit bekommen habe und ihnen ein wahres Happy End schreiben durfte. Von Herzen, danke.

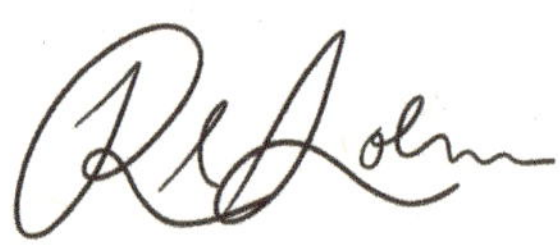

Culture-Clash-Comedy zwischen zwei Welten

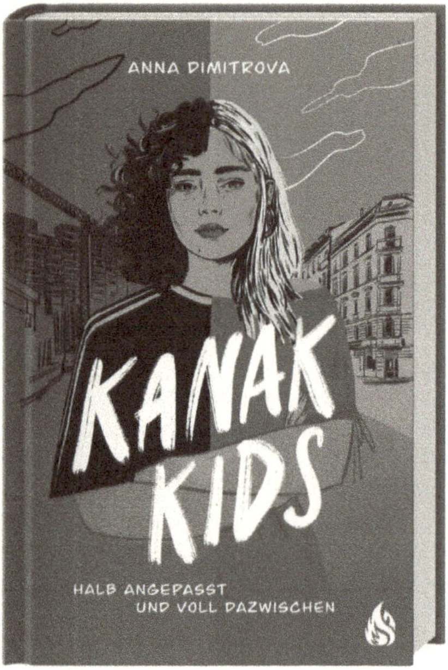

Anna Dimitrova
Kanak Kids – Halb angepasst und voll dazwischen
Hardcover, 384 Seiten
€ 19,00 [D] | € 19,60 [A]
ISBN 978-3-03880-085-9

Arctis

Die sechzehnjährige Dessi führt ein Doppelleben: Im Münchner Brennpunktviertel Neuperlach gibt sie mit Jogginghose und Alman-Jokes die Assi-Ausländerin, im Innenstadtgymnasium trägt Daisy eine blonde Perücke, blaue Kontaktlinsen und spricht Hochdeutsch. Ihre jeweiligen Freund:innen hält sie voreinander geheim. Lieber versucht sie, überall dazuzugehören, als sich angreifbar zu machen. Die Taktik funktioniert – bis sie eines Tages von Bo bei ihrer Verwandlung erwischt wird. Bo ist nicht nur Dessis Nachbar, sondern auch ihr Mitschüler und damit der Einzige, der ihre beiden Persönlichkeiten kennt. Kann Dessi ihn überzeugen, dichtzuhalten? Oder prallen ihre beiden Welten endgültig aufeinander?